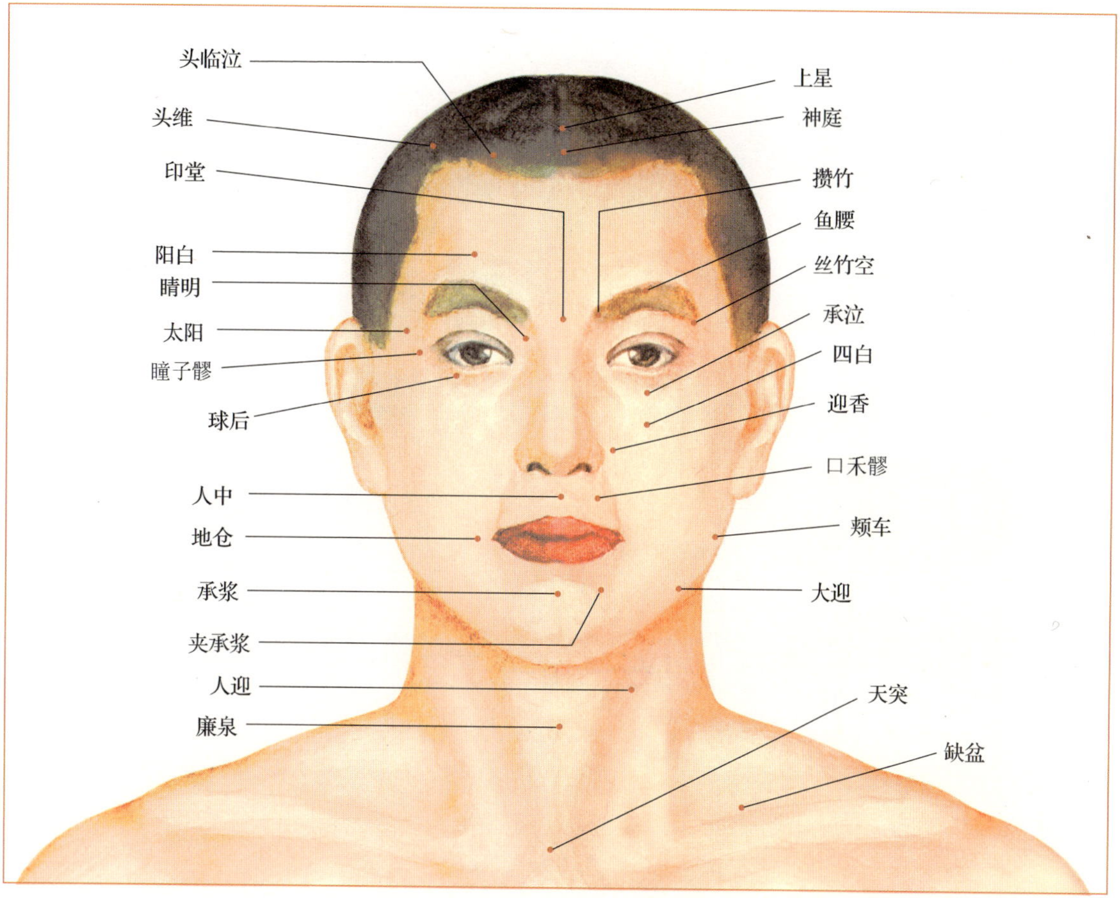

头临泣
头维
印堂
阳白
睛明
太阳
瞳子髎
球后
人中
地仓
承浆
夹承浆
人迎
廉泉
上星
神庭
攒竹
鱼腰
丝竹空
承泣
四白
迎香
口禾髎
颊车
大迎
天突
缺盆

头颈部穴位图（正面）

神庭
头维
率谷
百会
耳门
听宫
上关
听会
太阳
翳风
承泣
安眠
四白
迎香
风池
风府
下关
天柱
地仓
天牖
颊车
天窗
大迎
扶突
天容
人迎
天鼎
水突
缺盆
气舍
肩井

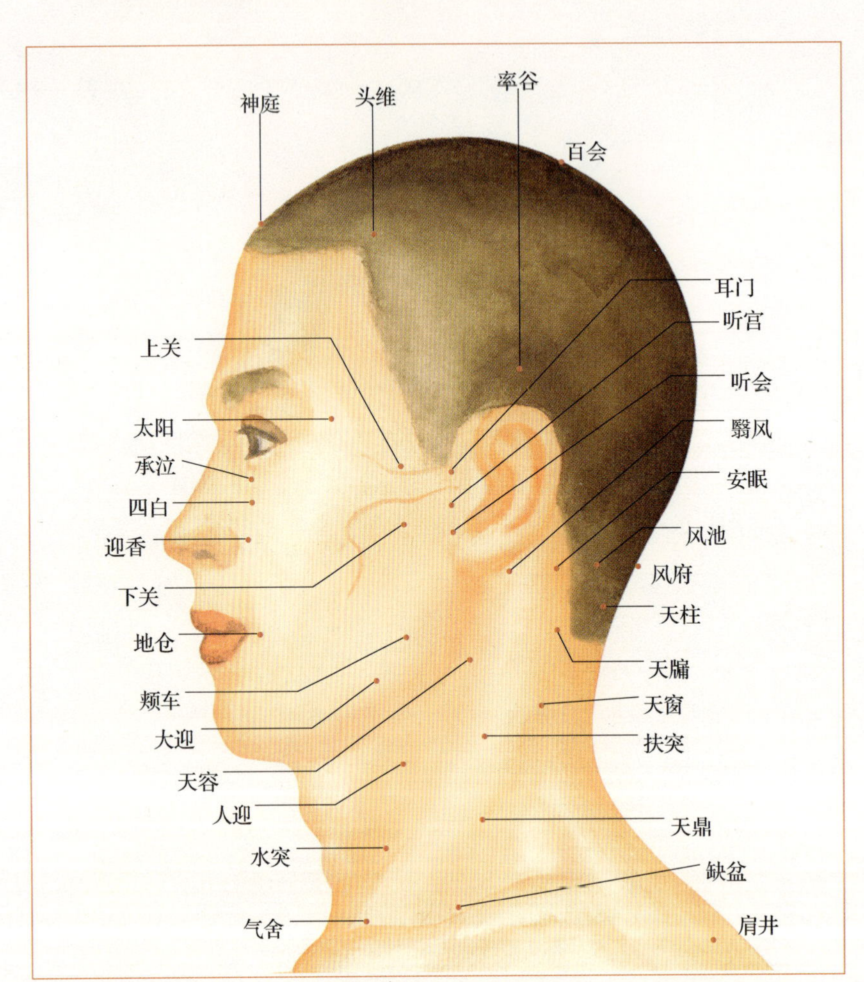

头颈部穴位图（侧面）

天突
华盖
膻中
巨阙
上脘
中脘
石关
章门
肓腧
天枢
阴交
归来
提托
子宫
冲门
中府
幽门
乳根
期门
日月
下脘
神阙
气海
关元
中极
曲骨

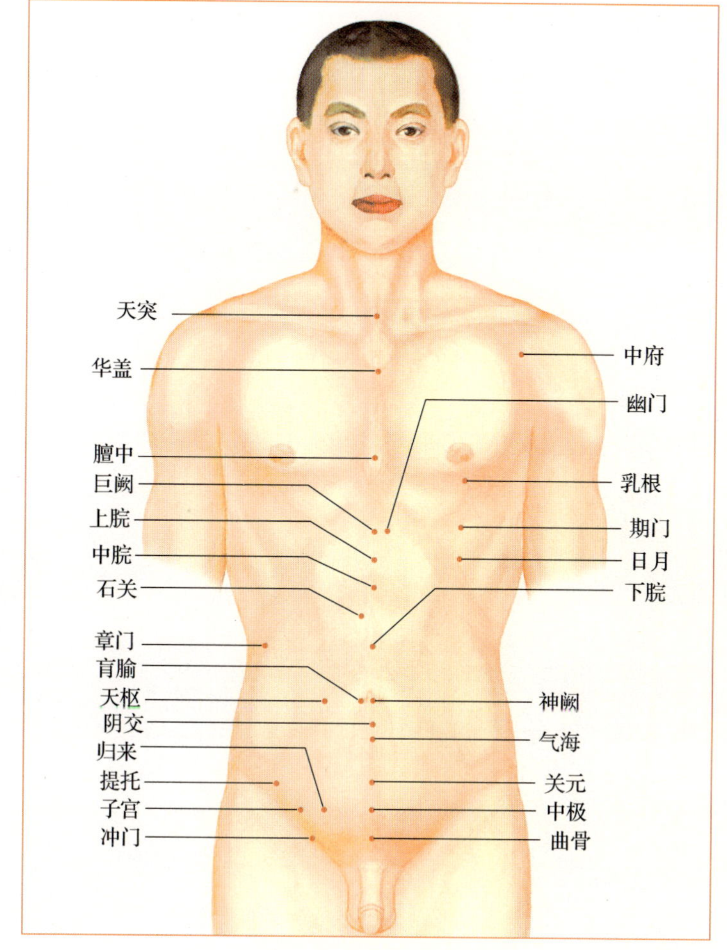

躯干穴位图（正面）

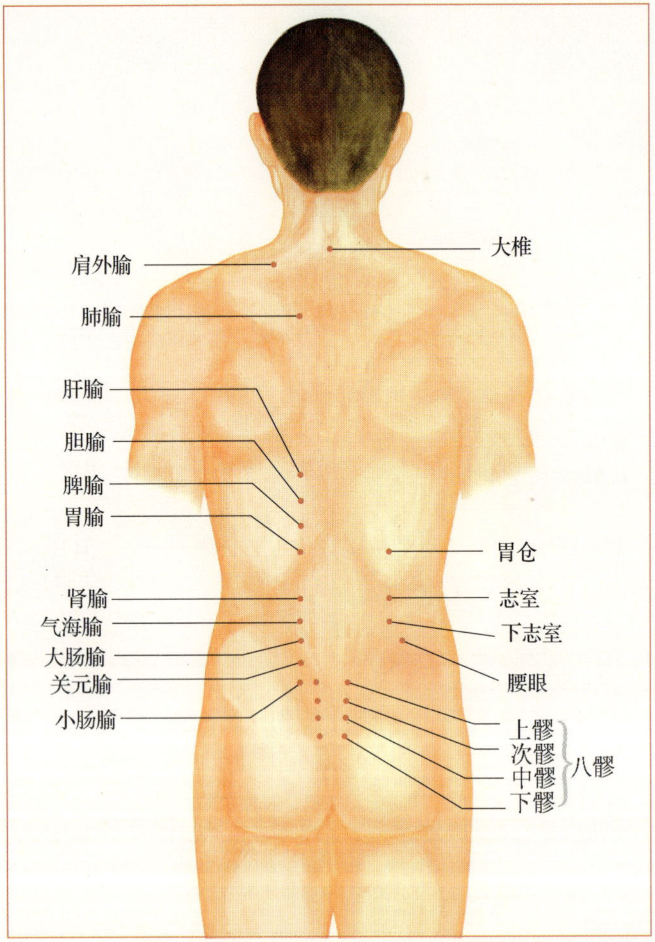

大椎
肩外腧
肺腧
肝腧
胆腧
脾腧
胃腧
胃仓
肾腧
志室
气海腧
下志室
大肠腧
腰眼
关元腧
小肠腧
上髎
次髎
中髎
下髎
八髎

躯干穴位图（背面）

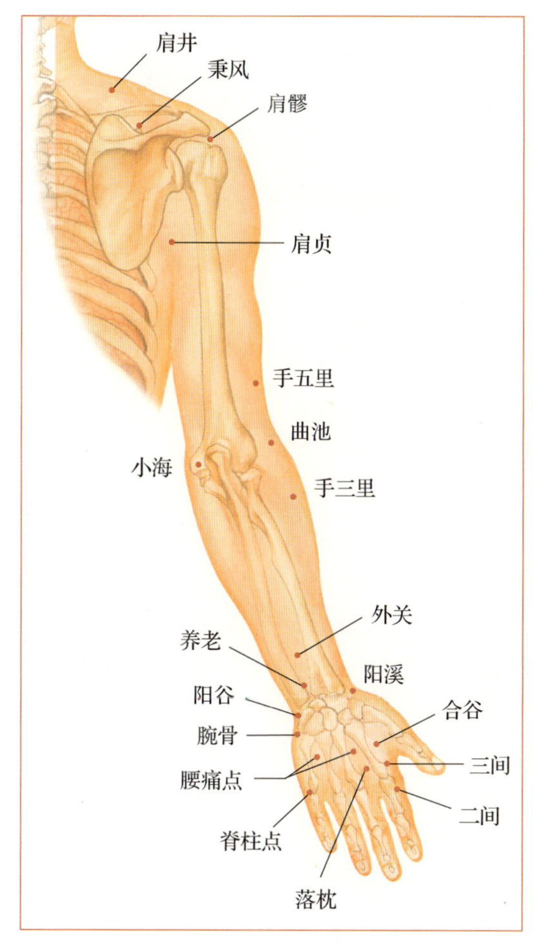

上肢穴位图（背面）

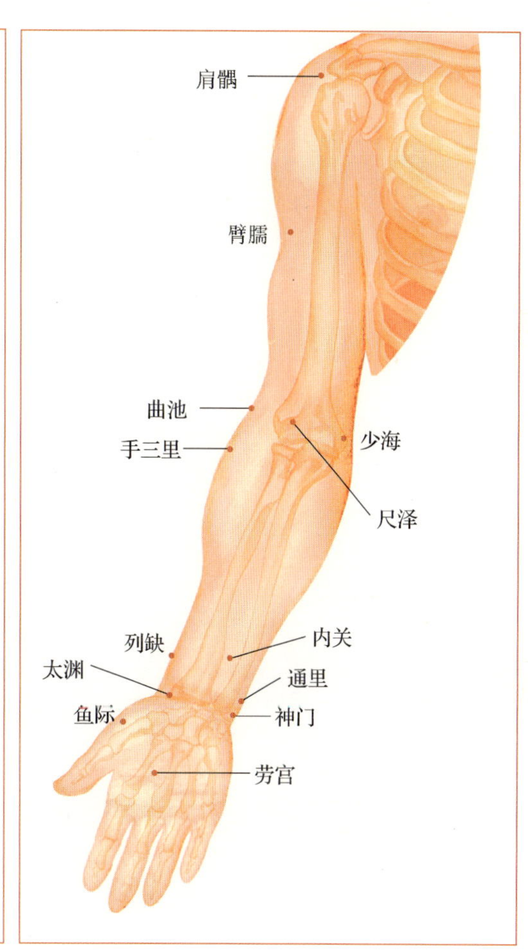

上肢穴位图（正面）

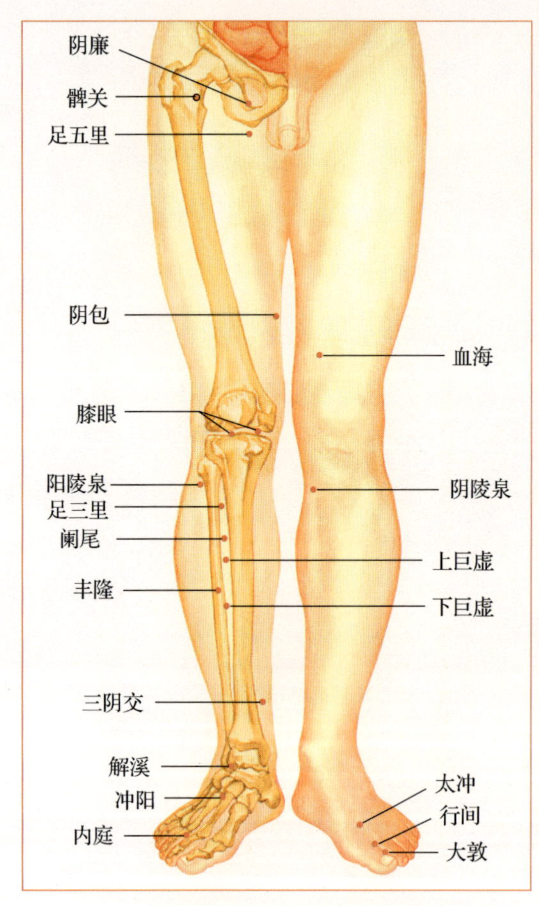

下肢穴位图（正面）

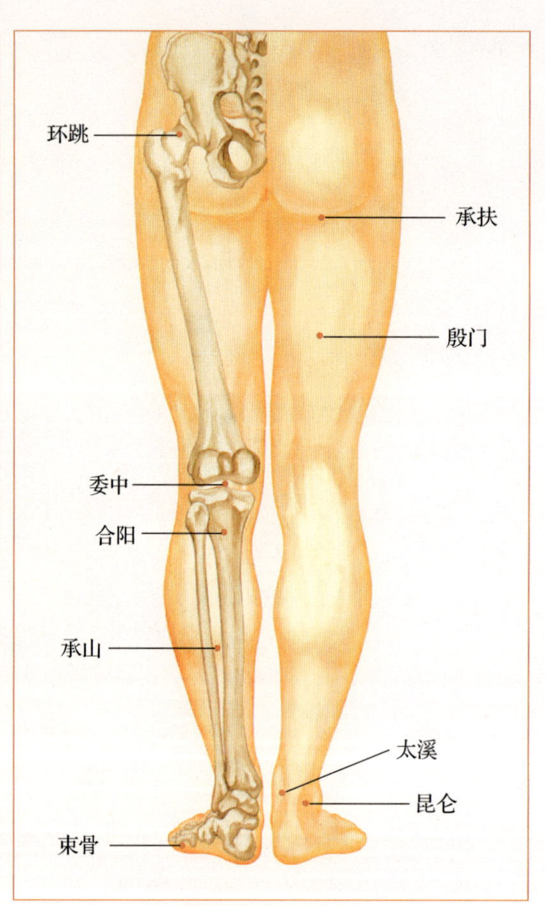

下肢穴位图（背面）

环跳
阴包
血海
风市
曲泉
阴市
内膝眼
膝阳关
阴陵泉
阳陵泉
足三里
胆囊
三阴交
丰隆
太溪
光明
照海
大钟
悬钟
昆仑
申脉
至阴
束骨
丘墟

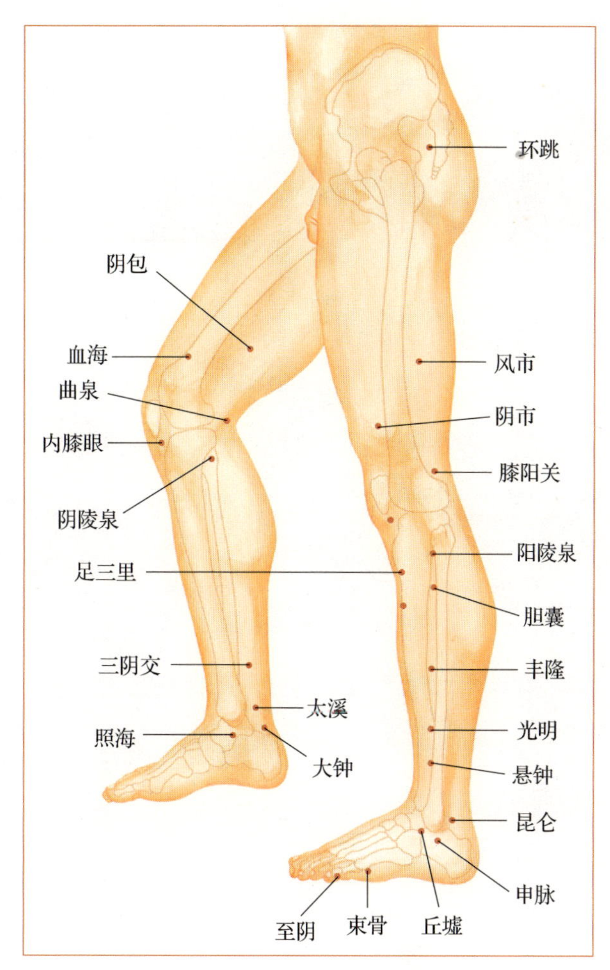

下肢穴位图（侧面）

耳尖
1. 趾
2. 跟
3. 角窝上
4. 内生殖器
5. 角窝中
6. 神门
7. 盆腔
8. 坐骨神经
9. 艇角
10. 膀胱
11. 大肠
12. 小肠
13. 十二指肠
14. 食道
15. 贲门
指
踝
膝
髋
腕
结节
肛门
交感
外生
殖器
腰骶椎
臀
轮1
肘
腹
尿道
输尿管
肾
胰胆
艇中
直肠
肝
轮2
阑尾
耳中
胸
胸椎
肩
外耳
胃
口
屏尖
脾
轮3
上屏
外鼻
气管
心
肺
颈
颈椎
锁骨
肾上腺
对屏尖
轮4
三焦
脑干
下屏
内分泌
颞
额
枕
屏间前
缘中
屏间后
牙
舌
颌
垂前
眼
内耳
扁桃体
面颊
耳背沟
上耳根
耳背心
耳背肝
耳背脾
耳背肺
耳迷根
耳背肾
下耳根

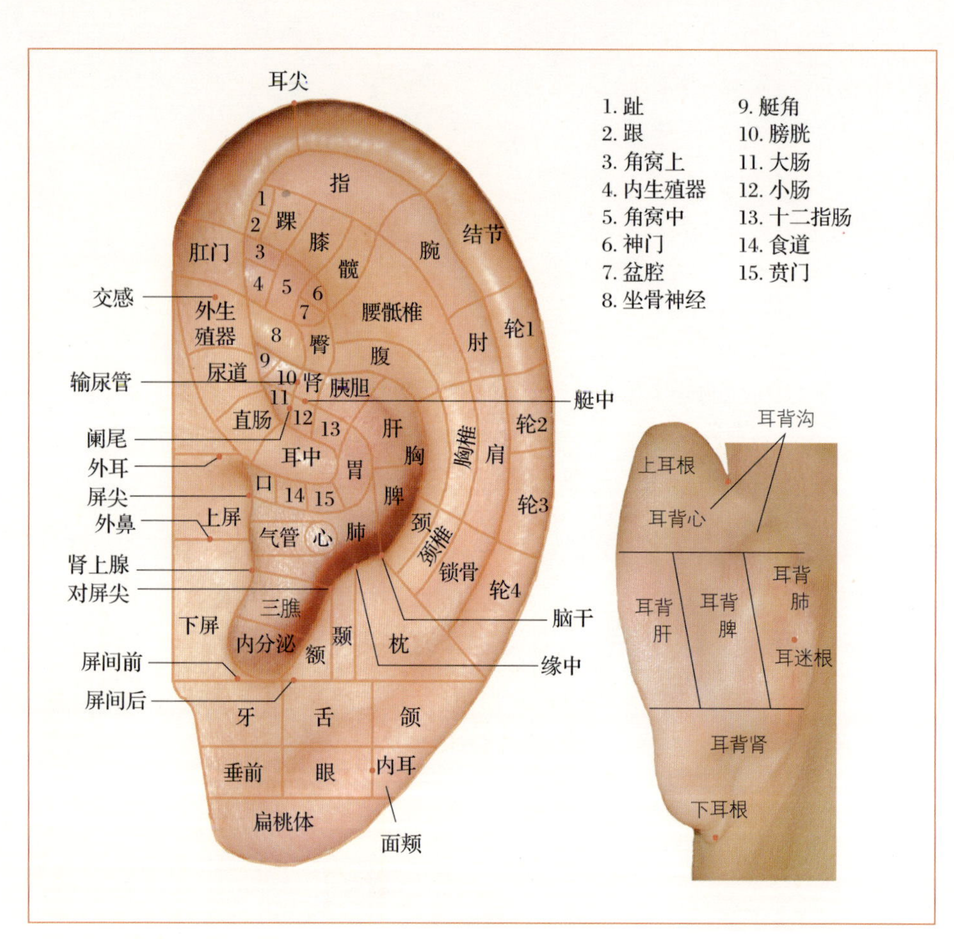

耳穴定位示意图

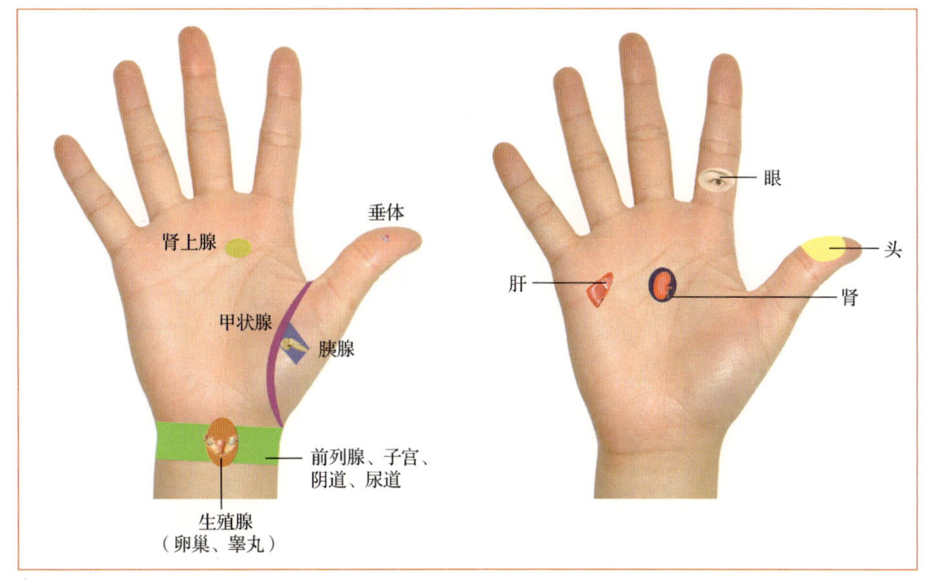

手部反射区（右手）

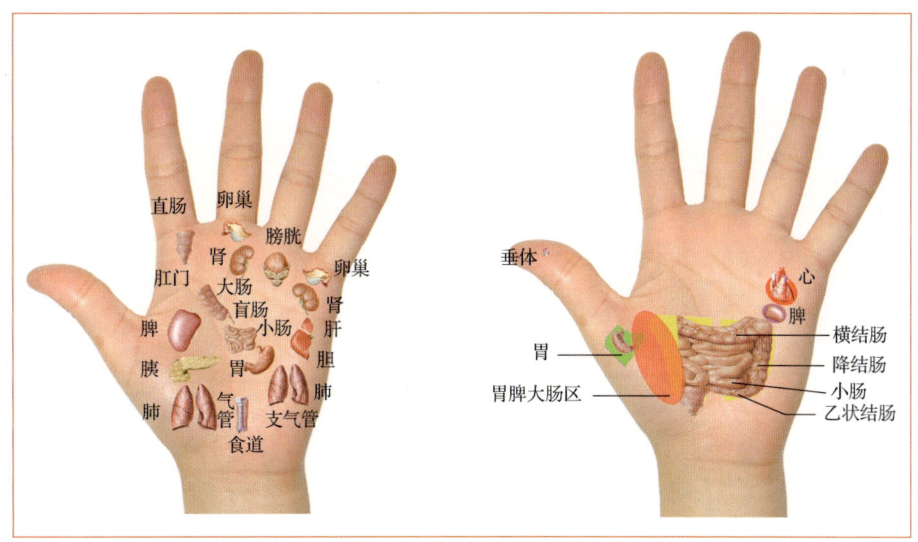

手部反射区（左手）

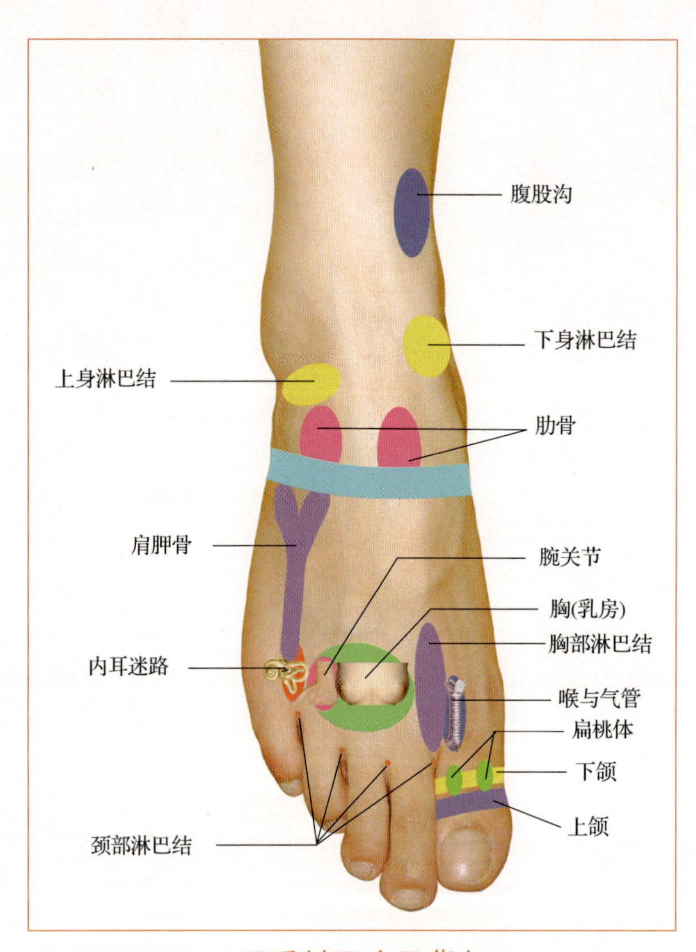

足反射区（足背）

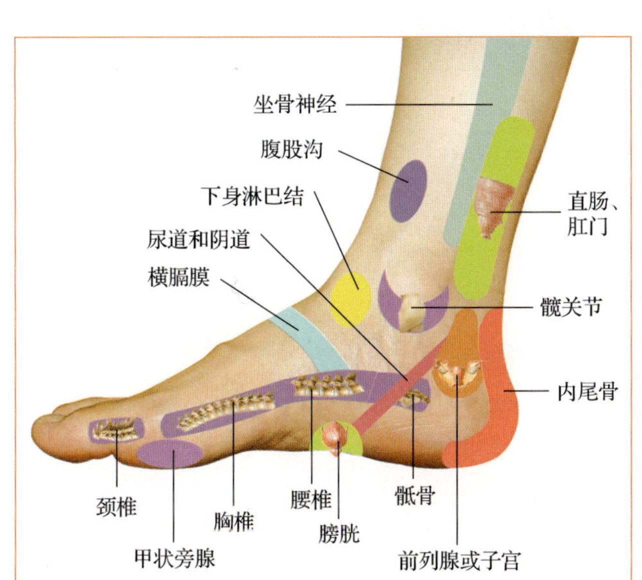

足反射区（内侧）

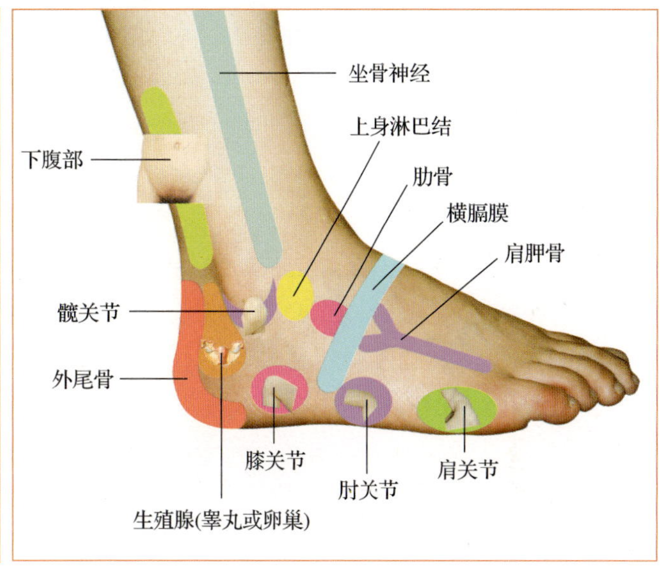

足反射区（外侧）

额窦
三叉神经
大脑
鼻
垂体
小脑
颈项
支气管
眼
颈椎
耳
甲状腺
斜方肌
甲状旁腺
食道
肺
肾上腺
肝
胃
胆囊
肾
胰
腹腔神经丛
十二指肠
横结肠
输尿管
升结肠
小肠
膀胱
回盲瓣
盲肠、阑尾
失眠点
生殖腺（睾丸或卵巢）

足底反射区（右侧）

三叉神经
额窦
大脑
鼻
垂体
小脑
颈项
眼
支气管
颈椎
耳
甲状腺
甲状旁腺
斜方肌
食道
肾上腺
肺
心
胃
腹腔神经丛
胰
肾
脾
十二指肠
横结肠
输尿管
降结肠
膀胱
小肠
直肠及乙状结肠
肛门
失眠点
生殖腺（睾丸或卵巢）

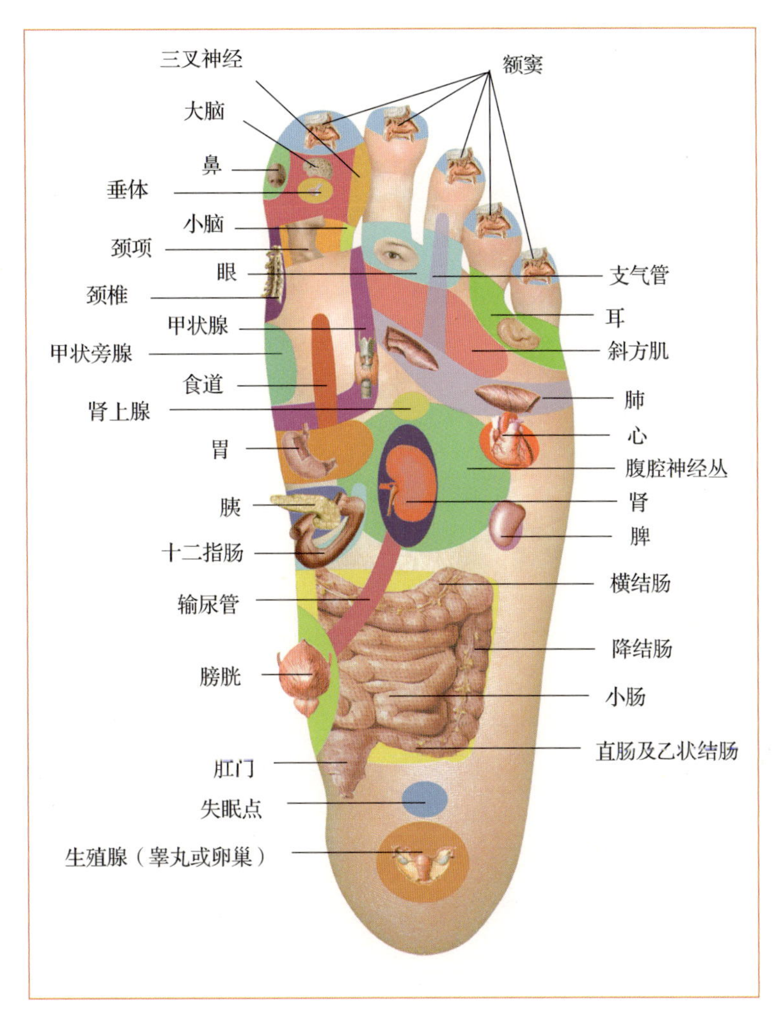

足底反射区（左侧）

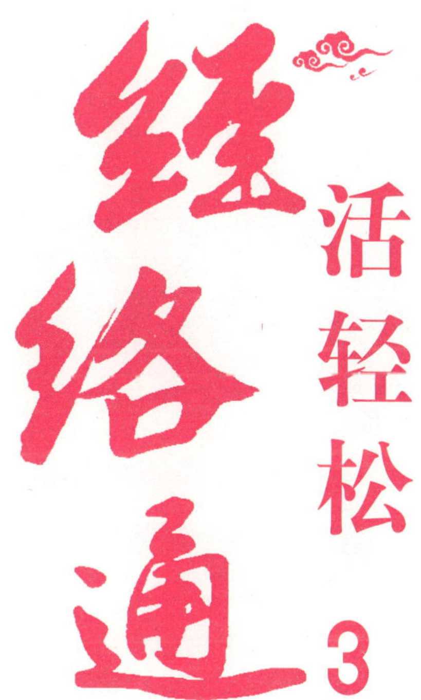

经络通 3

轻松活

主　编　郭长青

副主编　刘乃刚　郭　妍　张慧方

编　委（按汉语拼音排序）

曹榕娟　陈幼楠　冯　涛　韩森宁

胡　波　杨淑娟　钟鼎文

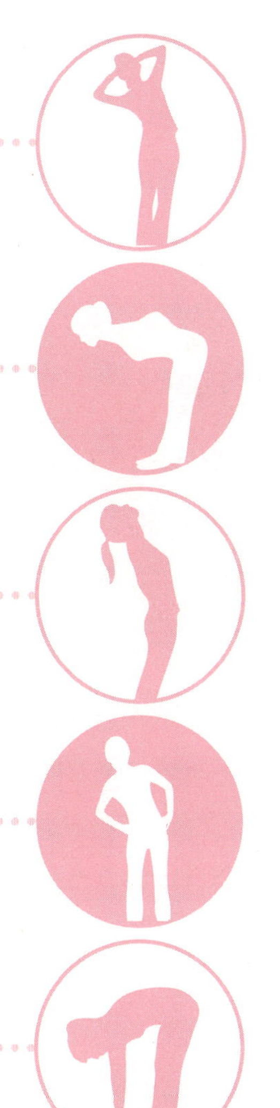

科学出版社

·北京·

内容简介

本书由北京中医药大学教授、博士生导师郭长青主编，系《经络养生丛书》中的一本。全书介绍了常见颈肩痛和腰腿痛的自我调治方法，运用推、拿、揉、捏等按摩手法，配合拔罐，刮痧，艾灸，针刺以及中药贴敷、熏洗、内服等方法，通过一些简、便、廉、验的治疗方法，为人们的日常保健和治疗提供了指导和帮助。此外，全书配有600余幅操作图及相关穴位图，形象直观、高效实用。

全书内容通俗易懂、简明扼要，可操作性强，是一本不可多得的家庭养生精华集，既可作为您贴身的家庭按摩师，又是馈赠亲朋好友的健康佳品。

需要本书的读者，请与北京清河6号信箱（邮编：100085）发行部联系，电话：010-62978181（总机）转发行部、010-82702675（邮购），传真：010-82702698，E-mail：tbd@bhp.com.cn。

图书在版编目（CIP）数据

经络通 活轻松3／郭长青主编．—北京：科学出版社，2009.10

（经络养生系列）

ISBN 978-7-03-025658-4

Ⅰ．经…　Ⅱ．郭…　Ⅲ．经络—养生（中医）—基本知识　Ⅳ．R224.1

中国版本图书馆CIP数据核字（2009）第172260号

责任编辑：何红哲　／责任校对：刘　婷

责任印刷：天　时　／封面设计：李鹤伟

科学出版社 出版

北京东黄城根北街16号

邮政编码：100717

http://www.sciencep.com

北京天时彩色印刷有限公司印刷

科学出版社发行　各地新华书店经销

*

2009年10月第　1　版　　开本：889mm×1194mm 1/16

2009年10月第1次印刷　　印张：20（16面彩插）

定价：39.80元

前　言

经络，是经脉和络脉的统称。经有路径的含义，为直行的主干。络则有网络的含义，是经脉的细小分支。经络内属脏腑，外络肢节，行气血，通阴阳，沟通表里内外，把人体的各个部分联结成一个统一的整体，以保持其功能活动的协调和平衡。人体每条经络上都分布着许多穴位，这些穴位具有不同的治疗效果。在临床上，常运用推、拿、揉、捏等手法刺激人体相关穴位，以改善血液循环，促进新陈代谢，从而达到消除疲劳、祛病强身、延年益寿的目的。

本书是《经络养生系列》中的一本。全书共分两部分，分别介绍了常见颈肩痛和腰腿痛的自我调治方法，运用推、拿、揉、捏等按摩手法，配合拔罐，刮痧，艾灸，针刺以及中药贴敷、熏洗、内服等方法，结合某些现代技术，如电针、微波针、红外线激光照射等，通过简、便、廉、验的治疗方法，为大家的日常保健和治疗提供了指导和帮助。此外，全书配有500余幅操作图及相关穴位图，形象直观、高效实用。全书施术方式灵活，图文并茂，既可作为您贴身的家庭按摩师，又是馈赠亲朋好友的健康佳品。

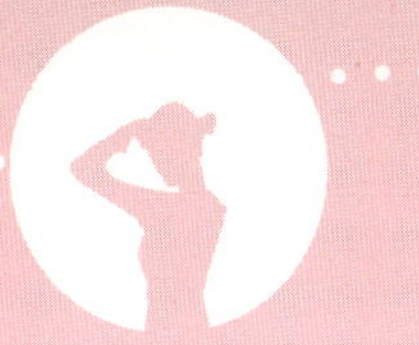

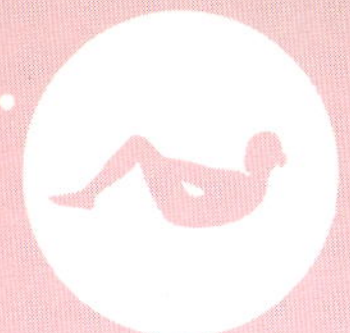

目　录

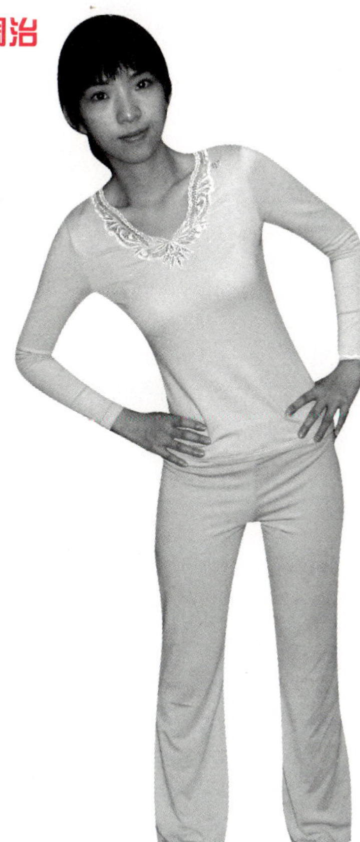

第一部分 颈肩部疼痛的自我调治

第二部分 腰腿疼痛的自我调治

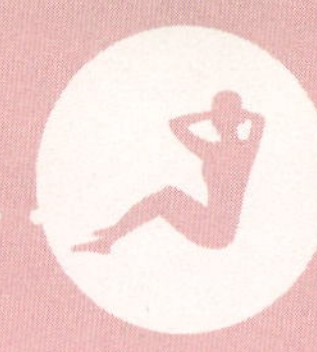

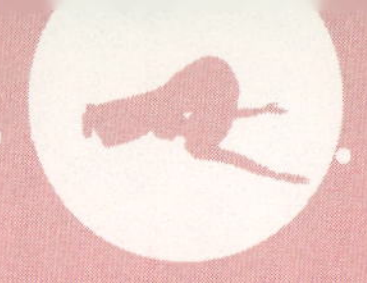

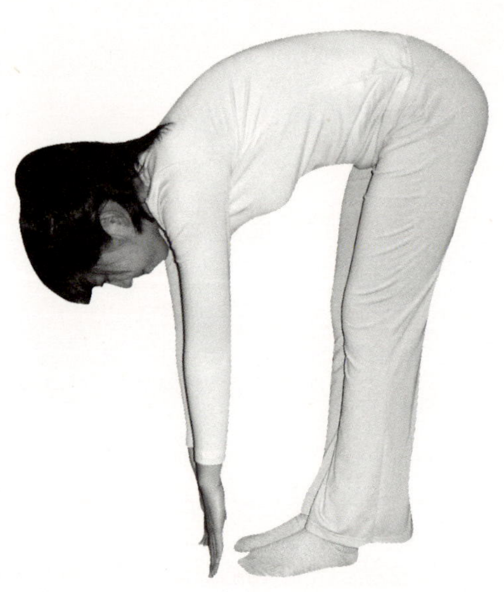

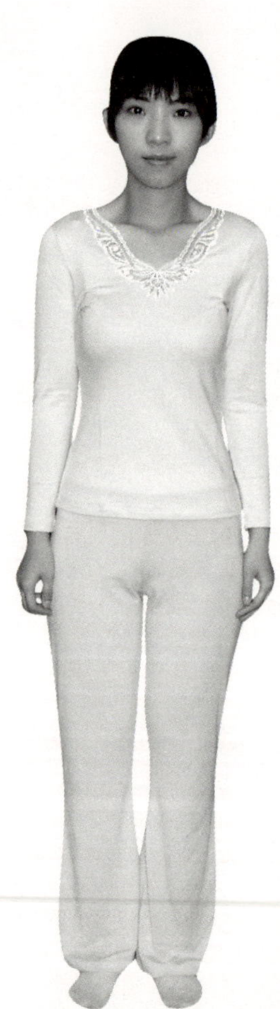

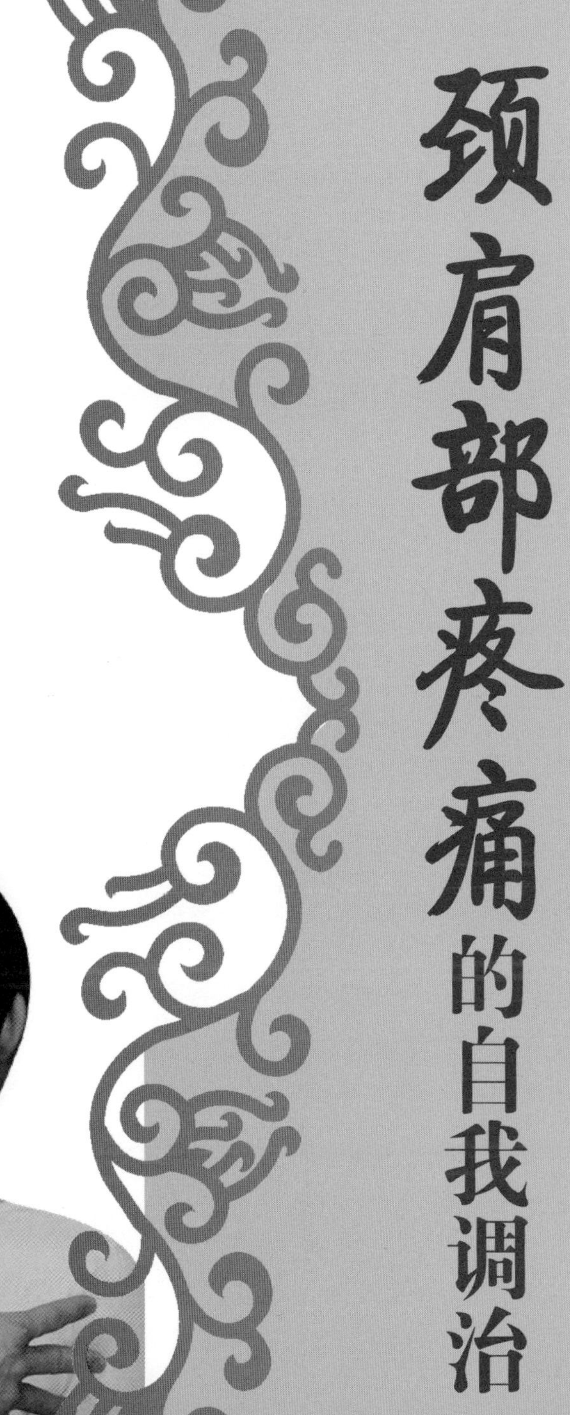

第一部分

颈肩部疼痛的自我调治

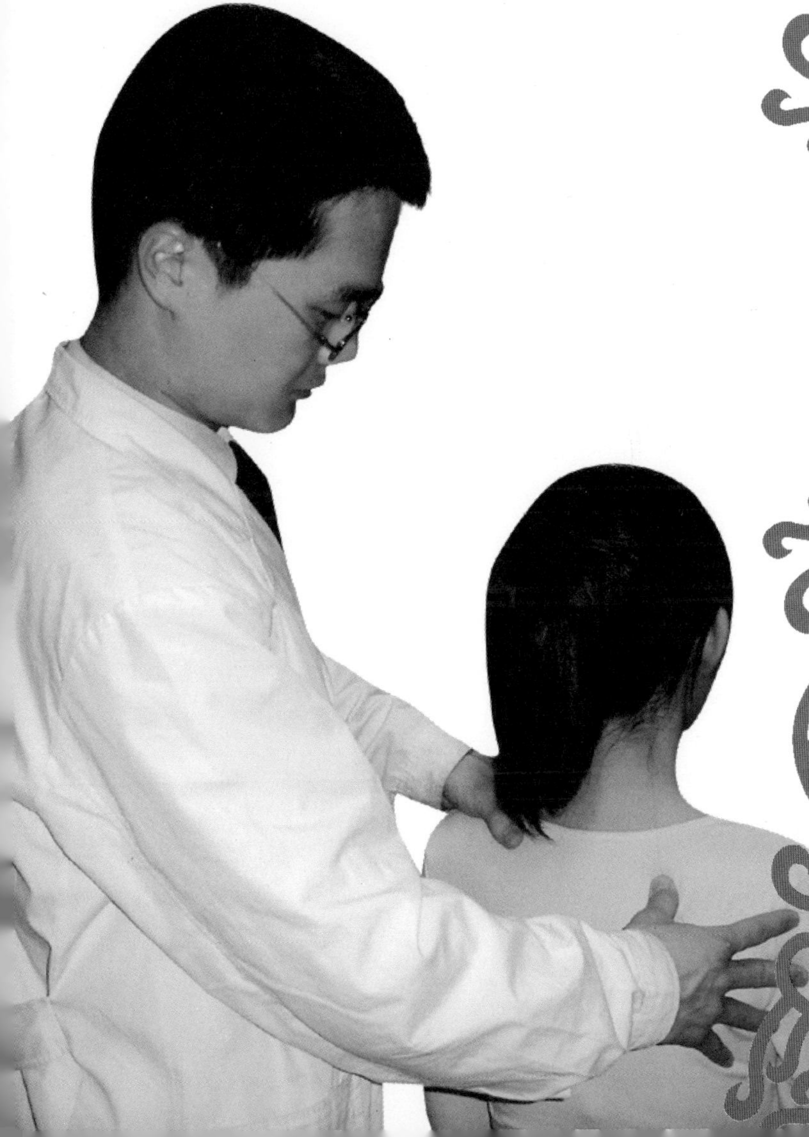

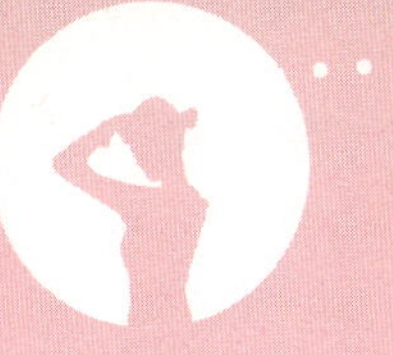

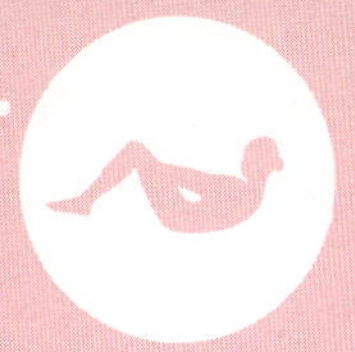

第1章
颈肩痛是怎么回事

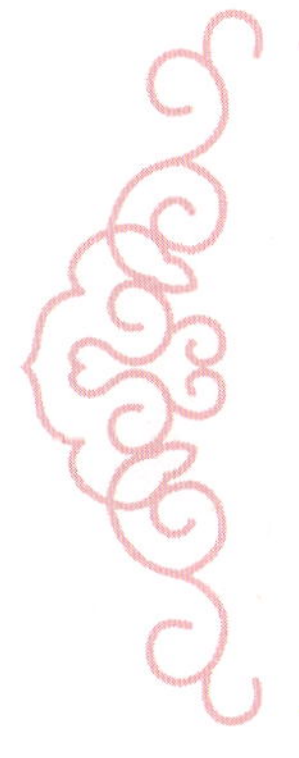

颈肩痛是一种常见病症，其引起原因很多，也很复杂。除机体的组织病变外，还与年龄、体质、职业、姿势等有关。因此，要提高颈肩痛的治疗效果，必须进行正确的诊断，如采集病史、认真检查，并根据获得的病史和检查结果进行综合分析和判断。

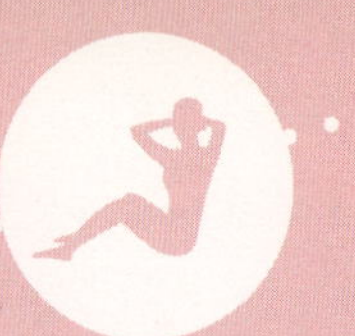

颈肩痛是怎么发生的

引起颈肩痛的原因很多，也很复杂。除机体的组织病变外，还与年龄的增长、生长发育、体质强弱、工作姿势、工作环境的变化等有密切关系。概括起来有以下几个方面。

年龄：不同年龄的人，颈肩痛的好发部位和发生率也不同。这是因为在不同的年龄阶段各有其不同的特点，如颈椎病多发生于中老年人，颈肩部的筋膜损伤多发生于青壮年，而某些先天性疾病则多发生于青少年。

体质：体质的强弱与颈肩痛的发生有密切关系。体质强壮、气血旺盛、肝肾充实，筋骨则强盛，承受外界的暴力和风寒湿邪侵袭的能力就强，因此不易发生颈肩痛。如果体弱多病、气血虚弱、肝肾不足，筋骨则萎软，承受外界暴力和风寒湿邪侵袭的能力就弱，易患颈肩部疾患。

职业工种：职业工种虽然不属于人体本身的内在因素，但它对内因的影响及与颈肩痛的关系较为密切。由于人们职业工种不同，所处的工作环境和工作性质对于颈肩痛的影响也很大，如建筑工人，其所处工作环境比较危险，潮湿且劳动强度大，所以发生颈肩痛的机会也大大增加。再有就是职业工种不同，所造成颈肩部的损伤也往往不同。体力劳动者因活动量大，发生急性损伤的机会要比非体力劳动者多。长期从事低头劳动或伏案工作的人容易发生颈部肌肉劳损和颈椎病。因此，从某种意义上说，职业工种也是一种致病因素。

骨骼、肌肉因素：颈部在脊柱的活动过程中，要完成静力学和动力学双重任务。脊柱的各种复杂活动，除由骨骼支撑外，还必须依靠外周附着的肌肉群来完成。肌肉不仅要维持颈部平时静止时的姿态，还

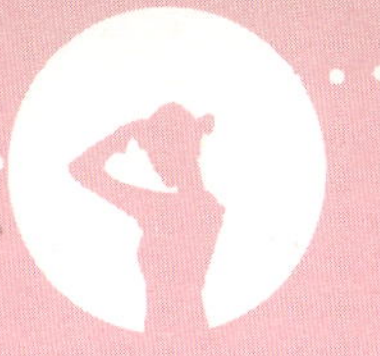

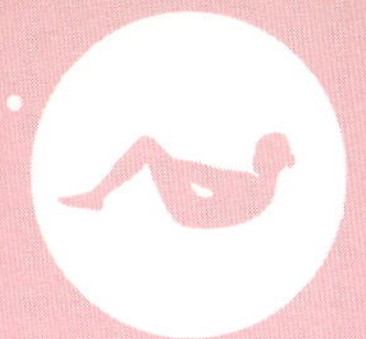

要适应活动时各种动态的动力学变化，如颈部的屈、伸、旋转等。肌肉在活动过程中要始终维持相互平衡与协调，才能发挥肌肉群的有效功能。另外，还要与骨骼紧密连接构成同一体，否则会引起损伤。

一般随着年龄的增大，首先是维持颈肩部的肌肉力量失衡，使脊柱不稳，造成脊柱关节结构、椎间盘、周围韧带等产生一系列变化，如充血、水肿、炎症及退行性改变等，引起颈肩部疾病。同时反过来，骨骼的退行性改变、不稳等又进一步促进周围肌肉群的失衡，二者相互影响，形成恶性循环。

诱发因素：诱发颈肩痛的因素有很多，如天气、温度、湿度的变化，姿势不正确，疲劳，精神过度紧张，肥胖，体力不足及情绪低落等。特别是潮湿与寒冷，能引起颈肩部肌肉痉挛，使毛细血管收缩，局部组织血液供给不足，淋巴回流受阻，从而使代谢产物蓄积，引起疼痛。临床上许多患者，特别是老年人或颈肩部长期处于疲劳状态的人，平时无颈肩痛的表现，但会因一次轻微的外伤、疲劳、受凉等因素诱发颈肩痛，甚至反复发作或久治不愈。

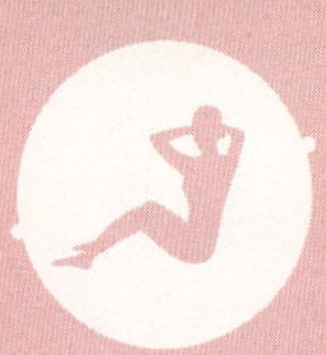

颈肩痛应如何诊断

正确的诊断来源于病史的采集和认真的检查，临床上除对颈肩部的解剖、生理及各种临床症状有较深刻的了解外，还要正确掌握和运用各种检查方法，并将获得的病史和检查结果进行综合分析和判断。

病史采集

患者来就诊时，除询问病痛的主要部位，引起病痛的原因和持续时间外，还要着重了解下面几种情况。

外伤史：多数颈肩痛的患者没有严重的外伤史，但有颈肩部的扭伤、撞伤，扛抬重物时颈肩部受伤史，这些患者多是颈肩部软组织如筋膜、韧带、关节囊等处的损伤或劳损。有严重外伤史的患者，除软组织损伤外，尚须考虑有无脊柱及其附件骨折的可能。老年人颈肩痛常常与脊柱的增生和退行性改变有关，可以没有任何外伤史。青壮年及体力劳动者发生椎间盘病变时，可能与反复的累积性损伤有关。

疼痛的性质和程度：疼痛是颈肩痛患者的主要表现，颈肩部的疼痛有酸痛、胀痛、麻痛、刺痛、牵拉痛、绞痛、灼痛、刀割样疼痛等。酸痛、胀痛、麻痛一般见于软组织的慢性劳损和陈旧性损伤，也可见于某些风湿或类风湿性病变；刺痛、刀割样疼痛多见于关节囊、韧带、筋膜等急性损伤；牵拉痛、灼痛多为神经根受刺激所致；绞痛则需要鉴别是否为脏器的病变。

疼痛的程度常因每个人对疼痛的耐受性和痛感的不同而异。患者常有以下表现：① 难以忍受的剧烈疼痛：表现为坐卧不安，大声呼叫，甚至大汗淋漓，不思饮食；② 剧痛：表现为表情痛苦，呻吟不安，常保持某一特定的体位，不肯随意活动，甚至拒绝医生检查；③ 严重疼痛：指疼痛较重，但尚能坚持；④ 中度

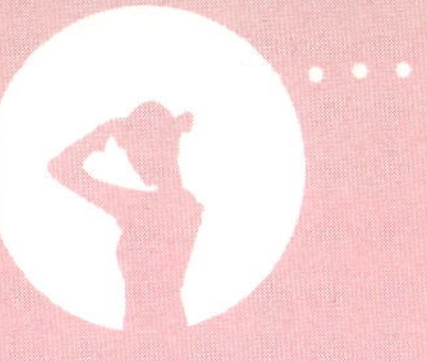

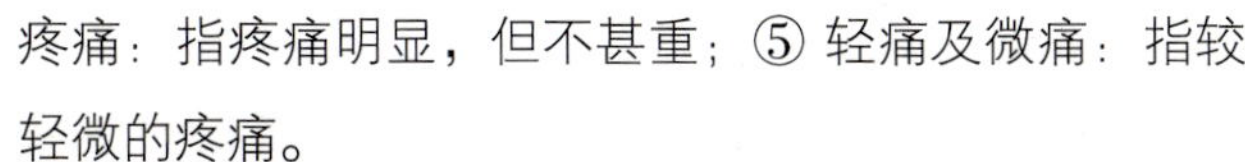

疼痛：指疼痛明显，但不甚重；⑤ 轻痛及微痛：指较轻微的疼痛。

疼痛的放射范围：一般颈部病变引起的疼痛可放射至项背部、肩部甚至上肢和手部。

疼痛与活动的关系：绝大多数颈肩痛患者减少活动可使疼痛明显好转。

认真检查

1 颈部检查

望诊

观察颈部两侧是否对称，有无后突、偏歪等畸形，颈椎正常的生理弯曲是否改变，颈项有无僵硬，肌肉有无过度紧张或挛缩等。

触诊

逐个检查颈椎棘间、棘旁、横突等处有无压痛点、放射痛，以及放射痛的方向和部位。引起颈部疼痛和放射痛的常见原因有两种，一种是颈部肌肉、韧带附着部位的劳损和擦伤，其压痛点在这些组织的附着部位，同时可有向上背部、肩部及上肢的放射痛，但放射的距离一般不太远，很少到达前臂及手部。另一种是神经根型颈椎病，由于颈椎关节的退行性改变、增生、错位等直接刺激颈神经根，其放射距离较远，可到达手部，并常伴有麻木感。检查时有不同程度的上肢感觉障碍、肌肉消瘦、肌力减退和腱反射减弱。上述症状和体征由于颈椎病发生的平面不同而有所差别，如病变在第四至六颈椎间隙，其放射痛及麻木主要在上臂外侧及前臂桡侧至腕部；如病变在第五、六颈椎间隙，其放射痛及麻木症状由上述路线放射至拇指和食指，前臂桡侧及拇指有感觉障碍，肱二头肌肌力减退，并有腱反射的改变；如病变在第七颈椎和第一胸椎间隙，其放射痛及麻木症状沿上臂内侧和前臂尺侧放射至无名指和小指，手部小块肌肉力量可以减弱，无腱反射障碍。

活动度

在进行颈部功能检查时可先做主动活动，其正常活动度为前屈、后伸各35°，左右侧屈各45°，左右旋转各30°。如果主动活动受限，则进一步做被动活动检查。

特殊检查

压顶、叩顶试验（椎间孔挤压试验）：患者取正坐位，医者双手重叠按压在患者头顶上，并控制颈椎在不同角度下进行按压，如引起颈项痛和放射痛者为阳性，说明颈神经根受压。然后，用拳隔手掌叩击患者头部，如引起颈痛并有上肢窜痛和麻木感，或引起患侧腰

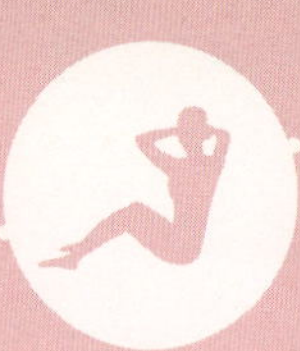

腿痛，均属阳性，提示颈神经或腰神经根受压。

臂丛神经牵拉试验：患者颈部前屈，医者站于患者患侧，以一手抵住患者患侧头部，另一手捏患肢腕部，反方向牵拉，患肢有疼痛或麻木感为阳性，提示臂丛神经受压。

牵头试验：医者双手抱住患者头部向上牵引，如疼痛或放射痛缓解则为阳性，提示有神经根受压表现。

Adson试验：患者取端坐位，双手放于大腿上，医者用两手触及患者两臂桡动脉搏动后，嘱患者深吸气并屏住气，然后在颈部后伸的位置作左右侧弯活动，并比较两侧桡动脉的搏动情况，若患侧桡动脉搏动消失或明显减弱而健侧桡动脉搏动正常或仅有轻度减弱，即为阳性。此法对诊断颈部所引起的症状较有价值。

2 肩部检查

临床上凡是肩部疼痛的患者，首先要排除因内脏疾病而引起的疼痛，如左肩疼痛要排除心脏疾病，右肩疼痛要排除肝胆疾病。此外，还要排除颈椎病引起的颈肩综合征。所以，对肩部疼痛进行整体检查是十分必要的。

望诊

肩部的望诊必须两侧对比检查。检查时，裸露两肩，观察其皮肤颜色，对比两肩是否等高，肩部有无畸形、肿胀、窦道和肿块，对比两侧三角肌的发育及锁骨上、下窝的深浅是否对称，肌肉有无萎缩。然后检查背侧两肩胛骨高低是否一致，两肩胛骨内缘与脊柱的距离是否相等，还可借助肩关节主动或被动运动来观察其肌肉及关节的形态和功能状况，如果发现两侧不对称，则应进一步检查。若肩胛骨高耸，多为先天性肩胛骨高耸症；若肩胛骨内缘向后突起，尤其是用手抵墙时更为明显，则为前锯肌瘫痪，又称翼状肩；急性损伤患者，如果肩后有明显肿胀，提示可能有肩关节脱位或肩胛骨骨折；若三角肌膨隆消失，呈“方肩”，多提示肩关节脱位；若锁骨外端高突，说明肩锁关节脱位或锁骨外端骨折；若患肩向下、前、内移位，则为胸锁关节脱位或锁骨骨折。

触诊

进行肩部触诊前，首先要了解肩部正常的解剖结构、活动幅度及其骨性标志。一般肩峰在肩外侧最高点骨性突出处，其下方的骨性高突处为肱骨大结节，肩峰前方为锁骨外端，锁骨外、中交界处的下方一横指处，肱骨头内上方为喙突。在触诊时，应用拇指逐

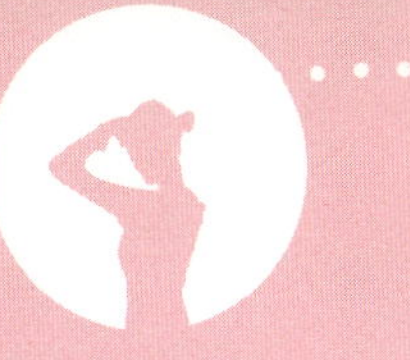
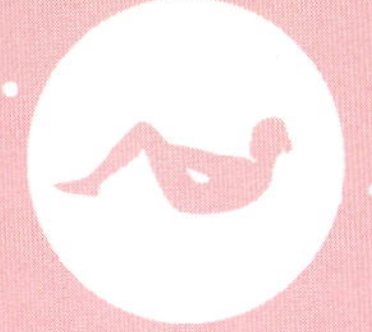

一按压，详细检查，寻找压痛点，并注意关节结构是否正常，活动时有无异常及摩擦音等，并排除骨折的可能。如果肩部有压痛点，需结合肩关节的功能检查来判断病变的部位。压痛点在肩峰前下方，一般是肱骨小结节附近的病变；压痛点在肩峰外侧，多见于肱骨大结节附近的病变。

在望诊时如发现两侧上肢不等长，肌肉萎缩，须进行测量。上肢长度的测量一般指从肩峰至肱骨外侧髁或尺骨茎突的距离，两侧对比；测量上肢周径时一般选择两臂相对应的部位，并标明该部位距肩峰或尺骨鹰嘴突的距离。

活动度

在进行肩部功能检查时，应固定肩胛骨下角，避免肩胛骨一起参与活动造成假象。

特殊检查

搭肩试验（杜加氏试验）： 健康人手搭于对侧肩部时，肘关节可以紧贴胸壁，如果肘关节不能靠贴胸壁，则为阳性，提示有肩关节脱位的可能。

骨性三角检查： 正常情况下，肩峰、喙突和肱骨大结节三点共同组成一个三角形。脱位时，因大结节位置变动，故所成三角形与对侧不同。

肩关节外展试验： 此试验对于肩部疾病能做大致的鉴别。肩关节功能丧失，并伴有剧痛时，可能为肩关节脱位或骨折；肩关节有炎症时，从外展到上举过程皆有疼痛；外展开始时肩不痛，越近水平位时肩越痛，可能为肩关节粘连；外展过程中疼痛，上举时反而不痛，可能为三角肌下滑囊炎；从外展至上举60°～120°范围内有疼痛，超越此范围时反而不痛，可能为冈上肌肌腱炎；外展动作小心翼翼，并有突然疼痛者，可能为锁骨骨折。

肱二头肌长腱试验： 本试验有两种方法，第一种是让患者主动做肩极度内旋活动，即在屈肘位，前臂置于背后，引起肩痛者为肩关节内旋试验阳性，说明为肱二头肌长头腱鞘炎。第二种是患者肘关节用力屈曲，医者手握患者腕部，对抗用力，使患者肘关节伸直。若患者疼痛加剧，为抗阻力试验阳性，说明有肱二头肌长头腱鞘炎。

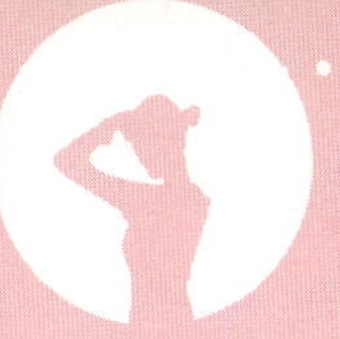

第2章

常见颈肩痛的调治方法

本章着重介绍常见颈肩痛的调治方法，包括落枕、神经根型颈椎病、肩周炎、背肌筋膜炎、肱二头肌长头腱鞘炎、菱形肌损伤及冈上肌肌腱炎等引起的颈肩痛。

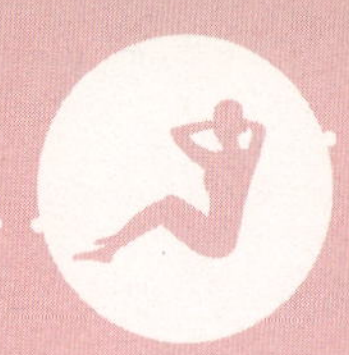

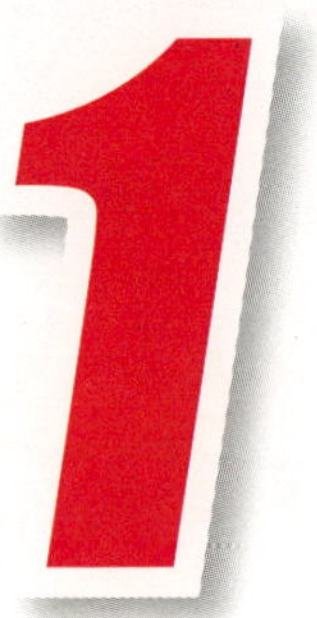

1 落枕

落枕又称失枕，临床上以急性颈部肌肉痉挛、强直、酸胀、疼痛以及活动受限为主要症状，轻者4～5天自愈，重者疼痛剧烈并向头部及上肢放射，可延续数周。落枕为单纯的肌肉痉挛，若成年人经常发作，多为颈椎病的前驱症状。

落枕的主要表现

（1）颈肩部肌肉痉挛，有明显压痛。

（2）疼痛剧烈，活动时加重。

（3）各种功能活动均受限，以向患侧旋转受限为主。

落枕的调治方法

1 推拿按摩疗法

点穴止痛

患者取正坐位，医者站于患者患侧侧后方，用拇指指端用力向下点按患者患侧合谷穴、外关穴和落枕穴（图1.1和图1.2），每穴点按0.5～1分钟，并给予强刺激，点穴的同时让患者活动颈部。待疼痛缓解后再进行以下治疗。

拿揉颈肩

患者取正坐位，医者站于患者患侧侧后方，在患者的颈项部、肩部施用拿揉法。施术时以一手拇指与其余四指对合呈“钳”形，通过掌指关节屈伸产生的力拿捏治疗部位5～8分钟，重点是胸锁乳突肌和斜方肌（图

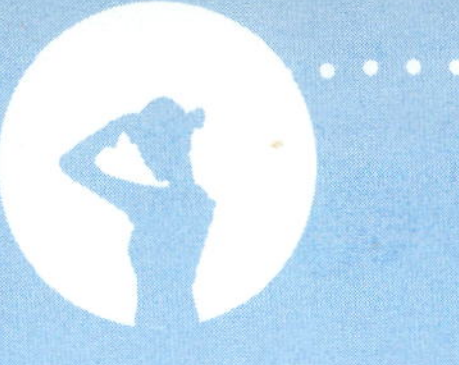

1.3和图1.4）。拿捏顺序从上到下、从中央到两边、从健侧到患侧，力量从小到大，作用层次由浅入深。

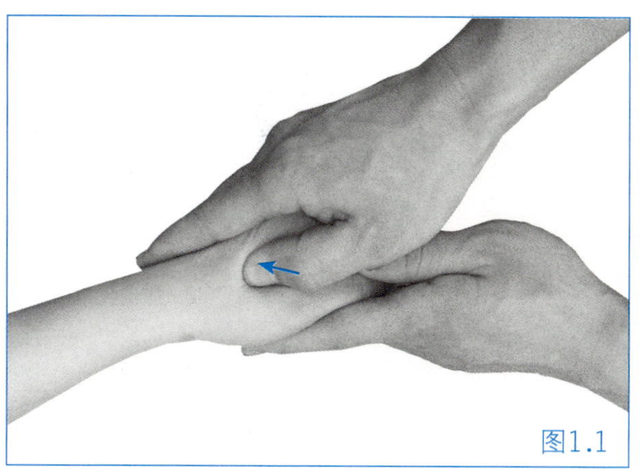
图1.1

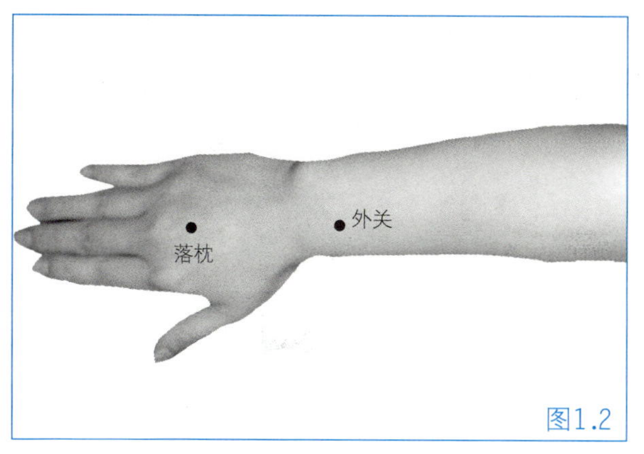

图1.2

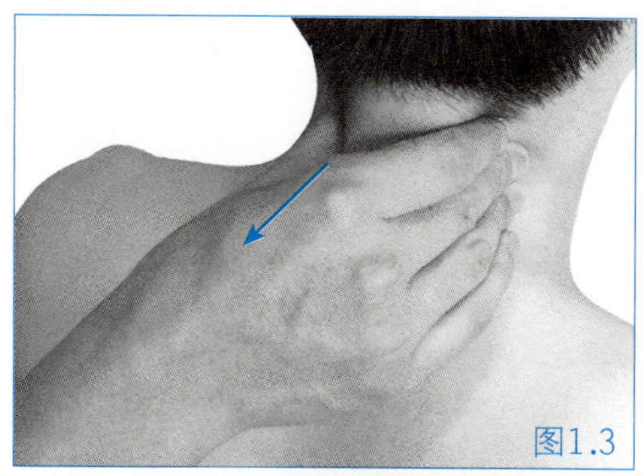
图1.3

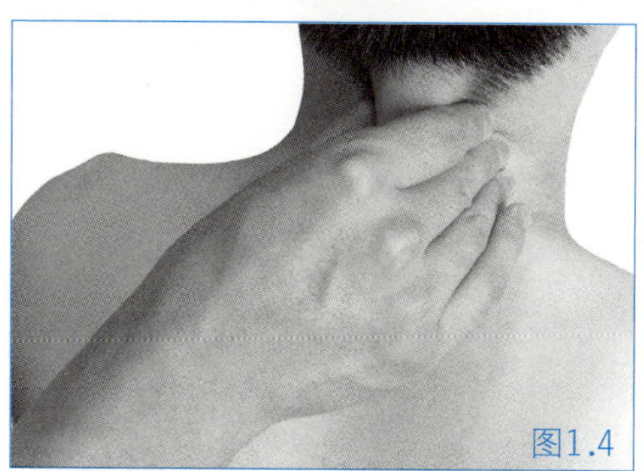
图1.4

拔伸颈部

患者取仰卧位，医者坐于患者头前方，一手托住患者枕部，另一手置于患者下颌处，两手同时用力向后上方缓慢拔伸患者颈部（图1.5）。本法可纠正颈椎椎间关节的紊乱，缓解颈部肌肉痉挛。

掌擦肩部

患者取正坐位，医者站于其患侧侧后方，用手

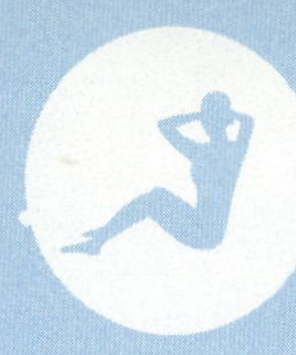

掌在患者的颈肩部施以擦法，约1分钟（图1.6和图1.7）。施术时以手掌着力，做直线往返快速擦动，以透热为度。可以改善局部血液循环，缓解肌肉痉挛，达到活血止痛的目的。

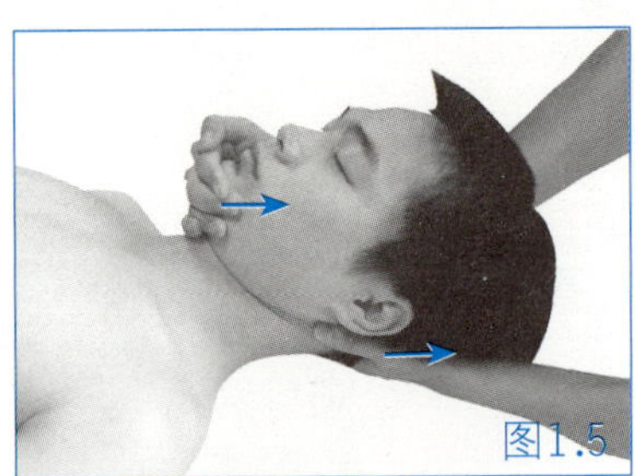
图1.5

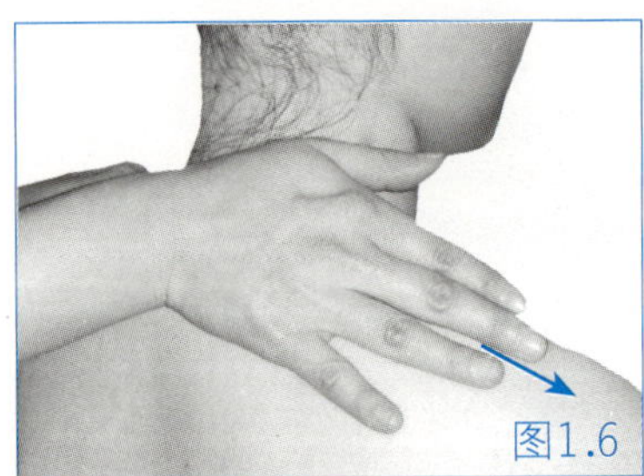
图1.6

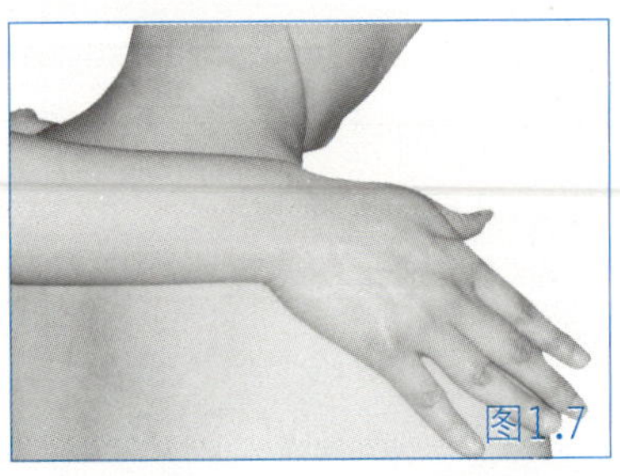
图1.7

小鱼际侧击颈肩部

患者取正坐位，医者站于其患侧侧后方，双手合十，用两手掌的尺侧侧击患者颈肩部2分钟（图1.8和图1.9）。施术时腕关节放松，两手掌的尺侧有节律地弹性击打颈肩部，力度以患者感觉舒适为度。

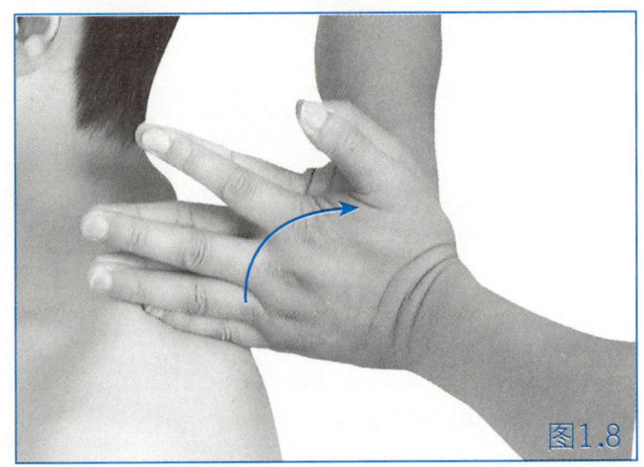
图1.8

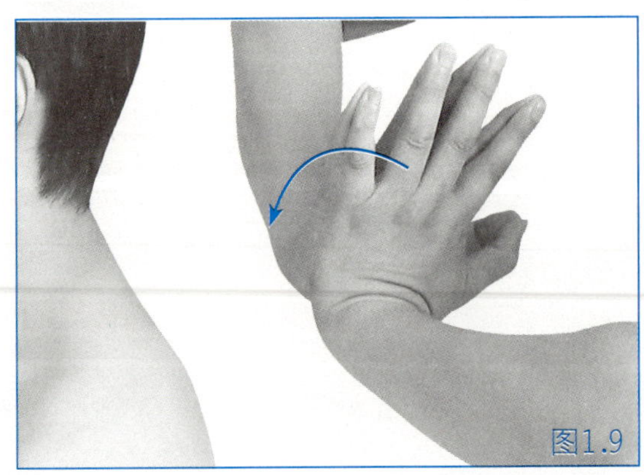
图1.9

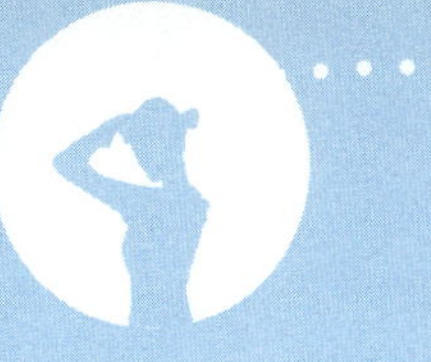

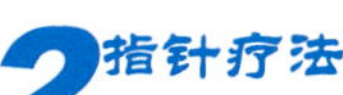

2 指针疗法

取穴：内关穴（图1.10）、外关穴、极泉穴（图1.11）。

患者取站位，患侧前臂向上，手腕稍弯曲，医者用一手拇指掐患者内关穴，同时中指或食指抵于外关穴，掐压1～2分钟，力量由轻到重，使其压力从内关穴透达外关穴，以患者有酸、胀、麻、热感或向上传的感觉为宜。然后让患者取坐位，把患侧前臂放在诊桌上，医者站其后方，拇指放在患者患侧肩峰上，食指置于腋下极泉穴，由轻到重进行按压，同时用食指弹拨极泉穴，以患者患侧手指有触电感为宜，每次按压5分钟。在掐压过程中嘱患者做左右旋转、前屈后仰等颈部活动，一般在1分钟左右症状得到缓解或消失。如果患者症状不缓解，可在疼痛部位点压，并在颈部施以简单的理筋法或分筋法。

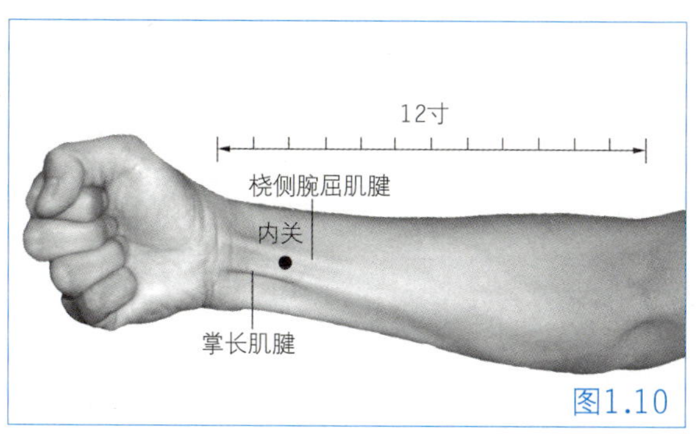

图1.10

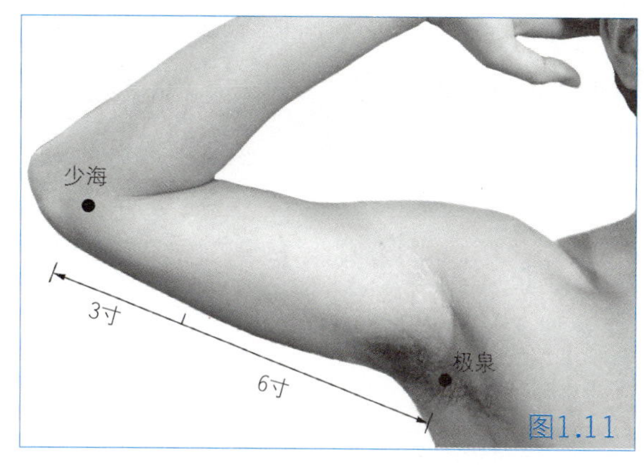

图1.11

3 耳穴贴压疗法

取耳穴：颈、神门。（图1.12）

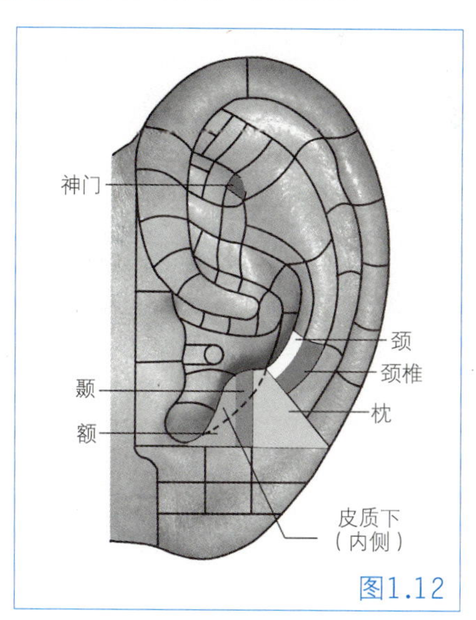

图1.12

常规消毒上述耳穴后，将一粒王不留行籽置于方形小胶布中央，并贴于耳穴上，用手指轻轻按揉，手法由轻到重，以耳穴局部有热、胀、痛感为宜（以患者能耐受为度），同时嘱患者转动头颈。每天自行按压3~4次，每次2分钟左右，每5天更换耳穴1次。

4 拔罐疗法

留罐法

取穴一：病变局部，尤其是压痛点处。

将上述部位常规消毒后，用闪火法（图1.13）在病变局部拔罐，并留罐5~15分钟。或用闪罐法在病变局部拔罐，反复吸拔多次，至皮肤潮红为止。

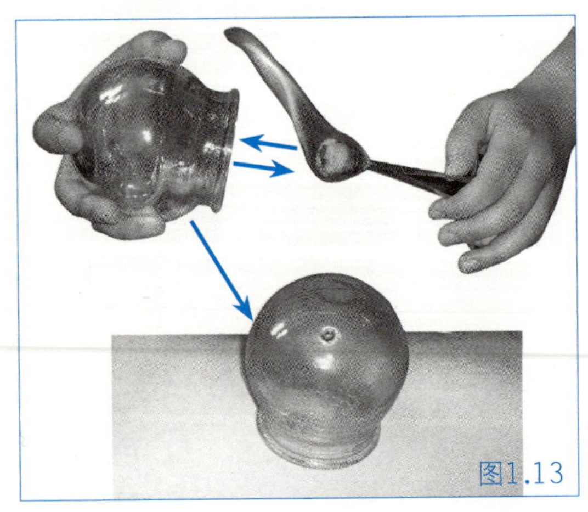

图1.13

取穴二：肌肉扭伤选肩井穴、后溪穴（图1.14）、阿是穴。感受风寒选肩井穴、曲池穴（图1.15）、风池穴、悬钟穴、阿是穴。

将以上诸穴常规消毒后，用闪火法拔罐，并留罐10~15分钟，每天1次。

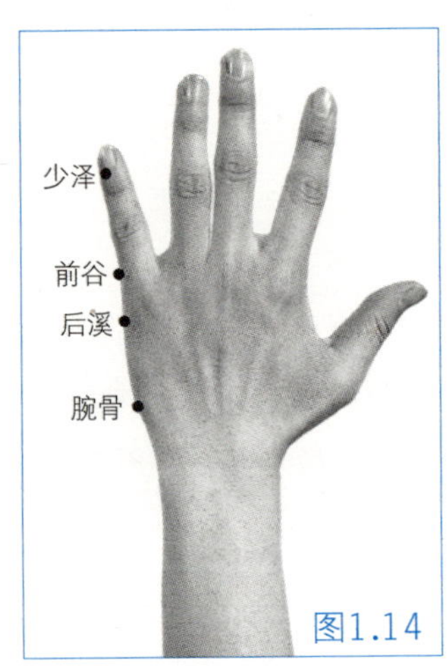

图1.14

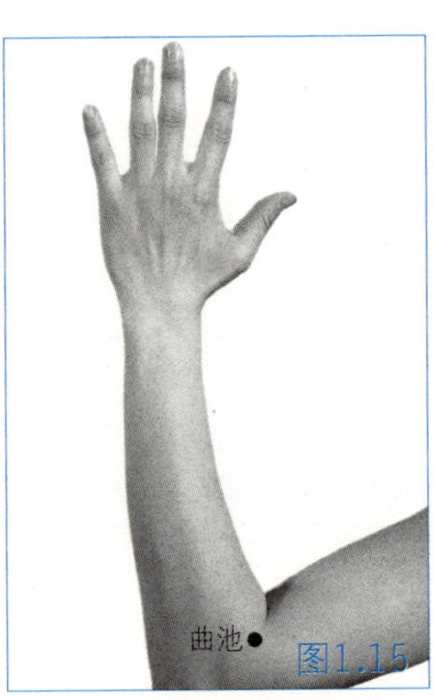

图1.15

取穴三：阿是穴、大椎穴、风池穴、肩井穴、天宗穴。（图1.16）

将以上诸穴常规消毒后，用闪火法拔罐，并留罐10~15分钟，以皮肤出现红色淤血为度。隔日1次，3次为1疗程。

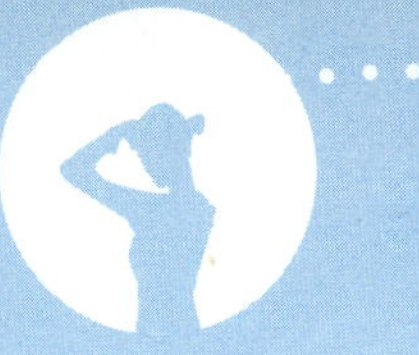

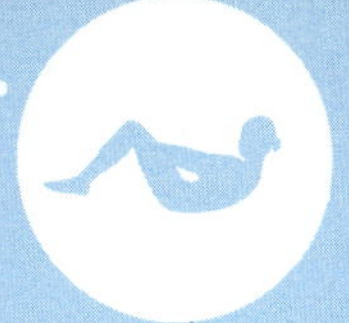

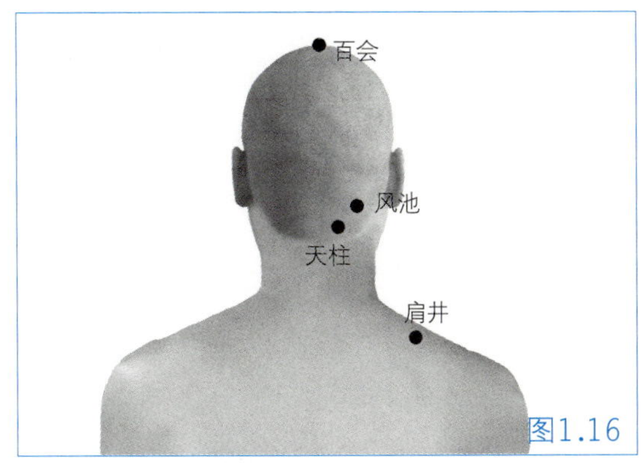

图1.16

走罐法、针罐法

取穴：疼痛部位，外关穴、悬钟穴。

充分暴露颈项部，在疼痛部位涂适量润滑油，选择适当大小的火罐，吸拔于疼痛部位，然后沿着肌肉的走行方向用走罐法拔罐，至疼痛部位的皮肤出现红色淤点为止。再用毫针针刺外关穴和悬钟穴，并给予强刺激泻法，当患者局部有酸、麻、胀感时起针，然后拔罐5～10分钟，至皮肤出现红色淤点为止。一般治疗1～3次即可痊愈。

针罐法

取穴一：主穴为风池穴、天柱穴、肩中腧穴、风门穴、肺腧穴、外关穴、后溪穴。寒邪重者加大椎穴；风邪重者加风府穴；头不能后仰者加承浆穴；头不能前屈者加人中穴；疼痛严重，放射至肩背部者加天髎穴、肩髃穴；兼见头痛、身寒、发热或咳嗽、鼻塞，脉浮者加上星穴、太阳穴、合谷穴、列缺穴和外关穴。（图1.17和图1.18）

每次取上述穴位2～3个，进行常规消毒后，局部穴与循经穴配合应用，一般情况用泻法，老年体弱者用补法或平补平泻法。每次留针10～15分钟，起针后拔罐。

取穴二：悬钟穴（图1.19）、患处或阿是穴。

将上述穴位常规消毒后，用泻法针刺患侧悬钟穴，在留针过程中每隔5分钟捻针1次。然后在患处或阿是穴上拔罐1～3个，以局部皮肤淤血为度，每次治疗20分钟。

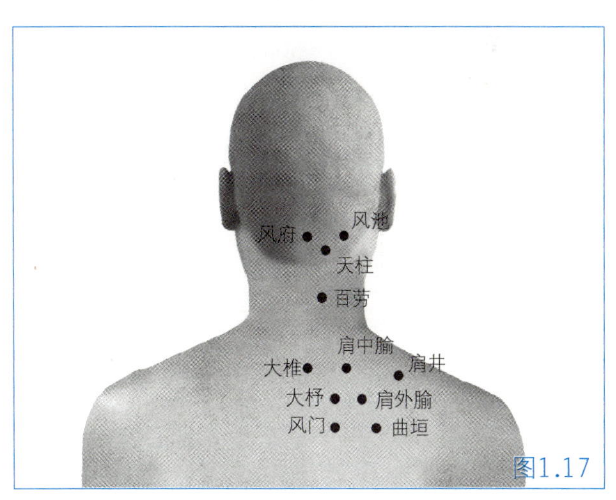

图1.17

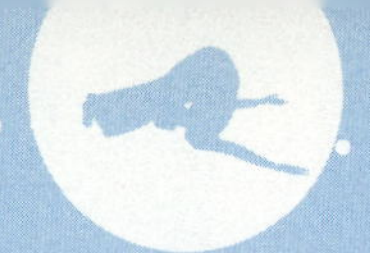

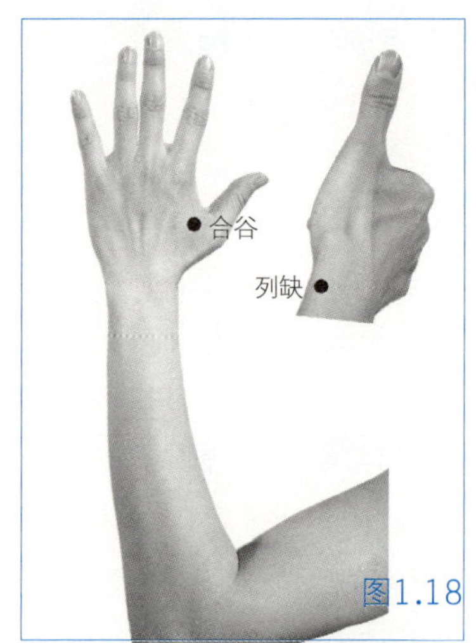

图1.18

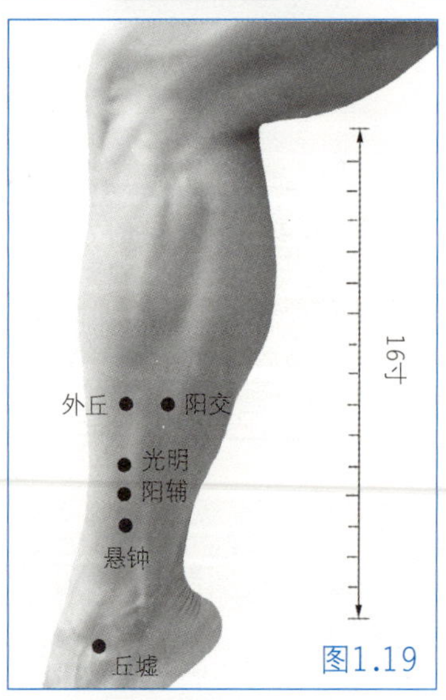

图1.19

取穴三：后溪穴。

将穴位常规消毒后，用毫针疾速直刺0.5~0.8寸，得气后用泻法捻转2分钟，并让患者做左右摆头动作，留针10分钟，然后徐徐将针退出，不按针孔。最后将颈部压痛明显的部位常规消毒，并用毫针疾刺，用上述泻法捻转1分钟，徐徐出针，再于此处拔火罐5分钟。

药罐法

药物：麻黄、防风、木瓜、川椒、竹茹、秦艽、乳香、没药、当归各30克。

取穴：阿是穴。

将以上药物用纱布包好，放入锅内，加水煮30分钟后，将竹罐放入药锅中，再煮3~5分钟。取出竹罐，甩去药液，用干毛巾捂住罐口，趁热拔于阿是穴，并按压1分钟，至竹罐完全吸附于皮肤为止。留罐10~20分钟，以皮肤出现淤血为度。每天或隔日1次。

刺络拔罐法

取穴：第一组为大椎穴、肩外腧穴、风门穴（图1.20）。第二组为阿是穴。

第一组每次选用1~2穴，用三棱针迅速刺入0.5~1分，随即退出，以出血为度。然后在所选穴位上拔罐，并留罐10~15分钟，起罐后头部做旋转运动。每3~5天

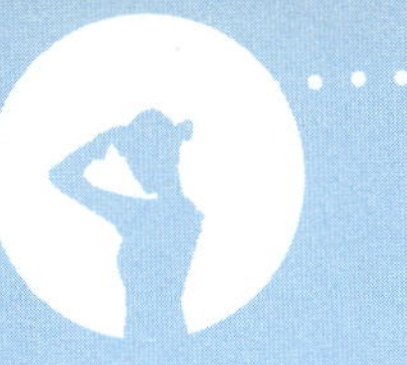

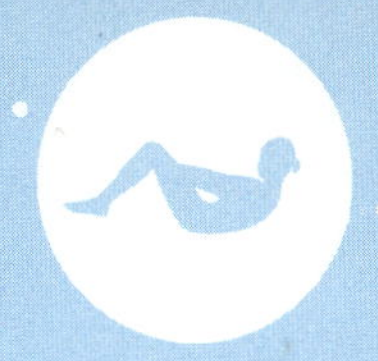

治疗1次。第二组用梅花针中度叩刺，使皮肤微见渗血，然后在所选穴位上拔罐，并留罐5分钟。

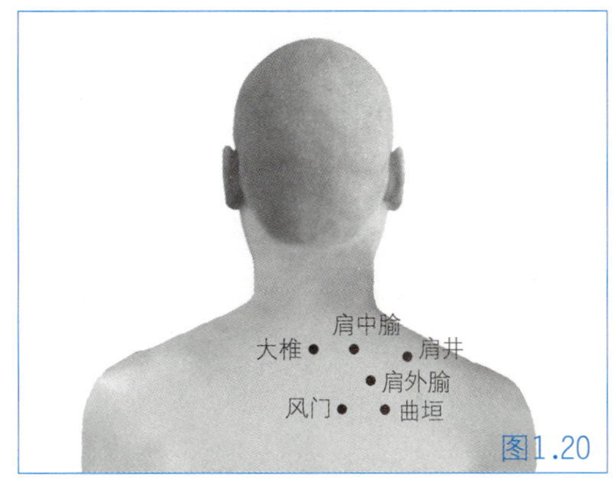

图1.20

取穴二：风池穴、肩中穴、肩井穴。

先用叩诊锤从风池穴至肩井穴中度叩击患侧颈项部，使皮肤微红。然后用梅花针由轻到重弹刺，在风池穴、肩中穴和压痛点重弹，令微渗血。最后在弹刺部位拔罐，并留罐10～15分钟，嘱患者活动颈项，做回顾仰俯动作。

动态针刺加拔罐法

取穴：悬钟穴（双侧）、落枕穴、阿是穴。

将上述穴位常规消毒后，用毫针直刺，留针，同时让患者放松颈部，做缓慢的颈部侧转、仰俯动作，20分钟后起针，然后局部加拔罐10分钟。

针刺配合点刺放血拔罐法

取穴一：落枕穴（患侧）。

将穴位常规消毒后，用3寸毫针直刺穴位，有针感后快速捻转30秒钟，留针，每5～10分钟行针1次，同时让患者活动颈部，由慢到快逐渐加大幅度，反复进行。然后在患侧疼痛部位找到最痛点（阿是穴），给予常规消毒后，用右手持三棱针直刺阿是穴使其出血。最后在阿是穴处用闪火法拔罐，并留罐5分钟，以拔出暗红色血液为度。

取穴二：颈项穴、风池穴。

用28号1寸毫针针刺健侧颈项穴，得气后留针（同时让患者左右转动颈部，并逐渐加大幅度）。然后用梅花针自上而下叩刺患侧颈部，并在风池穴重叩，以微出血为度，再于颈部（最疼处）和风池穴拔罐，并留罐10分钟。起罐后让患者转动颈部数次，出针。每天1次。

指压拔罐法

取穴：内关穴、承山穴（图1.21）。

取内关穴时，医者左手握住患者患侧的手背，使其腕关节适当屈曲（以使腕部屈腕肌群的肌腱松弛）；右手拇指用力掐内关穴，其余四指同时按压内关穴的对侧，使患者感到该侧上肢、肩部及颈部有

酸、沉、困、胀的感觉。然后拔罐15分钟，起罐后让患者自由转动头部，角度逐渐加大，至转动自如为止。

取承山穴时，让患者仰卧，下肢伸直，健侧足跟上提，医者用双手拇指按压患者的承山穴2～3分钟（以患者能耐受为度），边按穴位边让患者活动颈部，频率由慢至快，幅度由小到大。然后拔罐15分钟。每天1次。

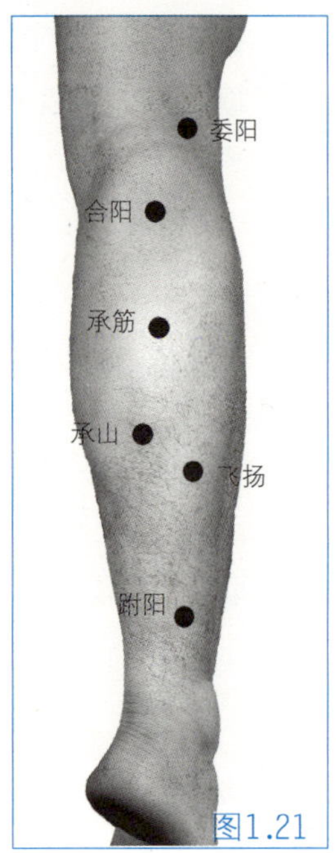

图1.21

针罐法加灸法

取穴：主穴为天柱穴、肩外腧穴、风池穴、阿是穴。风寒者加大椎穴、后溪穴、列缺穴；睡眠体位不当者加悬钟穴、昆仑穴。

取患侧主、配穴各2个，常规消毒后，先针刺阿是穴（不留针），再针刺其他穴位，捻针时让患者活动颈项，留针20～30分钟，并间歇运针。起针后再拔罐10分钟，也可在起罐后用艾条施灸或进行热敷。每天1次。

刺络拔罐加灸法

取穴：主穴为患侧阿是穴。配穴为风池穴、肩井穴。

医者用手掌根部在患者患侧阿是穴用力揉按片刻，然后绷紧皮肤，手持三棱针快速点刺三五下，以出血2～5毫升为度，接着擦净血迹拔罐，并留罐10～20分钟。在留罐期间，可用上述刺络方法点刺风池穴、肩井穴，然后拔罐。起罐后施以艾条温和灸，以周围皮肤红润、自觉有热感为度。每天1次。

拔罐加红外线照射疗法

取穴：阿是穴、风池穴、大椎穴、肩中腧穴、肩外腧穴。

将以上穴位常规消毒后，拔罐10～15分钟。重者施以走罐法，至皮肤出现紫红色淤点为止，再固定于相应穴位15～20分钟。起罐后，用手提式红外线灯照射患部15～20分钟。每天1次。

5 灸法

艾炷直接灸

取穴：主穴为局部阿是穴、风池穴、天柱穴、大柱穴、肩中腧穴、大杼穴。配穴为肩外腧穴、肩井穴、肩髎穴、曲池穴、后溪穴、悬钟穴。

每次选上述穴位3～4个，将艾炷（图1.22）直接

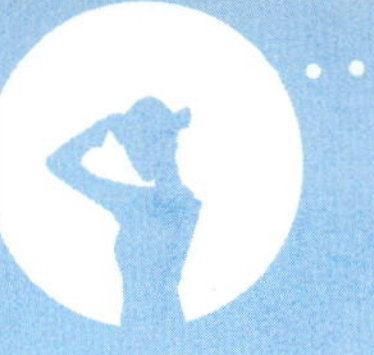

放于穴位上，点燃顶端施灸，当感觉皮肤灼烫时，用镊子取下，另换一炷，连续施灸5～10分钟，至局部发红为止。每天灸1～2次，3次为1疗程。

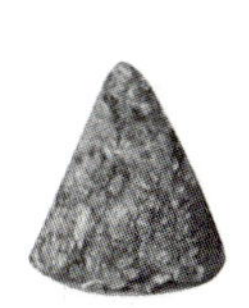

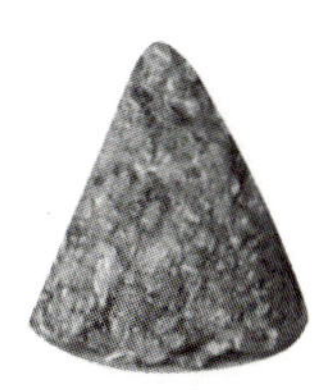

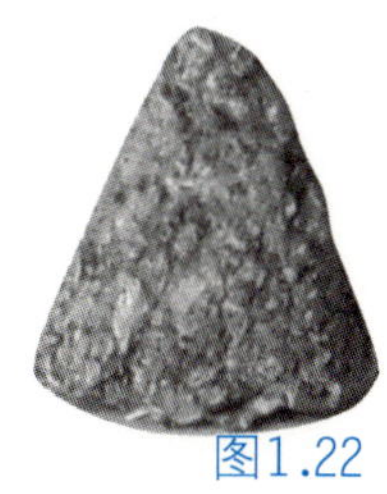

图1.22

艾条回旋灸

取穴： 主穴为局部阿是穴、风池穴、天柱穴、大柱穴、肩中腧穴、大杼穴。配穴为肩外腧穴、肩井穴、肩髎穴、曲池穴、后溪穴、悬钟穴。

每次选上述穴位2～4个，将艾条（图1.23）点燃，在所选穴位上往复回旋熏灸（图1.24），每次10～20分钟。每天灸1～2次，3次为1疗程。

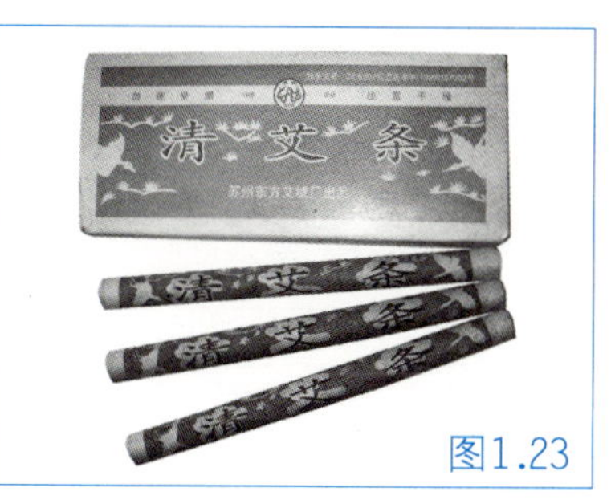

图1.23

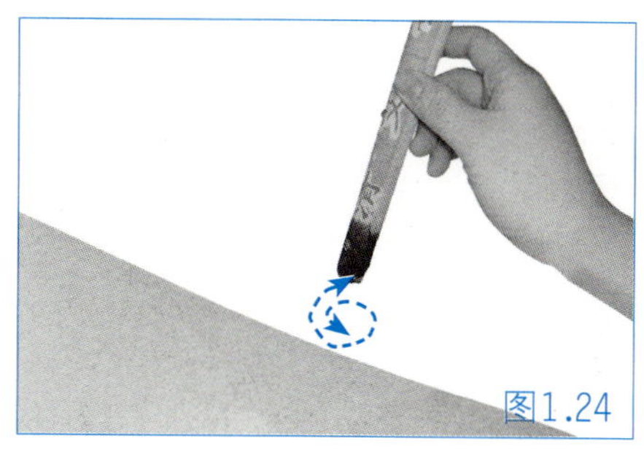

图1.24

温针灸

取穴： 阿是穴（压痛点）、大椎穴、肩髎穴、曲池穴、足三里穴、阳陵泉穴。

每次选上述穴位2～4个，用毫针刺入，得气后在针柄上插入一段长约2厘米的艾条，距皮肤2～3厘米，然后将艾条下端点燃施灸（图1.25）。每次灸2壮，每天或隔日施灸1次。

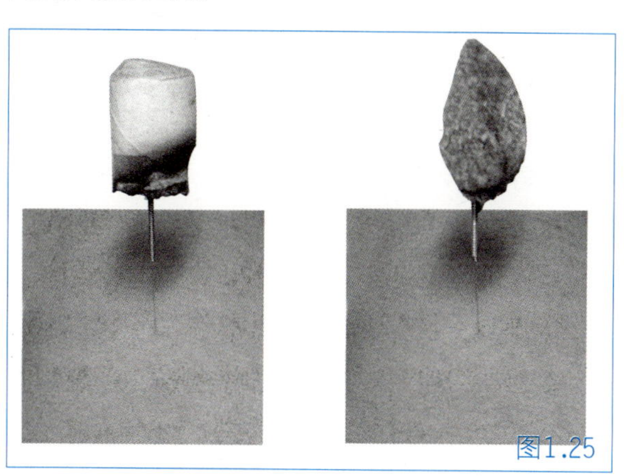

图1.25

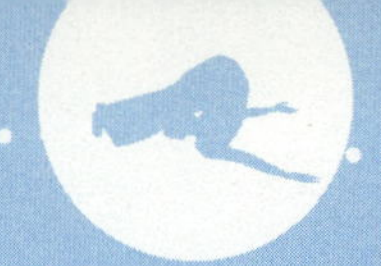

温灸器灸

取穴：主穴为局部阿是穴、风池穴、天柱穴、大柱穴、肩中腧穴、大杼穴。配穴为肩外腧穴、肩井穴、肩髎穴、曲池穴、后溪穴、悬钟穴。

每次选上述穴位2～3个，将温灸盒（图1.26）置于穴位上，点燃艾条后，对准穴位放在铁纱上，盖好封盖。每次施灸10～20分钟，每天灸1次，3次为1疗程。

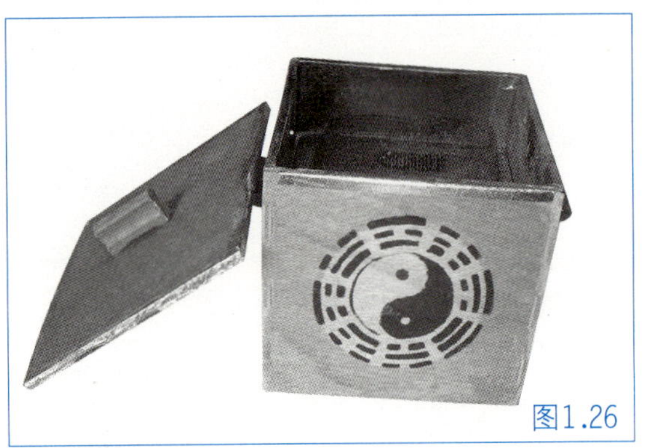
图1.26

6 毫针疗法

取穴：大椎穴、天柱穴、风池穴、肩外腧穴、悬钟穴、条口穴、承山穴、后溪穴。颈部不能前俯、后仰者加昆仑穴、列缺穴，不能左右转动者加支正穴。

以上各穴均用泻法。亦可配用或单用落枕穴，刺法为直刺0.5～0.8寸，后溪穴直刺0.8寸左右，得气后用泻法捻转1～3分钟，同时让患者做左右摆头的动作，待患者自觉颈项活动轻松，疼痛减轻或消失时，徐徐退针，不按针孔。

7 芒针疗法

取穴：肩背穴、风池穴、大椎穴。

患者取卧位，在针刺肩背穴时，针尖向后下方（相当于第二、三胸椎横突部）刺入3～4寸，缓缓按压推进，并进行捻转，以穴位局部有酸、胀感为宜，有时可有麻电感向背部放射。针刺风池穴可进针1.5～2寸，使感应缓缓下行，以患者患侧有麻、胀感为宜。针刺手法宜平补平泻。

图1.27

8 三棱针疗法

取穴：大椎穴、肩外腧穴、风门穴。

每次选上述穴位1～2个，常规消毒后，用三棱针（图1.27）迅速刺入0.5～1分，随即迅速出针，以出血为度。也可在所选穴位上拔罐，起罐后头部作旋转运动。每3～5天治疗1次。

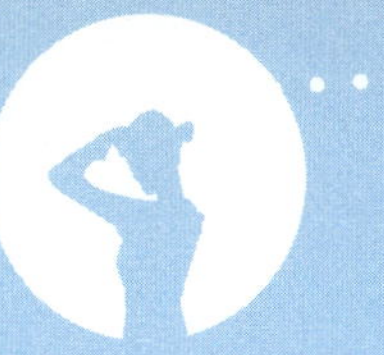

9 皮肤针疗法

梅花针

取穴：第五至七颈椎或第一至四胸椎两侧，疼痛甚者可加刺颈后。

将上述穴位常规消毒后，用梅花针中度或较重程度叩刺，重点叩刺压痛点及阳性反应物处。

10 耳针疗法

取穴一：颈、颈椎、肩、枕、神门。（图1.28）

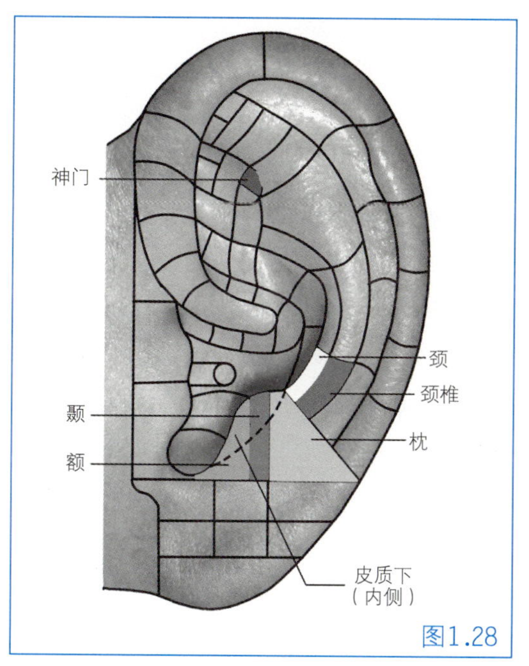

图1.28

每次取2～3个穴位，常规消毒后，用25号0.5寸毫针对准耳穴敏感点快速刺入耳穴处的软组织，以不穿透对侧皮肤为度，捻针数秒后留针20～30分钟。每天或隔日治疗1次。

11 穴位注射疗法

取穴：压痛点及痉挛的肌肉。

将2毫克1%普鲁卡因或100毫克维生素B_1与1毫克维生素B_{12}混合后待用。选准压痛点及痉挛的肌肉，常规消毒后，快速进针，有得气感后回抽一下，如无回血，将混合好的药液推入（图1.29～图1.31）。每天或隔日注射1次。

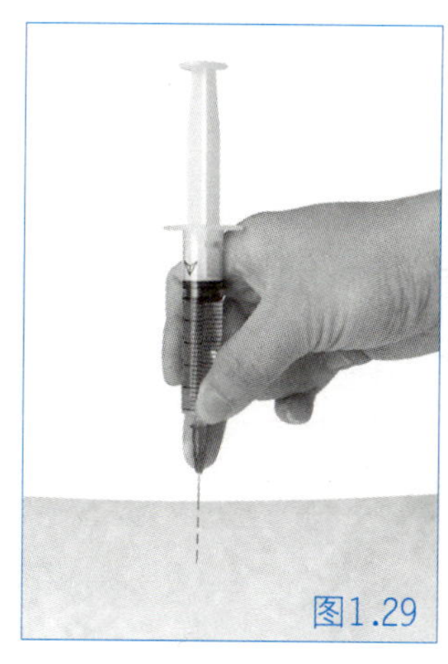
图1.29

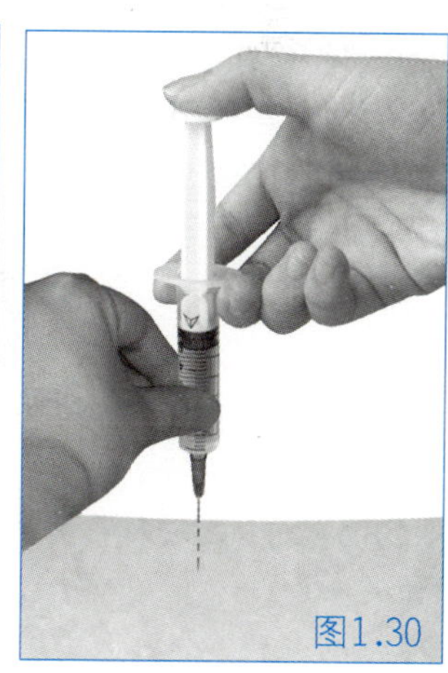
图1.30

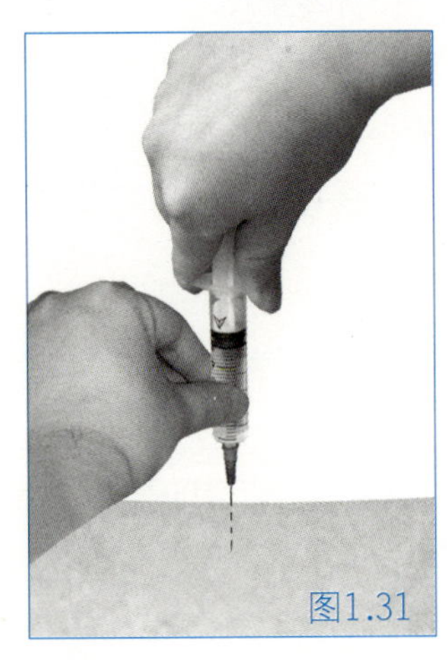

图1.31

12 电针疗法

取穴： 阿是穴（压痛点）。

每次选2个压痛点，常规消毒后，先将毫针用速刺法刺入穴位，得气后把电针器（图1.32）的两根输出线分别接在已刺入的两根毫针针体上，将输出电位器调至“0”度，然后开启电源开关，并逐渐调高输出电流量至所需要的程度（以患者能耐受为度），以脉冲电流刺激20分钟。治疗完毕后，须先将输出电位器调回至“0”度，然后关闭电源开关，拆去导线，将毫针轻轻捻动几下后取出。

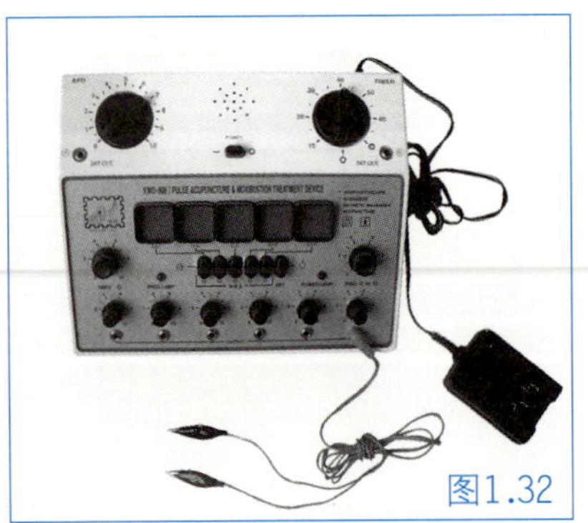

图1.32

13 电兴奋疗法

取穴一： 阿是穴（压痛点）。

采用电兴奋治疗机，电极用4～6层纱布包好，并用温水浸湿，分清阴极和阳极。治疗时先轻揉压痛点，然后从感应电开始治疗，电量逐渐增大2～10伏，以患者能耐受为度，当看到患侧肌肉收缩时，转用直流电治疗，每次通电3～5秒钟。同时嘱患者作颈部活动（头颈先左右摇摆，再做俯仰动作）。每天1次，每次5～10分钟，3～5次为1疗程。

取穴二： 以局部取穴为主，配合循经取穴。

采用电兴奋治疗机，以经穴为基础，用节律性感应电流，取直径3厘米的圆形手柄操作。看到患侧肌肉收缩时，转用直流电治疗，每次通电3～5秒钟。同时嘱患者作颈部活动（头颈先向左右摇动，再做俯仰动作）。每天1次，每次5～10分钟，3～5次为1疗程。

在进行电兴奋治疗时，要注意保暖，避免受凉。治疗疗程中应减少颈部活动。

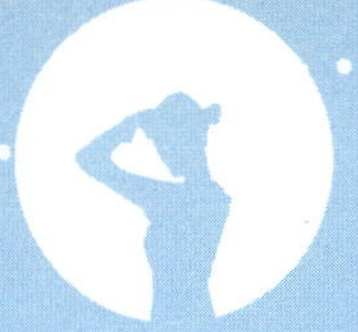

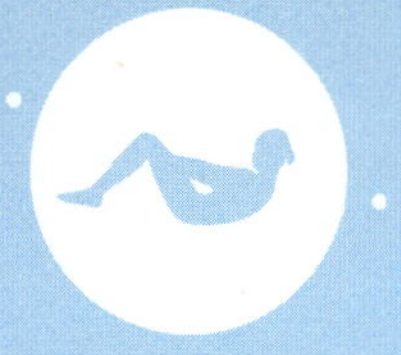

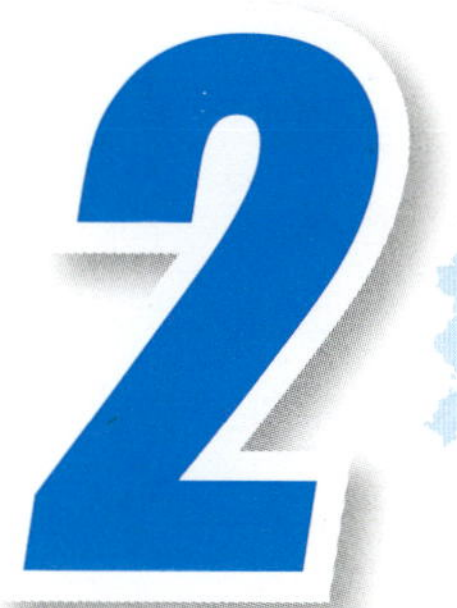

2 神经根型颈椎病

神经根型颈椎病是颈椎病中最常见的一种，系指颈椎椎间盘退行性改变及其继发性病理改变所导致的神经根受压而引起的以相应神经分布区疼痛、麻木为主要临床表现的一种疾病。在其病因中，颈椎椎间盘退行性改变是颈椎病发生发展的最为重要的原因，并在此基础上引起一系列继发性病理改变，这些病理性因素与椎间盘共同对颈神经根造成压迫。其症状可为一侧性或两侧性，通常为单根神经根受累，也可由于多节段病变而导致两根或多根神经根受压。颈椎病变主要见于第四至五颈椎以下，以第五至七颈椎神经根受累最为多见。

神经根型颈椎病的主要表现

（1）颈肩痛和手指麻木。

（2）肌力减退。

（3）颈部肌肉紧张。

神经根型颈椎病的调治方法

1 推拿按摩疗法

拿揉颈肩

患者取正坐位，医者站于患者患侧侧后方，在其颈项部施用拿揉法。施术时以一手拇指与其余四指对合呈“钳”形，通过掌指关节屈伸产生的力拿捏治疗部位5～8分钟，重点是胸锁乳突肌和斜方肌（图1.33

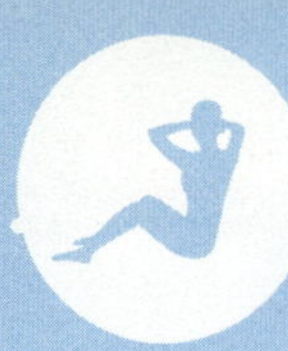

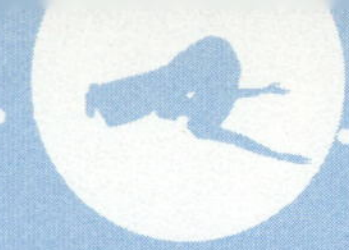

和图1.34）。拿捏顺序从上到下、从中央到两边、从健侧到患侧，力量从小到大，作用层次由浅入深。

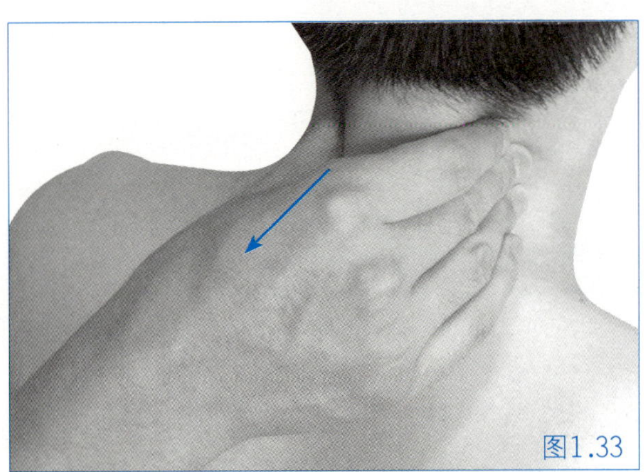

图1.33

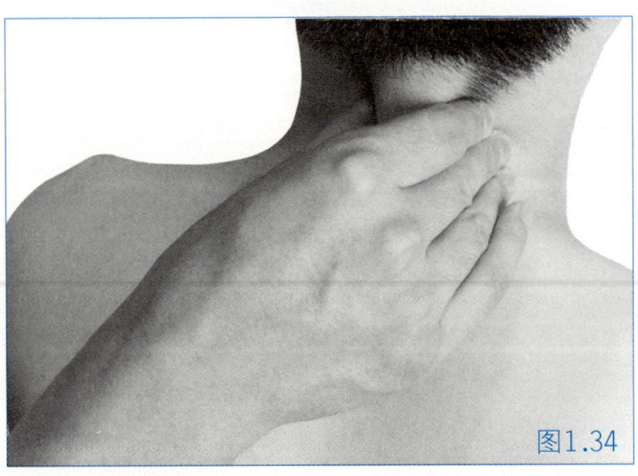

图1.34

弹拨颈肩部

患者取正坐位，医者站于患者患侧侧后方，用一手拇指指端弹拨患者颈肩部的痛点，每处各约1分钟（图1.35和图1.36）。施术时以拇指端着力，其余四指放于肢体另一侧起辅助支撑作用，将着力的指端插入肌筋缝隙之间，由轻到重、由慢而快进行弹拨。

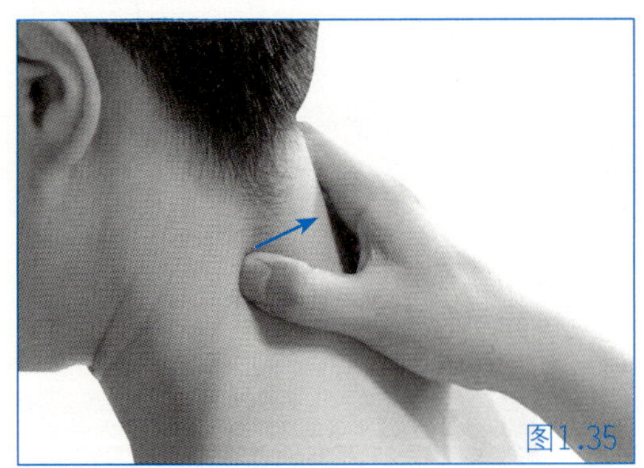

图1.35

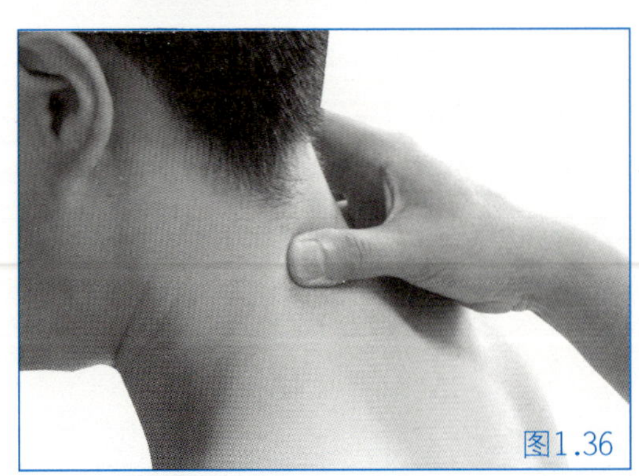

图1.36

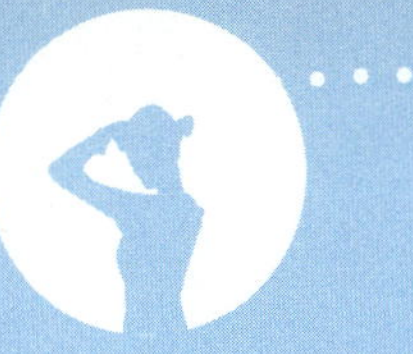

拿揉上肢

患者取正坐位，医者坐于患者患侧，用轻柔的拿揉法从患者上臂经肘部沿前臂背侧治疗，往返操作5～8次。施术时以一手拇指与其余四指对合呈“钳”形，通过掌指关节屈伸产生的力，自上而下往返拿捏治疗部位（图1.37和图1.38）。力量从小到大，作用层次由浅至深。

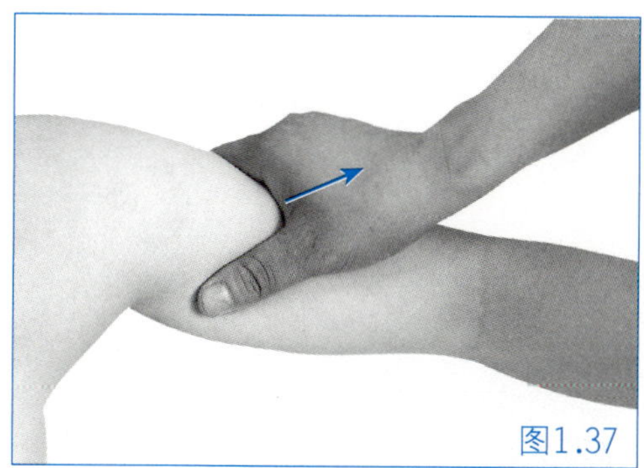

图1.37

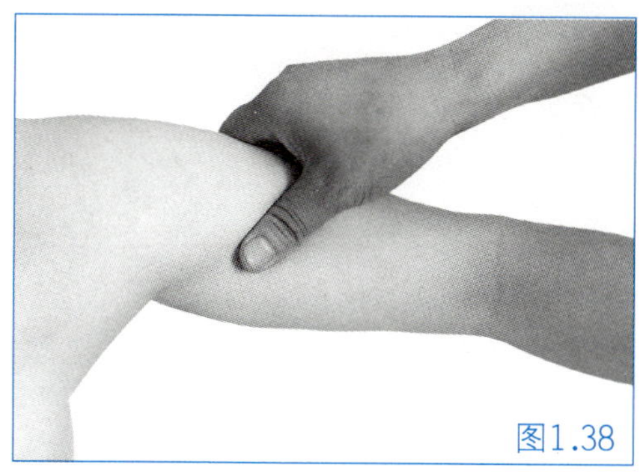

图1.38

轻捻手指

患者取正坐位，医者坐于患者患肢侧，用捻法在患者手指节上操作，动作要轻快，每个手指做2～3次。施术时以拇指和食指末端捏住施治部位，着力作上下、左右、前后的旋转捻动（图1.39～图1.41）。注意以两手指的对合力对称捻转，往返捻动，捻而滑动，着力应相缓、持续，避免伤及皮表。

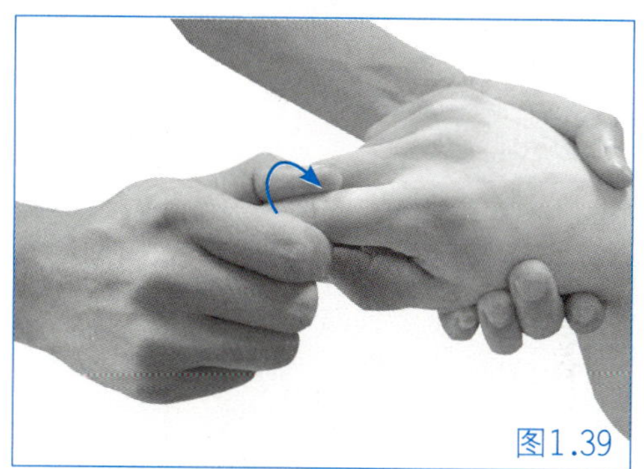

图1.39

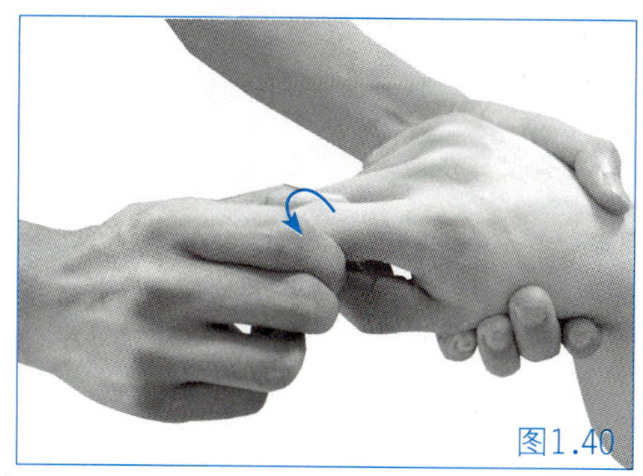

图1.40

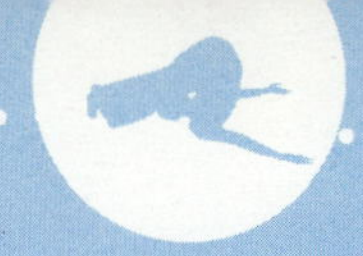

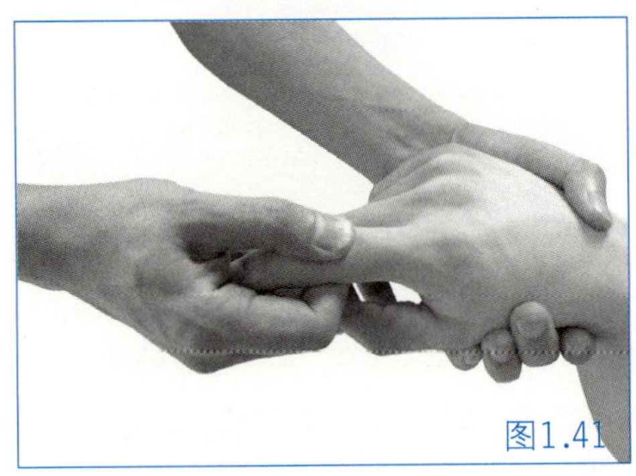

图1.41

拔伸颈部

患者取仰卧位，医者站于患者患侧侧后方，一手托住患者枕部，另一肘托住患者下颌，两手同时用力向后上方缓慢拔伸患者颈部（图1.42）。本法可纠正颈椎小关节的紊乱，缓解颈部肌肉痉挛。

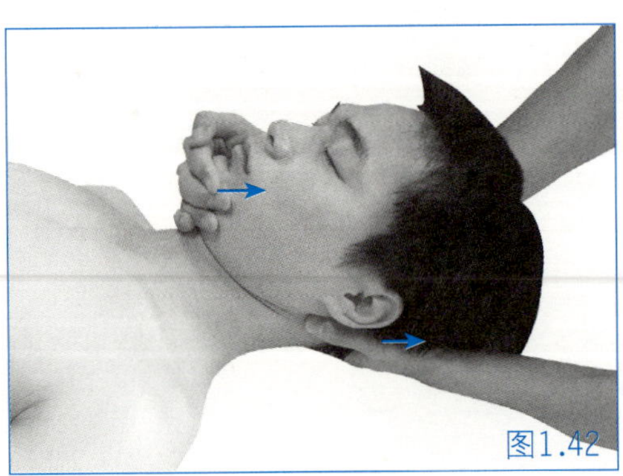

图1.42

小鱼际侧击颈肩部

患者取正坐位，医者站于患者患侧侧后方，双手合十，用两手掌的尺侧侧击患者颈肩部2分钟（图1.43和图1.44）。施术时腕关节放松，两手掌的尺侧有节律地弹性击打颈肩部，力度以患者感觉舒适为度。

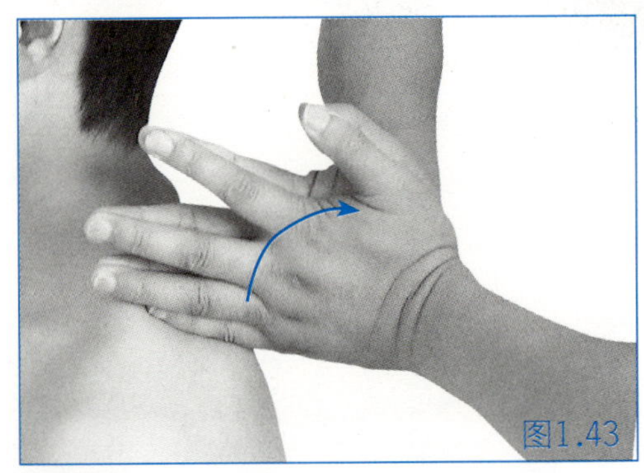

图1.43

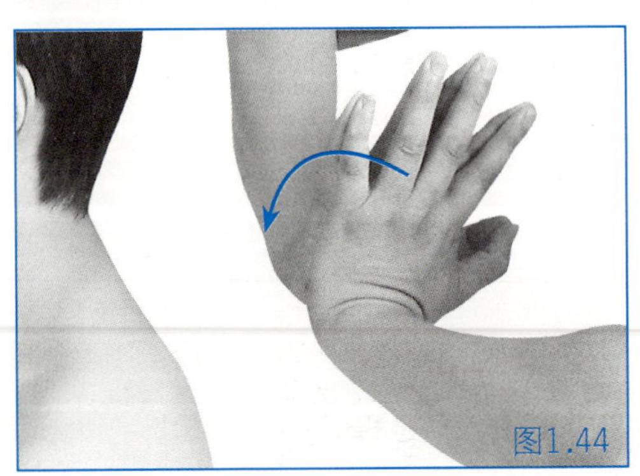

图1.44

2 指针疗法

取穴：阴谷穴（双侧）。

患者端坐，医生蹲于患者面前，以双手中指指尖交叉点按患者两膝阴谷穴，使之产生酸、胀、麻感并能耐受为度。同时让患者缓慢而大幅度地做颈部左右旋转、侧偏、屈伸等活动各10次。然后嘱患者颈部自然放松，医生用拇指和食指提拿颈部压痛明显处或斜方肌，快速提拿10次后，再施顺筋法。治疗3～4次为1疗程。

3 耳穴贴压疗法

取耳穴：颈椎、颈后、肩、肾。

常规消毒上述穴位后，将一粒王不留行籽置于方形小胶布中央，并贴于双侧耳穴，嘱患者每天自行按压3～4次，每次2分钟左右。每5天更换耳豆1次，5次为1疗程。

4 拔罐疗法

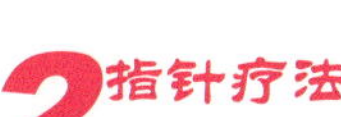

留罐法

取穴一：病变局部，尤其是压痛点处。

用闪火法在病变局部拔罐，并留罐5～15分钟。或用闪罐法在病变局部拔罐，反复吸拔多次，至皮肤潮红为止。

取穴二：风寒外袭型选风池穴、大椎穴、曲池穴、昆仑穴（图1.45）。气滞血淤型选大椎穴、膈腧穴、颈椎夹脊穴。肝肾不足型选风池穴、天柱穴、三阴交穴、颈椎夹脊穴。

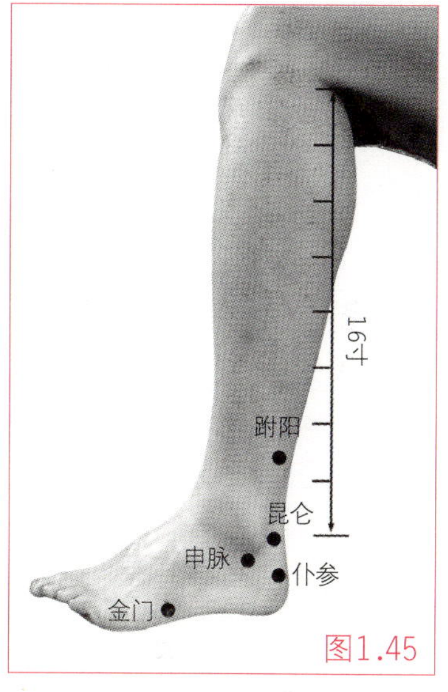

图1.45

将以上诸穴常规消毒后，用闪火法拔罐，并留罐5～10分钟，每天1次。

针罐法

取穴一：夹脊穴（图1.46）。

先用拇指沿患者一侧的夹脊穴向下滑动按压，找到敏感点常规消毒后，用1.5～2寸毫针向脊椎方向斜刺，至出现针感后停止进针，并施以相应手法加强针感。然后用上述手法针刺敏感点对侧。最后在两个针刺部位分别拔罐，留针罐20分钟。

取穴二：颈椎夹脊穴、大椎穴、风池穴。（图1.47）

颈椎夹脊穴针刺1～1.5寸，针尖向脊柱斜刺，使

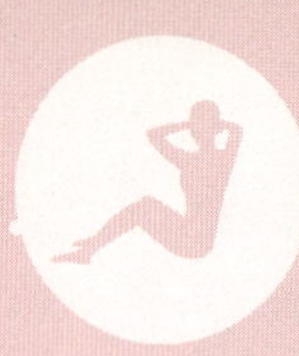

针感向颈肩及背部放射。用毫针直刺大椎穴1～1.5寸，以穴位局部有酸、麻、胀感并向两肩放射为宜。风池穴针刺1～1.5寸，针尖向对侧眼眶斜刺，以穴位局部有酸、麻、胀感并向头顶或眼眶放射为宜。三个穴位均留针，然后将艾条套在三个针柄上，点燃。待艾条燃尽，毫针完全冷却后出针，并在大椎穴上拔罐。每天1次，每次5～15分钟，10次为1疗程。两疗程之间间隔3～5天。

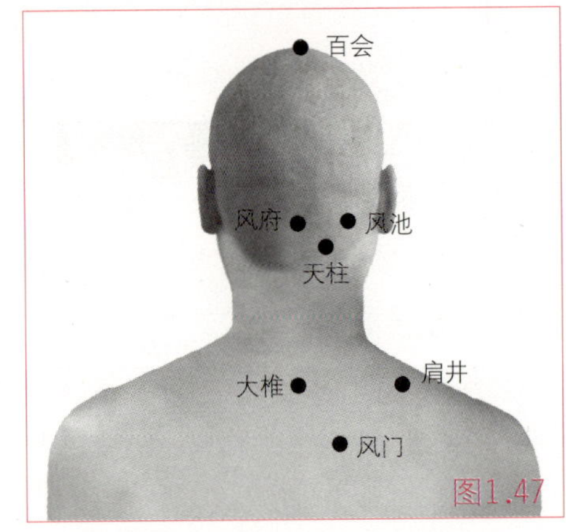

图1.47

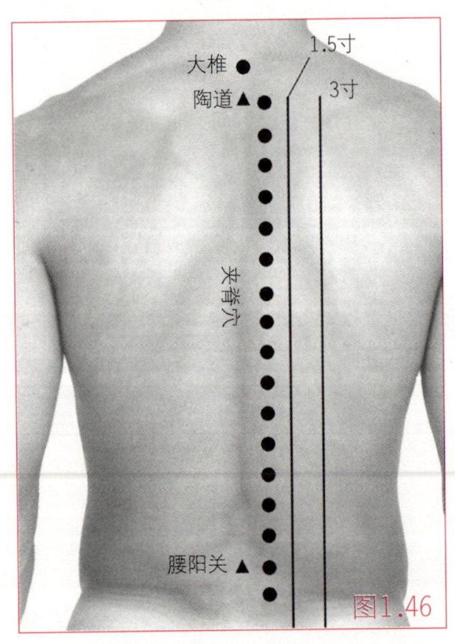

图1.46

取穴三： 以大椎穴为中点，取大椎穴上5分处项脊旁开各5分为两个针刺点，再取大椎穴下5分处旁开各5分夹脊穴为两个针刺点。

将上述穴位常规消毒后，用28号1.5寸毫针分别刺入5分～1.2寸，不提插。然后用治疗仪治疗30分钟。起针后以针刺点区为主，拔罐10～15分钟，以拔出血为佳，拔罐后再用颈椎牵引器牵引15分钟。每天1次，5次为1疗程。

药罐法

药物： 艾叶、防风、杜仲、麻黄、木瓜、川椒、土鳖、羌活、独活、苍术、苏木、红花、桃仁、千年健、透骨草、海桐皮各10克，乳香、没药各5克。

取穴：主穴为下曲池穴、大杼穴（图1.48）、风门穴。配穴为天宗穴、肩井穴、肩髃穴、曲池穴。或取阿是穴。

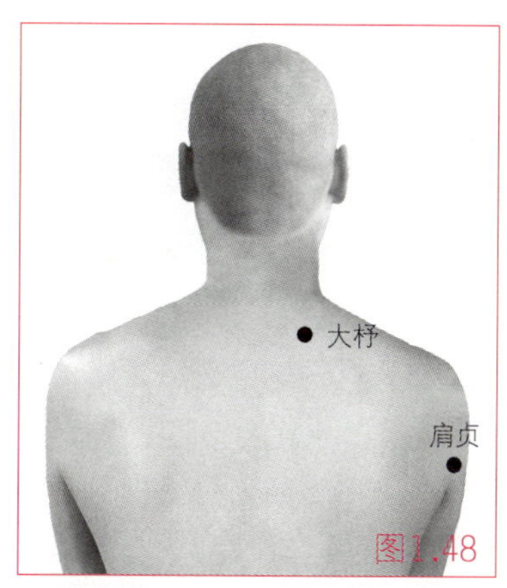

图1.48

将以上药物加水煮沸后，放入竹罐煎煮3分钟，取出后用干毛巾擦去水，迅速拔于上述穴位7～8分钟，隔日1次，10次为1疗程。

刺络拔罐法

取穴一：大椎穴、肩外腧穴、风门穴。

每次选穴1～2个，用三棱针迅速刺入0.5～1分，随即迅速出针，以出血为度，然后拔罐，并留罐10～15分钟。起罐后头部做旋转运动，每3～5天1次，一般治疗3次。

取穴二：颈椎第五至七棘突和大椎穴、风门穴（双侧）、肺腧穴（双侧）。

将以上穴位用用七星针（图1.49）交替叩刺出血，然后拔罐5～10分钟，每穴拔出淤血1～3毫升。伴有神经根刺激征者，可沿手阳明大肠经及手太阴肺经循行路线选穴施治。每周2～3次。

取穴三：颈部不适取颈灵穴（第四、五颈椎之间）、天宗穴，配太阳穴、百会穴。臂痛取肩中腧穴、颈灵穴，配少冲穴、关冲穴。后背痛取颈灵穴、臂臑穴（图1.50），配阳溪穴、商阳穴。

以上穴位用小宽针快刺速拔，然后拔罐，每穴出血1毫升后起罐。每7天治疗1次，3次为1疗程。

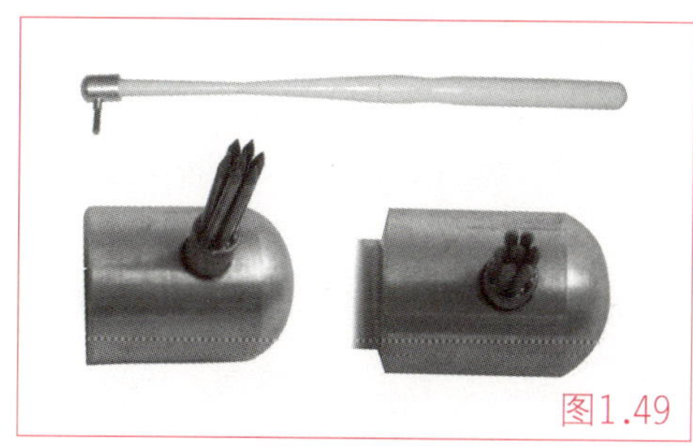
图1.49

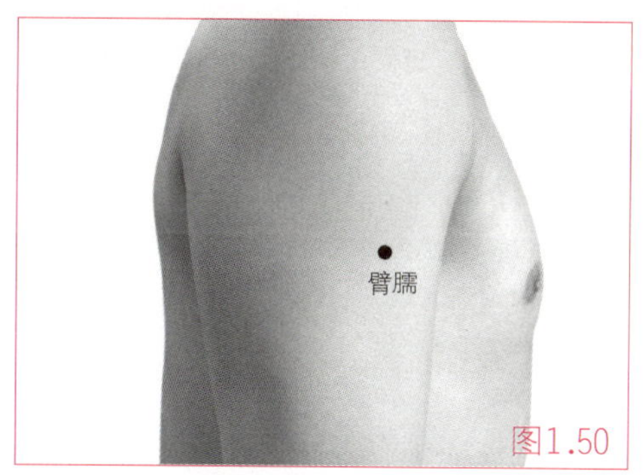

图1.50

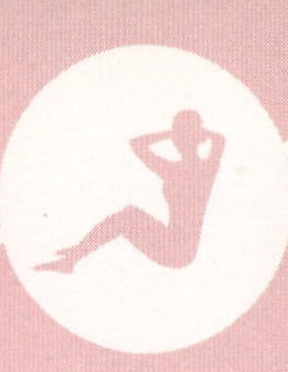

针刺后拔罐法

取穴一： 天宗穴、肩贞穴、阿是穴。

用铍针直刺上述穴位，以深至骨膜为宜，出针后拔罐，并留罐10分钟。起罐后进行局部按摩，头部做旋转运动，每3～5天1次，一般治疗3次。

取穴二： 主穴为第二至七颈椎夹脊穴（相应病变椎体）。配穴为肩井穴、天宗穴、曲池穴、外关穴、百会穴、风池穴、内关穴。

用毫针以平补平泻法针刺上述穴位，得气后接电针治疗30分钟，出针后在背部阿是穴拔罐6～10个，并留罐5～10分钟。然后用梅花针叩刺拔罐部位，手法由轻到重，以皮肤出血为度。每天1次，10次为1疗程。

取穴三： 颈三针（大椎穴、颈椎两侧夹脊穴）。

针刺颈三针，出针后在大椎穴上拔罐约10～15分钟，每天1次，10次为1疗程。

梅花针叩刺后拔罐法

取穴一： 第一组为大椎穴、肩中腧穴、肩外腧穴。第二组为大杼穴、肩井穴、肩髃穴（图1.51）。

每次选用一组或两组穴位。先用梅花针叩刺至皮肤发红，并有少量出血，然后在叩刺部位拔罐10～15分钟，以拔出淤血为度。每天或隔日1次，10次为1疗程。

取穴二： 颈部病变椎体周围的压痛点、阳性反应物或第四至七颈椎旁0.5寸处。

用梅花针叩刺上述部位，至皮肤出血后拔罐5～10分钟，反复3次，每次罐内可见黄浊黏液，擦净后用艾条温和灸10分钟。隔日1次，10次为1疗程。

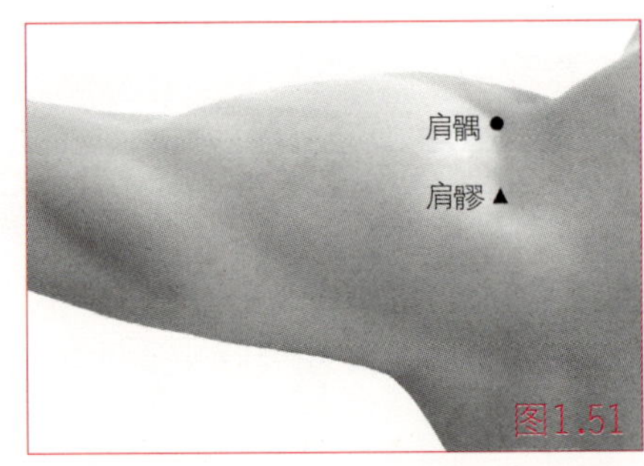

图1.51

挑治拔罐法

取穴： 颈部病变椎体周围的压痛点或患侧肩臂麻痛、索条、硬结激发点。若无明显压痛点，可选骨质增生部位的椎体棘突间旁开1～2厘米处。

每次选上述部位2～3点，用0.5%利多卡因浸润麻醉后，将皮肤挑破长0.3～0.5厘米的横口，挑断皮下纤维索条，用针尖在肌肉内做上下左右剥离，有酸、麻、胀感时退针，然后迅速在横口处拔火罐，当罐内淤血5～10毫升时起罐，用消毒纱布包扎。7～10天挑治1次，2次为1疗程。

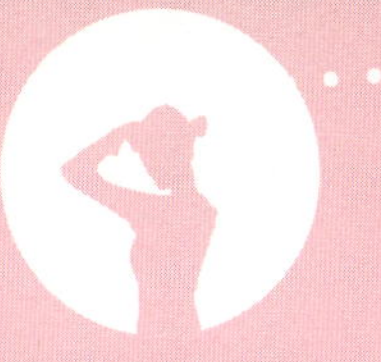

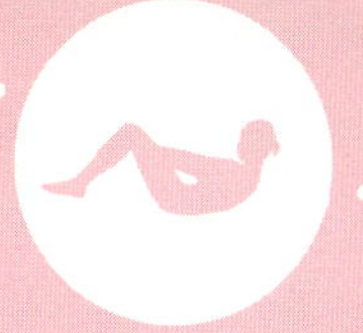

5 灸法

温针灸

取穴：主穴为病变部位夹脊穴、大椎穴、肩髎穴、曲池穴、足三里穴（图1.52）、悬钟穴。配穴为身柱穴（图1.53）、肾腧穴、环跳穴（图1.54）、阳陵泉穴、肩井穴、天宗穴、阳池穴、中渚穴等。

每次选4～6个穴位，常规消毒后用毫针刺入，得气后施以平补平泻手法，然后留针不动，将一长约2厘米的艾段点燃后，套在针柄上，使燃端在下面进行熏灸。每穴每次施灸2壮，每天或隔日1次，10天为1疗程，两疗程之间间隔3～5天。

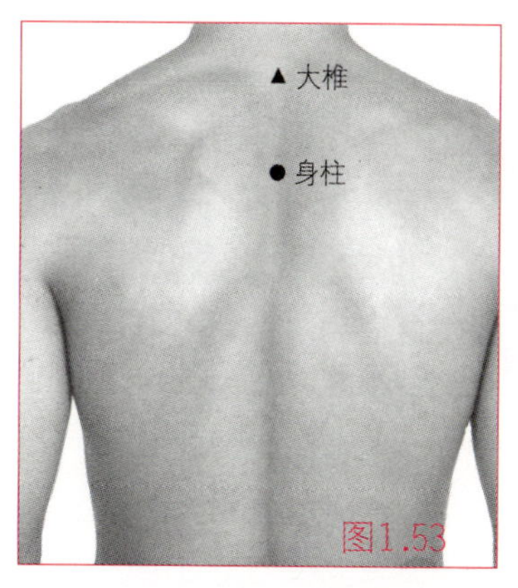

图1.53

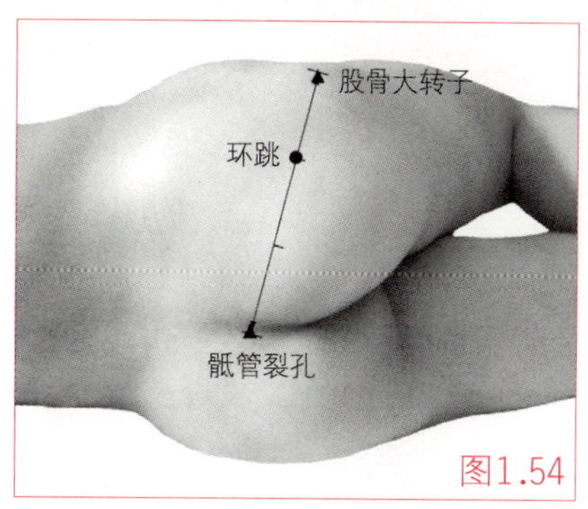

图1.54

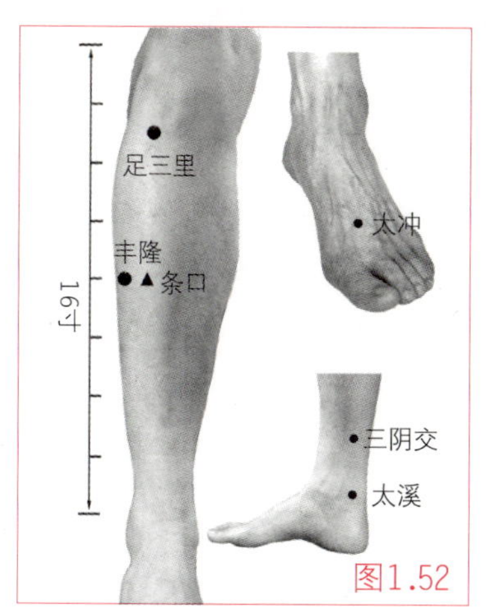

图1.52

温灸器灸

取穴：颈椎夹脊穴及压痛点。

把温灸盒置于所选部位的中央，点燃4厘米长的艾卷，对准穴位放在灸盒的铁纱上盖好即可。每次施灸10～20分钟，每天或隔日1次，10次为1疗程，两疗程之间间隔3～5天。

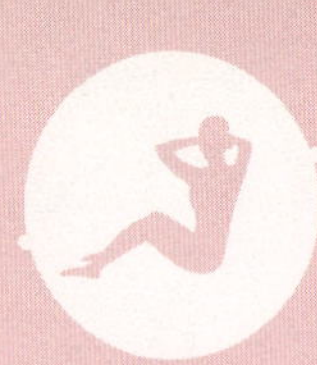

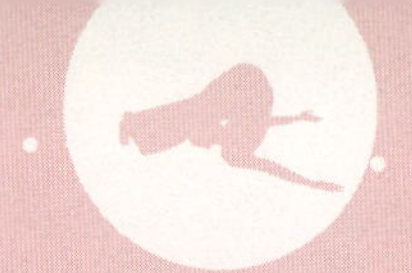

多功能艾灸器灸

取穴： 风池穴、颈椎夹脊穴。手指麻木可加合谷穴。头晕头痛可加百会穴（图1.55）、太阳穴、后溪穴（图1.56）。多汗可加复溜穴、肺腧穴。

先在灸器内垫上生姜片或蒜片，将点燃的艾条放进燃烧炉，前端对准通风孔。旋转内外两层炉体，调至合适的温度（一般50～60℃即可），然后放置在所选穴位上。同时行按摩手法，颈椎夹脊穴自上而下推按，余穴皆旋按、点按，用力以患者能耐受为度。每穴灸3～5分钟，灸毕行徒手整复椎体，以纠正偏歪棘突。

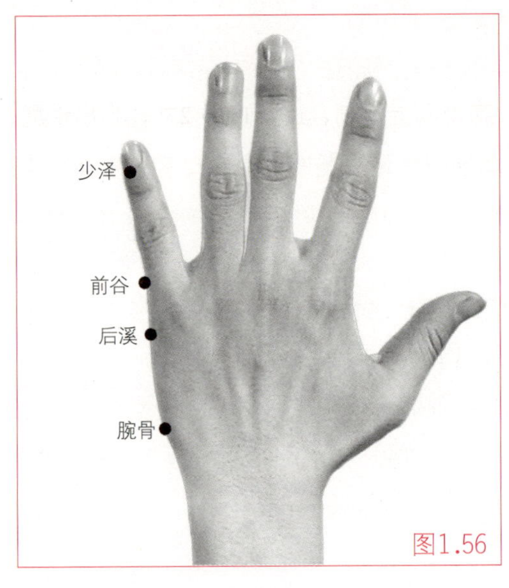

图1.56

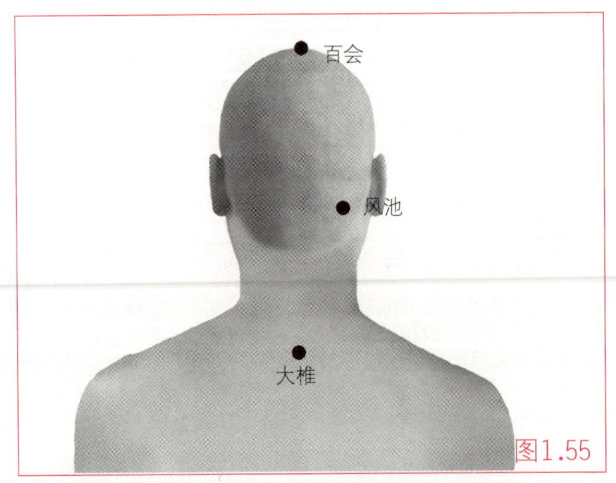

图1.55

6 毫针疗法

取穴： 病变颈椎相应夹脊穴、大椎穴、风池穴、肩井穴、肩髎穴、外关穴、养老穴。

用毫针中等刺激上述穴位，留针20～30分钟，每天或隔日1次，10次为1疗程。其中颈椎夹脊穴可用0.5～1寸毫针，进针后针尖微向脊柱斜刺，当触及椎体时，将针稍提起，再将针身弯向正中，针尖垂直刺入，使针感向颈肩部放射，并可加温盒施灸。大椎穴可用2寸毫针直刺1～1.5寸，刺入时针尖微斜向上，使局部产生酸、胀感并向下或两肩放射。风池穴可用2寸

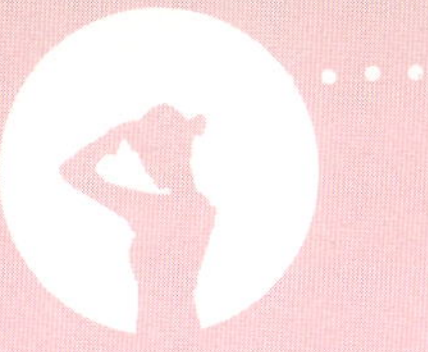

毫针刺入1～1.5寸，针尖向对侧眼眶斜刺，使局部产生酸、胀感并向头顶颞部、前额或眼眶放射。外关穴用3寸毫针向上斜刺，进针1.5～2寸，当出现酸、胀感并向上肢放射时，再大幅度捻针数下，尽量使针感向肘、肩部放射。养老穴取穴时必须屈肘，掌心对胸，针刺时可向内关穴方向斜刺，进针1～1.5寸，使手腕产生酸、麻感，并尽量使针感向肘、肩部放射。

7 皮肤针疗法

梅花针

取穴：第五至七颈椎或第一至四胸椎两侧。

将上述部位常规消毒后，用梅花针中度或较重程度叩刺，重点叩刺压痛点及阳性反应物处。若患肢或指尖麻木，可在患肢局部或指尖用三棱针针刺放血。

8 耳针疗法

取耳穴：颈、颈椎、肩、交感、肾上腺。（图1.57）

选准耳穴后以探棒用力按压，使之留有痕迹，然后用75％酒精消毒，干燥后快速刺入耳穴的软组织，以不穿透对侧皮肤为度，捻针数秒钟后留针20～30分钟，每天或隔日治疗1次，10次为1疗程，两疗程之间间隔5～15天。

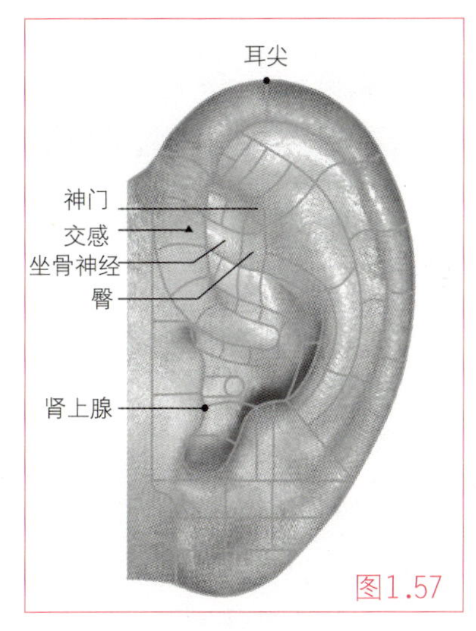

图1.57

9 穴位注射疗法

取穴：大杼穴、肩中腧穴、肩外腧穴、天宗穴。（图1.58）

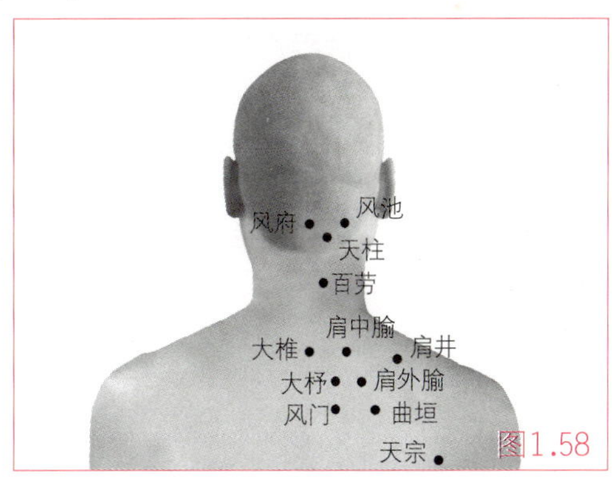

图1.58

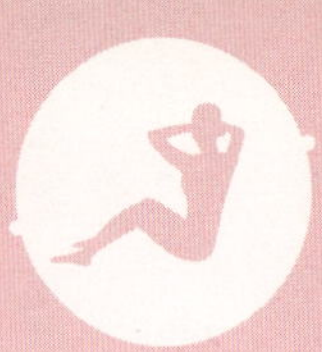

将2毫升1％普鲁卡因或100毫克维生素B_1与1毫克维生素B_{12}混合后备用。每次选上述穴位2个，常规消毒后快速进针，有得气感后回抽一下，如无回血，将混合好的药液推入，每穴注射0.5～1毫升。每天或隔日注射1次，10次为1疗程，两疗程之间间隔3～5天。

10 电针疗法

取穴： 大椎穴、风池穴、颈部夹脊穴、肩中腧穴、大杼穴、天宗穴。

每次选上述穴位2～4个，常规消毒后，先将毫针用速刺法刺入穴位，得气后把电针器的两根输出线分别接在已刺入的两根毫针针体上，将输出电位器调至“0”度，然后开启电源开关，并逐渐调高输出电流量至所需要的程度（以患者能耐受为度），以脉冲电流刺激20分钟。治疗完毕后，须先将输出电位器调回至“0”度，然后关闭电源开关，拆去导线，将毫针轻轻捻动几下后取出。

11 棒针疗法

取穴： 第一组为颈部督脉、足太阳膀胱经、足少阳胆经。第二组为极泉穴、手三里穴、少海穴、小海穴、内关穴、大陵穴、合谷穴。（图1.59～图1.61）

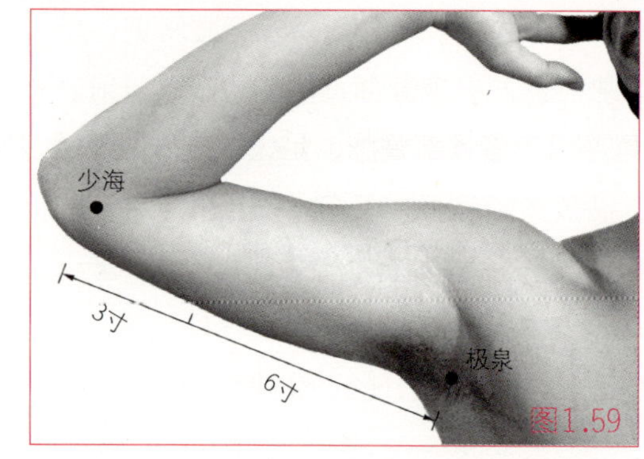

图1.59

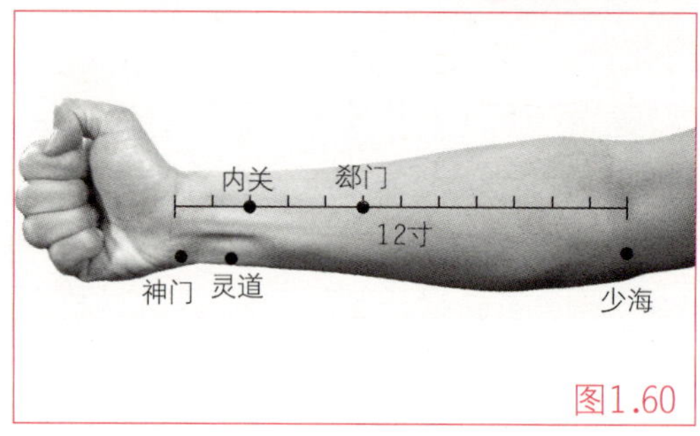

图1.60

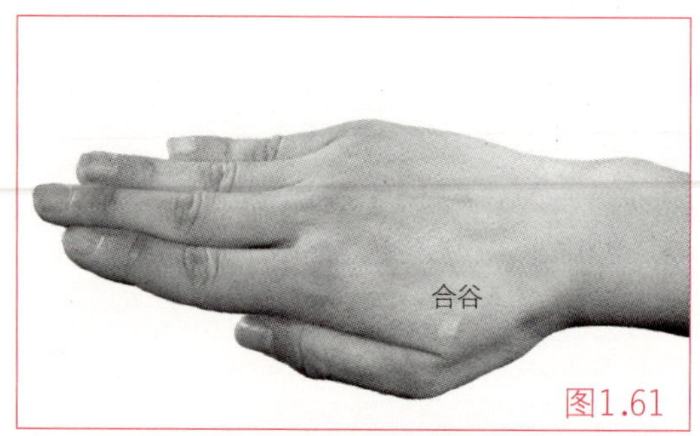

图1.61

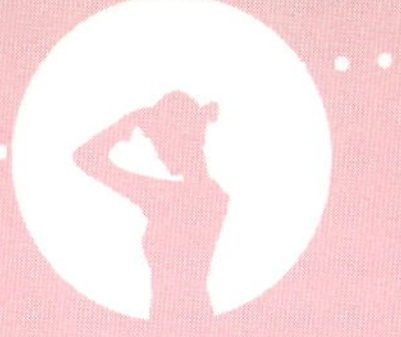
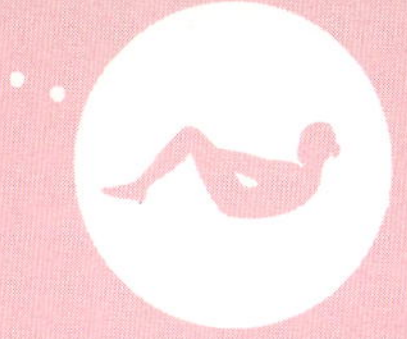

（1）患者坐于靠背椅上，颈背部铺推拿巾。医者站患者背后，一手固定推拿巾，一手持棒针头部，用棒针尾部沿患者颈部督脉、足太阳膀胱经及足少阳胆经由上而下匀速刮摩，每条经脉刮摩36下，可开散毛孔、疏风散寒。

（2）医者站在患者后外侧，一手持患者的患臂，另一手握棒针针柄，用棒针头部揉极泉穴、手三里穴、少海穴、小海穴、内关穴、大陵穴、合谷穴等处，力量适中，以有放射性麻痛为佳。

（3）医者站在患者后外侧，两脚平行站立，用一手压患者的头使之屈向健侧，一手拉患者手向后外方牵拉0.5～1分钟，力量要大，以患者能耐受为度。最后双手拉患者的手并上下抖动30下，动作要快速均匀。可舒筋展肌、消除疲劳、滑利关节。

以上治疗手法，每天1次，7次为1疗程。

12 微波针疗法

取穴：第三至六颈椎夹脊穴。

先用微波照射患者颈部，以感觉舒适为度。照射20分钟后，用注射器于第三至六颈椎夹脊穴各注入5％当归液1毫升，每天1次，10次为1疗程。

13 激光照射疗法

取穴：以病灶区为主，辅以肩髎穴、外关穴、列缺穴、合谷穴。

采用二氧化碳激光治疗仪（图1.62），对准上述部位散焦垂直照射，以有温热感为宜。每次15～20分钟，10次为1疗程。两疗程之间间隔7～10天。

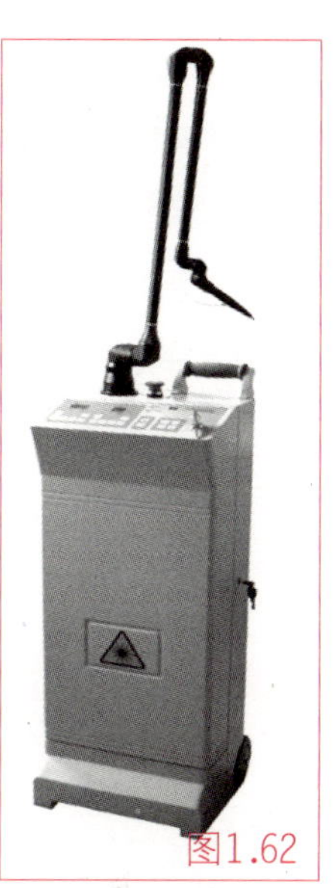

图1.62

14 磁针疗法

取穴：大椎穴、双颈点。

采用活动磁疗用具——磁疗护领。在该护领口袋中相当于大椎穴、双颈点处装有磁片，其背面附有海绵衬垫，能根据各个穴位移动，可避免磁片本身的滑动。每天戴12小时以上，4周为1疗程，视病情需要决定是否继续应用。

15 音乐电刺激疗法

取穴：风池穴、颈椎夹脊穴、阿是穴、天鼎穴、肩井穴、内关穴、外关穴。

用音乐电刺激治疗仪进行治疗。选择上述穴位

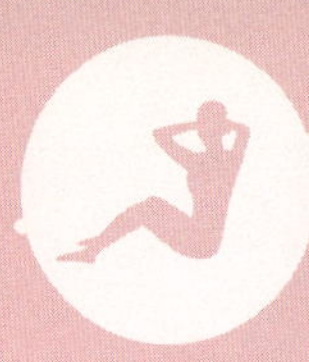

4～6处，上置直径4厘米圆形铅板电极及衬垫，分组并置或对置固定后接通音乐电流，选择节奏明快的音乐磁带，音量适中，工作电流12～14毫安，以患者有舒适、麻震感，可见其颈肩部及上肢颤动为宜。每天1次，每次30～40分钟，15次为1疗程。

在进行音乐电刺激治疗时，应注意保暖和休息，避免长时间伏案工作。加强颈部功能锻炼，枕头不宜过高或过低。

16 五宝合璧法

气功点穴震颤法：患者取坐位，用右手中指运气点百会穴、上星穴、印堂穴、太阳穴、风池穴、风府穴、大椎穴、肩井穴、秉风穴及天宗穴，并行震颤法，每穴1分钟（图1.63和图1.64）。每天1次，10次为1疗程。

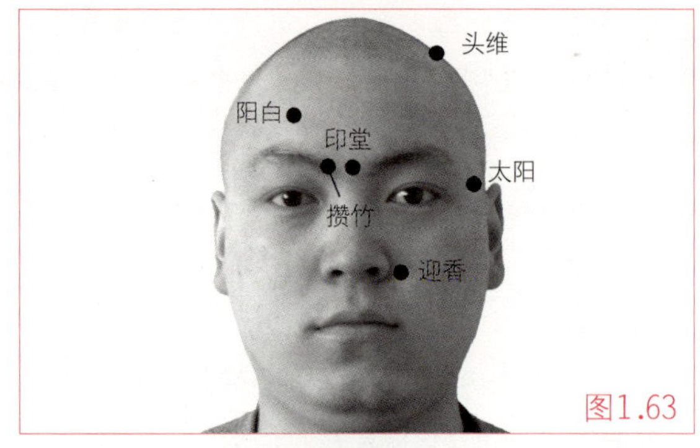

图1.63

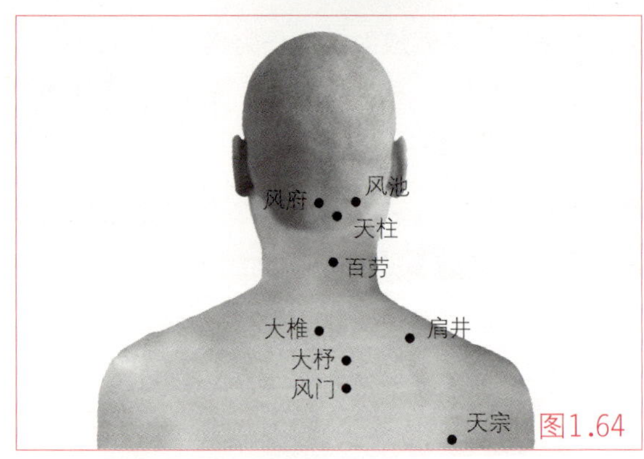

图1.64

针刺疗法：取太阳穴、风池穴、风府穴、大椎穴、肩井穴、天宗穴、尺泽穴、曲池穴及阳溪穴，用平补平泻法，留针15分钟。每天1次，10次为1疗程。

梅花针点刺拔罐法：用梅花针点刺大椎穴、肩髃穴、肩贞穴、肩髎穴及天宗穴，出血后拔罐，留针15分钟。每天1次，10次为1疗程。

颈椎旋转复位及推拿法：患者取坐位，施以拿、点、按、推、揉、捻、弹、捏等手法，平补平泻，由轻到重（从下往上运作为补，反之为泻；轻为补，重为泻）推拿15分钟。每天1次，10次为1疗程。

中药疗法：取葛根、桂枝、血藤各15克，川芎、骨碎补各25克，当归20克，白术、杜仲、牛膝、元胡、桃仁、红花、三七各10克，威灵仙50克，水煎服，每天1次。

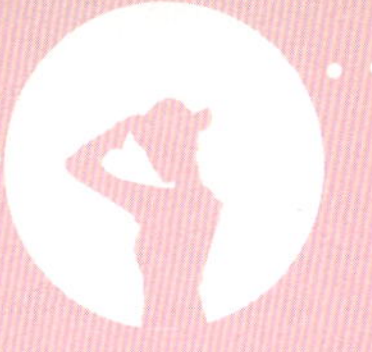

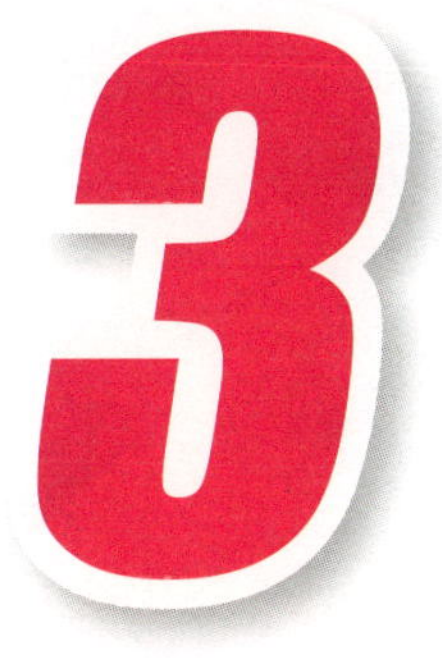

3 肩周炎

肩周炎是以肩关节的关节囊及其周围组织所发生的一种广泛的无菌性炎症反应，以及这些组织的退行性改变所引起的软组织广泛性粘连等病理变化为特点的一种疾病，50岁左右的人比较常见。

肩周炎的主要表现

（1）多发生于中年以上人群，大多有慢性劳损史或肩部受伤史，发病缓慢。

（2）肩部疼痛持续加重，可向颈部、肩胛、前臂及手部放射，夜间尤甚。

（3）肩部主动、被动活动及上举、后伸、外展、外旋均受限。

（4）晚期肩关节呈僵硬状态，并见肩部肌肉萎缩，尤以三角肌最明显。

肩周炎的调治方法

1 推拿按摩疗法

㨰拿松筋

患者取正坐位，医者站于患者患侧，用小指、无名指、中指背侧及掌指关节着力于患者肩部，以小指掌指关节背侧为支点，肘关节伸直，靠前臂的旋转及腕关节的屈伸，使产生的力作用于治疗部位上。先由病变远端或健侧逐渐向最痛部位接近，力量由轻到重，时间5～8分钟（图1.65和图1.66）。亦可在肩部施以拿法，约3分钟，使肩部肌肉放松（图1.67和图1.68）。

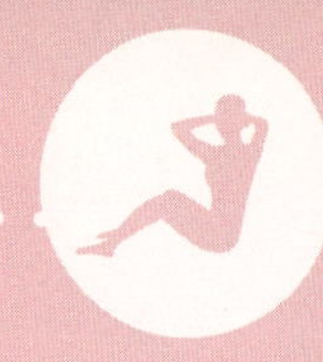
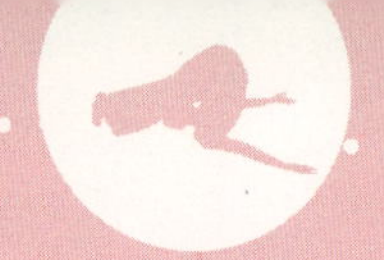

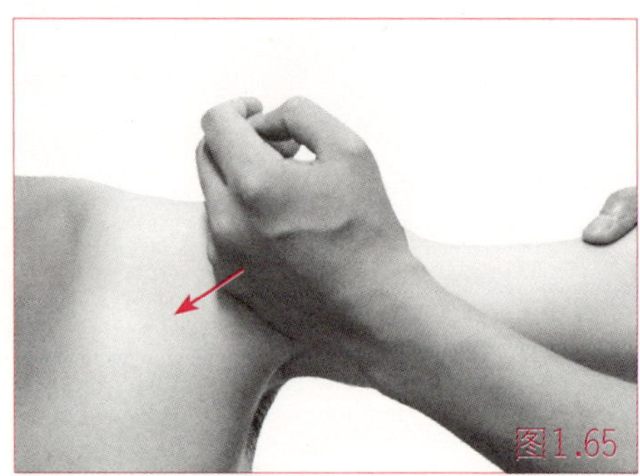
图1.65

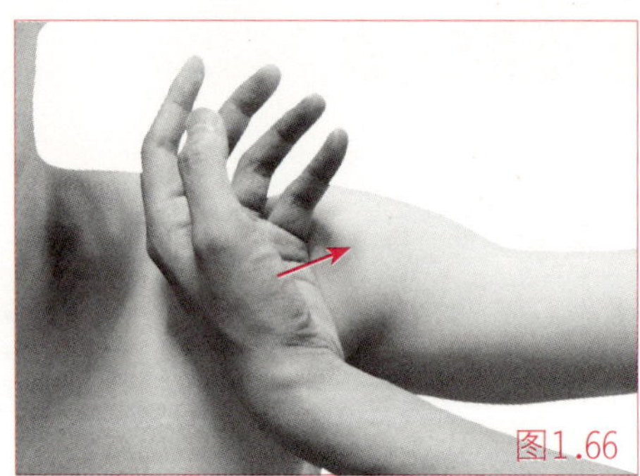
图1.66

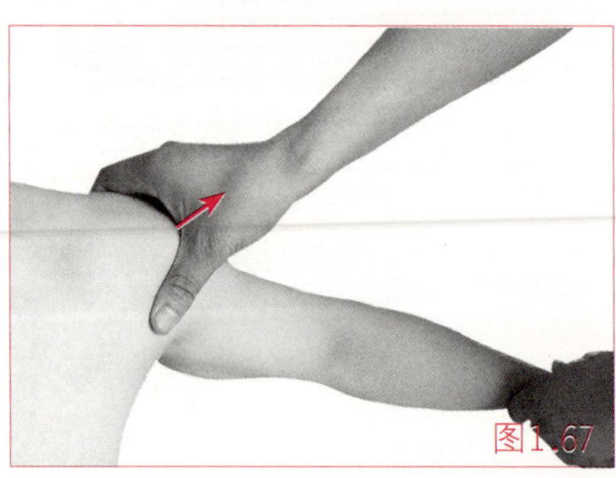
图1.67

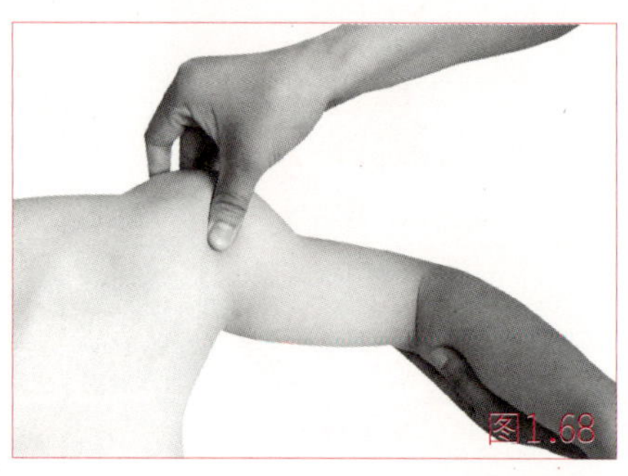
图1.68

弹拨痛点

患者取正坐位，医者站在患者患侧，确定患者痛点位置后，以一手拇指指端垂直于肌肉走行方向弹拨痛点3~5分钟，力度以患者能耐受为度。施术时以拇指指端施力，其余四指放于肢体另一侧起辅助支撑作用，将着力的指端插入肌筋缝隙间或肌筋的起止点，由轻到重、由慢而快进行弹拨（图1.69和图1.70）。

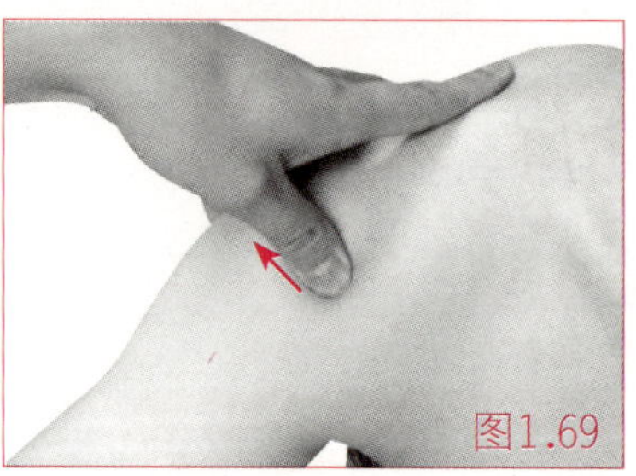
图1.69

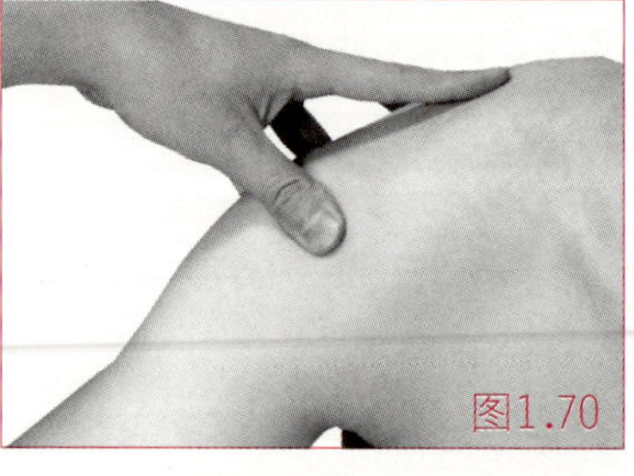
图1.70

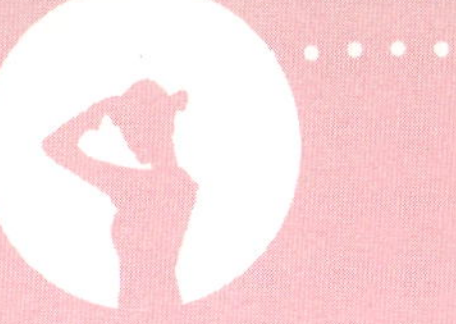
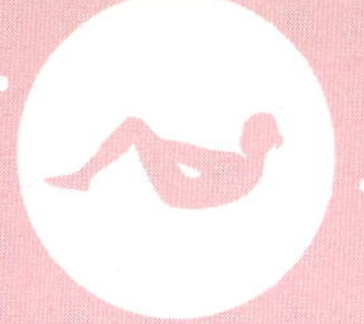

摇肩关节

患者取正坐位，医者站于患者侧后方，用摇法在患者患侧肩关节上操作，注意在生理范围内施术，时间约1分钟。施术时医者一手托住患者患侧肘关节，另一手轻压患侧肩关节，使肩关节沿前下→前上→后上→后下的顺序摇动。注意摇动的范围要逐渐加大（图1.71～图1.73）。

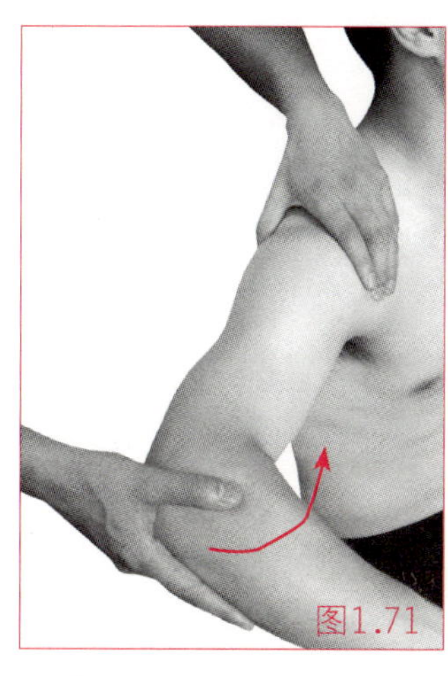
图1.71

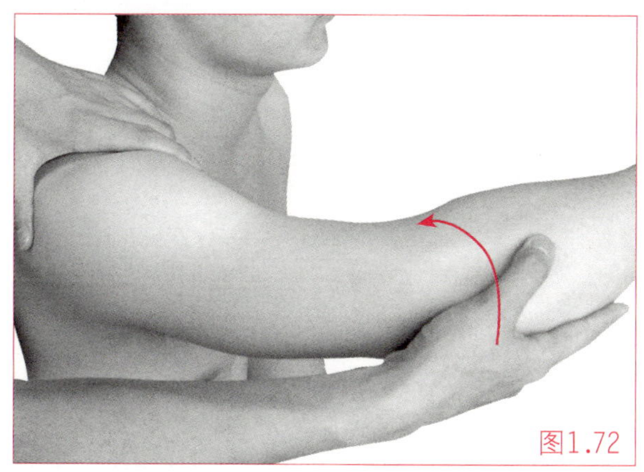
图1.72

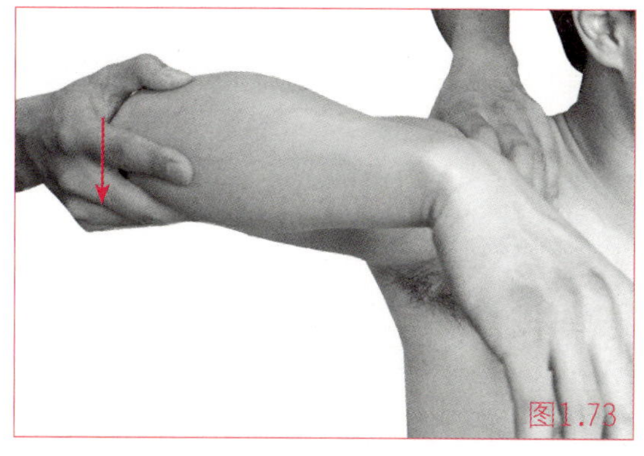
图1.73

抖肩关节

患者取正坐位，医者站于患者患侧，双手握住患者的手指并使其肩关节外展，然后在牵引的情况下，做连续、小幅度、均匀、快速的上下抖动（图1.74和图1.75）。在抖动的过程中，可以瞬间加大抖动幅度3～5次，但不加大牵引力。

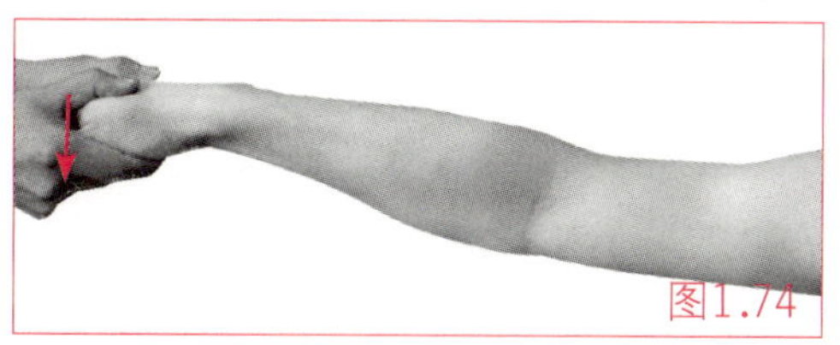
图1.74

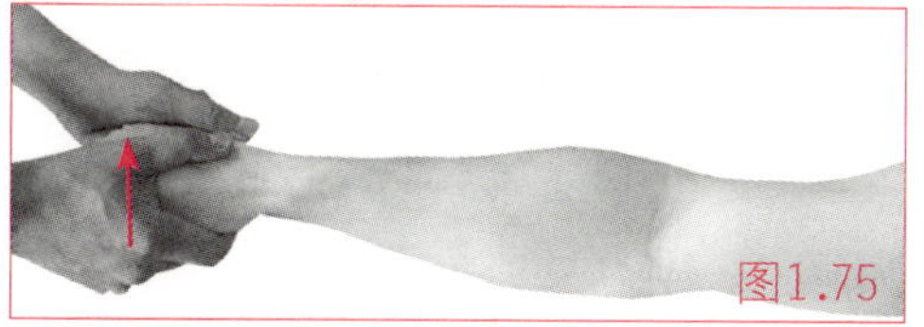
图1.75

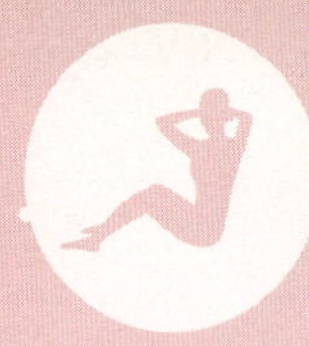

环揉肩关节

患者取正坐位，医者站于患者患侧，两手分别置于患者肩前和肩后，稍用力夹住肩部，然后两手交替逆时针环揉肩关节，以局部透热为度（图1.76～图1.78）。

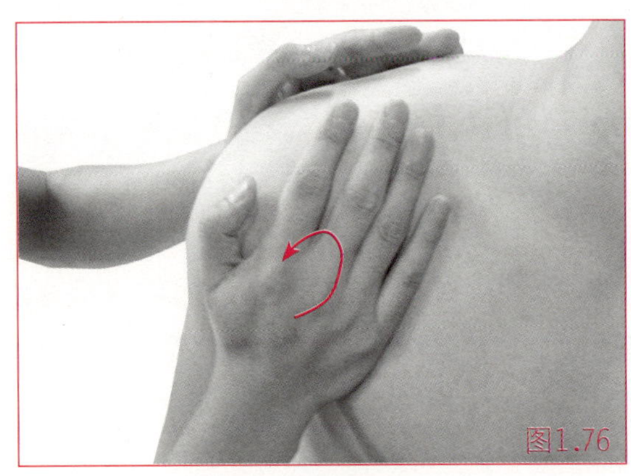
图1.76

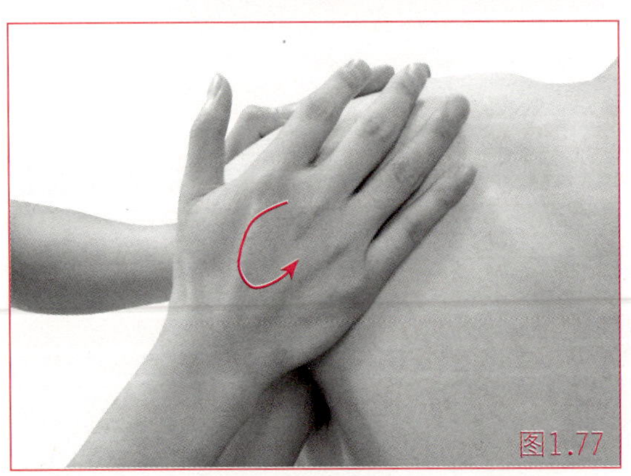
图1.77

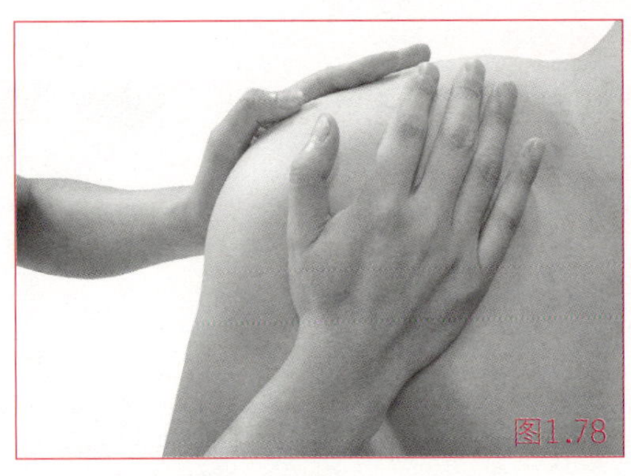
图1.78

2 拔罐疗法

留罐法

取穴：病变局部，尤其是压痛点处。

用闪火法（图1.79）在病变局部拔罐，并留罐5～15分钟。或用闪罐法在病变局部拔罐，反复吸拔多次，至皮肤潮红为止。

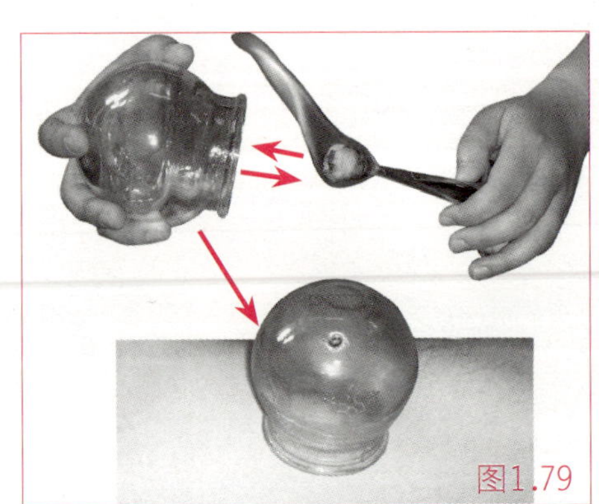
图1.79

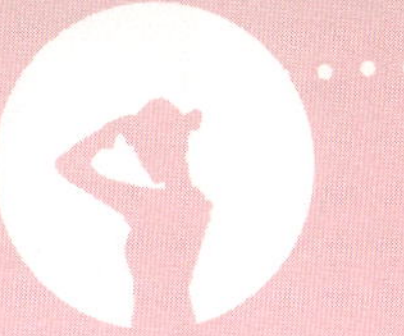

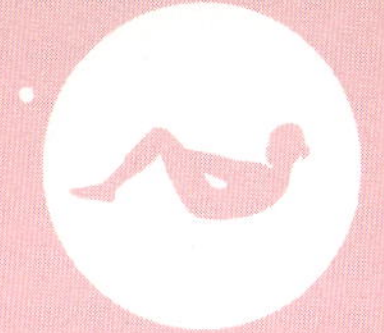

针罐法

取穴一：头区、肩关节痛区。

交叉取头区，消毒后进针，每分钟捻转200次，然后在肩关节痛区拔罐。每天1次，7次为1疗程。

取穴二：阿是穴、肩髃穴、肩前穴、肩贞穴、曲池穴（图1.80）、臂臑穴。

图1.80

将上述穴位常规消毒后进针，得气后留针15～30分钟，起针。然后在针刺部位拔罐，每天1次。

取穴三：阿是穴。

以1.5寸毫针快速刺入痛点，以患者无疼痛不适，有酸、麻、胀感为佳。刺后1分钟让患者带针活动肩关节，并配合拔罐。每天1次，10次为1疗程，两疗程之间间隔2天。

刺络拔罐法

取穴一：肩关节周围，阿是穴。

将上述穴位常规消毒后，用七星针叩刺皮肤至微出血，然后在叩刺部位拔罐，拔出淤血5毫升，

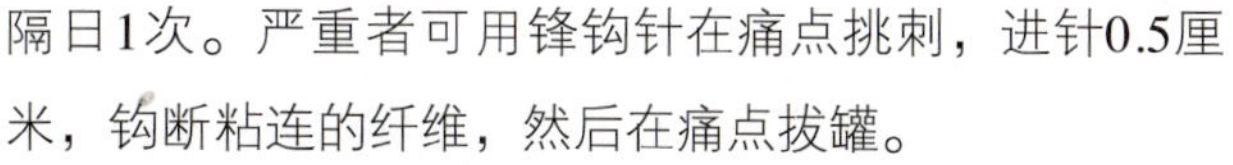

隔日1次。严重者可用锋钩针在痛点挑刺，进针0.5厘米，钩断粘连的纤维，然后在痛点拔罐。

取穴二：病变局部，条口穴（图1.81）。

在肩关节周围涂适量润滑油后拔罐，并在疼痛范围内走罐，至皮肤出现淤血为止。然后用三棱针点刺条口穴，出血后拔罐10分钟，以拔出血数滴或皮肤出现红色淤血为度。每周1次，8次为1疗程。

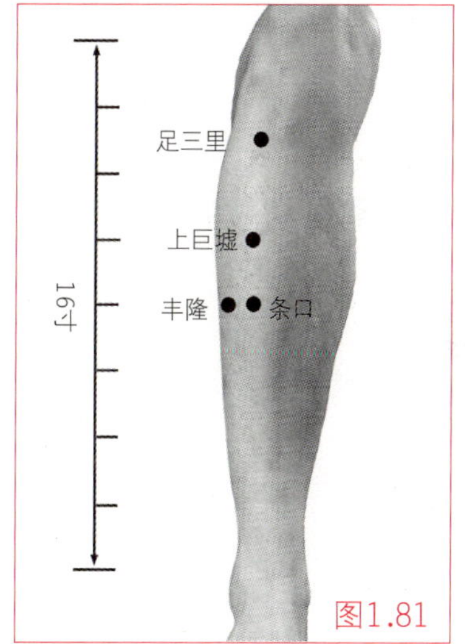

图1.81

放血拔罐法

取穴一：肩前穴、肩髃穴、肩井穴、天宗穴、肩贞穴、天泉穴、大椎穴。

交替取肩前穴、肩髃穴、大椎穴，常规消毒后，

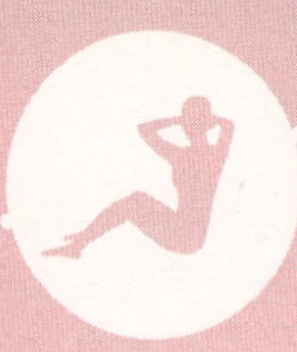

先用三棱针迅速刺入穴位2～3分，随即退针，并使其出血（如血液流出不畅可于针孔周围按压）。然后在肩井穴、肩腧穴、天宗穴、肩贞穴、天泉穴和大椎穴拔罐，也可走罐。每次20分钟，2天1次，5次为1疗程。

取穴二：肩前穴、肩贞穴、肩井穴、臑腧穴、阿是穴。

将上述穴位常规消毒后，先拔罐5～15分钟，待局部出现红晕或紫绀后取下，用三棱针点刺，待局部出血后再行拔罐，每罐拔出淤血10～20毫升。3天1次，3次为1疗程，两疗程之间间隔3～5天。

取穴三：肩髃穴（图1.82）、肩髎穴、肩井穴、肩前穴、肩贞穴（图1.83）。

每次取上述穴位1～2个，常规消毒后，用梅花针以重叩法叩刺所选穴位及其四周，然后用火罐拔吸至出血2毫升为止。隔日1次。

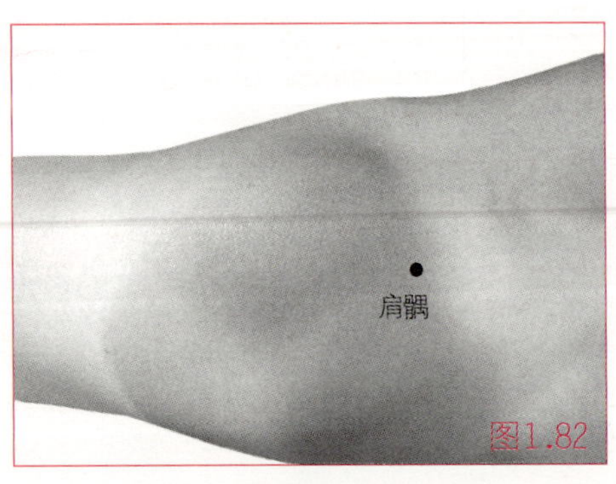

图1.82

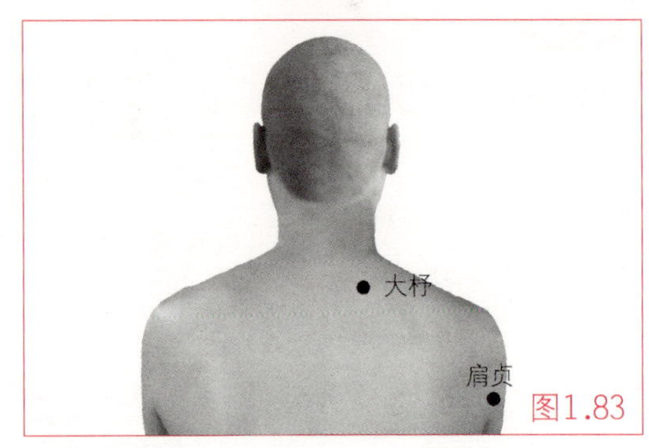

图1.83

刺血

取穴：主穴为尺泽穴、曲池穴、曲泽穴（任选一穴）。配穴为肩贞穴、肩髃穴、肩髎穴、肩前穴、肩后穴。

将上述穴位常规消毒后，取穴位及其周围有淤血的静脉血管，以三棱针迅速刺入0.5~1分，随即迅速退出（图1.84）。出针后不要按闭针孔，以使血液流出，出血量以10～20毫升为佳，血止后拔罐5分钟。每15～20天1次，约需1～3次。

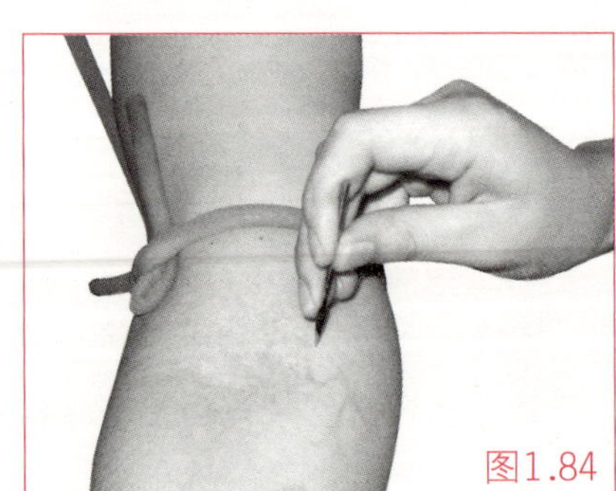
图1.84

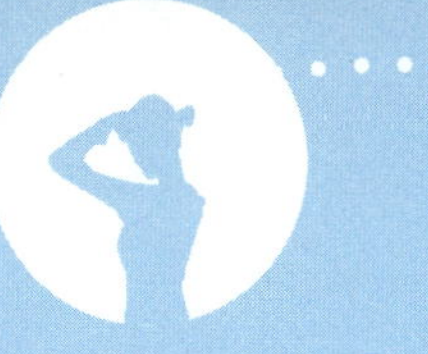
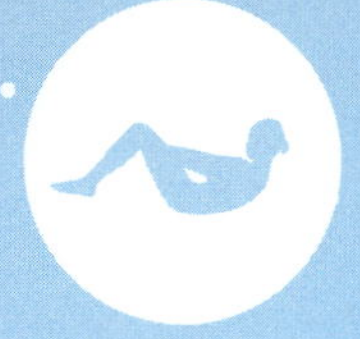

针刺后拔罐疗法

取穴一：患肩压痛点2～3处。

用28号3寸毫针刺入上述部位2～3寸，提插，得气后留针15～20分钟，起针后进行拔罐，留罐7～12分钟，以针孔有渗血为佳。病情轻者隔日1次，重者每天1次。治疗6次。

取穴二：主穴为肩三针（肩腧穴、肩前穴、肩贞穴）、曲池穴、外关穴、阿是穴。随证配穴。

用针刺上述各穴位，得气后接电针仪刺激15分钟，强度以患者能耐受为度。起针后在患肩拔罐1～3个，并走罐，同时配合功能锻炼及患肢肩前、肩后和肩外侧的按摩。

透刺配合拔罐疗法

取穴：肩骨穴、极泉穴（图1.85）、肩前穴、肩贞穴。

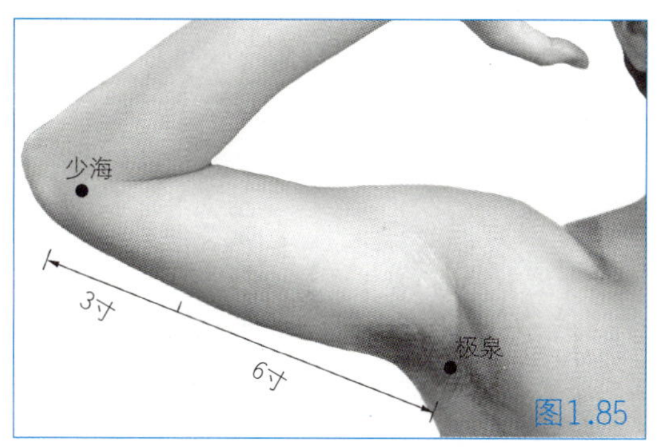

图1.85

用毫针从肩骨穴透刺极泉穴，从肩前穴透刺肩贞穴，行泻法，并留针20分钟，然后在进针部位拔罐。

刮痧加拔罐疗法

刮拭部位：颈后由天柱穴至胸椎穴，肩上由颈侧至肩井穴，肩胛部取魄户穴（图1.86）、天髎穴、天宗穴、膈关一带，肩后取肩贞穴，肩前取中府穴，三角肌取肩髃穴和压痛点，前臂取曲池穴至外关穴。

暴露治疗部位，常规消毒后，右手拿刮痧板，醮取刮痧油，使刮痧板与皮肤之间呈45°，然后进行刮拭。用力均匀、适中，由轻渐重，沿血液循环方向和穴位的经脉线由上而下、由内而外顺次刮试，刮试面应尽量拉长。每个部位刮20次左右，每次刮20～25分钟，以患者能耐受或出痧为度。初次治疗时间不宜过长或手法不宜太重，两次间隔5～7天。刮痧

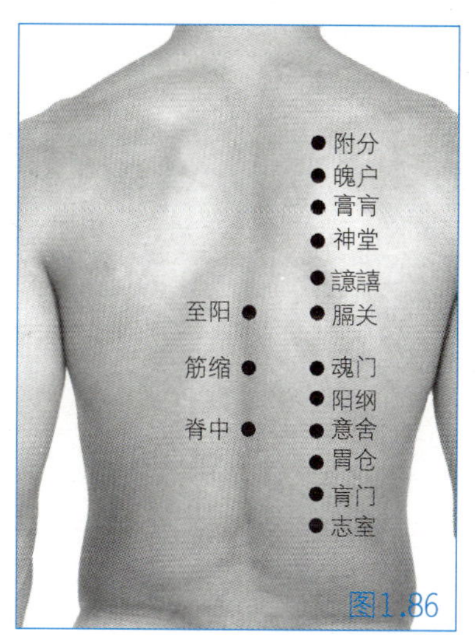

图1.86

后在肩前穴、肩髃穴、肩贞穴及刮拭面呈红紫色处拔罐，10～15分钟后取下。

穴位注射加拔罐疗法

取穴：肩关节局部，阿是穴。

在肩关节周围涂适量润滑油后拔罐，并在疼痛范围内沿肌肉走行方向走罐，至皮肤出现淤血为止。然后将5毫升维生素B_{12}注射液分别注入压痛明显处。每次选2～3个压痛点，每周1次，6次为1疗程。

刺络药罐法

取穴：臂臑穴（图1.87）、肩髎穴。

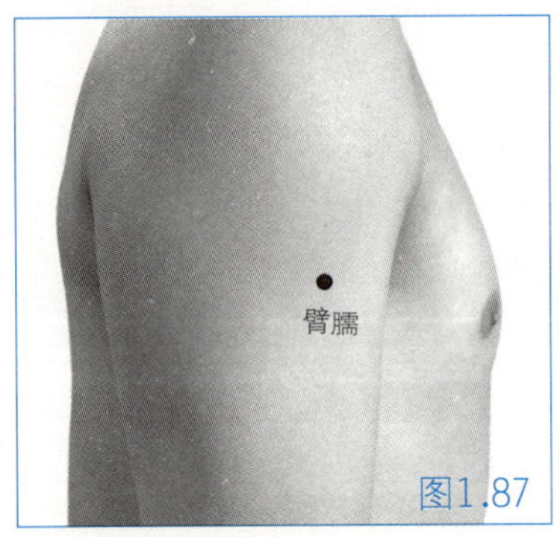

图1.87

将以上两穴常规消毒后，用7号针头缓慢刺入5～8厘米，摇大针孔急速出针，并在穴位周围呈放射状轻轻点刺，使皮肤微出血（病情重者可用力挤出点血）。然后擦净血迹，将野木瓜白药糊（野木瓜注射液与云南白药混合而成）用小毛笔轻轻涂于刺血处。最后点燃酒精棉球，烘干药糊，以局部皮肤潮红、有湿热感为宜。接着在药糊部位拔罐，并留罐10～15分钟。操作完毕用无菌纱布覆盖。隔日1次，5次为1疗程。

针药罐法

取穴一：肩三针（肩腧穴、肩前穴、肩贞穴）、臂臑穴、巨骨穴、阿是穴。

取桂枝、红花各6克，苍术、乌梢蛇各9克，羌活、独活、木瓜、威灵仙各10克，乳香、没药各5克。先将这些药物用水煎煮20分钟，再放入竹罐煎煮3分钟。然后用针刺入上述穴位，取出药罐，用干毛巾擦去水，迅速拔于针刺穴位上，留罐20分钟。每天1次，10次为1疗程。

取穴二：主穴为阿是穴、条口穴。配穴为肩髃穴、肩髎穴、肩贞穴、肩前穴、曲池穴、内关穴。每次主穴必取，配穴可根据疼痛部位取3～4穴。

取羌活、防风、白芷、芫花、白芍、吴茱萸、肉桂、姜黄、当归、花椒、川乌、细辛、威灵仙等各6克，将其装入纱布袋中，与竹罐同时放入锅内，加适量清水煮20分钟。然后将上述穴位常规消毒，用毫针从条

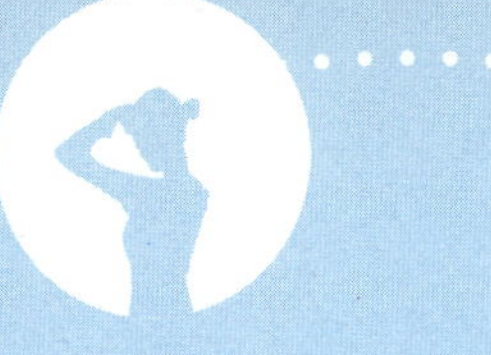

口穴透刺承山穴，得气后施捻转提插等强刺激手法，留针20分钟，出针前行针1次。接着将锅中药罐取出，在针刺穴位上拔罐20分钟，每天1次。10次为1疗程，两疗程之间间隔5天。

针刺推拿配合刺络拔罐法

取穴：条口穴、承山穴（图1.88）。

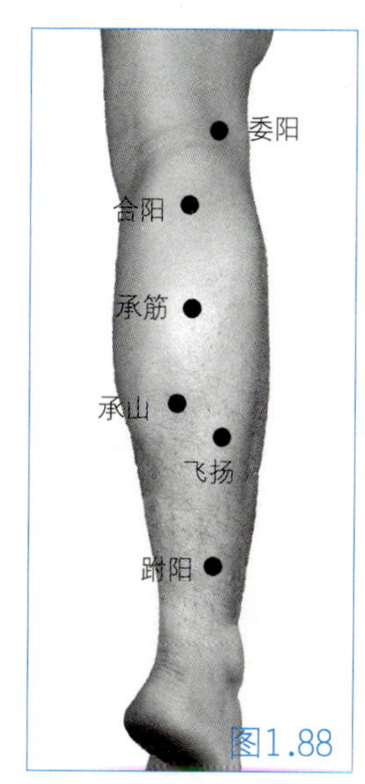

图1.88

用毫针从条口穴透刺承山穴，使针感上行，并在患肩部运用点、按、揉、拿、分筋等推拿手法，待患部疼痛明显减轻后，嘱患者做自主上举、前伸、旋转肩关节的活动，当活动度逐渐加大后出针。然后在肩部压痛点进行刺络拔罐，每3～5天1次，并适当配合使用非甾体类药物治疗。

按摩、拔罐、刮痧疗法

取穴：肩髃穴、天宗穴、肩前穴、肩贞穴。

先用掌揉法和㨰法作用于肩部，然后拿捏、弹拨肩部肌肉，点揉肩髃穴、天宗穴、肩前穴、肩贞穴等处，并配合拔罐和刮痧疗法。每天1次，6次为1疗程。

综合疗法

取穴：风池穴（双侧）、大椎穴、中渚穴（健侧）、后溪穴（患侧）（图1.89）、阳陵泉穴（健侧）（图1.90）。

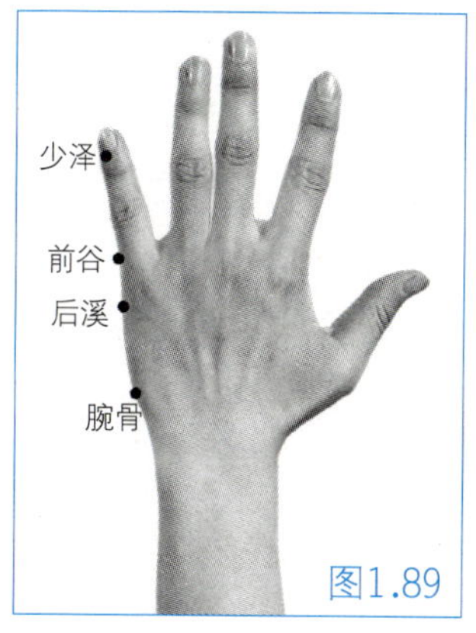

图1.89

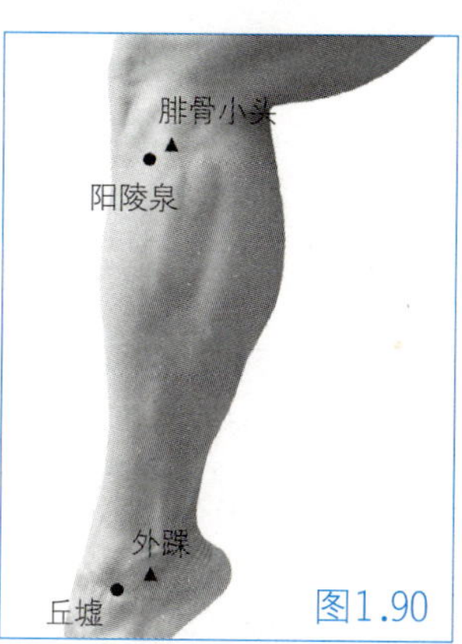

图1.90

患者取俯卧位，胸部垫枕，双手交叉置于额前。医者先用毫针针刺患者风池穴，使针尖朝向鼻部，再针刺大椎穴，使针尖稍斜向患肩，得气后留针。然后在大椎穴上用闪火法拔罐20分钟，起罐后再起针。最后让患者取坐位，针刺患侧后溪穴、对侧中渚穴和阳陵泉穴，得气后留针30分钟。留针期间不停地捻转阳陵泉穴，保持强刺激，以患者能耐受为度。同时让患者作肩部上举、后伸、前后晃动等动作。隔日1次。

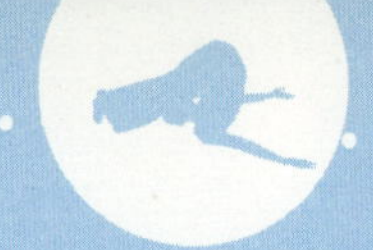

在针灸间歇期可让患者进行肩部功能锻炼，如进行弯腰晃肩、体后拉手、甩手锻炼及爬墙活动，并进行心理疏导。

3 灸法

艾炷隔姜灸

取穴：主穴为肩髃穴、肩髎穴、肩贞穴、臂臑穴、肩井穴、曲池穴。配穴为天宗穴、臑腧穴、后溪穴、养老穴、尺泽穴、神阙穴、足三里穴等。

每次选上述穴位2～4个，取厚约0.2厘米的鲜姜片，以针穿刺数孔，置于穴位上（图1.91）。将艾炷制成枣核大小，点燃上端后置于姜片上，燃尽另换一炷再灸，每次灸5～10壮。每天或隔日施灸1次，10次为1疗程，两疗程之间间隔3～5天。

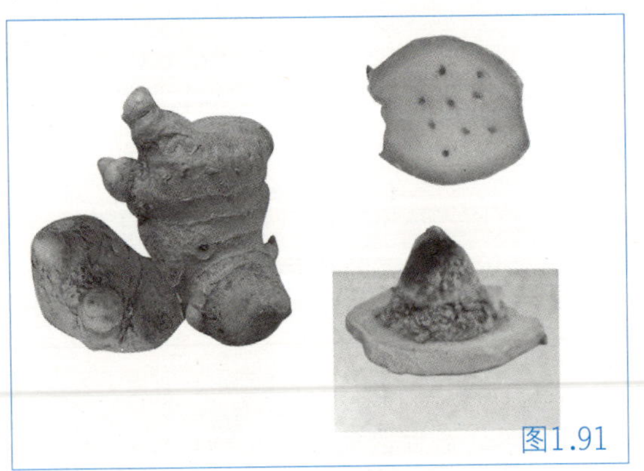

图1.91

艾炷隔盐灸

取穴：神阙穴。

将少许食盐研为细末，放于神阙穴内，使之与脐平，上置黄豆大小艾炷施灸，每次灸5～30壮。每天或隔日施灸1次，5～10次为1疗程，两疗程之间间隔5～7天。

温针灸

取穴：主穴为肩髃穴、肩髎穴、肩贞穴、臂臑穴、肩井穴（图1.92）、曲池穴。配穴为天宗穴、臑腧穴、后溪穴、养老穴、尺泽穴、神阙穴、足三里穴等。

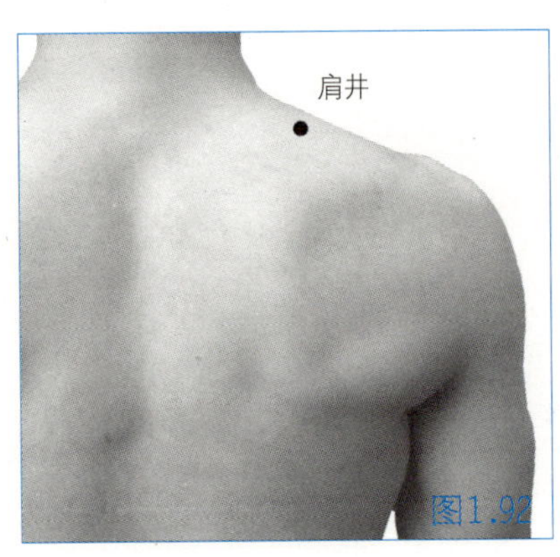

图1.92

每次选上述穴位2～4个，用毫针刺入，得气后在针柄上插入一段长约2厘米的艾条，距皮肤2～3厘米，然后将艾条下端点燃施灸，每穴灸10～20分钟（图1.93）。每天或隔日施灸1次，10次为1疗程，两疗程之间间隔5天。

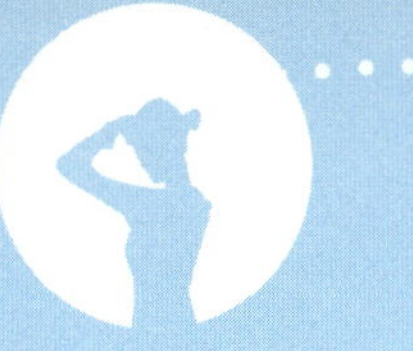
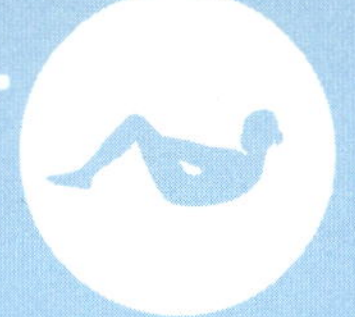

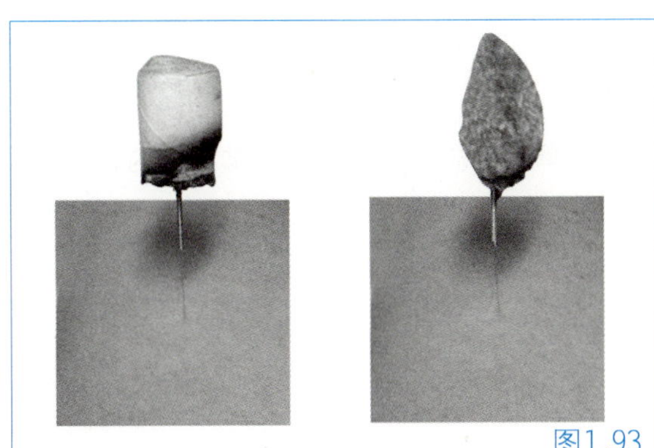
图1.93

温灸器灸

取穴一：肩部压痛点。

将艾绒与中药粉装入温灸器内，点燃后置于肩部压痛点处进行施灸，每次灸15～30分钟。每天或隔日施灸1次，10次为1疗程，两疗程之间间隔3～5天。

取穴二：肩部压痛点，抬肩穴、肩贞穴、臑腧穴、肩髎穴、臂臑穴、肩井穴。

将艾绒与中药粉装入温灸器内，点燃后在肩部压痛点及上述穴位（每次选3～4个）施灸，每次灸30分钟。施灸时可垫纱布数层，避免温灸器过热烫伤患者。隔日1次，10次为1疗程，两疗程间无需休息。

灯芯草灸

取穴：主穴为肩髃穴、肩髎穴、肩贞穴、臂臑穴、肩井穴、曲池穴。配穴为天宗穴、臑腧穴、后溪穴、养老穴、尺泽穴（图1.94）、神阙穴（图1.95）、足三里穴等。

每次选上述穴位2～4个，用长3～4厘米的灯芯草蘸油（香油、麻油均可），点燃后快速按在穴位上进行灸烫。一般3天施灸1次，3～5次为1疗程。

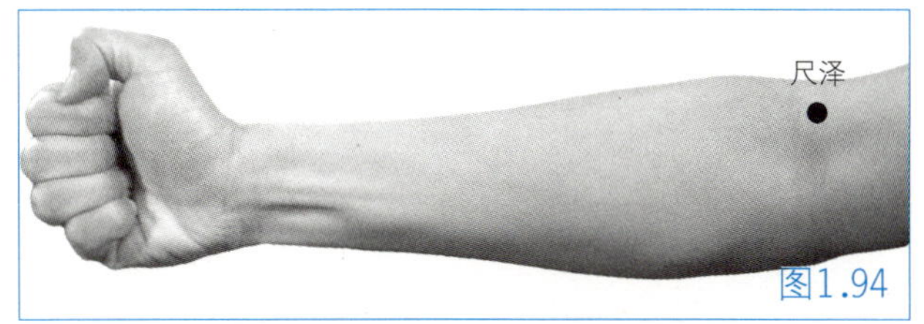

图1.94

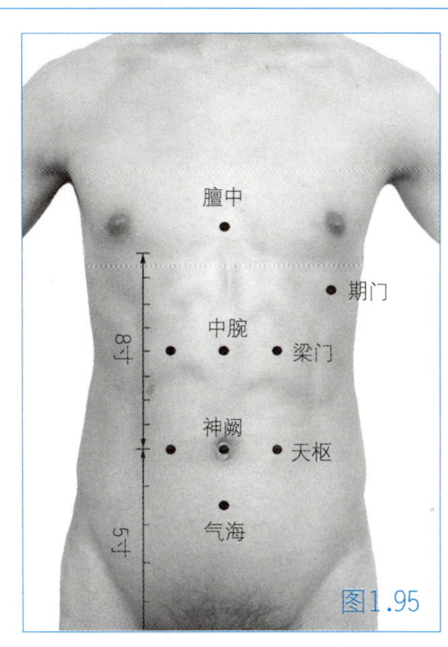

图1.95

药线灸

取穴：肩前穴、臑会穴、臑腧穴、手三里穴、曲池穴（均为患侧）。

将经药物浸泡过的苎麻线点燃后直接灼灸患者上述诸穴，每天施灸1次（图1.96和图1.97）。

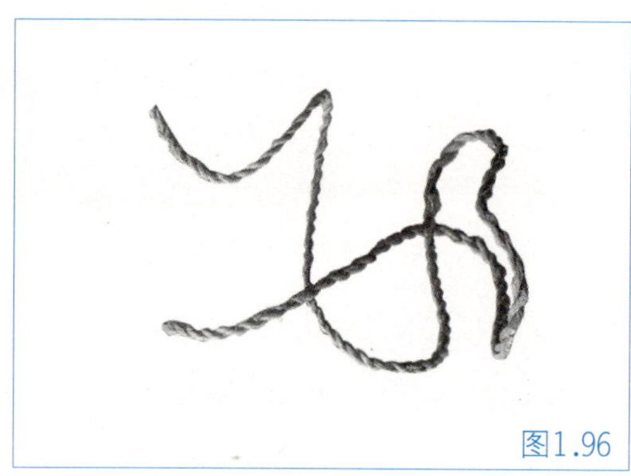

图1.96

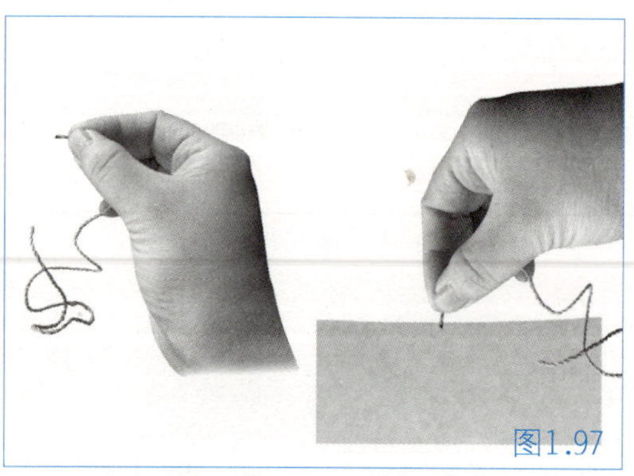

图1.97

斑蝥灸

取穴：肩部腧穴。

将斑蝥研为细末，贮瓶备用。使用时先取1寸左右见方胶布一块，将中央剪一个黄豆大小圆孔，将小孔对准穴位（每次选1～3个）贴牢，然后把斑蝥粉倒在孔内，上面再贴一块胶布。根据病情每次灸0.5～2小时，局部可有起泡或灸疮。

4 毫针疗法

取穴：主穴为肩髃穴、天宗穴、肩髎穴、肩前穴、巨骨穴。配穴为曲池穴、合谷穴、尺泽穴、太渊穴、四渎穴、阳池穴。（图1.98）

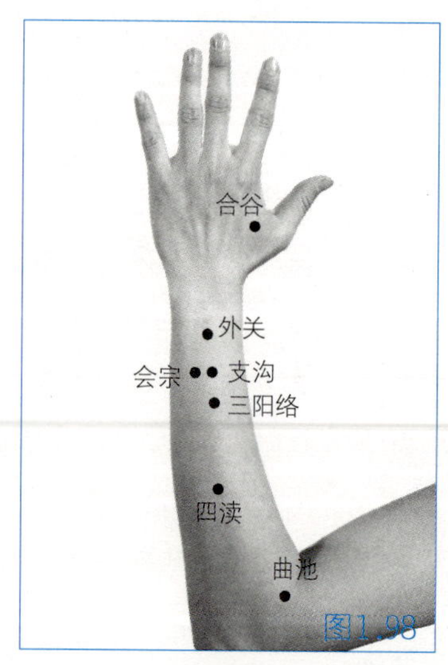

图1.98

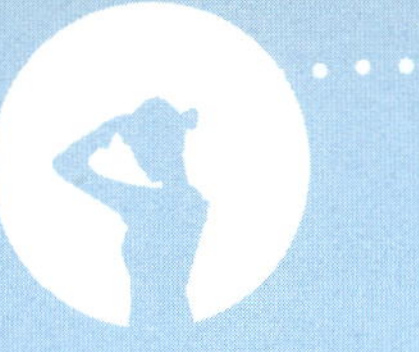

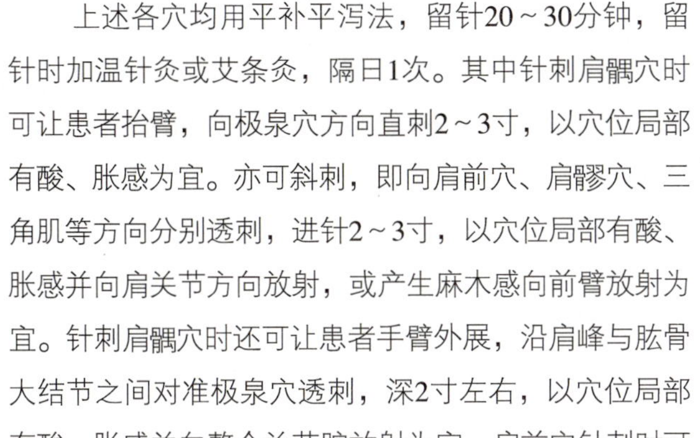

上述各穴均用平补平泻法，留针20～30分钟，留针时加温针灸或艾条灸，隔日1次。其中针刺肩髃穴时可让患者抬臂，向极泉穴方向直刺2～3寸，以穴位局部有酸、胀感为宜。亦可斜刺，即向肩前穴、肩髎穴、三角肌等方向分别透刺，进针2～3寸，以穴位局部有酸、胀感并向肩关节方向放射，或产生麻木感向前臂放射为宜。针刺肩髃穴时还可让患者手臂外展，沿肩峰与肱骨大结节之间对准极泉穴透刺，深2寸左右，以穴位局部有酸、胀感并向整个关节腔放射为宜。肩前穴针刺时可向肩后方直刺，深1～1.5寸，以穴位局部有酸、胀感，或有上肢麻电感并向指端放射为宜。针刺天宗穴时可直刺或向四周斜刺，进针0.5～1.5寸，以穴位局部有酸、胀感为宜。

5 芒针疗法

取穴：肩髃穴、极泉穴、肩贞穴、臂臑穴、条口穴、承山穴、曲池穴、手三里穴等。（图1.99）

患者取坐位，肩平举，医者用芒针深刺患者肩髃穴。若患者肩不能抬举，可局部多向透刺，使肩能平举，然后针刺极泉穴透刺肩贞穴及其他穴位。还可针刺条口穴透刺承山穴，让患者取坐位，两腿屈曲呈直角，从条口穴进针，进针后频频捻转，过捻转边让患者抬起肩部，并活动患肢，动作由慢到快，用力不宜过猛，以防引起疼痛，然后留针20分钟。

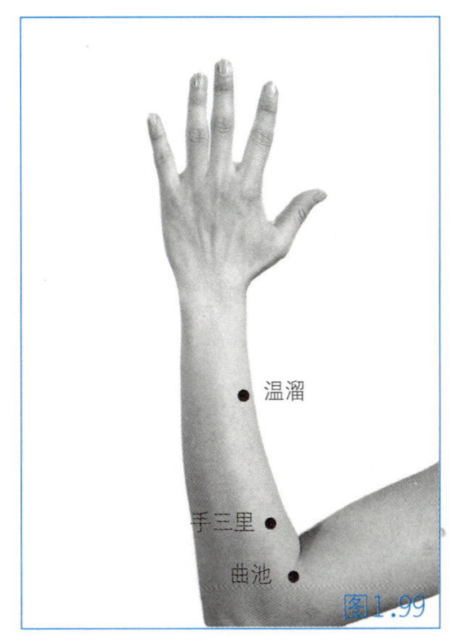

图1.99

6 皮肤针疗法

梅花针

取穴：患部关节周围、患侧上肢掌侧面及外侧。疼痛甚者可加刺颈后。肩部活动障碍者可加刺肩胛冈和第五至十胸椎两侧。

将上述部位常规消毒后，用梅花针中度或较重程度叩刺，重点叩刺压痛点及阳性反应物处。若患肢或

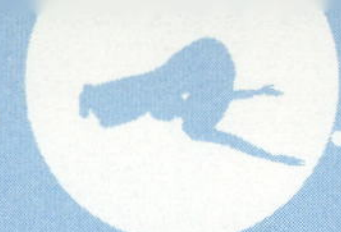

指尖麻木，可在患肢局部或指尖用三棱针针刺放血。

在针刺上述部位时，应注意保暖，避免受凉，同时加强肩关节的功能锻炼，如练习爬墙、摸高等。

7 皮内针疗法

取穴：阿是穴。

将上述穴位常规消毒后，用1.5寸毫针在疼痛部位，横经络走行沿皮下并排进三枚，可轻轻按压皮下针体，以疼痛减轻为针刺得气效应，一般留针30分钟。4～7天治疗1次，5次为1疗程。

8 火针疗法

取穴：条口穴、膏肓穴（图1.100）、阿是穴（压痛点）。

常规消毒上述穴位后，将针尖及针身烧红，迅速刺入穴位内并迅速将针拔出（一般进出针时间只需0.5～1秒钟）。针刺深浅根据肌肉厚薄决定，背部一般只刺2至3分深，肩部可刺入5分，臂肘处约刺1寸左右。出针后用干棉球轻轻按揉针眼，以减轻不适感。如果患者疼痛剧烈，可每天针刺1次，慢性疼痛、病情不严重者，可隔日针刺1次，最多隔周1次。6次为1疗程，两疗程之间可休息1～2周。

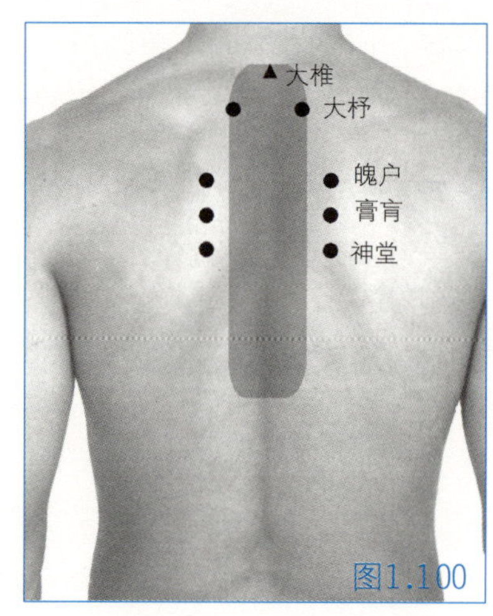

图1.100

9 耳针疗法

取耳穴：肩关节、肩、肾上腺。

将上述耳穴常规消毒后，用26～30号、长10～16毫米的不锈钢毫针作为针具，医者以左手食指和中指托住患者耳背相应部位，用左手拇指把耳轮向外推开，然后右手持耳针在所选耳穴直刺、斜刺或横刺。每天自行按压针体3～4次，每次1～2分钟。3天后换对侧耳穴，9天为1疗程。同时让患者活动患肢，如做前举、外展、后伸等活动，先从小幅度开始，逐渐加大。

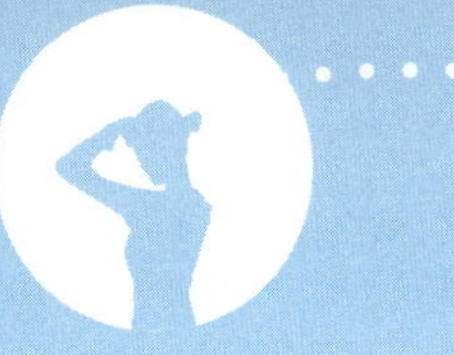
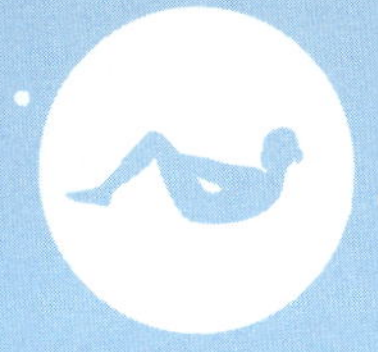

用耳针治疗一般受寒后急性发作的肩周炎疗效较好，对慢性酸痛或陈旧性肩周炎，疗程应适当延长。

10 头皮针疗法

取穴：顶颞前斜线（前顶穴至悬厘穴的连线中1/2节段）。单肩肩周炎者取对侧，双肩肩周炎者取双侧。

用28～32号1.5寸毫针在顶颞前斜线进针约1寸，疼痛在肩前部者针尖方向向阴面（腹侧），在肩后部者针尖方向向阳面（背侧），用抽气法运针，以疼痛消失或减轻为得气，每10～30分钟运针1次，留针1小时以上。同时活动患肩，隔日治疗1次，10次为1疗程。

11 穴位注射疗法

取穴：阿是穴（压痛点）。

将10毫升1%普鲁卡因与25毫克强的松龙混合，或20毫升1%普鲁卡因与50毫克强的松龙混合后备用。让患者取坐位，医者立于患者患侧，用拇指按压配合被动活动手臂，以寻找压痛明显部位。常见的压痛明显部位有肱骨结节间沟、喙突下、三角肌下滑囊、冈下窝中央部等。找到压痛点后（以肱骨结节间沟压痛点为例）常规消毒，然后将混合好的药物注入肱二头肌长头腱鞘内，并用消毒纱布覆盖，再以手法推拿施治。隔5天注射1次，3次为1疗程。如压痛点广泛，可选2～3处压痛点最明显处注射。

12 针挑疗法

取穴：阿是穴（皮下结节点）。

医者将阿是穴常规消毒后，以医用缝针横向刺入患者穴点的皮肤，待针尖进入皮肤后，用左手食指将皮肤向针尖方向推压，持针的右手同时用力，使针穿过皮肤，然后提高针尖，微微捻转几下，使皮下纤维组织缠在针尾上，拔出针身。每1～3天挑治1次，10次为1疗程。挑治完毕后，盖上消毒纱布，并用胶布固定。

13 电针疗法

取穴：肩髃穴、肩髎穴、肩贞穴、曲池穴、外关穴。

每次选2个穴位，常规消毒后用2～4寸毫针针刺，得气后通电10分钟。每天1次，10次为1疗程。以上诸穴每次可交替使用。

14 激光照射疗法

取穴：以痛点为主，辅以肩髎穴、肩贞穴。

用氦氖激光治疗仪（图1.101）在上述穴位照射10～15分钟，隔日1次，10～14天为1疗程。然后做患肢爬墙锻炼，每天1～2次，每次10～15分钟。

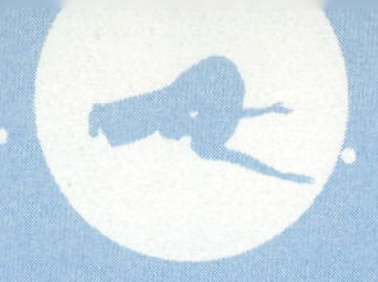

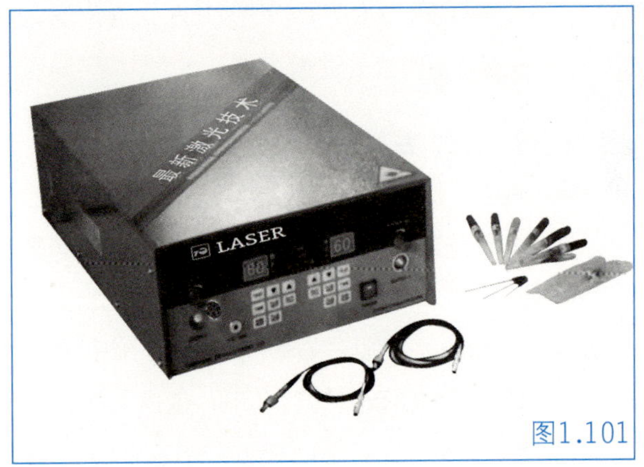

图1.101

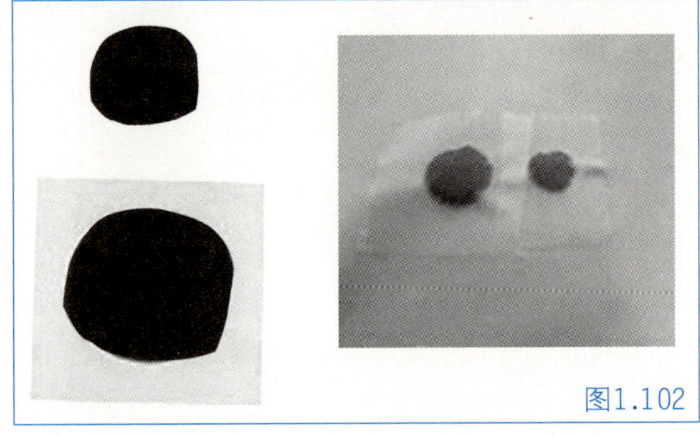

图1.102

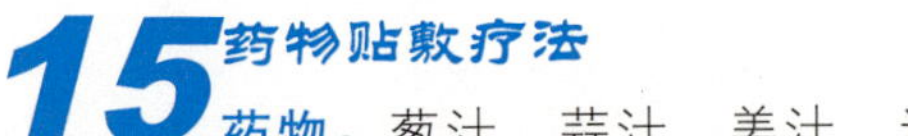

15 药物贴敷疗法

药物：葱汁、蒜汁、姜汁、米醋各300毫升，灰面60克，牛皮胶120克，凤仙花汁100毫升。

取穴：肩髃穴、肩髎穴、曲池穴。

先将葱汁、蒜汁、姜汁与醋混合，放锅内加热，熬至极浓时，加入牛皮胶使之溶化，再入灰面搅匀，熬成膏状。然后取小胶布数块，将药膏摊于胶布中央，分别贴在穴位上，每天换药1次（图1.102）。

16 药锤叩击疗法

药物：生川乌、生草乌、桂枝、红花各30克，细辛、樟脑、芒硝各20克，雷公藤100克，血砂莲60克。

取穴：主穴为肩髃穴、肩髎穴、肩前穴、肩后穴。配穴为曲池穴、阿是穴。

以上药物除樟脑、芒硝外，其他药物均烘干，研为细末，用适量白酒浸泡10天，备用。然后用一根木棒做锤柄，选吸水性较强的软木料做锤头，制成锤子。将锤子放入药液中浸泡，使之成为“药锤”。用锤头叩击上述穴位或痛点，叩击面宜小，以局部有针刺样放射感和灼热感为宜。待局部出现潮红，继而呈血疹样斑块且逐渐增大时，叩击面亦随之增大。叩击频率为每分钟90～100次，每天或隔日1次，5次为1疗程。叩击时宜主穴与配穴结合。

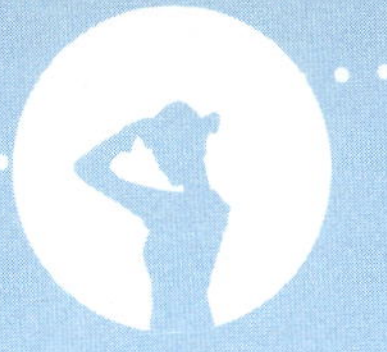
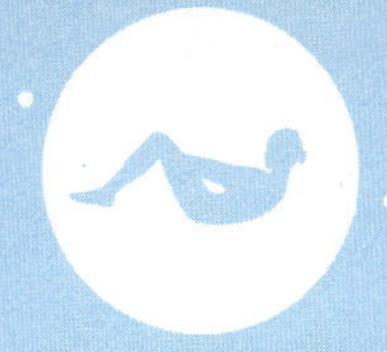

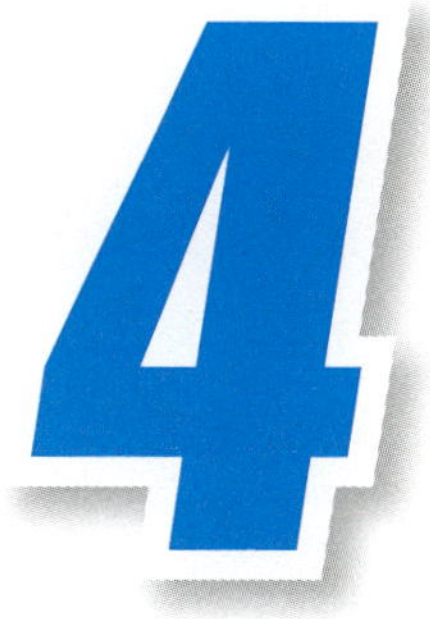

4 背肌筋膜炎

背肌筋膜炎是发生于背部肌肉、筋膜等组织的一种非特异性炎症，多因感受风寒湿邪或长期劳损所致。

背肌筋膜炎的主要表现

（1）患侧肩背部酸痛不适，或伴有患部皮肤麻木感，局部压痛明显，无放射性疼痛。

（2）肩背、手臂活动受限，劳累或受凉后症状加重。

（3）痛区触诊可触及大小不一、数量不等的结节。

背肌筋膜炎的调治方法

1 推拿按摩疗法

㨰揉肩背

患者取正坐位，医者站于患者身后，用㨰法放松患者肩背部的肌肉8～10分钟。施术时用小指、无名指、中指背侧及掌指关节着力于肩部，以小指掌指关节背侧为支点，肘关节伸直，靠前臂的旋转及腕关节的屈伸，使产生的力作用于治疗部位。先由病变远端或健侧逐渐向最痛部位接近，力量由轻到重（图1.103～图1.105）。

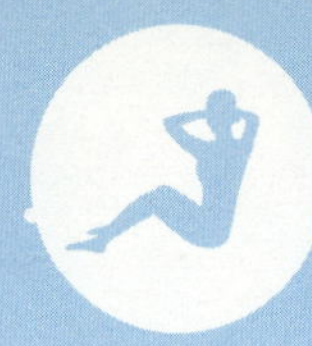

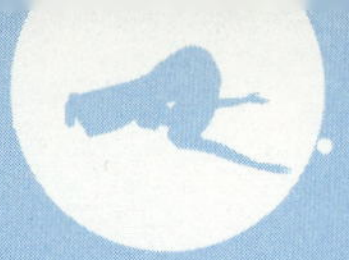

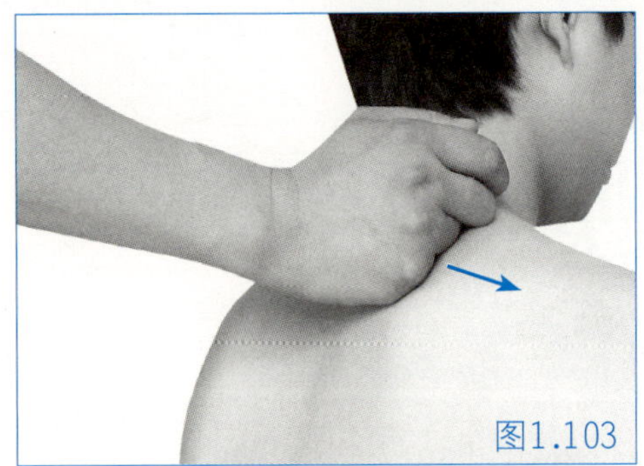

图1.103

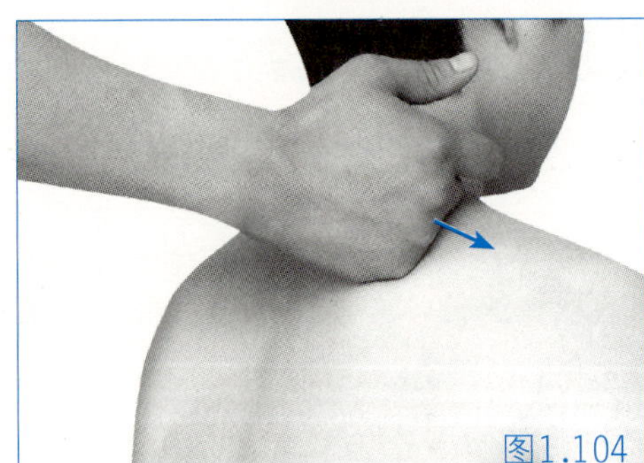

图1.104

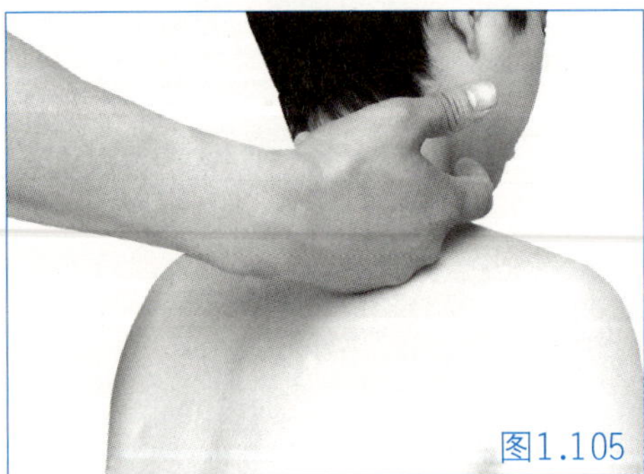

图1.105

弹拨痛点

患者取正坐位，医者站于患者身后，以一手拇指垂直于肌肉走行方向弹拨肩背部痛点3～5分钟，力度以患者能耐受为度。施术时以拇指指端施力，其余四指放于肢体另一侧起辅助支撑作用，将着力的指端插入肌筋缝隙间或肌筋的起止点，由轻到重、由慢而快进行弹拨（图1.106和图1.107）。

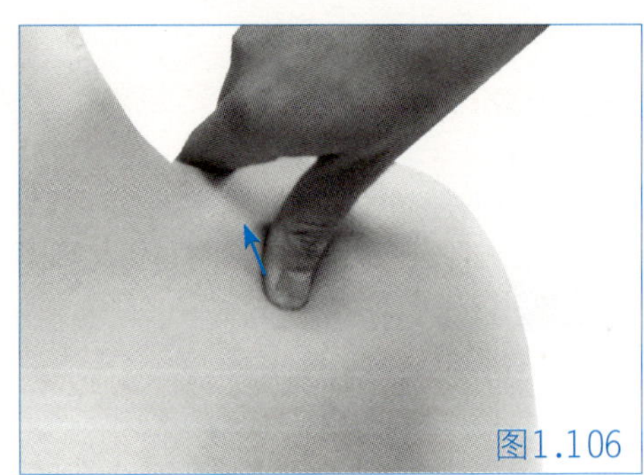

图1.106

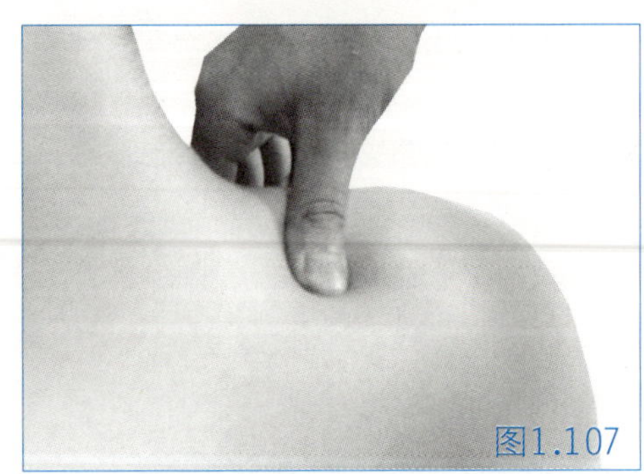

图1.107

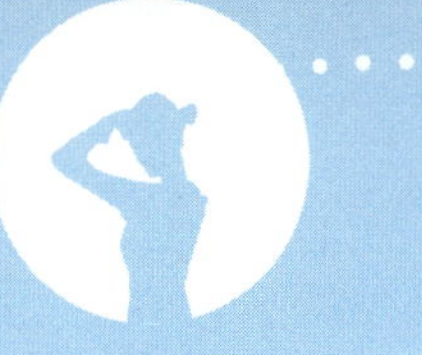

擦法温通

患者取俯卧位，医者站于患者患侧，以正红花油为润滑剂在患者患处施以掌擦法约1分钟。施术时以手掌着力，做直线往返快速擦动，以局部皮肤及皮下透热为度（图1.108～图1.110）。

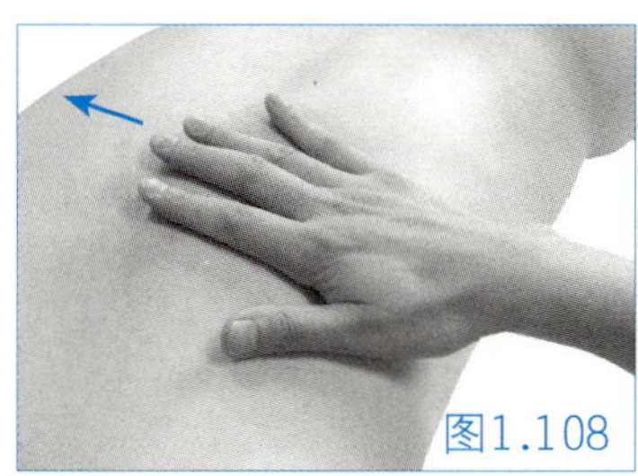
图1.108

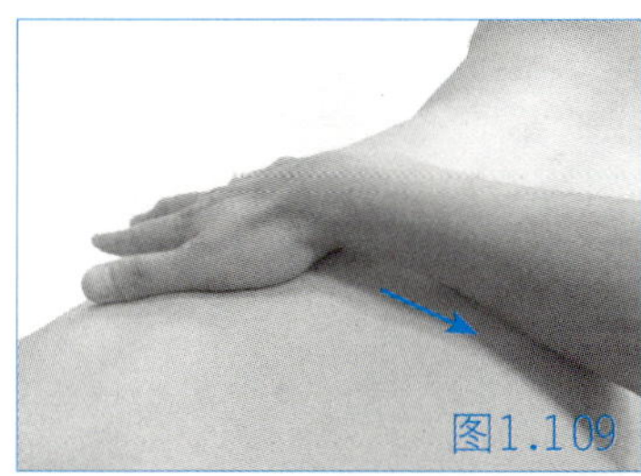
图1.109

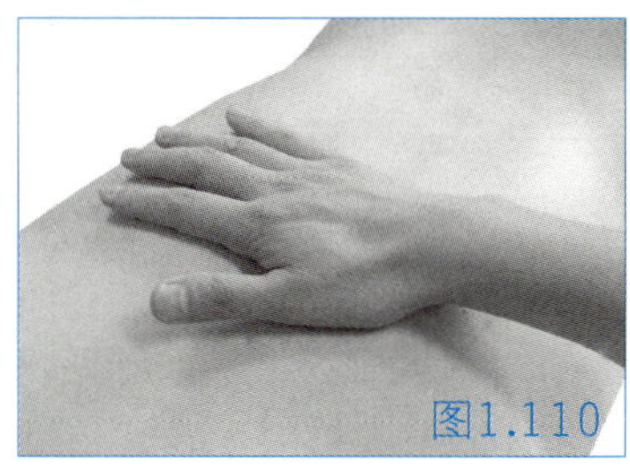
图1.110

2 耳穴贴压疗法

取耳穴：肩、肩关节、肾上腺、神门、皮质下。（图1.111）

常规消毒上述耳穴后，将一粒王不留行籽置于方形小胶布中央，并贴于耳穴上，用手指轻轻按揉，以耳穴局部有热、胀感为宜。每天按压3～4次，每次2分钟左右。每5天更换耳穴1次，5次为1疗程。

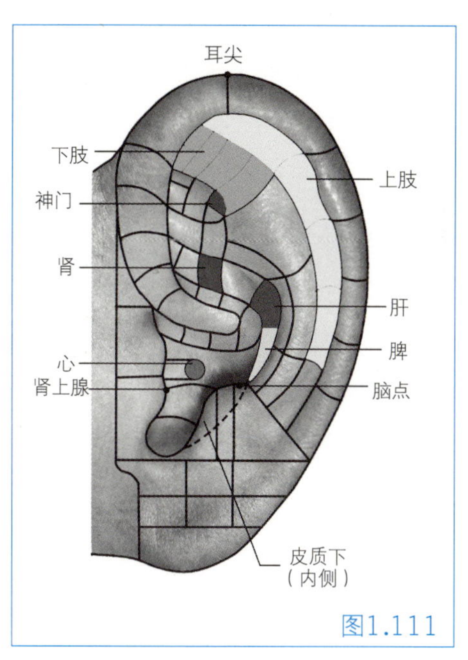

图1.111

3 拔罐疗法

留罐法

取穴一：病变局部，尤其是压痛点处。

用闪火法在病变局部拔罐，并留罐5～15分钟。或用闪罐法在病变局部拔罐，反复吸拔多次，至皮肤潮红为止。

取穴二：风寒外袭型选风池穴、大椎穴、曲池穴、昆仑穴（图1.112）；气滞血淤型选大椎穴、膈腧穴、颈椎夹脊穴；肝肾不足型选风池穴、天柱穴、三阴交穴（图1.113）、颈椎夹脊穴。

将以上诸穴常规消毒后，用闪火法拔罐，并留罐5～10分钟，每天1次。

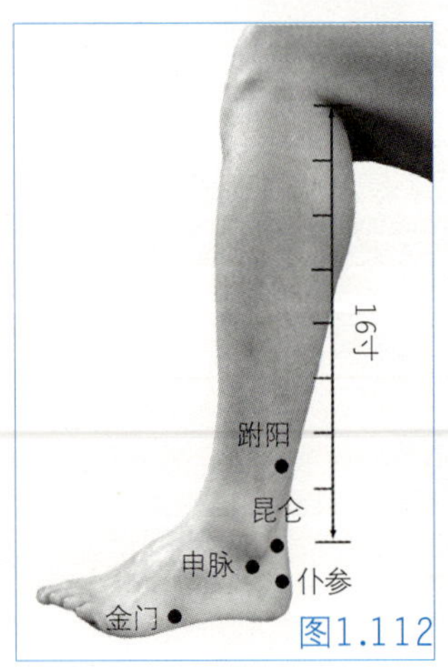

图1.112

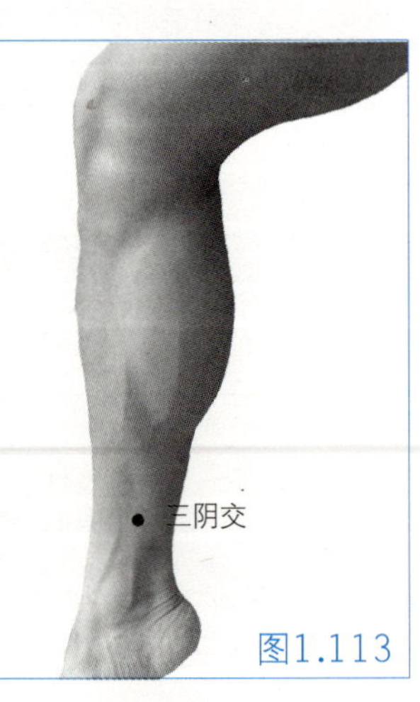

图1.113

针罐法

取穴一：夹脊穴。（图1.114）

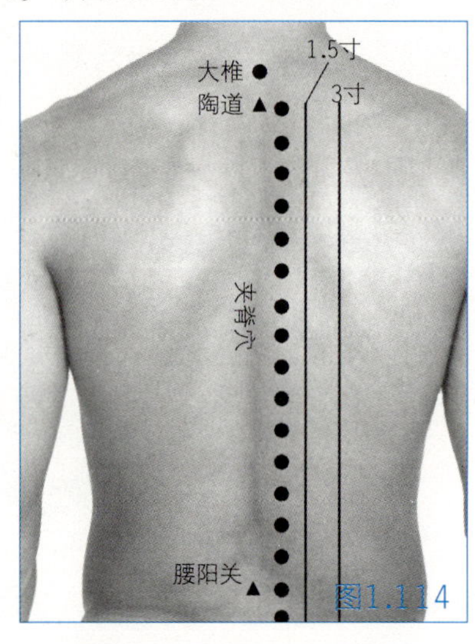

图1.114

医者先用拇指沿患者的一侧夹脊穴向下滑动按压，找到敏感点，常规消毒后用1.5~2寸毫针向脊椎方向斜刺，出现针感后停止进针，施以相应手法加强针感。然后用上述手法针刺敏感点对侧。最后在两个针刺部位分别拔罐，留针罐20分钟。

取穴二：大椎穴、风池穴。

用毫针直刺大椎穴1～1.5寸，以穴位局部有酸、麻、胀感并向两肩放射为宜。风池穴针刺1～1.5寸，针尖向对侧眼眶斜刺，以穴位局部有酸、麻、胀感并向头顶或眼眶放射为宜。两个穴位均留针，然后将艾条套在两个针柄上，点燃。待艾条燃尽，毫针完全冷却后出针，并在大椎穴上拔罐。每天1次，每次5～15分钟，10次为1疗程。两疗程之间间隔3～5天。

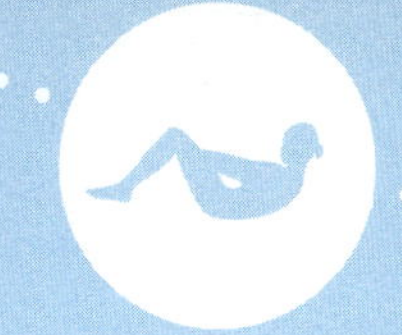

药罐法

药物：艾叶、防风、杜仲、麻黄、木瓜、川椒、土鳖、羌活、独活、苍术、苏木、红花、桃仁、千年健、透骨草、海桐皮各10克，乳香、没药各5克。

取穴：主穴为下曲池穴、大杼穴、风门穴。配穴为天宗穴、肩井穴、肩髃穴、曲池穴。或取阿是穴。

将以上药物加水煮沸后放入竹罐（图1.115）煎煮3分钟，取出后用毛巾擦去水，迅速拔于上述穴位7～8分钟，隔日1次，10次为1疗程。

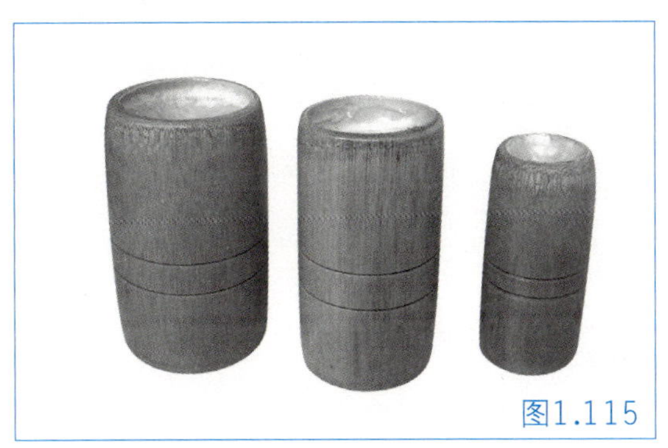

图1.115

刺络拔罐法

取穴一：大椎穴、肩外腧穴、风门穴。

每次选上述穴位1～2个，用三棱针迅速刺入0.5～1分，随即迅速出针，以出血为度，然后拔罐，并留罐10～15分钟。起罐后头部做旋转运动，每3～5天1次，一般治疗3次。

取穴二：大椎穴、风门穴（双侧）、肺腧穴（双侧）。（图1.116）

将以上穴位用七星针交替叩刺出血，然后拔罐5～10分钟，每穴拔出淤血1～3毫升。伴有神经根刺激征者，可沿手阳明大肠经及手太阴肺经循行路线选穴施治。每周2～3次。

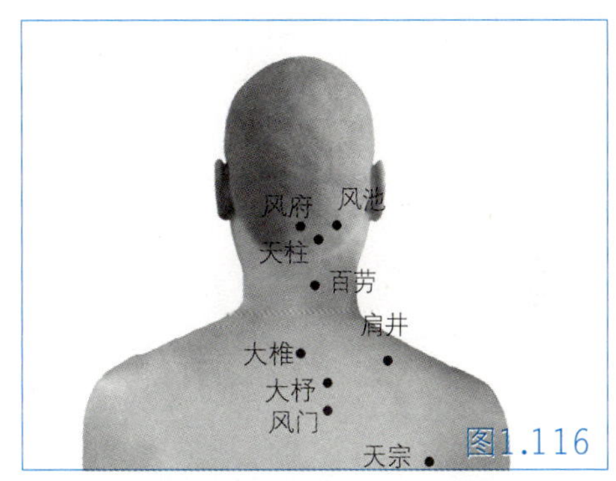

图1.116

取穴三：颈部不适取颈灵穴（第四、五颈椎之间）、天宗穴，配太阳穴、百会穴。臂痛取肩中腧穴、颈灵穴，配少冲穴、关冲穴。后背痛取颈灵穴、臂臑穴，配阳溪穴、商阳穴。

以上穴位用小宽针快刺速拔，然后拔罐，每穴拔出淤血1毫升后起罐。每7天治疗1次，3次为1疗程。

取穴四： 巨骨穴、曲垣穴、肩髃穴、肩髎穴、肩前穴、肩井穴。

每次选上述穴位1～2个，常规消毒后，用梅花针以重叩法叩刺。然后在穴位及其四周拔罐10分钟，至拔出血2毫升为止。隔日1次。

针刺后拔罐法

取穴一： 天宗穴、肩贞穴、阿是穴。

用铍针直刺上述穴位，以深至骨膜为宜，出针后拔罐，并留罐10分钟。起罐后进行局部按摩，同时头部做旋转运动，每3～5天1次，一般治疗3次。

取穴二： 肩井穴、天宗穴、曲池穴、外关穴、百会穴、风池穴、内关穴。

用28号2寸毫针以平补平泻手法针刺上述穴位，得气后接电针治疗30分钟，出针后在背部阿是穴拔罐6～10个，并留罐5～10分钟。然后用梅花针叩刺拔罐部位，手法由轻到重，以皮肤出血为度。每天1次，10次为1疗程。

梅花针叩刺后拔罐法

取穴一： 第一组为大椎穴、肩中腧穴、肩外腧穴。第二组为大杼穴、肩井穴、肩髃穴。（图1.117）

每次选用一组或两组穴位。先用梅花针叩刺至皮肤发红，并有少量出血，然后在叩刺部位拔罐10～15分钟，以拔出淤血为度。每天或隔日1次，10次为1疗程。

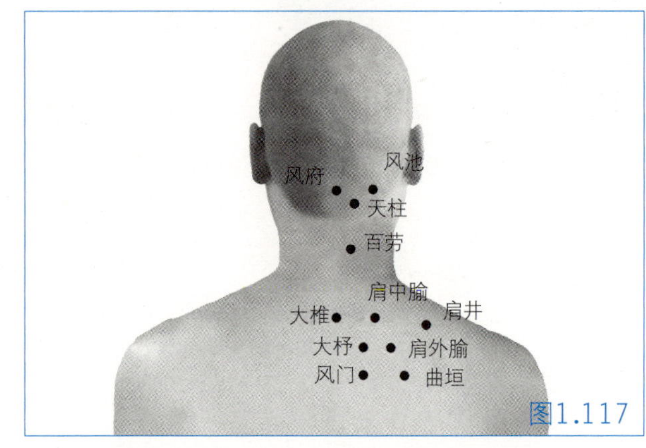

图1.117

取穴二： 颈部病变椎体周围的压痛点、阳性反应物或第四至七颈椎旁0.5寸处。

用梅花针叩刺上述部位，至皮肤出血后拔罐5～10分钟，反复3次，每次罐内可见黄浊黏液，擦净后用艾条温和灸法治疗10分钟。隔日1次，10次为1疗程。

挑治拔罐法

取穴： 颈部病变椎体周围压痛点或患侧肩臂麻痛、索条、硬结激发点。若无明显压痛点，可选骨质增生部位的椎体棘突间旁开1～2厘米处。

每次选上述部位2～3点，用0.5%利多卡因浸润麻醉后，将皮肤挑破长0.3～0.5厘米的横口，挑断皮下纤维索条，用针尖在肌肉内做上下左右剥离，有酸、

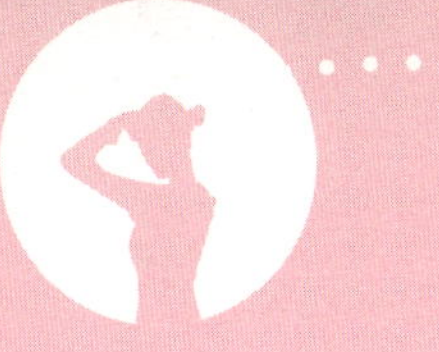
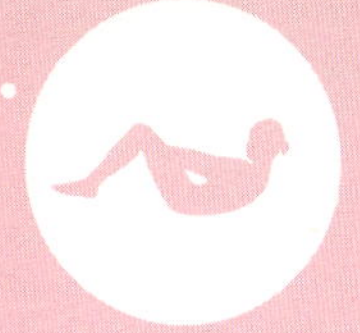

麻、胀感时出针，然后迅速在横口处拔火罐，当罐内拔出淤血5～10毫升时起罐，用消毒纱布包扎。7～10天挑治1次，2次为1疗程。

4 灸法

艾炷隔姜灸

取穴：主穴为巨骨穴、曲垣穴、肩髃穴、肩髎穴、臂臑穴、曲池穴。配穴为天宗穴、养老穴、尺泽穴、神阙穴（图1.118）、足三里穴等。

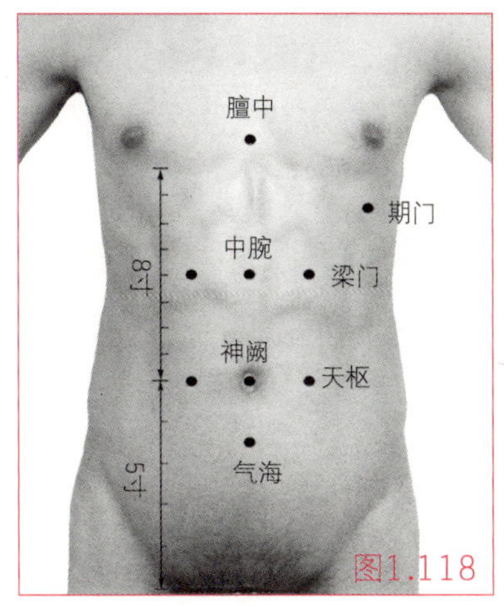

图1.118

每次选上述穴位2～4个，取厚约0.2厘米的鲜姜片，以针穿刺数孔，置于穴位上。将艾炷制成枣核大小，点燃上端后置于姜片上，燃尽另换一炷再灸，每次灸5～10壮。每天或隔日施灸1次，10次为1疗程，两疗程之间间隔3～5天。

艾炷隔盐灸

取穴：神阙穴。

将少许食盐研为细末，放于神阙穴内，使之与脐平，上置黄豆大小艾炷施灸，每次灸5～30壮。每天或隔日施灸1次，5～10次为1疗程，两疗程之间间隔5～7天。

温针灸

取穴：主穴为巨骨穴、曲垣穴、肩髃穴、肩髎穴、臂臑穴、曲池穴。配穴为天宗穴、养老穴、尺泽穴（图1.119）、神阙穴、足三里穴（图1.120）等。

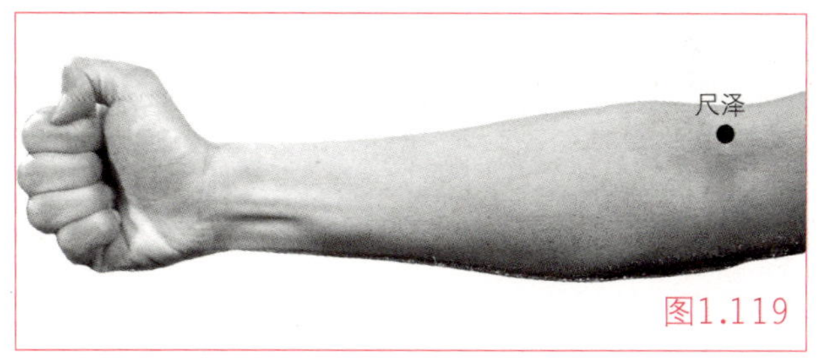

图1.119

每次选上述穴位2～4个，用毫针刺入，得气后在针柄上插入一段长约2厘米的艾条，距皮肤2～3厘米，然后将艾条下端点燃施灸，每穴灸10～20分钟。每天或隔日施灸1次，10次为1疗程，两疗程之间间隔5天。

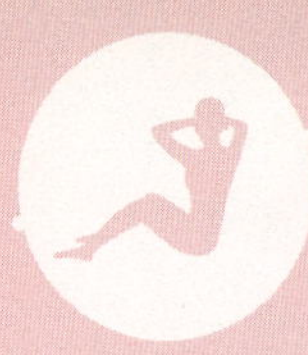
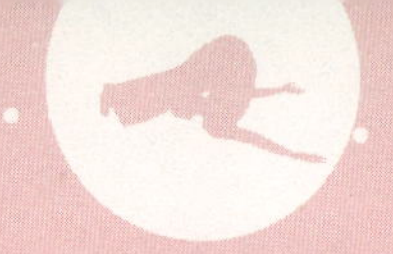

温灸器灸

取穴：肩部压痛点。

将艾绒与中药粉装入温灸器内，点燃后置于肩部压痛点处进行施灸，每次灸15～30分钟。每天或隔日施灸1次，10次为1疗程，两疗程之间间隔3～5天。

图1.120

灯芯草灸

取穴：主穴为巨骨穴、曲垣穴、肩髃穴、肩髎穴、臂臑穴、曲池穴。配穴为天宗穴、养老穴、尺泽穴、神阙穴、足三里穴等。（图1.121）

每次选上述穴位2～4个，用长3～4厘米的灯芯草蘸油（香油、麻油均可），点燃后快速按在穴位上进行灸烫。一般3天施灸1次，3～5次为1疗程。

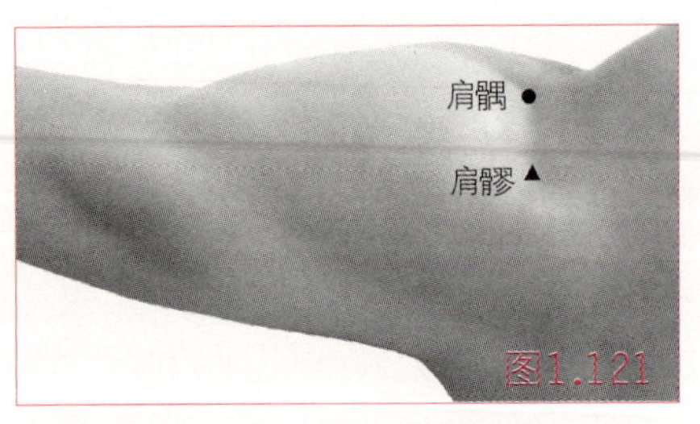

图1.121

药线灸

取穴：巨骨穴、曲垣穴、肩髃穴、肩髎穴、肩前穴。

将经药物浸泡过的苎麻线点燃后直接灸患者上述诸穴，每天施灸1次。

斑蝥灸

取穴：巨骨穴、曲垣穴、肩髃穴、肩髎穴。

将斑蝥研为细末，贮瓶备用。使用时先取1寸左右见方胶布一块，将中央剪一个黄豆大小圆孔，将小孔对准穴位（每次选1～3个）贴牢，然后把斑蝥粉倒在孔内，上面再贴一块胶布。根据病情每次灸0.5～2小时，局部可有起泡或灸疮。

5 毫针疗法

取穴：巨骨穴、曲垣穴、肩髃穴、肩髎穴、肩井穴、曲池穴、外关穴、合谷穴。（图1.122）

以上各穴均用平补平泻手法，留针20～30分钟。每天1次或隔日1次，10次为1疗程，两疗程之间间隔3～5天。其中巨骨穴与肩髎穴为治疗冈上肌肌腱炎的主穴。巨骨穴进针时可用2寸毫针直刺，过皮后微斜向外下方，进针1～1.5寸，以肩关节周围有酸、胀感为宜。肩髎穴取穴时嘱患者垂臂，沿肩峰与肱骨大结节之间水平方向进针约0.7～1寸，以穴位局部有酸、胀感为宜，有时可向前臂放射，亦可沿肩峰下水平直刺进针。曲垣穴可直刺0.5～0.8寸，以穴位局部有酸、胀感为宜。肩井穴可直刺0.5～1寸，以穴位局部有酸、胀感并向肩背部放射为宜。肩髃穴进针时让患者手臂外展，沿肩峰与肱骨大结节之间对准极泉穴进针，深1.5～2寸，以酸、胀感向整个关节腔放射为宜。

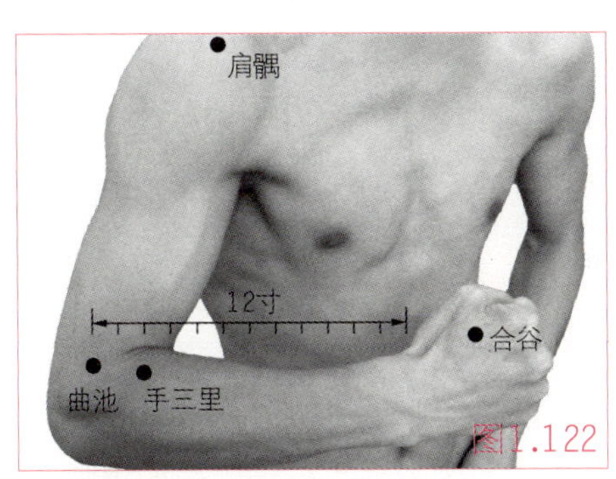

图1.122

6 芒针疗法

取穴：肩髃穴、极泉穴、肩贞穴、条口穴、承山穴、曲池穴、手三里穴。（图1.123）

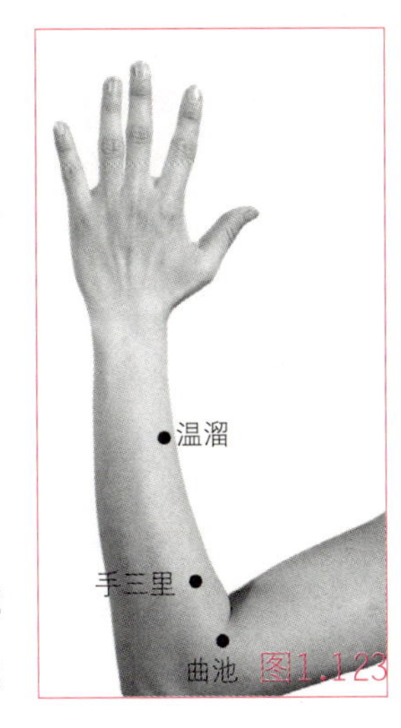

图1.123

患者取坐位，肩平举，医者用芒针深刺患者肩髃穴。若患者肩不能抬举，可局部多向透刺，使肩能平举，然后针刺极泉穴透刺肩贞穴及其他穴位。还可针刺条口穴透刺承山穴，让患者取坐位，两腿屈曲呈直角，从条口穴进针，进针后频频捻转，过捻转边让患者抬起肩部，并活动患肢，动作由慢到快，用力不宜过猛，以防引起疼痛，然后留针20分钟。隔日1次，5次为1疗程，两疗程之间间隔2～3天。

注：若用其他疗法可治愈本病，一般不首选芒针疗法。

7 三棱针疗法

取穴：主穴为尺泽穴（图1.124）、曲池穴、曲泽穴（任选一穴）。配穴为肩贞穴、肩髃穴、肩髎穴、肩前穴、肩后局部。

每次选上述穴位1～2个，常规消毒后，用三棱针对准穴位及周围有淤血现象的静脉血管迅速刺入0.5～1分，随即迅速出针，以出血量达10～20毫升为佳，血止后在针刺部位拔罐5分钟，每15～20天1次。

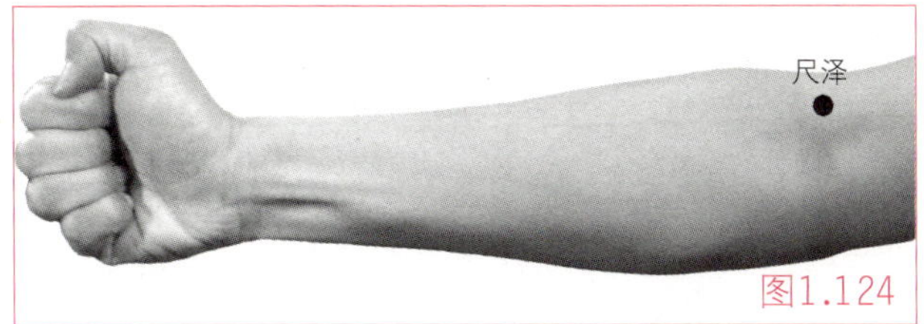

图1.124

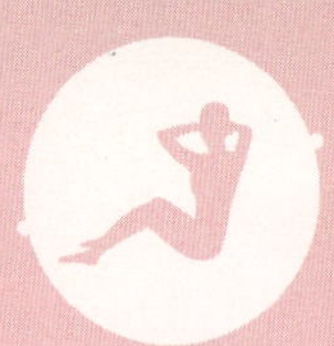

8 皮肤针疗法

梅花针

取穴：病变局部，尤其是压痛点处。

将上述部位常规消毒后，用梅花针叩刺，着重叩刺压痛点处，以皮肤发红并有少量出血点为度。然后在叩刺部位用闪火法拔罐，如能拔出少量淤血则疗效更佳。

9 耳针疗法

取耳穴：肩、肩关节、肾上腺、神门、皮质下。

将上述耳穴常规消毒后，用25号0.5寸毫针对准耳穴快速刺入耳部软组织，以不穿透对侧皮肤为度，捻针数秒钟，然后留针20～30分钟。每天或隔日治疗1次，10次为1疗程，两疗程之间间隔5～15天。

10 穴位注射疗法

取穴：阿是穴（压痛点）。

将10毫升1%普鲁卡因与25毫克强的松龙混合，或20毫升1%普鲁卡因与50毫克强的松龙混合后备用。让患者取坐位，医者立于患者患侧，用拇指按压配合被动活动手臂，以寻找压痛明显部位。通常压痛点在肱骨大结节附近。找到该压痛点后，常规消毒，然后将混合好的药物注入肱骨大结节附近明显压痛点处，注射后用消毒纱布覆盖，再以手法推拿施治。隔5天注射1次，3次为1疗程。如压痛点广泛，可选2～3处压痛点最明显处注射。

11 针挑疗法

取穴：阿是穴（皮下结节点）。

医者将阿是穴常规消毒后，以医用缝针横向刺入患者穴点的皮肤，待针尖进入皮肤后，用左手食指将皮肤向针尖方向推压，持针的右手同时用力，使针穿过皮肤，然后提高针尖，微微捻转几下，使皮下纤维组织缠在针尾上，拔出针身。每1～3天挑1次，10次为1疗程。挑治完毕后，盖上消毒纱布，并用胶布固定。

12 电针疗法

取穴：巨骨穴、曲垣穴、肩髃穴、肩髎穴、肩贞穴、曲池穴、外关穴。

每次选上述穴位2个，常规消毒后用2～4寸毫针针刺，得气后通电10分钟。每天1次，10次为1疗程。以上诸穴每次可交替使用。

13 药物贴敷疗法

药物：葱汁、蒜汁、姜汁、米醋各300毫升，灰面60克，牛皮胶120克，凤仙花汁100毫升。

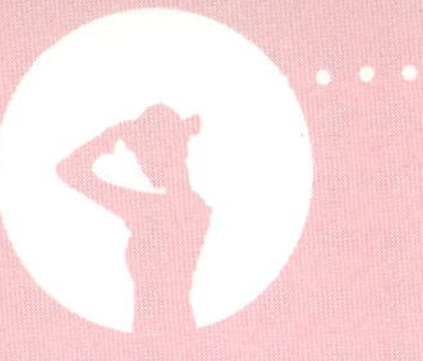

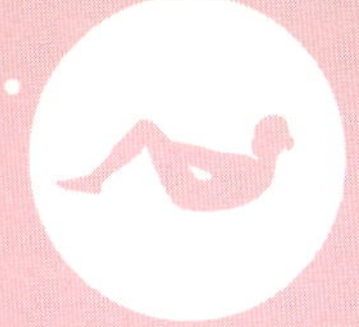

取穴：巨骨穴、曲垣穴、肩髃穴、肩髎穴。

先将葱、蒜、姜汁与醋混合，放锅内加热，熬至极浓时，加入牛皮胶使之溶化，再入灰面搅匀，熬成膏状。然后取小胶布数块，将药膏摊于胶布中央，分别贴在穴位上，每天换药1次。

14 五宝合璧法

气功点穴震颤法：患者取坐位，用右手中指运气点百会穴、上星穴、印堂穴、太阳穴、风池穴、风府穴、大椎穴、肩井穴、秉风穴及天宗穴，并行震颤法，每穴1分钟（图1.125）。每天1次，10次为1疗程。

针刺疗法：取太阳穴、风池穴、风府穴、大椎穴、肩井穴、天宗穴、尺泽穴、曲池穴及阳溪穴（图1.126），用平补平泻法，留针15分钟。每天1次，10次为1疗程。

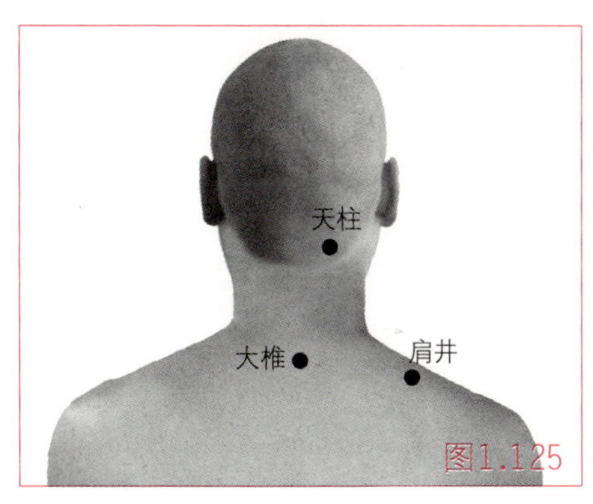

图1.125

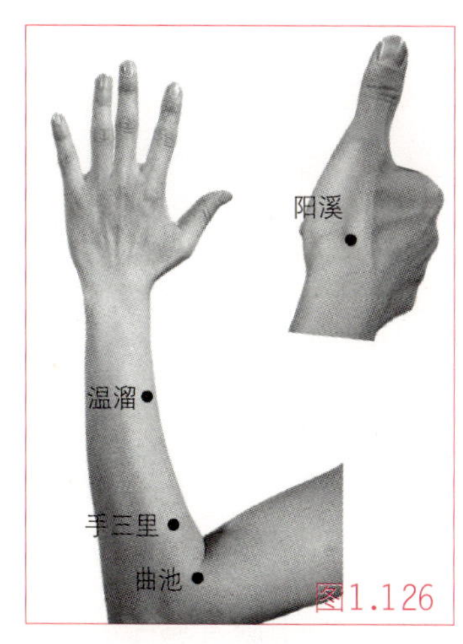

图1.126

梅花针点刺拔罐法：用梅花针点刺大椎穴、肩髃穴、肩贞穴、肩髎穴及天宗穴，出血后拔罐，留针15分钟。每天1次，10次为1疗程。

颈椎旋转复位及推拿法：患者取坐位，施以拿、点、按、推、摸、揉、捻、弹、捏、扣、拔等手法，平补平泻，由轻到重（从下往上运作为补，反之为泻；轻为补，重为泻）推拿15分钟。每天1次，10次为1疗程。

中药疗法：取葛根、桂枝、血藤各15克，川芎、骨碎补各25克，当归20克，白术、杜仲、牛膝、元胡、桃仁、红花、三七各10克，威灵仙50克，水煎服，每天1次。

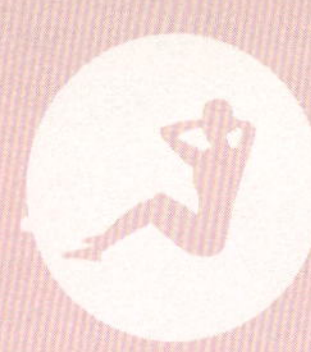

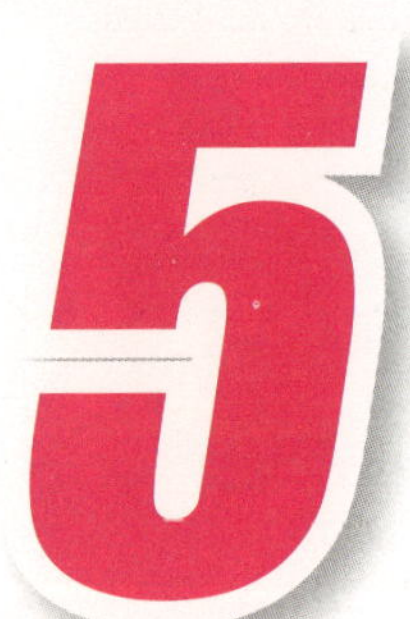

5 肱二头肌长头腱鞘炎

肱二头肌长头腱鞘炎又称肱二头肌长头肌腱炎，它是由于肩外伤或长期反复活动，使该处肌腱与腱鞘的摩擦增多，造成腱鞘滑膜层急性水肿或慢性损伤性炎症，使腱鞘管壁增厚、鞘腔变窄，从而导致肌腱在腱鞘内的滑动功能发生障碍而出现的一组临床症状。其临床主要表现为肩部疼痛、压痛明显、肩关节活动受限。若不及时治疗可发展成肩周炎。本病多见于中年人，多于外伤或劳损后急性发病，是肩痛的常见原因之一。

肱二头肌长头腱鞘炎的主要表现

（1）肩关节前部疼痛，可向上臂前外侧放射，夜间加剧，肩部活动后加重，休息后好转。

（2）早期肩部活动尚无明显受限，但外展、后伸及旋转时疼痛。随着病情的逐渐加重，肩关节活动受限，患手不能触及对侧肩胛下角。

（3）肱骨结节间沟处有明显压痛。

（4）肱二头肌抗阻力试验阳性。

肱二头肌长头腱鞘炎的调治方法

1 推拿按摩疗法

搽拿局部

患者取正坐位，医者站于患者患侧，用小指、无名指、中指背侧及掌指关节着力于患者肩部，以小指掌指关节背侧为支点，肘关节伸直，靠前臂的旋转及腕关节的屈伸，使产生的力作用于治疗部位。先由病变远端或健侧逐渐向最痛部位接近，力量由轻到

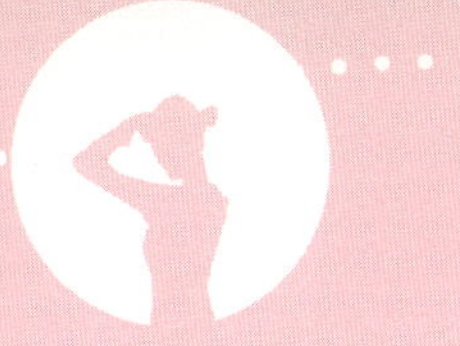
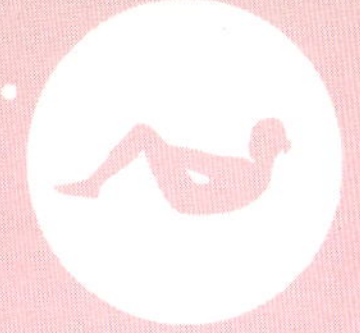

重，时间5～8分钟（图1.127和图1.128）。亦可在肩部施以拿法约3分钟，以放松局部肌肉（图1.129和图1.130）。

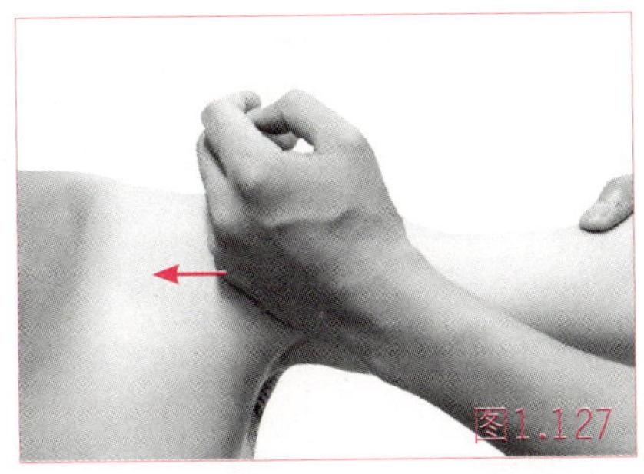
图1.127

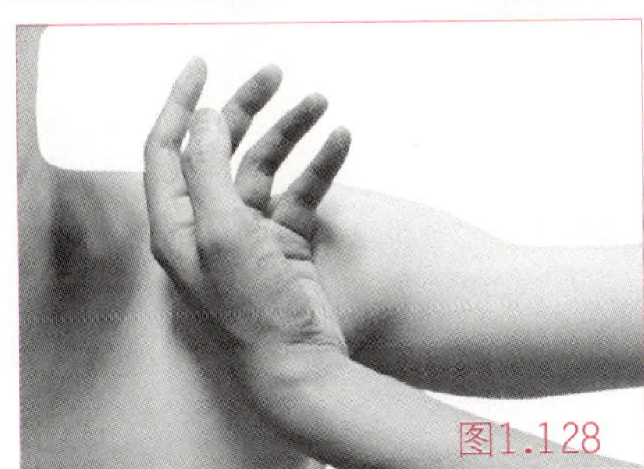
图1.128

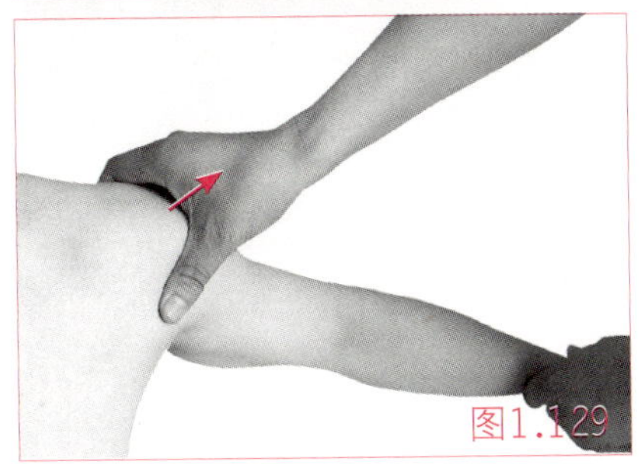
图1.129

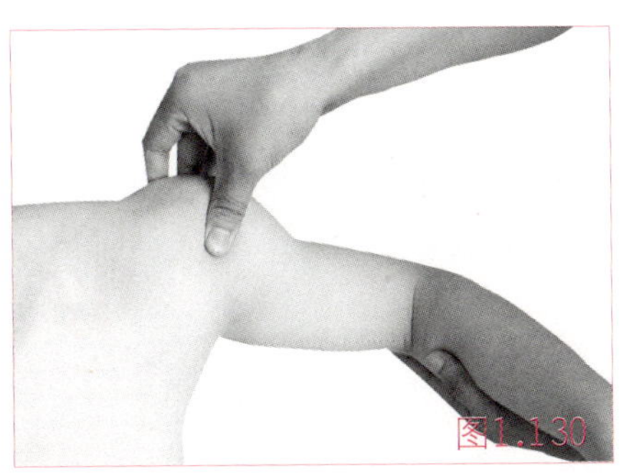
图1.130

拿揉上臂

患者取正坐位，医者坐于患者患侧，用轻柔的拿揉法从患者肩部开始拿揉上臂，往返操作约5分钟。施术时以一手拇指与其余四指对合呈“钳”形，通过掌指关节屈伸产生的力，自上而下往返拿捏治疗部位，力量从小到大，作用层次由浅入深（图1.131和图1.132）。

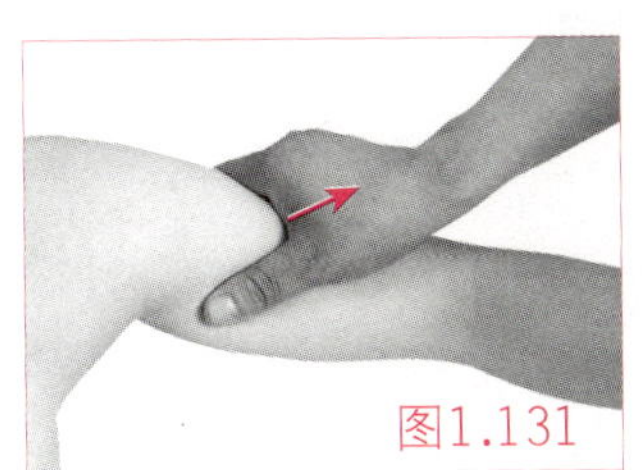
图1.131

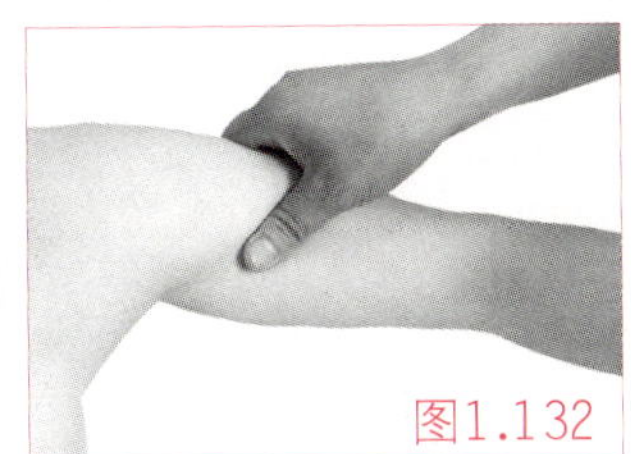
图1.132

弹拨痛点

患者取正坐位，医者站在患者患侧，确定患者痛点位置后，以一手拇指指端垂直于肌肉走行方向弹拨

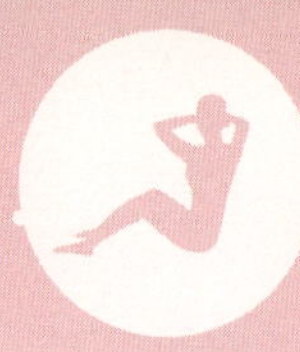

痛点3～5分钟，力度以患者能耐受为度。施术时以拇指指端施力，其余四指放于肢体另一侧起辅助支撑作用，将着力的指端插入肌筋缝隙间或肌筋的起止点，由轻到重、由慢而快进行弹拨（图1.133和图1.134）。

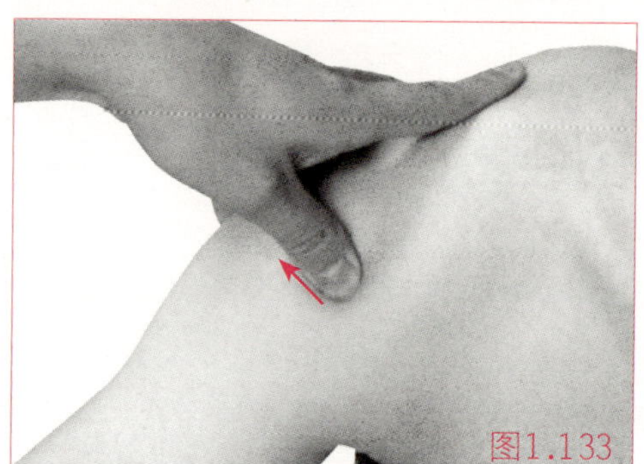

图1.133

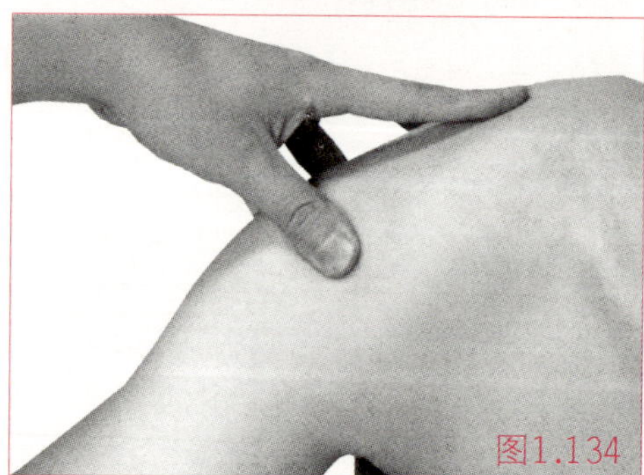

图1.134

摇肩关节

患者取正坐位，医者站于患者侧后方，用摇法在患者患侧肩关节上操作，注意在生理范围内施术，时间约1分钟。施术时医者一手托住患者患侧肘关节，另一手轻压患侧肩关节，使肩关节沿前下→前上→后上→后下的顺序摇动。注意摇动的范围要逐渐加大（图1.135～图1.137）。

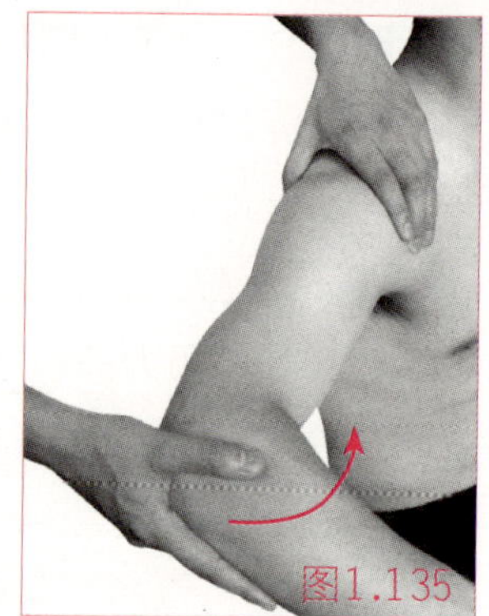

图1.135

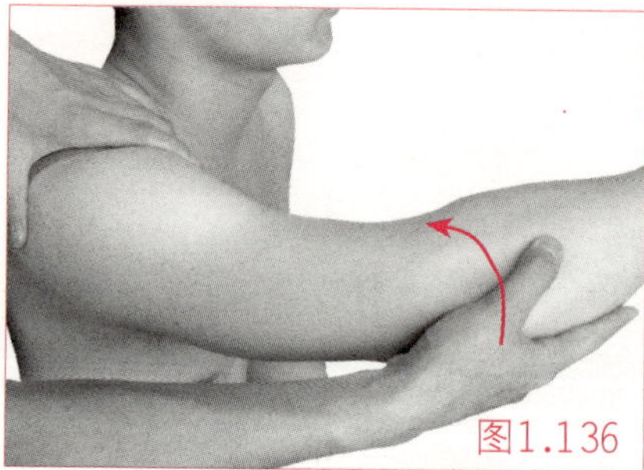

图1.136

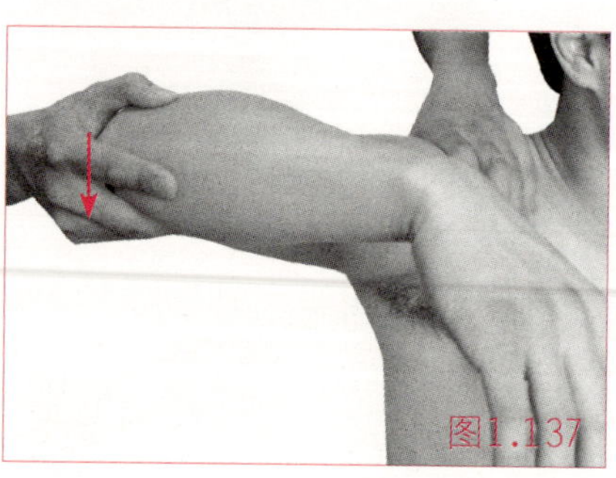

图1.137

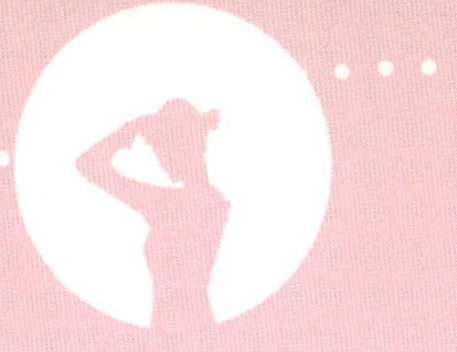
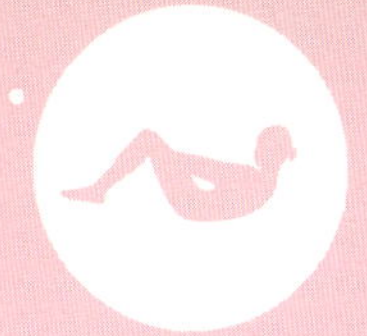

环揉肩关节

患者取正坐位，医者站于患者患侧，两手分别置于患者肩前和肩后，稍用力夹住肩部，然后两手交替逆时针环揉肩关节，以局部透热为度（图1.138～图1.140）。

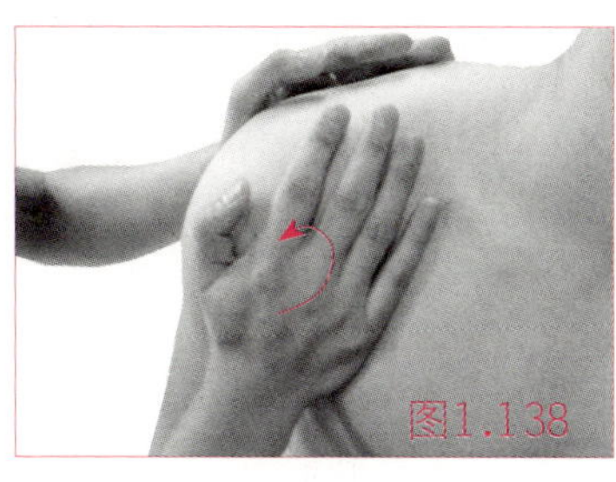
图1.138

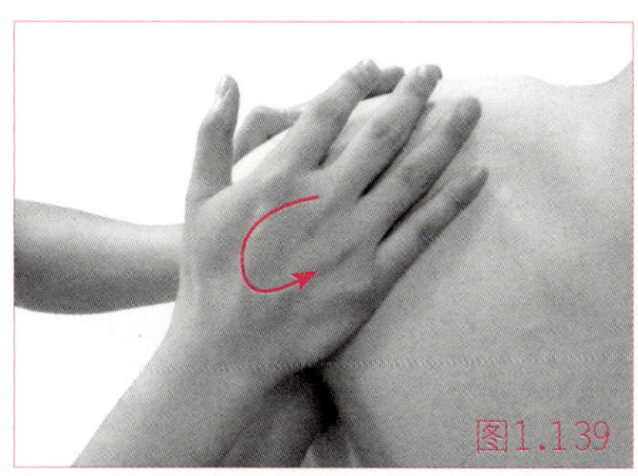
图1.139

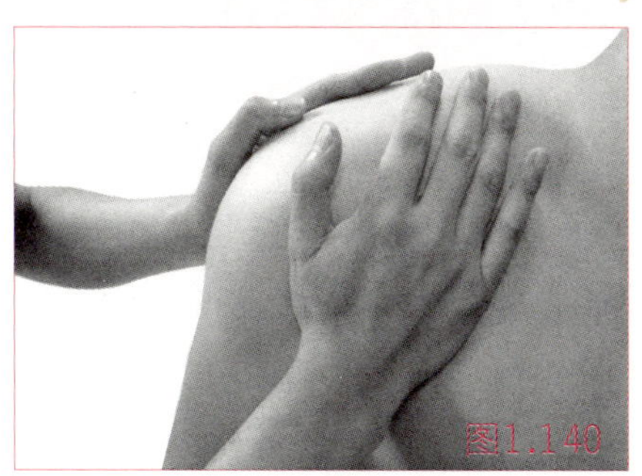
图1.140

2 拔罐疗法

留罐法

取穴：病变局部，尤其是压痛点处。

用闪火法在病变局部拔罐，并留罐5～15分钟。或用闪罐法在病变局部拔罐，反复吸拔多次，至皮肤潮红为止。

针罐法

取穴一：头区、肩关节痛区。

交叉取头区，消毒后进针，每分钟捻转200次，然后在肩关节痛区拔罐，每天1次，7次为1疗程。

取穴二：阿是穴、肩髃穴、肩前穴、肩贞穴（图1.141）、曲池穴（图1.142）、臂臑穴。

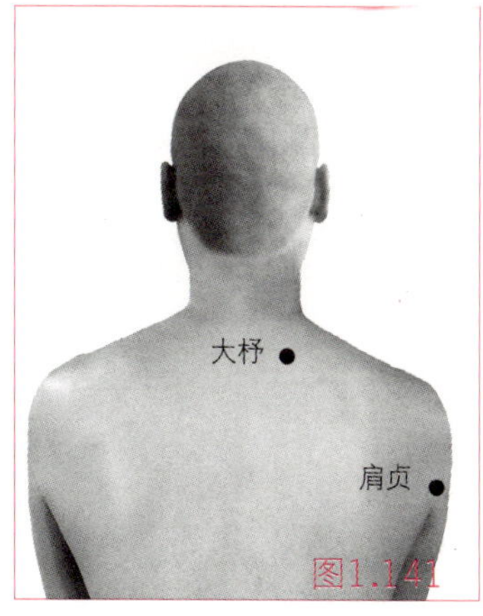

图1.141

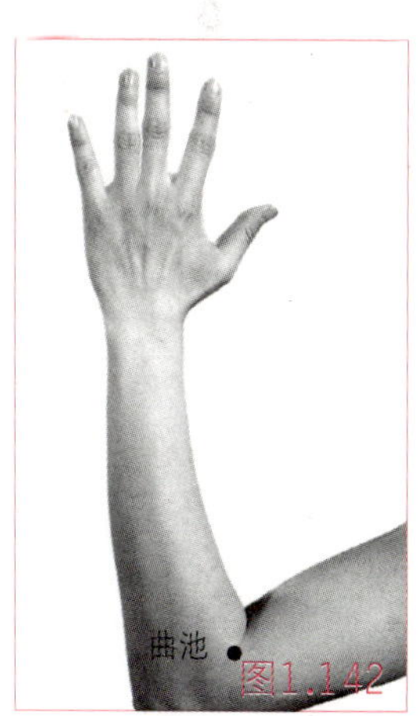

图1.142

将上述穴位常规消毒后进针，得气后留针15～30分钟，起针。然后在针刺部位拔罐，每天1次。

取穴三：阿是穴。

以1.5寸毫针快速刺入痛点，以患者无疼痛不适，有酸、麻、胀感为佳。刺后1分钟让患者带针活动肩关节，并配合拔罐。每天1次，10次为1疗程，两疗程之间间隔2天。

刺络拔罐法

取穴一：肩关节周围阿是穴。

将上述穴位常规消毒后，用七星针叩刺皮肤至微出血，然后在叩刺部位拔罐，拔出淤血5毫升，隔日1次。严重者可用锋钩针在痛点挑刺，进针0.5厘米，钩断粘连的纤维，然后在痛点拔罐。

取穴二：病变局部，条口穴。

在肩关节周围涂适量润滑油后拔罐，并在疼痛范围内走罐，至皮肤出现淤血为止。然后用三棱针点刺条口穴，出血后拔罐10分钟，以拔出淤血数滴或皮肤出现红色淤血为度。每周1次，8次为1疗程。

放血拔罐法

取穴一：肩前穴、肩髃穴、肩井穴（图1.143）、天宗穴、肩贞穴、天泉穴、大椎穴。

交替取肩前穴、肩髃穴、大椎穴，常规消毒后，先用三棱针迅速刺入穴位2～3分，随即出针，并使其出血（如血液流出不畅，可于针孔周围按压）。然后在肩井穴、肩髃穴、天宗穴、肩贞穴、天泉穴、大椎穴拔罐，也可走罐，每次治疗20分钟，2天1次，5次为1疗程。

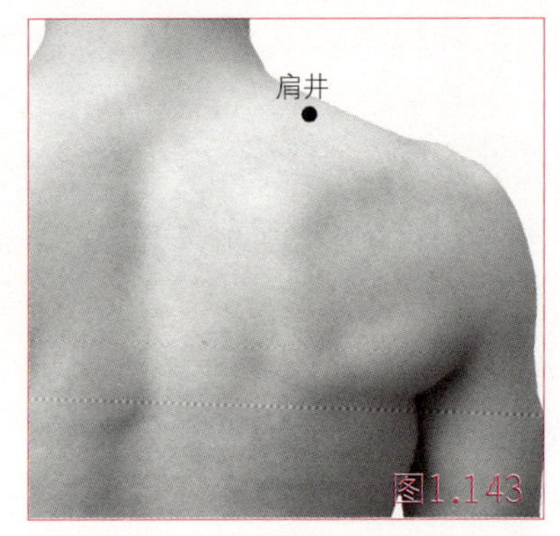

图1.143

取穴二：肩前穴、肩贞穴、肩井穴、臑腧穴、阿是穴。

将上述穴位常规消毒后，先拔罐5～15分钟，待局部出现红晕或紫绀后取下，用三棱针点刺使局部出血后再行拔罐，每罐拔出淤血10～20毫升。3天1次，3次为1疗程，两疗程之间间隔3～5天。

取穴三：肩髃穴、肩髎穴、肩井穴、肩前穴、肩贞穴。（图1.144）

每次取上述穴位1～2个，常规消毒后，用梅花针以重叩法叩刺所选穴位及其四周，然后用火罐拔吸至出血2毫升为止。隔日1次。

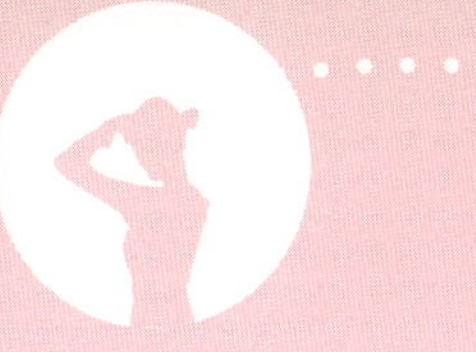
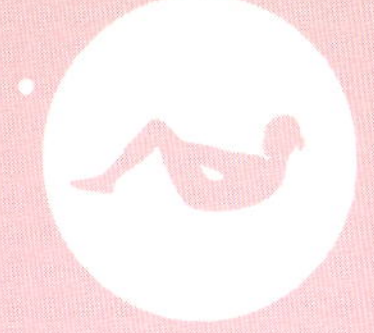

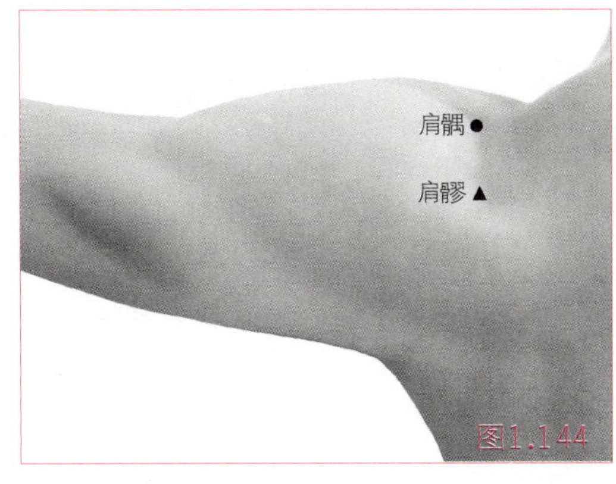

图1.144

针刺后拔罐疗法

取穴一：患肩压痛点2~3处。

用28号3寸毫针刺入上述部位2~3寸，提插，得气后留针15~20分钟，起针后进行拔罐，留罐7~12分钟，以针孔有渗血为佳。病情轻者隔日1次，重者每天1次。治疗6次。

取穴二：主穴为肩三针（肩腧穴、肩前穴、肩贞穴）、曲池穴、外关穴（图1.145）、阿是穴。随证配穴。

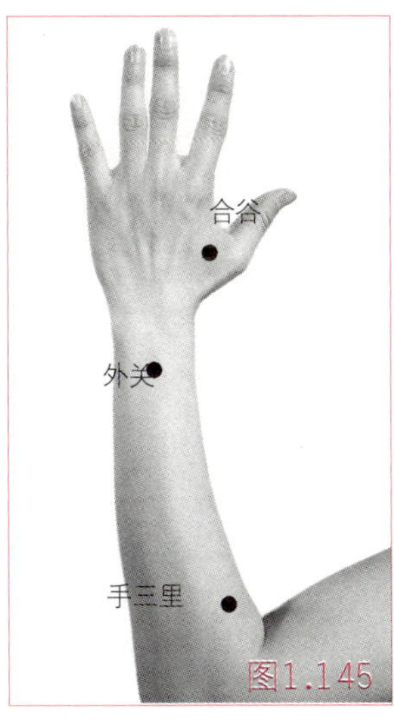

图1.145

用针刺上述各穴位，得气后接电针仪刺激15分钟，强度以患者能耐受为度。起针后在患肩拔罐1~3个，并走罐，同时配合功能锻炼及患肢肩前、肩后和肩外侧的按摩。

透刺配合拔罐疗法

取穴：肩骨穴、极泉穴、肩前穴、肩贞穴。

用毫针从肩骨穴透刺极泉穴（图1.146），从肩前穴透刺肩贞穴，行泻法，并留针20分钟，然后在进针处拔罐。

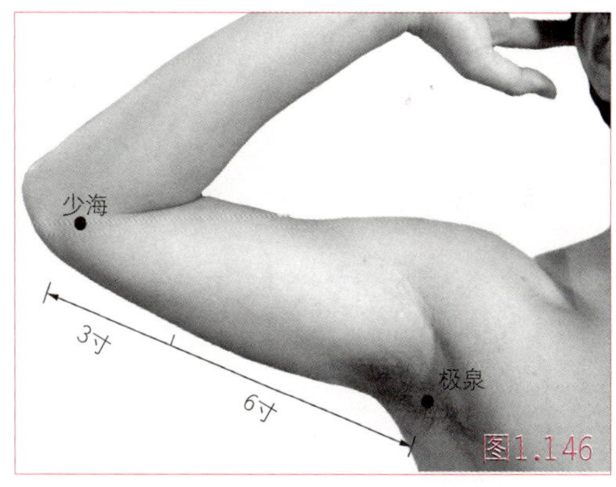

图1.146

刮痧加拔罐疗法

刮拭部位：颈后由天柱穴（图1.147）至胸椎穴，肩上由颈侧至肩井穴，肩胛部取魄户穴（图1.148）、天髎穴、天宗穴、膈关一带，肩后取肩贞穴，肩前取

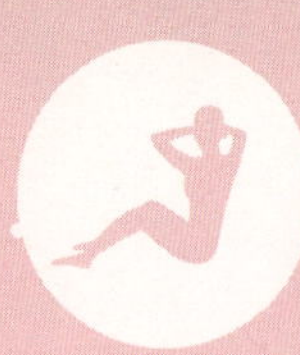

中府穴，三角肌取肩髃穴和压痛点，前臂取曲池穴至外关穴。

暴露治疗部位，常规消毒后，右手拿刮痧板，醮取刮痧油，使刮痧板与皮肤之间呈45°，然后进行刮拭。用力均匀、适中，由轻渐重，沿血液循环方向和穴位的经脉线由上而下、由内而外顺次刮试，刮试面应尽量拉长，每个部位刮20次左右，每次刮20～25分钟，以患者能耐受或出痧为度。初次治疗时间不宜过长或手法不宜太重，两次间隔5～7天。刮痧后在肩前穴、肩髃穴、肩贞穴及刮拭面呈红紫色处拔罐，10～15分钟后取下。

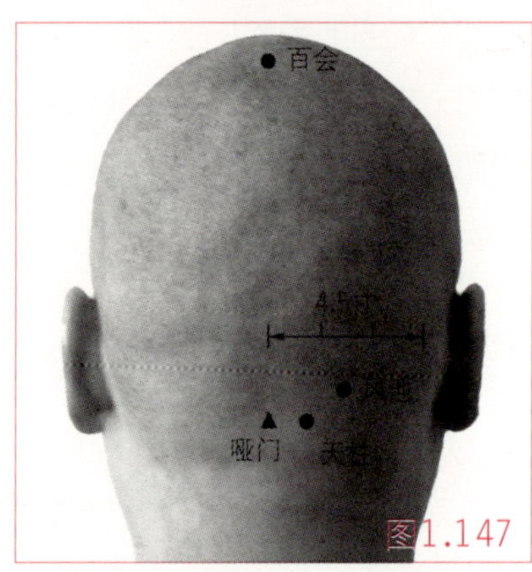

图1.147

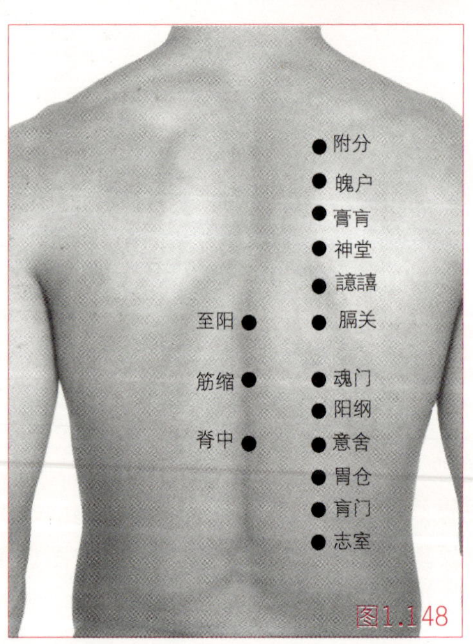

图1.148

穴位注射加拔罐疗法

取穴：肩关节局部，阿是穴。

在肩关节周围涂适量润滑油后拔罐，并在疼痛范围内沿肌肉走行方向走罐，至皮肤出现淤血为止。然后将5毫升维生素B_{12}注射液分别注入压痛明显处。每次选2～3个压痛点，每周1次，6次为1疗程。

刺络药罐法

取穴：臂臑穴（图1.149）、肩髎穴。

将以上两穴常规消毒后，用7号针头缓慢刺入5～8厘米，摇大针孔急速出针，并在穴位周围呈放射状轻轻点刺，使皮肤微出血（病情重者用

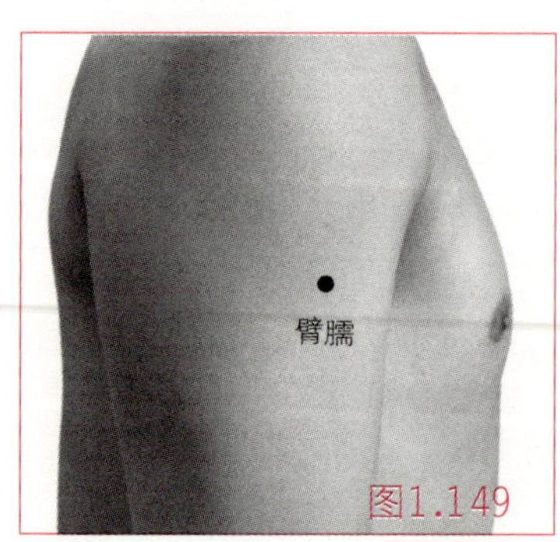

图1.149

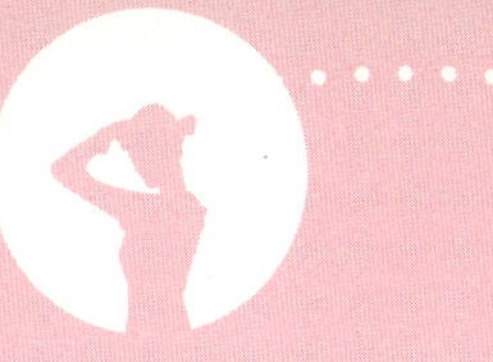
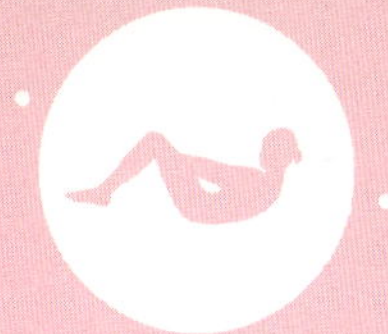

力挤出点血）。然后擦净血迹，将野木瓜白药糊（野木瓜注射液与云南白药混合而成）用小毛笔轻轻涂于刺血处。最后点燃酒精棉球，烘干药糊，以局部皮肤潮红、有湿热感为宜。接着在药糊部位拔罐，并留罐10～15分钟。操作完毕用无菌纱布覆盖。隔日1次，5次为1疗程。

针药罐法

取穴一：肩三针（肩髃穴、肩前穴、肩贞穴）、臂臑穴、巨骨穴、阿是穴。

取桂枝、红花各6克，苍术、乌梢蛇各9克，羌活、独活、木瓜、威灵仙各10克，乳香、没药各5克。先用水将这些药物煎煮20分钟，再放入竹罐煎煮3分钟。然后用针刺入上述穴位，取出药罐，用干毛巾擦去水，迅速拔于针刺穴位上，留罐20分钟。每天1次，10次为1疗程。

取穴二：主穴为阿是穴、条口穴。配穴为肩髃穴、肩髎穴、肩贞穴、肩前穴、曲池穴、内关穴（图1.150）。每次主穴必取，配穴可根据疼痛部位取3～4穴。

取羌活、防风、白芷、芫花、白芍、吴茱萸、肉桂、姜黄、当归、花椒、川乌、细辛、威灵仙等各6克，将其装入纱布袋中，与竹罐同时放入锅内，加适量清水煮20分钟。然后将上述穴位常规消毒，用毫针从条口穴透刺承山穴，得气后施捻转提插等强刺激手法，留针20分钟，出针前行针1次。接着将锅中药罐取出，在针刺穴位上拔罐20分钟。每天1次，10次为1疗程，两疗程之间间隔5天。

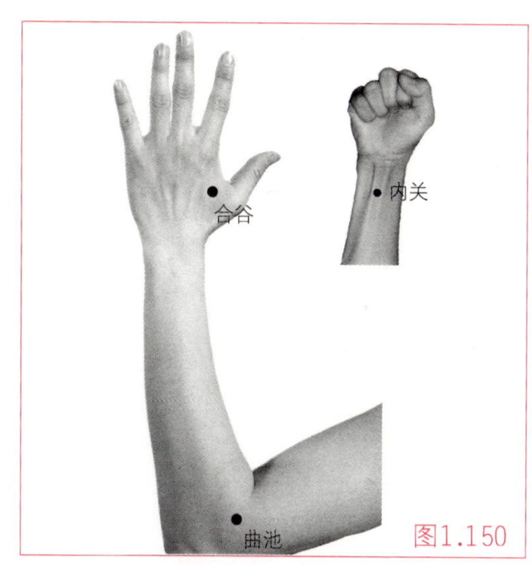

图1.150

针刺推拿配合刺络拔罐法

取穴：条口穴、承山穴（图1.151）。

用毫针从条口穴透刺承山穴，使针感上行，并在患肩部运用点、按、揉、拿、分筋等推拿手法，待患部疼痛明显减轻后，嘱患者做自主上举、前

伸、旋转肩关节的活动，当活动度逐渐加大后出针。然后在肩部压痛点进行刺络拔罐，每3～5天1次，并适当配合使用非甾体类药物治疗。

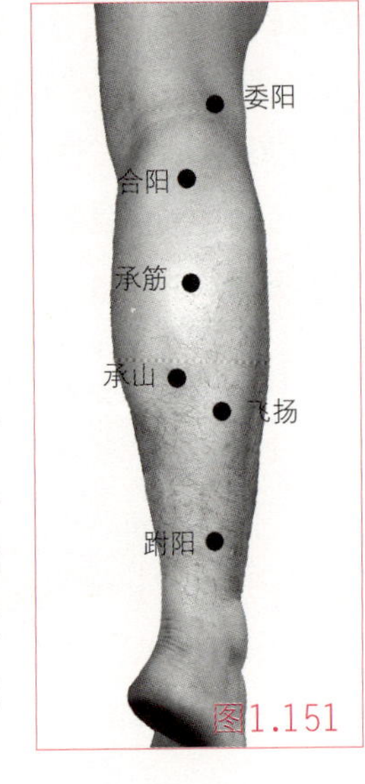

图1.151

按摩、拔罐、刮痧疗法

先用掌揉法和滚法作用于肩部，然后拿捏、弹拨肩部肌肉，点揉肩髃穴、天宗穴、肩前穴、肩贞穴等处，并配合拔罐和刮痧疗法。每天1次，6次为1疗程。

综合疗法

取穴：风池穴（双侧）、大椎穴、中渚穴（健侧）、后溪穴（患侧）（图1.152）、阳陵泉穴（健侧）（图1.153）。

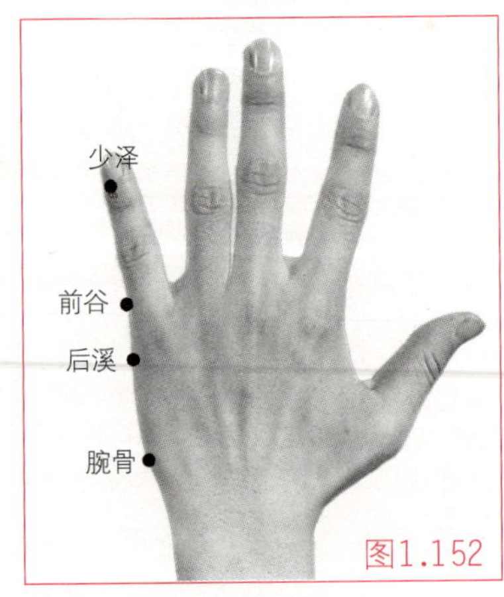

图1.152

患者取俯卧位，胸部垫枕，双手交叉置于额前。医者先用毫针针刺患者风池穴，使针尖朝向鼻部，再针刺大椎穴，使针尖稍斜向患肩，得气后留针。然后在大椎穴上用闪火法拔罐20分钟，起罐后再起针。最后让患者取坐位，针刺患侧后溪穴、对侧中渚穴和阳陵泉穴，得气后留针30分钟。留针期间不停地捻转阳陵泉穴，保持强刺激，以患者能耐受为度。同时让患者作肩部上举、后伸、前后晃动等动作。隔日1次。在针灸间歇期可让患者进行肩部功能锻炼，如进行弯腰晃肩、体后拉手、甩手锻炼及爬墙活动，并进行心理疏导。

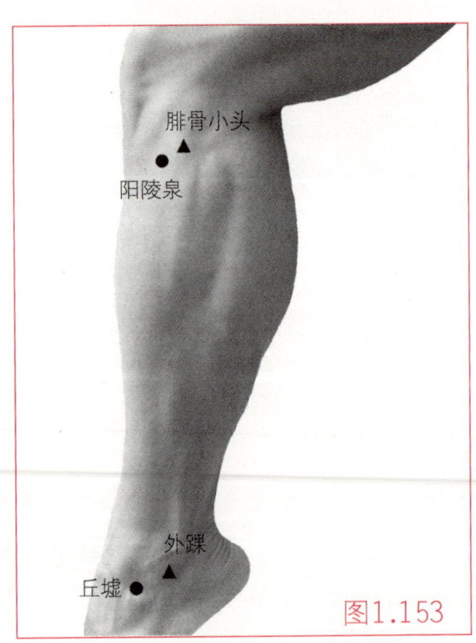

图1.153

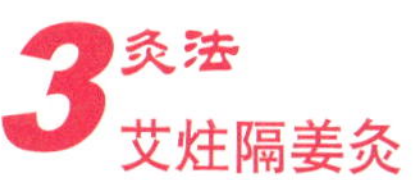

3 灸法

艾炷隔姜灸

取穴：主穴为肩髃穴、肩髎穴、肩贞穴、臂臑穴、肩井穴、曲池穴。配穴为天宗穴、臑腧穴、后溪穴、养老穴、尺泽穴（图1.154）、神阙穴（图1.155）、足三里穴（图1.156）等。

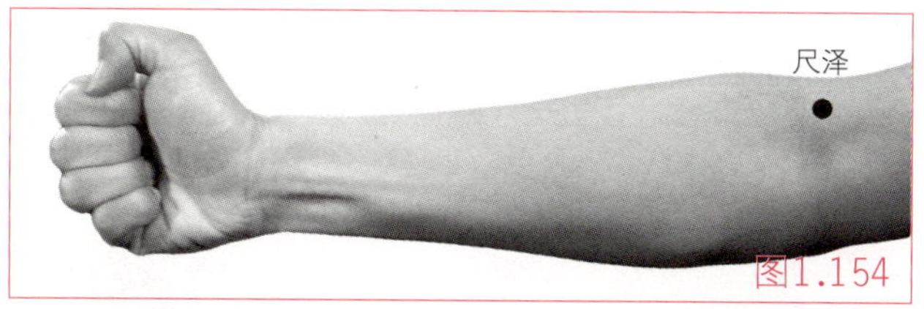

图1.154

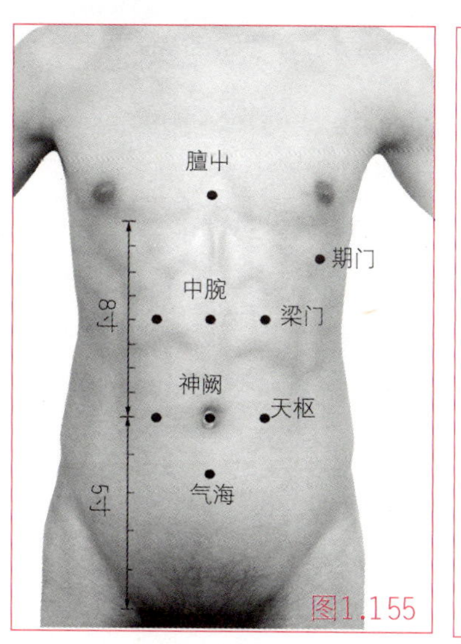

图1.155

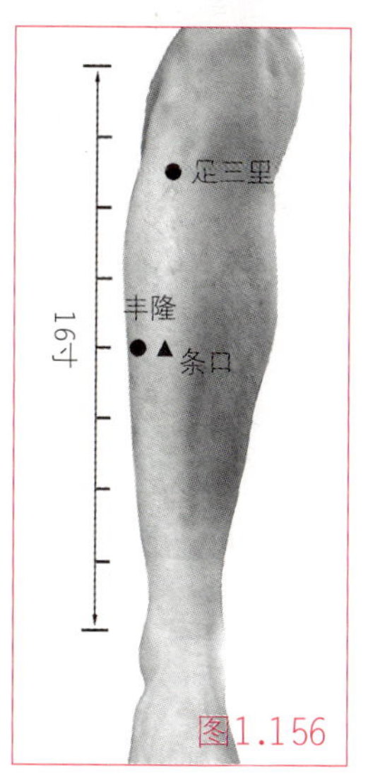

图1.156

每次选上述穴位2～4个，取厚约0.2厘米的鲜姜片，以针穿刺数孔，置于穴位上。将艾炷制成枣核大小，点燃上端后置于姜片上，燃尽另换一炷再灸，每次灸5～10壮。每天或隔日施灸1次，10次为1疗程，两疗程之间间隔3～5天。

艾炷隔盐灸

取穴：神阙穴。

将少许食盐研为细末，放于神阙穴内，使之与脐平，上置黄豆大小艾炷施灸，每次灸5～30壮。每天或隔日施灸1次，5～10次为1疗程，两疗程之间间隔5～7天。

温针灸

取穴：主穴为肩髃穴、肩髎穴、肩贞穴、臂臑穴、肩井穴、曲池穴。配穴为天宗穴、臑腧穴、后溪穴、养老穴、尺泽穴、神阙穴、足三里穴等。

每次选上述穴位2～4个，用毫针刺入，得气后在针柄上插入一段长约2厘米的艾条，距皮肤2～3厘米，然后将艾条下端点燃施灸，每穴灸10～20分钟。每天或隔日施灸1次，10次为1疗程，两疗程之间间隔5天。

温灸器灸

取穴一：肩部压痛点。

将艾绒与中药粉装入温灸器内，点燃后置于肩部压痛点处进行施灸，每次灸15～30分钟。每天或隔日

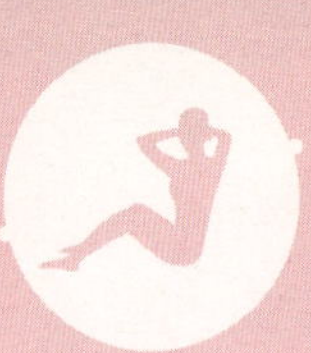

施灸1次，10次为1疗程，两疗程之间间隔3～5天。

取穴二：肩部压痛点，抬肩穴、肩贞穴、臑腧穴、肩髎穴、臂臑穴、肩井穴。

将艾绒与中药粉装入温灸器内，点燃后在肩部压痛点及上述穴位（每次选3～4个）施灸，每次灸30分钟。施灸时可垫纱布数层，避免温灸器过热烫伤患者。隔日1次，10次为1疗程，两疗程间无需休息。

灯芯草灸

取穴：主穴为肩髃穴、肩髎穴、肩贞穴、臂臑穴、肩井穴、曲池穴。配穴为天宗穴、臑腧穴、后溪穴、养老穴、尺泽穴、神阙穴、足三里穴等。

每次选上述穴位2～4个，用长3～4厘米的灯芯草蘸油（香油、麻油均可），点燃后快速按在穴位上进行灸烫。一般3天施灸1次，3～5次为1疗程。

药线灸

取穴：肩前穴、臑会穴、臑腧穴、手三里穴（图1.157）、曲池穴（均为患侧）。

将经药物浸泡过的苎麻线点燃后直接灼灸患者上述诸穴，每天施灸1次。

斑蝥灸

取穴：肩部腧穴。

将斑蝥研为细末，贮瓶备用。使用时先取1寸左右见方胶布一块，将中央剪一个黄豆大小圆孔，将小孔对准穴位（每次选1～3个）贴牢，然后把斑蝥粉倒在孔内，上面再贴一块胶布。根据病情每次灸0.5～2小时，局部可有起泡或灸疮。

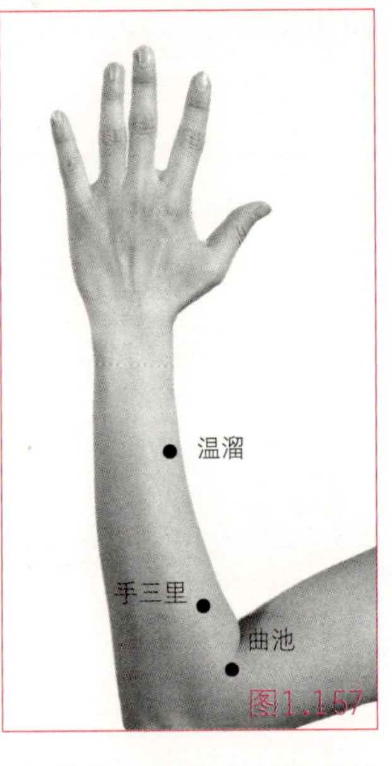

图1.157

4 毫针疗法

取穴：主穴为肩髃穴、天宗穴、肩髎穴、肩前穴、巨骨穴。配穴为曲池穴、合谷穴、尺泽穴、太渊穴、四渎穴、阳池穴（图1.158）。

上述各穴均用平补平泻法，留针20～30分钟，留针时加温针灸或艾条灸，隔日1次。针刺肩髃穴时可让患者抬臂，向极泉穴方向直刺进针，深2～3寸，以穴位局部有酸、胀感为宜。亦可斜刺，即向肩前穴、肩髎穴、三角肌等方向分别透刺，进针2～3寸，以穴位局部有酸、胀感并向肩关节方向放射，或产生麻木感向前臂放射为宜。针刺肩髃穴时还可让患者手臂外展，沿肩峰与肱骨大结节之间对准极泉穴透刺，

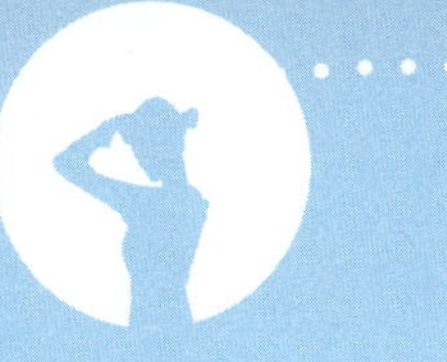

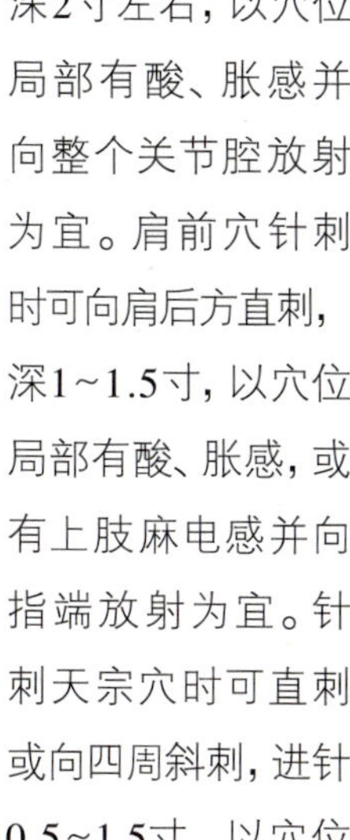

深2寸左右，以穴位局部有酸、胀感并向整个关节腔放射为宜。肩前穴针刺时可向肩后方直刺，深1~1.5寸，以穴位局部有酸、胀感，或有上肢麻电感并向指端放射为宜。针刺天宗穴时可直刺或向四周斜刺，进针0.5~1.5寸，以穴位局部有酸、胀感为宜。

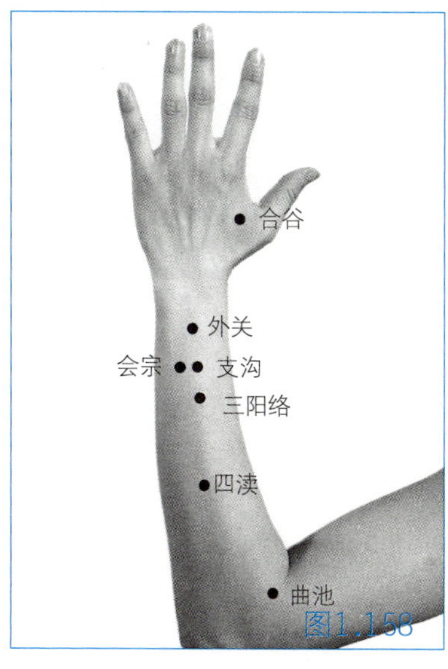

图1.158

5 芒针疗法

取穴：肩髃穴、极泉穴（图1.159）、肩贞穴、臂臑穴、条口穴、承山穴（图1.160）、曲池穴、手三里穴等。

患者取坐位，肩平举，医者用芒针深刺患者肩髃穴。若患者肩不能抬举，可局部多向透刺，使肩能平举，然后针刺极泉穴透刺肩贞穴及其他穴位。还可针刺条口穴透刺承山穴，让患者取坐位，两腿屈曲呈直角，从条口穴进针，进针后频频捻转，边捻转边让患者抬起肩部，并活动患肢，动作由慢到快，用力不宜过猛，以防引起疼痛，然后留针20分钟。

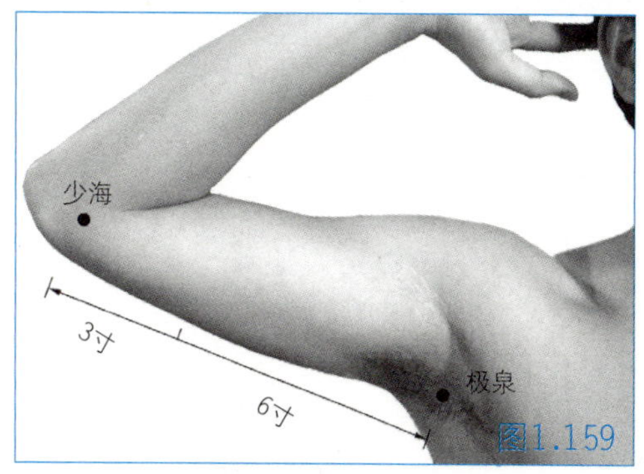

图1.159

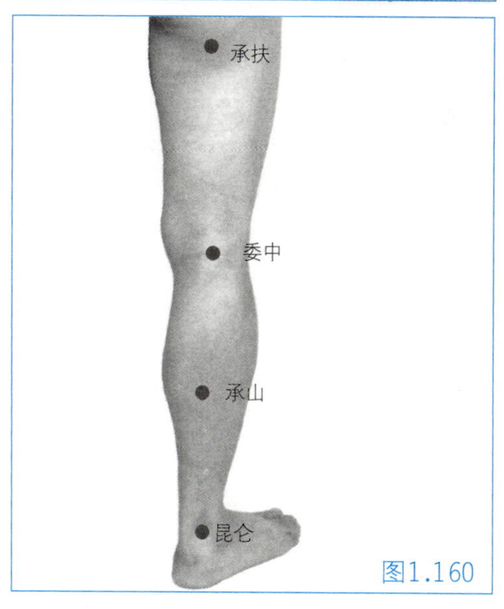

图1.160

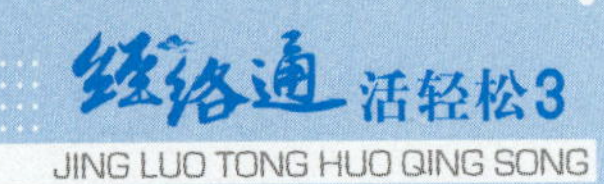

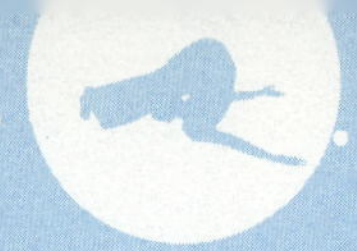

6 皮肤针疗法

梅花针

取穴：患部关节周围、患侧上肢掌侧面及外侧。疼痛甚者可加刺颈后。肩部活动障碍者可加刺肩胛冈和第五至十胸椎两侧。

将上述部位常规消毒后，用梅花针中度或较重程度叩刺，重点叩刺压痛点及阳性反应物处。若患肢或指尖麻木，可在患肢局部或指尖用三棱针针刺放血。

7 皮内针疗法

取穴：阿是穴。

将上述穴位常规消毒后，用1.5寸毫针在疼痛部位，横经络走行沿皮下并排进三枚，可轻轻按压皮下针体，以疼痛减轻为针刺得气效应，一般留针30分钟。4～7天治疗1次，5次为1疗程。

8 火针疗法

取穴：条口穴（图1.161）、膏肓穴（图1.162）、阿是穴（压痛点）。

常规消毒上述穴位后，将针尖及针身烧红，迅速刺入穴位内并迅速将针拔出（一般进出针时间只需0.5～1秒钟）。针刺深浅根据肌肉厚薄决定，背部较薄，一般只刺2～3分深，肩部可刺入5分，臂肘处约刺1寸左右。出针后用干棉球轻轻按揉针眼，以减轻不适感。如果患者疼痛剧烈，可每天针刺1次，慢性疼痛、病情不严重者，可隔日针刺1次，最多隔周1次。6次为1疗程，两疗程之间可休息1～2周。

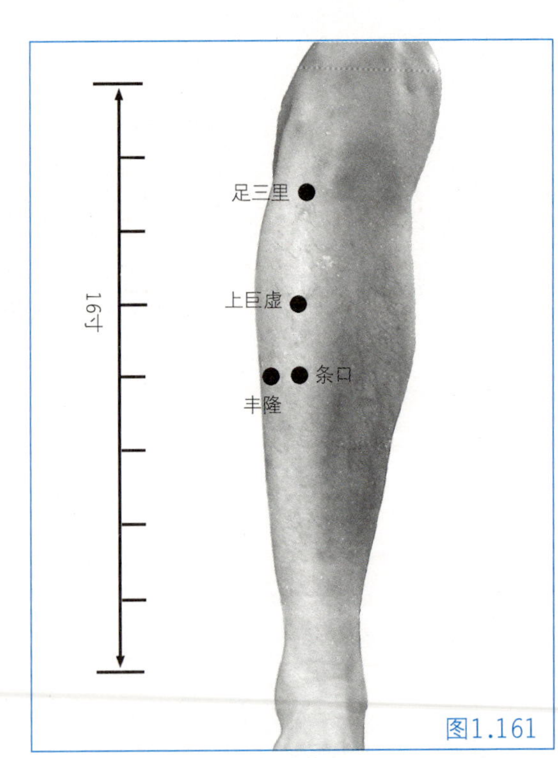

图1.161

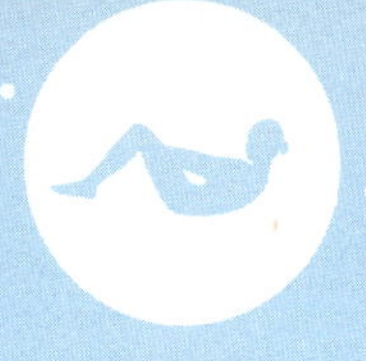

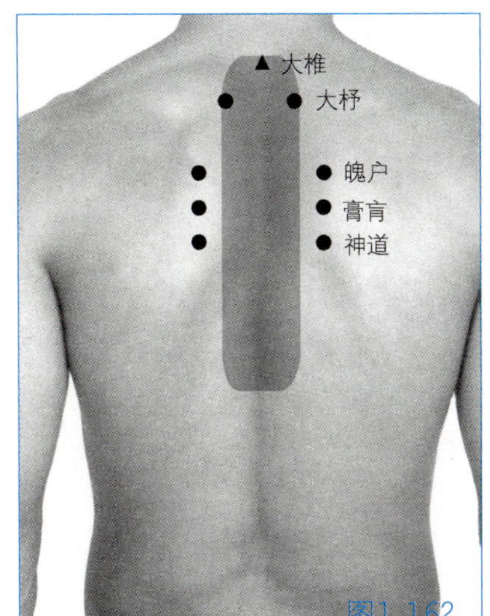

图1.162

9 耳针疗法

取耳穴：肩关节、肩、肾上腺。

将上述耳穴常规消毒后，用26～30号、长10～16毫米的不锈钢毫针作为针具，医者以左手食指和中指托住患者耳背相应部位，用左手拇指把耳轮向外推开，然后右手持耳针在所选耳穴直刺、斜刺或横刺。每天自行按压针体3～4次，每次1～2分钟。3天后换对侧耳穴，9天为1疗程。同时让患者活动患肢，如做前举、外展、后伸等活动，先从小幅度开始，逐渐加大。

10 头皮针疗法

取穴：顶颞前斜线（前顶穴至悬厘穴的连线中1/2节段）。单肩肩周炎者取对侧，双肩肩周炎者取双侧。

用28～32号1.5寸毫针在顶颞前斜线进针约1寸，疼痛在肩前部者针尖方向向阴面（腹侧），在肩后部者针尖方向向阳面（背侧），用抽气法运针，以疼痛消失或减轻为得气，每10～30分钟运针1次，留针1小时以上。同时活动患肩，隔日治疗1次，10次为1疗程。

11 穴位注射疗法

取穴：阿是穴（压痛点）。

将10毫升1%普鲁卡因与25毫克强的松龙混合，或20毫升1%普鲁卡因与50毫克强的松龙混合后备用。让患者取坐位，医者立于患者患侧，用拇指按压配合被动活动手臂，以寻找压痛明显部位。常见的压痛明显部位有肱骨结节间沟、喙突下、三角肌下滑囊、冈下窝中央部等。找到该压痛点然后（以肱骨结节间沟压痛点为例）常规消毒，然后将混合好的药物注入肱二头肌长头腱鞘内，并用消毒纱布覆盖，再以手法推拿施治。隔5天注射1次，3次为1疗程。

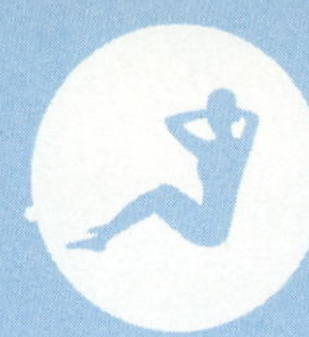

12 穴位刺血疗法

取穴：主穴为尺泽穴、曲池穴、曲泽穴（任选一穴）。配穴为肩贞穴、肩髃穴、肩髎穴、肩前穴、肩后穴。

将上述穴位常规消毒后，取穴位及其周围有淤血现象的静脉血管，以三棱针迅速刺入0.5～1分，随即迅速退出（图1.163）。出针后不要按闭针孔，以使血液流出，出血量以10～20毫升为佳，血止后拔罐5分钟。每15～20天1次，需1～3次。

图1.163

13 针挑疗法

取穴：阿是穴（皮下结节点）。

医者将阿是穴常规消毒后，以医用缝针横向刺入患者穴点的皮肤，待针尖进入皮肤后，用左手食指将皮肤向针尖方向推压，持针的右手同时用力，使针穿过皮肤，然后提高针尖，微微捻转几下，使皮下纤维组织缠在针尾上，拔出针身。每1～3天挑治1次，10次为1疗程。挑治完毕后，盖上消毒纱布，并用胶布固定。

14 电针疗法

取穴：肩髃穴、肩髎穴、肩贞穴、曲池穴、外关穴（图1.164）。

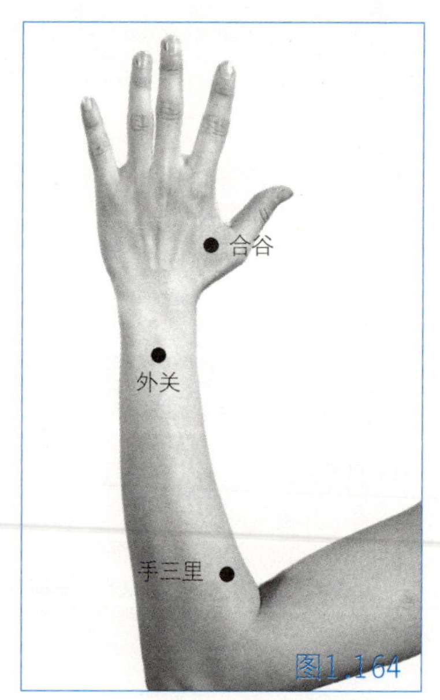

图1.164

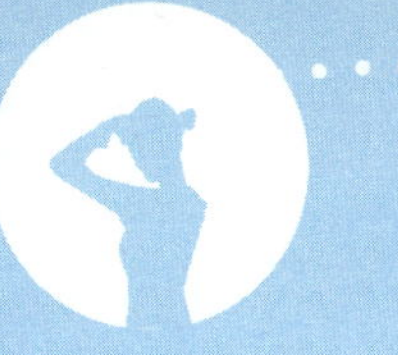

每次选2个穴位，常规消毒后用2～4寸毫针针刺，得气后通电10分钟。每天1次，10次为1疗程。以上诸穴每次可交替使用。

15 激光照射疗法

取穴：以痛点为主，辅以肩髎穴、肩贞穴。

用氦氖激光治疗仪在上述穴位照射时间10～15分钟，隔日1次，10～14天为1疗程。然后做患肢爬墙锻炼，每天1～2次，每次10～15分钟。

16 药物贴敷疗法

药物：葱汁、蒜汁、姜汁、米醋各300毫升，灰面60克，牛皮胶120克，凤仙花汁100毫升。

取穴：肩髃穴、肩髎穴、曲池穴。

先将葱汁、蒜汁、姜汁与醋混合，放锅内加热，熬至极浓时，加入牛皮胶使之溶化，再入灰面搅匀，熬成膏状。然后取小胶布数块，将药膏摊于胶布中央，分别贴在穴位上，每天换药1次。

17 药锤叩击疗法

药物：生川乌、生草乌、桂枝、红花各30克，细辛、樟脑、芒硝各20克，雷公藤100克，血砂莲60克。

取穴：主穴为肩髃穴、肩髎穴、肩前穴、肩后穴。配穴为曲池穴、阿是穴。

以上药物除樟脑、芒硝外，其他药物均烘干，研为细末，用适量白酒浸泡10天，备用。然后用一根木棒做锤柄，选吸水性较强的软木料做锤头，制成锤子。将锤子放入药液中浸泡，使之成为“药锤”。用锤头叩击上述穴位或痛点，叩击面宜小，以局部有针刺样放射感和灼热感为宜。待局部出现潮红，继而呈血疹样斑块且逐渐增大时，叩击面亦随之增大。叩击频率为每分钟90～100次，每天或隔日1次，5次为1疗程。叩击时宜主穴与配穴结合。

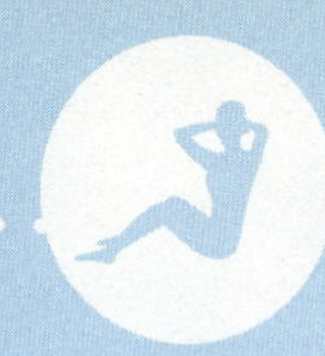

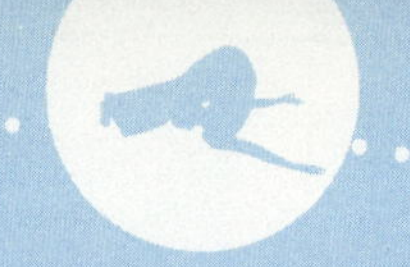

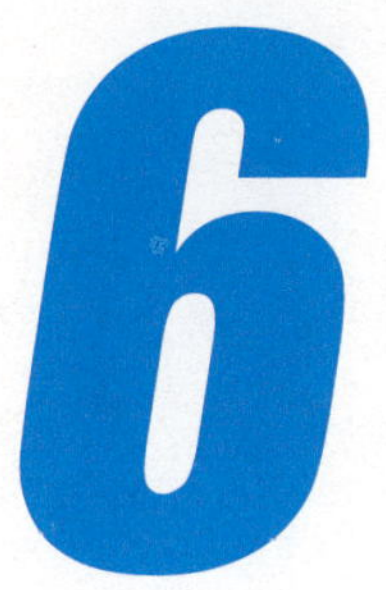

6 菱形肌损伤

菱形肌损伤是一种常见病，以青壮年多见，属中医“肩背痛”的一种。此病在诊断时有菱形肌损伤病史；将患侧上肢被动向前上方上举，可使疼痛加剧；痛点和压痛点在第五胸椎和肩胛下端的连线以上，大多数靠近肩胛骨的内侧缘。

菱形肌损伤的主要表现

常在菱形肌急性损伤症状缓和很长一段时间后才发病。急性发作时，在上背脊柱和肩胛骨缘之间有突出的痛点，有时局部肿胀，感到上背沉重，如负重物，严重者不能入睡，翻身困难。走路时患侧肩部下降，患侧不敢持物和自由活动。

菱形肌损伤的调治方法

1 推拿按摩疗法

掌推腰背

患者取俯卧位，医者站于患者一侧，用双手手掌着力于患者后背，由前向后沿足太阳膀胱经推数遍。推动时手指在前，掌根在后，注意压力适中，轻而不浮，重而不滞，进行单方向的直线推动（图1.165～图1.167）。

擦法温通

患者取俯卧位，医者站于患者患侧，以正红花油为润滑剂在患者患处施以掌擦法约1分钟。施术时以手掌着力，做直线往返快速擦动，以局部皮肤及皮下透热为度（图1.168～图1.170）。

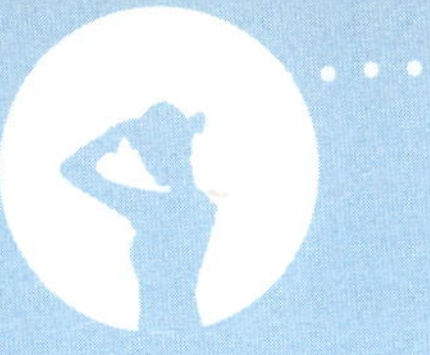
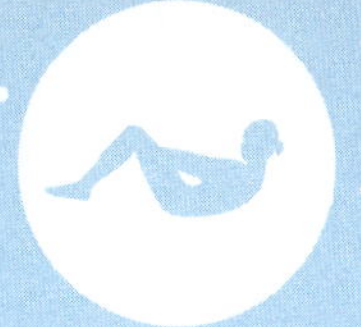

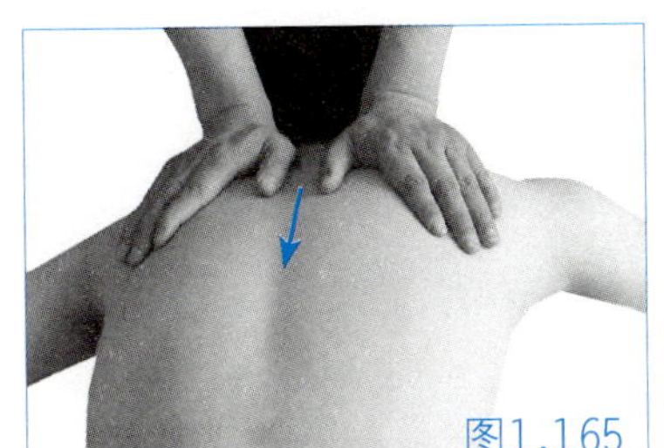
图1.165

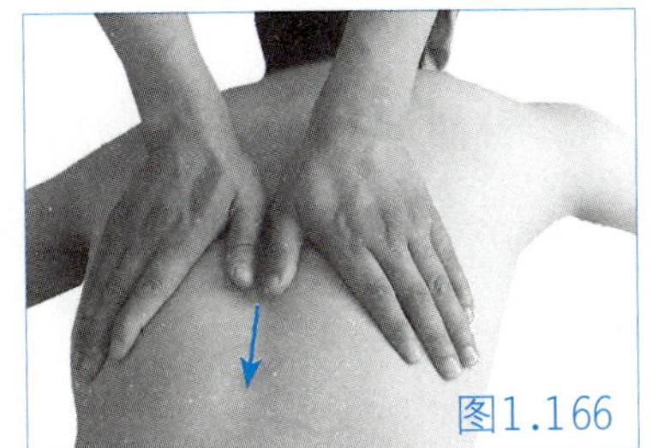
图1.166

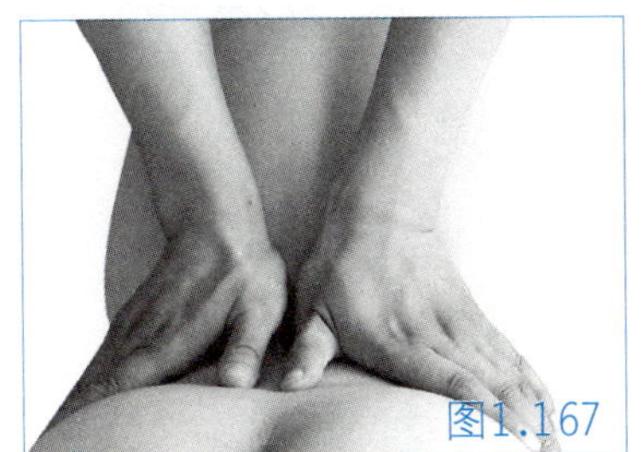
图1.167

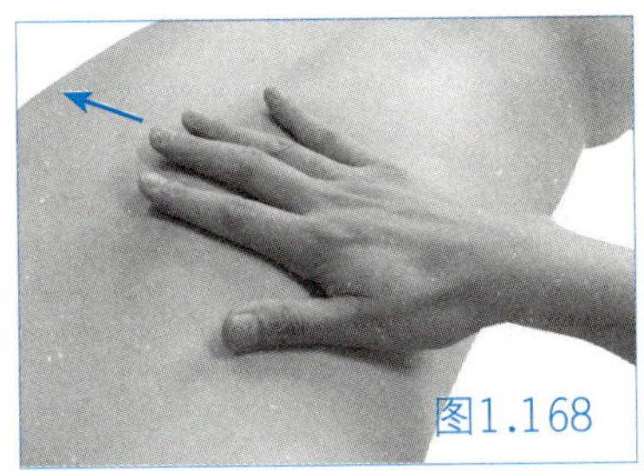
图1.168

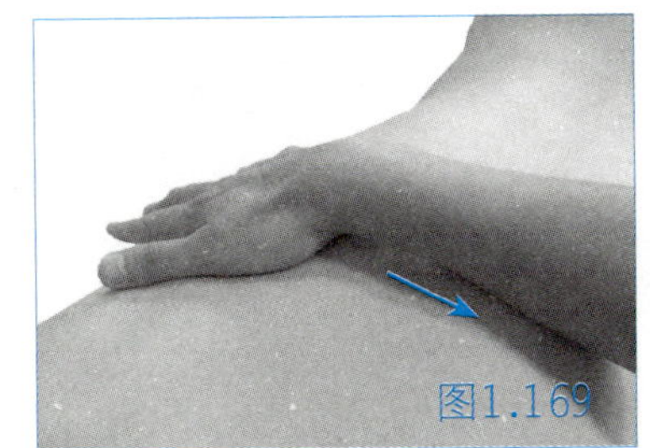
图1.169

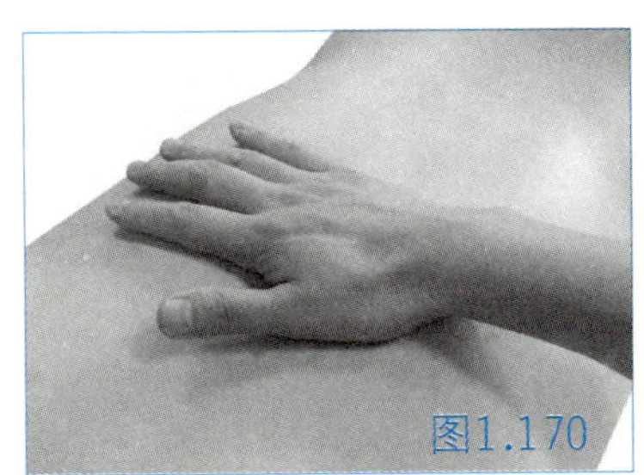
图1.170

2 拔罐疗法

留罐法

取穴：病变局部，尤其是压痛点处。

用闪火法（图1.171）在病变局部拔罐，并留罐5～15分钟。或用闪罐法在病变局部拔罐，反复吸拔多次，至皮肤潮红为止。

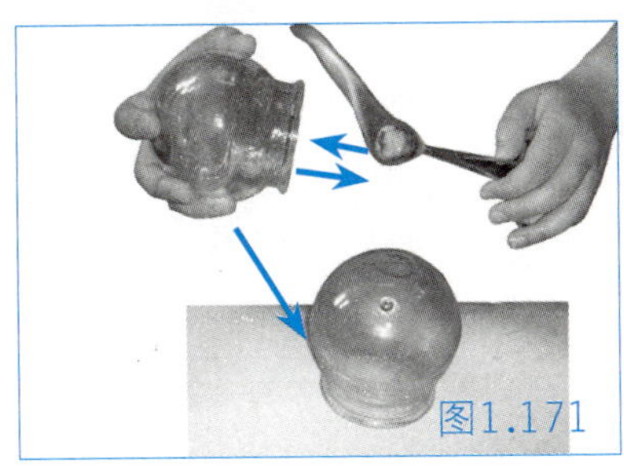
图1.171

3 皮肤针疗法

梅花针

取穴：第一至五胸椎两侧。

将上述部位常规消毒后，用梅花针中度或较重程度叩刺，重点叩刺压痛点及阳性反应物处。

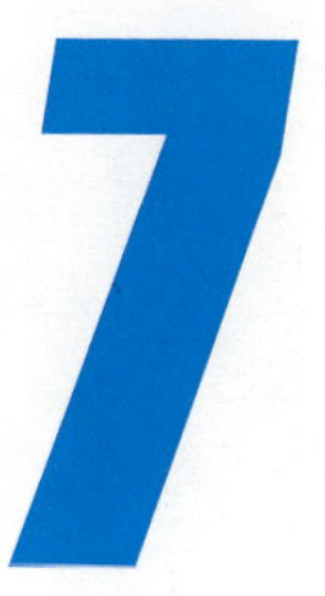

7 冈上肌肌腱炎

冈上肌肌腱炎是由于肩部反复遭受轻微外伤或过度活动而引起的肌腱劳损、退行性改变等慢性炎症，偶可见钙质沉着。

冈上肌肌腱炎的主要表现

（1）多发于中年体力劳动者，男性较多，常有轻微外伤或受凉史。

（2）肩外上部疼痛，颈部、上肢和肩部活动时疼痛加重。

（3）患侧肩峰与肱骨大结节间有局限压痛，轻者臂外展受限，被动外展不受限制；重者肩部肌肉痉挛，不能活动；久病者可导致肩部肌肉萎缩。

冈上肌肌腱炎的调治方法

1 推拿按摩疗法

滚揉肩背

患者取正坐位，医者站于患者身后，用㨰法放松患者肩背部的肌肉8～10分钟。施术时用小指、无名指、中指背侧及掌指关节着力于肩部，以小指掌指关节背侧为支点，肘关节伸直，靠前臂的旋转及腕关节的屈伸，使产生的力作用于治疗部位。先由病变远端或健侧逐渐向最痛部位接近，力量由轻到重（图1.172～图1.174）。

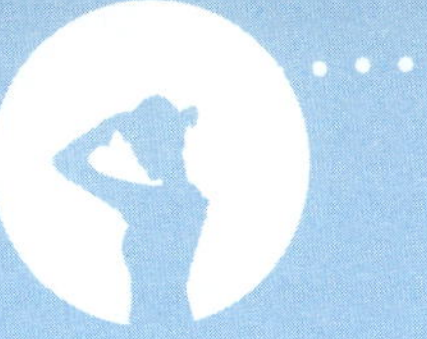

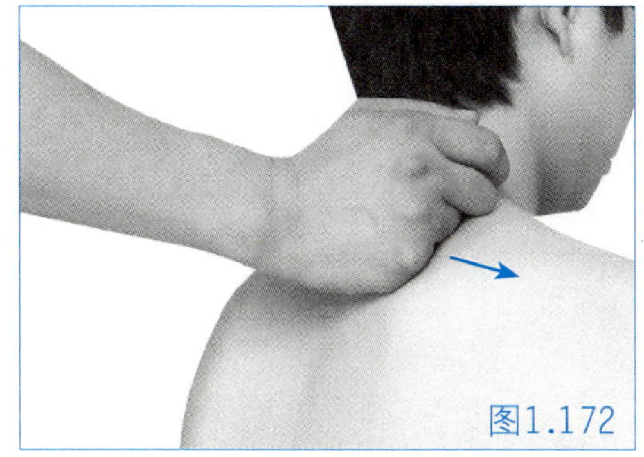
图1.172

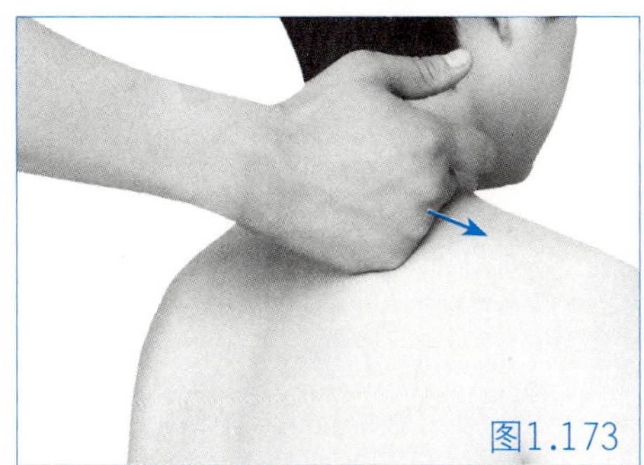
图1.173

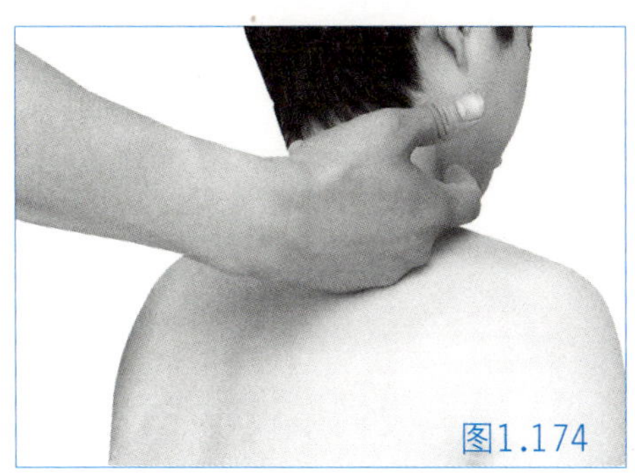
图1.174

弹拨痛点

患者取正坐位，医者站于患者身后，以一手拇指垂直于肌肉走行方向弹拨肩背部痛点3～5分钟，力度以患者能耐受为度。施术时以拇指指端施力，其余四指放于肢体另一侧起辅助支撑作用，将着力的指端插入肌筋缝隙间或肌筋的起止点，由轻到重、由慢而快进行弹拨（图1.175和图1.176）。

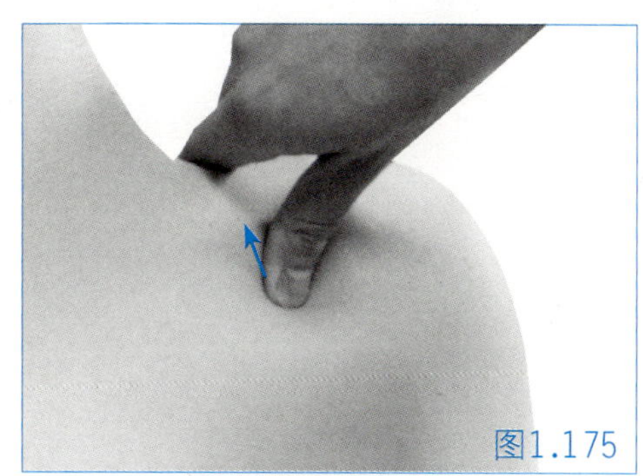
图1.175

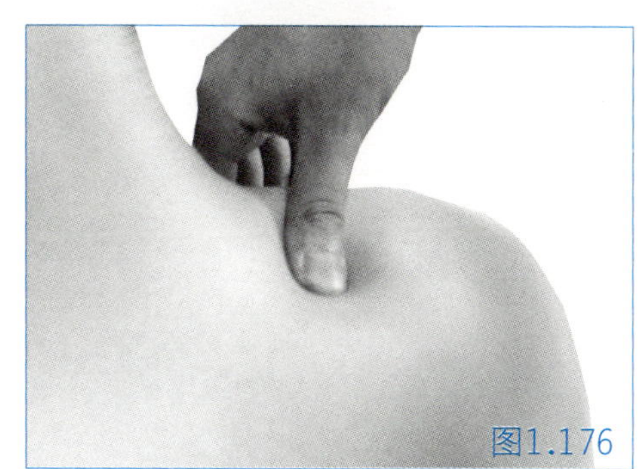
图1.176

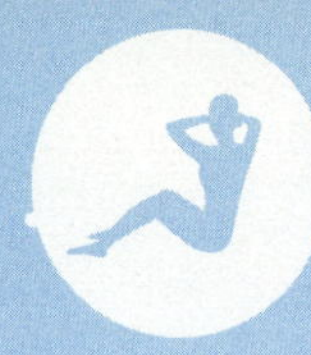

擦法温通

患者取俯卧位，医者站于患者患侧，以正红花油为润滑剂在患者患处施以掌擦法约1分钟。施术时以手掌着力，做直线往返快速擦动，以局部皮肤及皮下透热为度（图1.177～图1.179）。

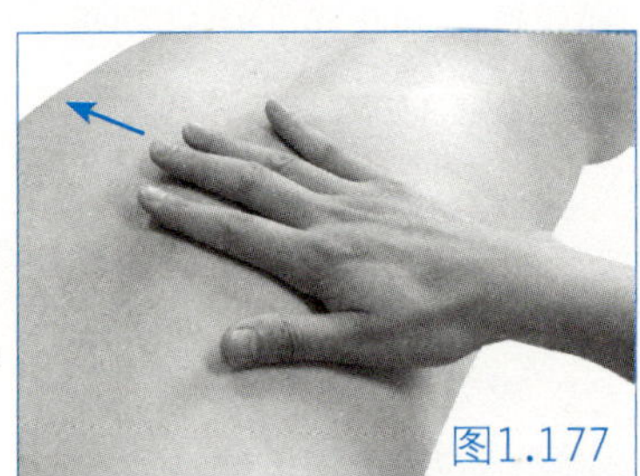

图1.177

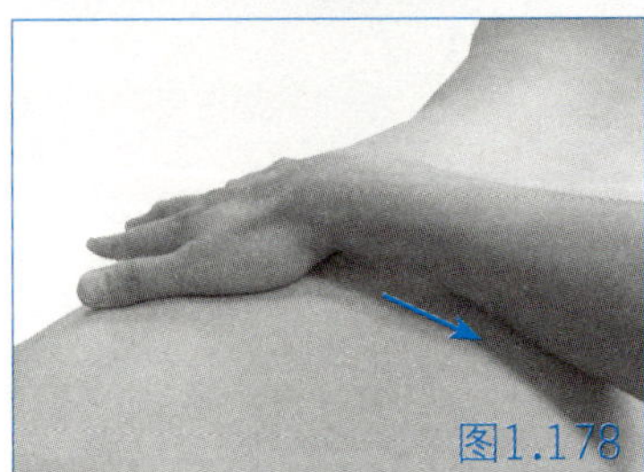

图1.178

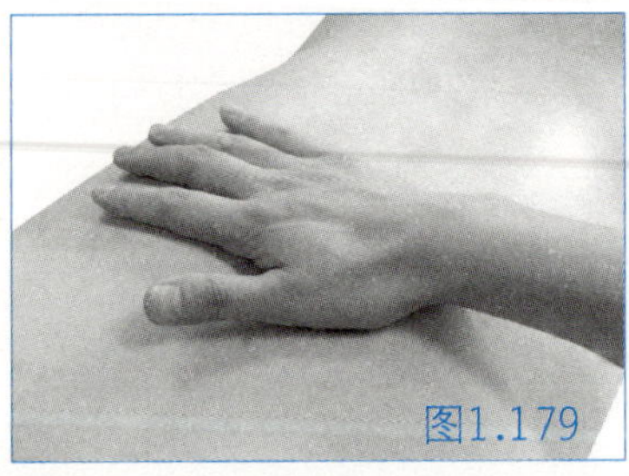

图1.179

2 耳穴贴压疗法

取耳穴：肩、肩关节、肾上腺、神门、皮质下。（图1.180）

常规消毒上述耳穴后，将一粒王不留行籽置于方形小胶布中央，并贴于耳穴上，用手指轻轻按揉，以耳穴局部有热、胀感为宜。每天按压3～4次，每次2分钟左右。每5天更换耳穴1次，5次为1疗程。

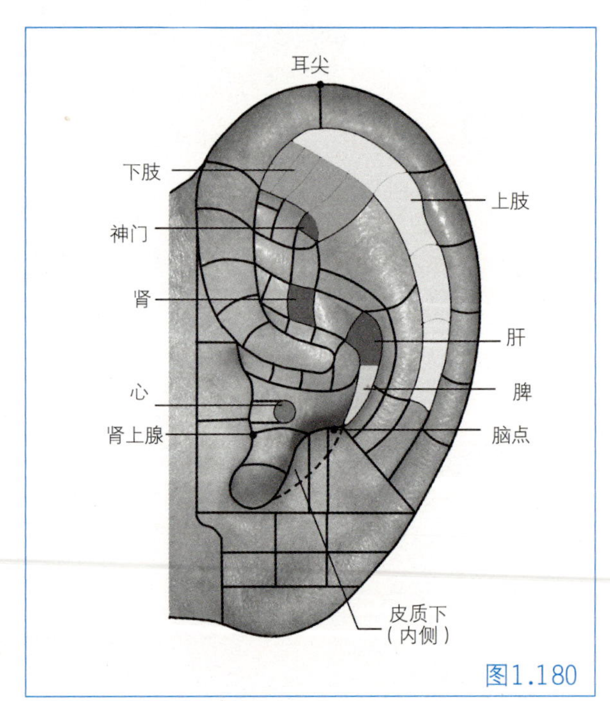

图1.180

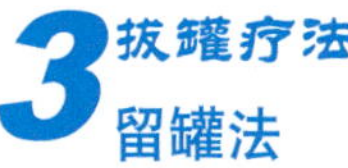

3 拔罐疗法

留罐法

取穴一： 病变局部，尤其是压痛点处。

用闪火法在病变局部拔罐，并留罐5～15分钟。或用闪罐法在病变局部拔罐，反复吸拔多次，至皮肤潮红为止。

取穴二： 风寒外袭型选风池穴、大椎穴、曲池穴、昆仑穴；气滞血淤型选大椎穴、膈腧穴、颈椎夹脊穴；肝肾不足型选风池穴、天柱穴、三阴交穴、颈椎夹脊穴。（图1.181）

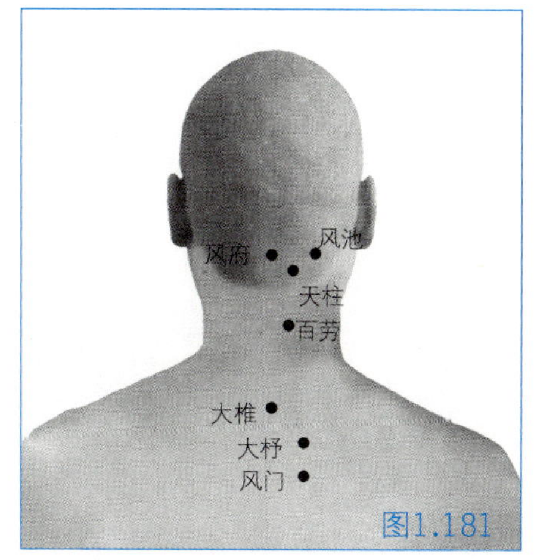

图1.181

将以上诸穴常规消毒后，用闪火法拔罐，并留罐5～10分钟，每天1次。

针罐法

取穴一： 夹脊穴（图1.182）。

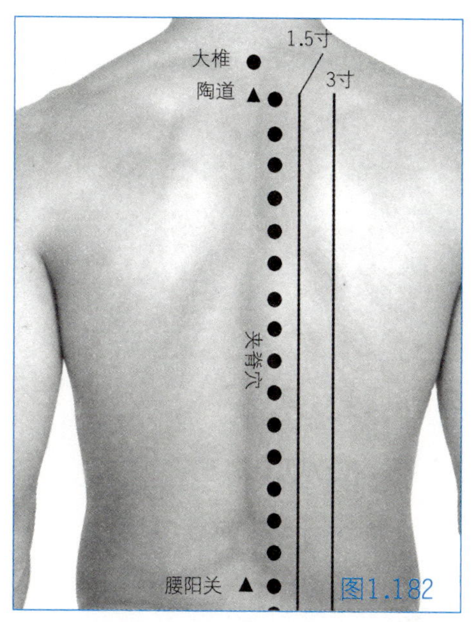

图1.182

医者先用拇指沿患者的一侧夹脊穴向下滑动按压，找到敏感点，常规消毒后用1.5～2寸毫针向脊椎方向斜刺，当出现针感时停止进针，并施以相应手法加强针感。然后用上述手法针刺敏感点对侧。最后在两个针刺部位分别拔罐，留针罐20分钟。

取穴二： 大椎穴、风池穴。

用毫针直刺大椎穴1～1.5寸，以局部有酸、麻、胀感并向两肩放射为宜。风池穴针刺1～1.5寸，针尖向对侧眼眶斜刺，以局部有酸、麻、胀感并向头顶

或眼眶放射为宜。两个穴位均留针，然后将艾条套在两个针柄上，点燃。待艾条燃尽，毫针完全冷却后出针，并在大椎穴上加拔罐。每天1次，每次5～15分钟，10次为1疗程。两疗程之间间隔3～5天。

药罐法

药物：艾叶、防风、杜仲、麻黄、木瓜、川椒、土鳖、羌活、独活、苍术、苏木、红花、桃仁、千年健、透骨草、海桐皮各10克，乳香、没药各5克。

取穴：主穴为下曲池穴、大杼穴、风门穴。配穴为天宗穴、肩井穴、肩髃穴、曲池穴。或取阿是穴。

将以上药物加水煮沸后放入竹罐煎煮3分钟，取出后用毛巾擦去水，迅速拔于上述穴位7～8分钟，隔日1次，10次为1疗程。

刺络拔罐法

取穴一：大椎穴、肩外腧穴、风门穴。

每次选上述穴位1～2个，用三棱针迅速刺入0.5～1分，随即迅速出针，以出血为度，然后拔罐，并留罐10～15分钟。起罐后头部做旋转运动，每3～5天1次，一般治疗3次。

取穴二：大椎穴、风门穴（双侧）、肺腧穴（双侧）。（图1.183）

将以上穴位用用七星针交替叩刺出血，然后拔罐5～10分钟，每穴拔出淤血1～3毫升。伴有神经根刺激征者，可沿手阳明大肠经及手太阴肺经循行路线选穴施治。每周2～3次。

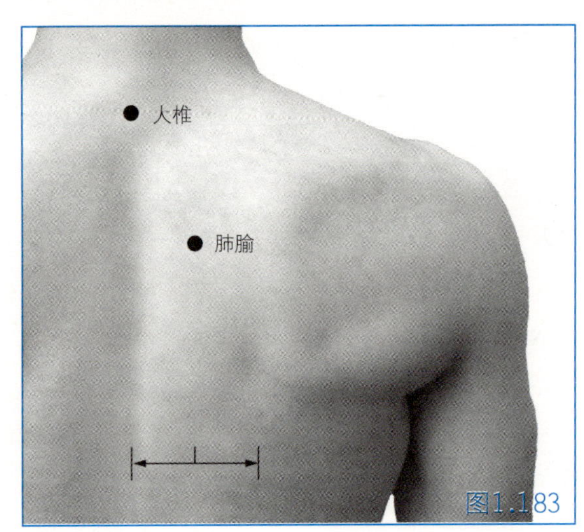

图1.183

取穴三：颈部不适取颈灵穴（第四、五颈椎之间）、天宗穴，配太阳穴、百会穴。臂痛取肩中腧穴、颈灵穴，配少冲穴、关冲穴。后背痛取颈灵穴、臂臑穴（图1.184），配阳溪穴（图1.185）、商阳穴。

以上穴位用小宽针快刺速拔，然后拔罐，每穴出血1毫升后起罐。每7天治疗1次，3次为1疗程。

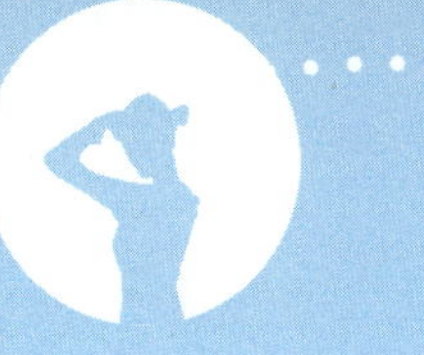

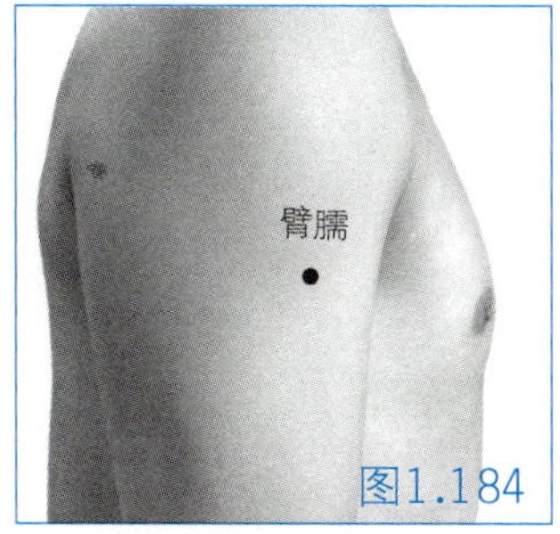

图1.184

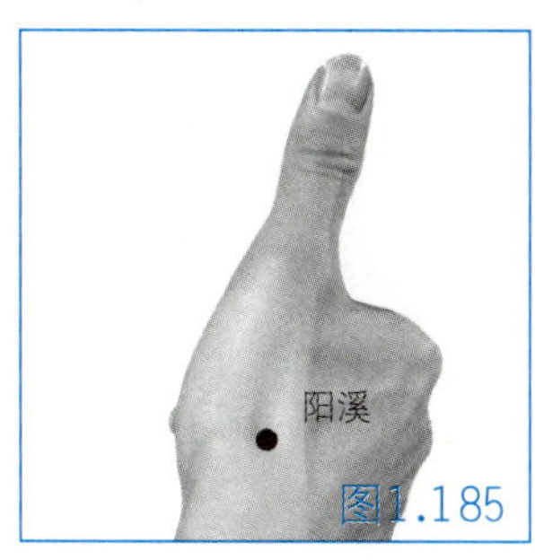

图1.185

取穴四：巨骨穴、曲垣穴、肩髃穴、肩髎穴、肩前穴、肩井穴。

每次选上述穴位1～2个，常规消毒后，用梅花针以重叩法叩刺。然后在穴位及其四周拔罐10分钟，至拔出淤血2毫升为止。隔日1次。

针刺后拔罐法

取穴一：天宗穴、肩贞穴（图1.186）、阿是穴。

用铍针直刺上述穴位，以深至骨膜为宜，出针后拔罐，并留罐10分钟。起罐后进行局部按摩，头部做旋转运动，每3～5天1次，一般治疗3次。

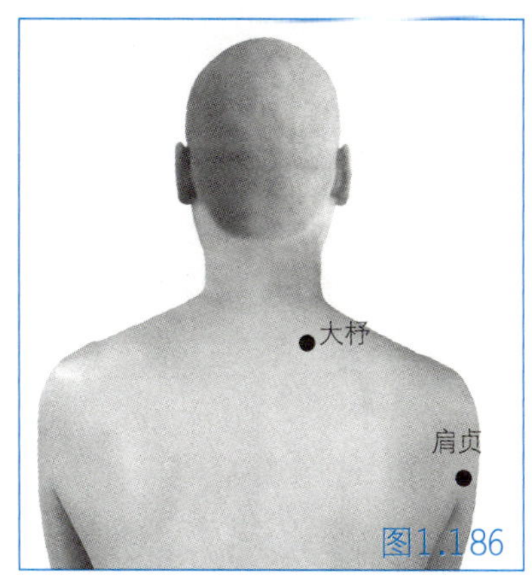

图1.186

取穴二：肩井穴、天宗穴、曲池穴、外关穴、百会穴、风池穴、内关穴。

用28号2寸毫针以平补平泻手法针刺上述穴位，得气后接电针治疗30分钟，出针后在背部阿是穴拔罐6～10个，并留罐5～10分钟。然后用梅花针叩刺拔罐部位，手法由轻到重，以皮肤出血为度。每天1次，10次为1疗程。

梅花针叩刺后拔罐法

取穴一：第一组为大椎穴、肩中腧穴、肩外腧穴。第二组为大杼穴、肩井穴、肩髃穴。（图1.187）

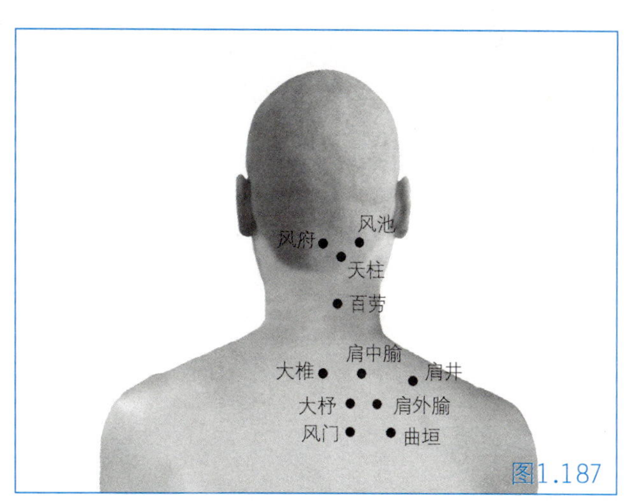

图1.187

每次选用一组或两组穴位。先用梅花针叩刺至皮肤发红，并有少量出血，然后在叩刺部位拔罐10～15分钟，以拔出淤血为度。每天或隔日1次，10次为1疗程。

取穴二：颈部病变椎体周围的压痛点、阳性反应物或第四至七颈椎旁0.5寸处。

用梅花针叩刺上述部位，至皮肤出血后拔罐5～10分钟，反复3次，每次罐内可见黄浊黏液，擦净后用艾条温和灸10分钟。隔日1次，10次为1疗程。

挑治拔罐法

取穴：颈部病变椎体周围的压痛点或患侧肩臂麻痛、索条、硬结激发点。若无明显压痛点，可选骨质增生部位的椎体棘突间旁开1～2厘米处。

每次选上述部位2～3点，用0.5%利多卡因浸润麻醉后，将皮肤挑破长0.3～0.5厘米的横口，挑断皮下纤维索条，用针尖在肌肉内做上下左右剥离，有酸、麻、胀感时出针，然后迅速在横口处拔火罐，当罐内淤血5～10毫升时起罐，用消毒纱布包扎。7～10天挑治1次，2次为1疗程。

4 灸法

艾炷隔姜灸

取穴：主穴为巨骨穴、曲垣穴、肩髃穴、肩髎穴、臂臑穴、曲池穴。配穴为天宗穴、养老穴、尺泽穴（图1.188）、神阙穴、足三里穴（图1.189）等。

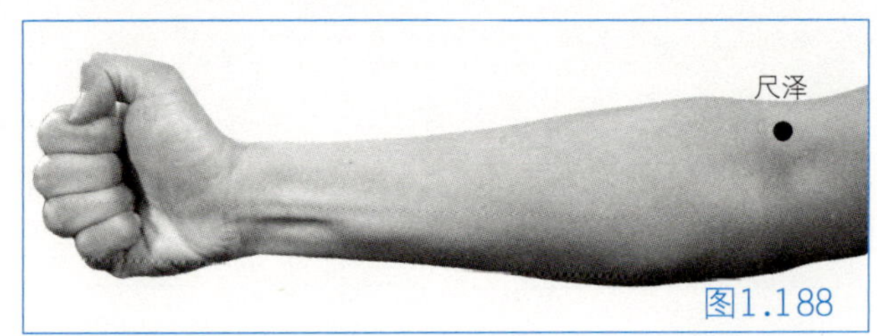

图1.188

每次选上述穴位2～4个，取厚约0.2厘米的鲜姜片，以针穿刺数孔，置于穴位上。将艾炷制成枣核大小，点燃上端后置于姜片上，燃尽另换一炷再灸，每次灸5～10壮。每天或隔日施灸1次，10次为1疗程，两疗程之间间隔3～5天。

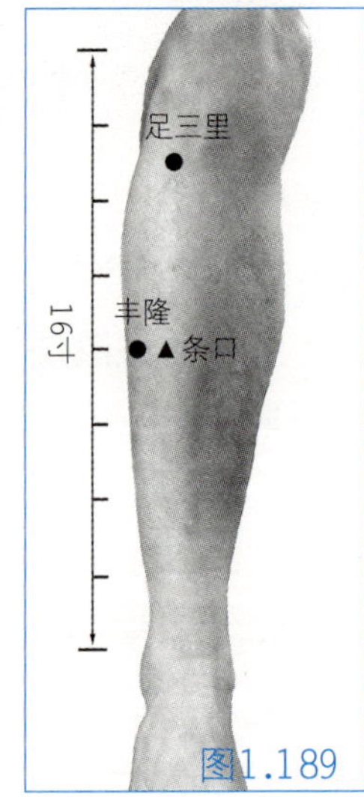

图1.189

艾炷隔盐灸

取穴：神阙穴。

将少许食盐研为细末，放于神阙穴内，使之与脐平，上置黄豆大小艾炷施灸，每次灸5～30壮。每天或隔日施灸1次，5～10次为1疗程，两疗程之间间隔5～7天。

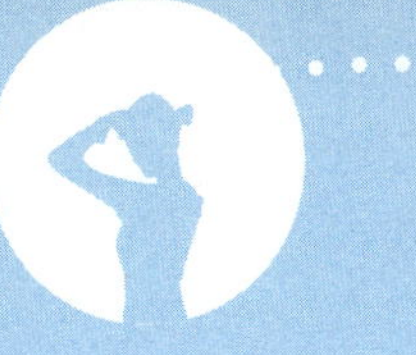

温针灸

取穴：主穴为巨骨穴、曲垣穴、肩髃穴、肩髎穴、臂臑穴、曲池穴。配穴为天宗穴、养老穴、尺泽穴、神阙穴、足三里穴等。

每次选上述穴位2~4个，用毫针刺入，得气后在针柄上插入一段长约2厘米的艾条，距皮肤2~3厘米，然后将艾条下端点燃施灸，每穴灸10~20分钟。每天或隔日施灸1次，10次为1疗程，两疗程之间间隔5天。

温灸器灸

取穴：肩部压痛点。

将艾绒与中药粉装入温灸器内，点燃后置于肩部压痛点处进行施灸，每次灸15~30分钟。每天或隔日施灸1次，10次为1疗程，两疗程之间间隔3~5天。

灯芯草灸

取穴：主穴为巨骨穴、曲垣穴、肩髃穴、肩髎穴、臂臑穴、曲池穴。配穴为天宗穴、养老穴、尺泽穴、神阙穴、足三里穴等。

每次选上述穴位2~4个，用长3~4厘米的灯芯草蘸油（香油、麻油均可），点燃后快速按在穴位上进行灸烫。一般3天施灸1次，3~5次为1疗程。

药线灸

取穴：巨骨穴、曲垣穴、肩髃穴、肩髎穴、肩前穴。（图1.190）

将经药物浸泡过的苎麻线点燃后直接灸患者上述诸穴，每天施灸1次。

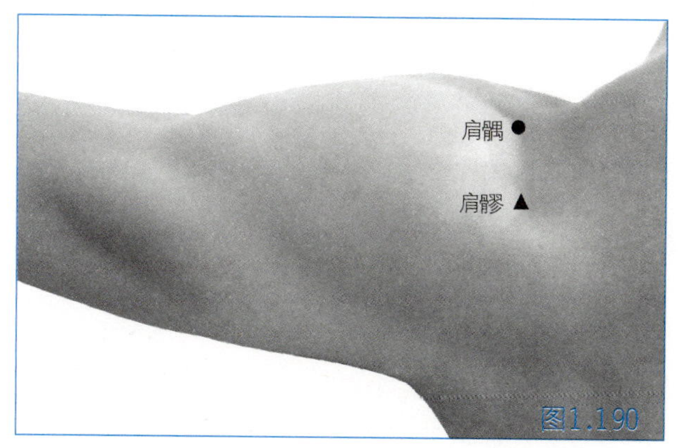

图1.190

斑蝥灸

取穴：巨骨穴、曲垣穴、肩髃穴、肩髎穴。

将斑蝥研为细末，贮瓶备用。使用时先取1寸左右见方胶布一块，将中央剪一个黄豆大小圆孔，将小孔对准穴位（每次选1~3个）贴牢，然后把斑蝥粉倒在孔内，上面再贴一块胶布。根据病情每次灸0.5~2小时，局部可有起泡或灸疮。

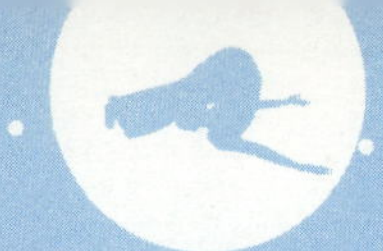

5 毫针疗法

取穴：巨骨穴、曲垣穴、肩髃穴、肩髎穴、肩井穴、曲池穴、外关穴、合谷穴。（图1.191）

以上各穴均用平补平泻手法，留针20～30分钟。每天1次或隔日1次，10次为1疗程，两疗程之间间隔3～5天。其中巨骨穴与肩髎穴为治疗冈上肌肌腱炎的主穴。巨骨穴进针时可用2寸毫针直刺，过皮后微斜向外下方，进针1～1.5寸，以肩关节周围有酸、胀感为宜。肩髎穴取穴时嘱患者垂臂，沿肩峰与肱骨大结节之间水平方向进针约0.7～1寸，以穴位局部有酸、胀感为宜，有时可向前臂放射，亦可沿肩峰下水平直刺进针。曲垣穴可直刺0.5～0.8寸，以穴位局部有酸、胀感为宜。肩井穴可直刺0.5～1寸，以穴位局部有酸、胀感并向肩背部放射为宜。肩髃穴进针时让患者手臂外展，沿肩峰与肱骨大结节之间对准极泉穴进针，深1.5～2寸，以酸、胀感向整个关节腔放射为宜。

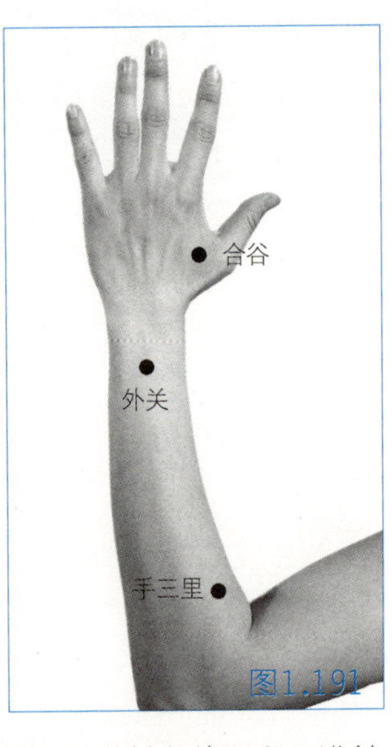

图1.191

6 芒针疗法

取穴：肩髃穴、极泉穴（图1.192）、肩贞穴、条口穴、承山穴（图1.193）、曲池穴、手三里穴（图1.194）。

患者取坐位，肩平举，医者用芒针深刺患者肩髃穴。若患者肩不能抬举，可局部多向透刺，使肩能平举，然后针刺极泉穴透刺肩贞穴及其他穴位。还可针刺条口穴透刺承山穴，让患者取坐位，两腿屈曲呈直角，从条口穴进针，进针后频频捻转，过捻转边让患者抬起肩部，并活动患肢，动作由慢到快，用力不宜过猛，以防引起疼痛，然后留针20分钟。隔日1次，5次为1疗程，两疗程之间间隔2～3天。

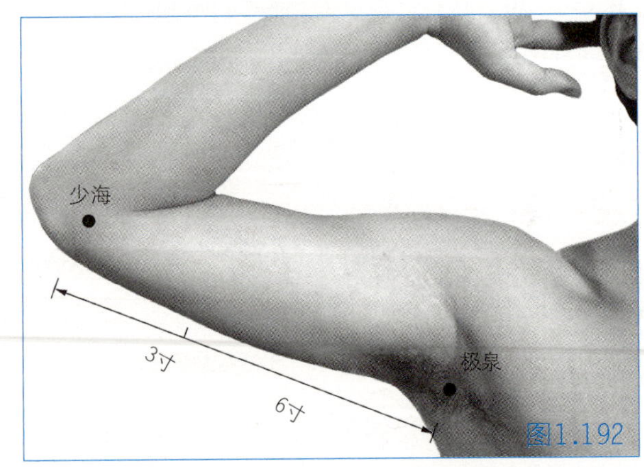

图1.192

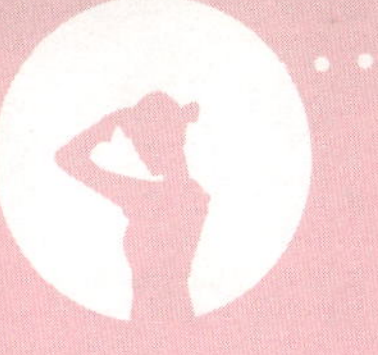

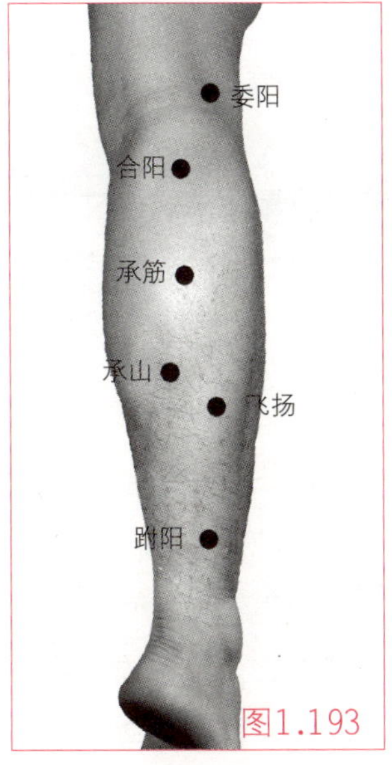

图1.193

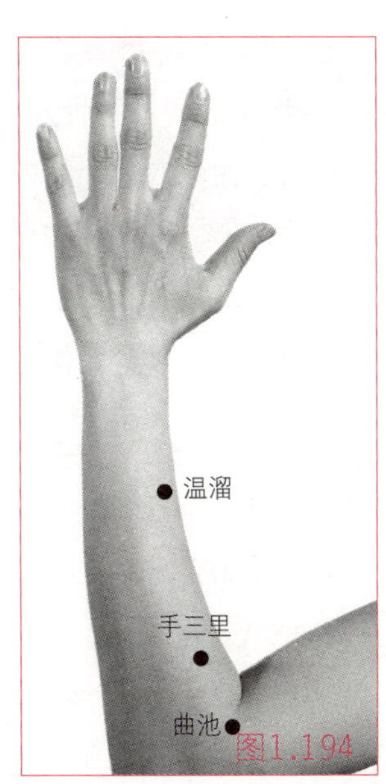

图1.194

7 三棱针疗法

取穴：主穴为尺泽穴、曲池穴、曲泽穴（任选一穴）。配穴为肩贞穴、肩髃穴、肩髎穴、肩前穴、肩后局部。

每次选上述穴位1～2个，常规消毒后，用三棱针对准穴位及周围有淤血现象的静脉血管迅速刺入0.5～1分，随即迅速出针，使出血量达10～20毫升为佳，血止后在针刺部位拔罐5分钟，每15～20天1次。

8 皮肤针疗法

梅花针

取穴：病变局部，尤其是压痛点处。

将上述部位常规消毒后，用梅花针叩刺，着重叩刺压痛点处，以皮肤发红并有少量出血点为度。然后在叩刺部位用闪火法拔罐，如能拔出少量淤血则疗效更佳。

9 耳针疗法

取耳穴：肩、肩关节、肾上腺、神门、皮质下。

将上述耳穴常规消毒后，用25号0.5寸毫针对准耳穴快速刺入耳部软组织，以不穿透对侧皮肤为度，捻针数秒钟，然后留针20～30分钟。每天或隔日治疗1次，10次为1疗程，两疗程之间间隔5～15天。

10 穴位注射疗法

取穴：阿是穴（压痛点）。

将10毫升1%普鲁卡因与25毫克强的松龙混合，或20毫升1%普鲁卡因与50毫克强的松龙混合后备用。让患者取坐位，医者立于患者患侧，用拇指按压配合被动活动手臂，以寻找压痛明显部位。通常压痛点在肱骨大结节附近。找到该压痛点后，常规消毒，然后将混合好的药物注入肱二头肌长头腱鞘内，并用

消毒纱布覆盖，再以手法推拿施治。隔5天注射1次，3次为1疗程。如压痛点广泛，可选2～3处压痛点最明显处注射。

11 针挑疗法

取穴：阿是穴（皮下结节点）。

医者将阿是穴常规消毒后，以医用缝针横向刺入患者穴点的皮肤，待针尖进入皮肤后，用左手食指将皮肤向针尖方向推压，持针的右手同时用力，使针穿过皮肤，然后提高针尖，微微捻转几下，使皮下纤维组织缠在针尾上，拔出针身。每1～3天挑治1次，10次为1疗程。挑治完毕后，盖上消毒纱布，并用胶布固定。

12 电针疗法

取穴：巨骨穴、曲垣穴、肩髃穴、肩髎穴、肩贞穴、曲池穴、外关穴。

每次选上述穴位2个，常规消毒后用2～4寸毫针针刺，得气后通电10分钟。每天1次，10次为1疗程。以上诸穴每次可交替使用。

13 药物贴敷疗法

药物：葱汁、蒜汁、姜汁、米醋各300毫升，灰面60克，牛皮胶120克，凤仙花汁100毫升。

取穴：巨骨穴、曲垣穴、肩髃穴、肩髎穴。

先将葱汁、蒜汁、姜汁与醋混合，放锅内加热，熬至极浓时，加入牛皮胶使之溶化，再入灰面搅匀，熬成膏状。然后取小胶布数块，将药膏摊于胶布中央，分别贴在穴位上，每天换药1次。

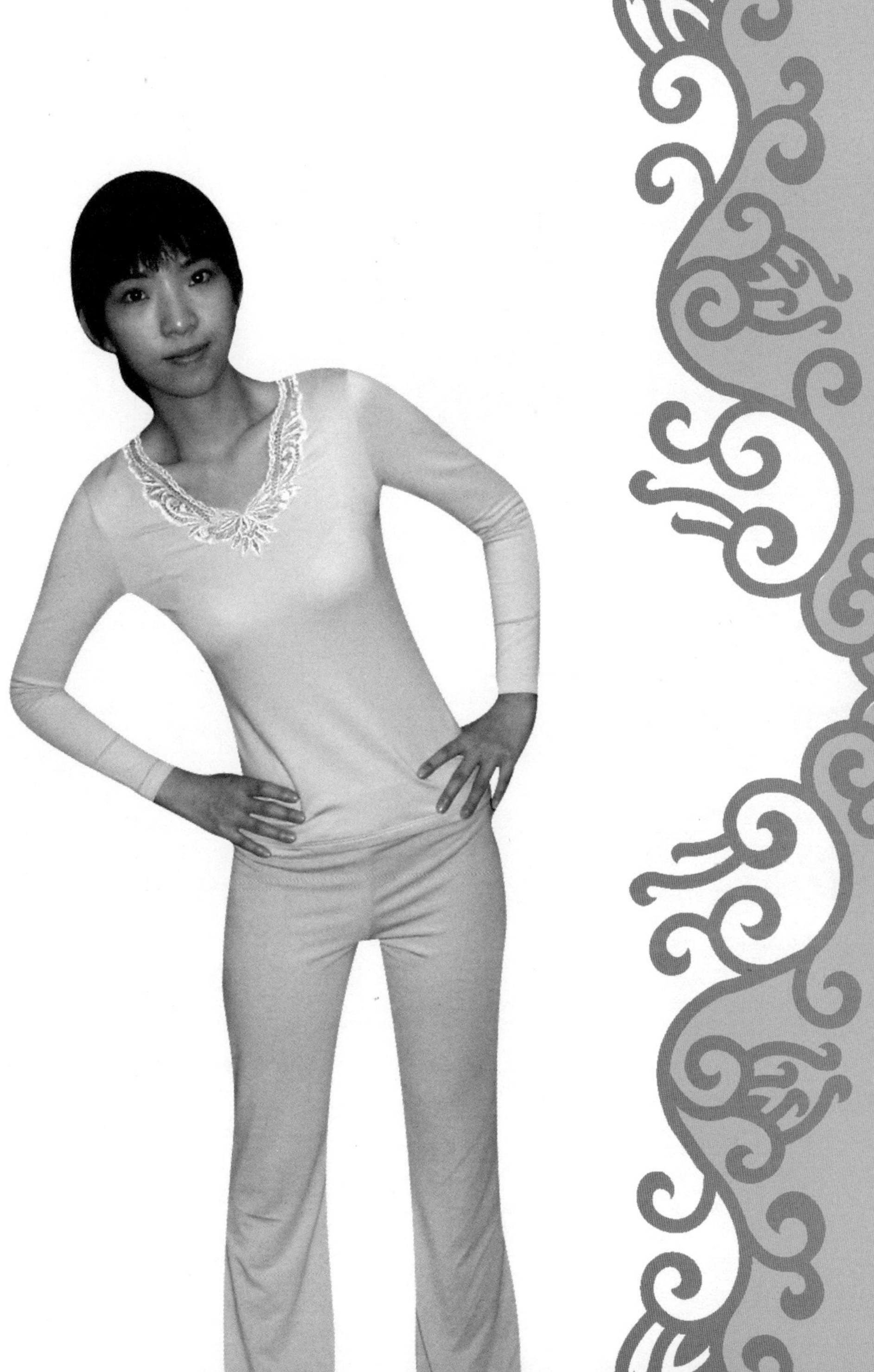

第二部分

腰腿疼痛的自我调治

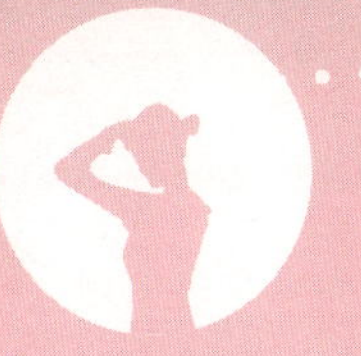
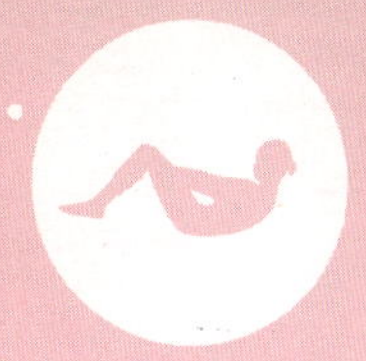

第1章

腰痛是怎么回事

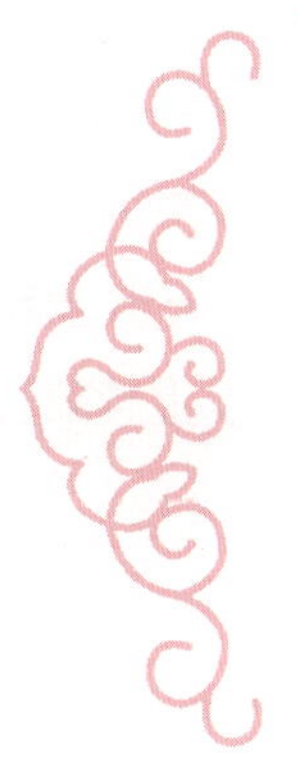

腰痛是一种常见的病症，表现为腰部一侧或两侧疼痛，可放射到腿部。引起腰痛的原因很多，除脊柱本身的病变可引起腰痛外，脊柱周围的韧带、肌肉、筋膜、神经及邻近的脏器病变也能引起不同程度的腰痛。因此，要提高腰痛的治疗效果，首先必须进行正确的诊断，对相关的病因病机等有较深入的理解和认识。

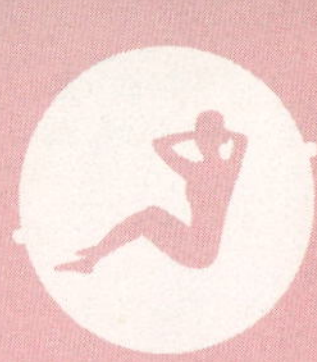

腰痛是怎么发生的

对腰痛做出正确诊断，除了熟悉腰部的解剖和生理知识外，也应对能够引起腰痛的各种因素进行详细了解。

一般来说，腰痛的致病因素可归纳为以下几个方面：

腰肌劳损：如腰部的急、慢性损伤，如腰部的肌肉、筋膜、韧带、盘损伤等。

炎症：如腰肌纤维组织炎、肌筋膜炎、类风湿性关节炎、强直性脊柱炎、脊柱结核、髋关节结核以及腰部软组织的深部感染等。

脊柱异常：如脊柱侧弯、先天性椎管狭窄、脊柱裂、半椎体、腰椎骶化及骶椎腰化等。

肿瘤：如椎管肿瘤、骨软骨瘤、骨母细胞瘤等。

退行性病变：多见于老年患者，如老年性骨质疏松症、腰椎间盘突出症、腰椎骨关节病等。

内脏疾病：肾、输尿管、子宫、卵巢、胰腺等部位的病变，都可同时伴有腰痛症状。

下肢病变：主要是下肢畸形和功能障碍，如扁平足、双下肢不等长、膝及髋关节内翻或外翻、关节僵硬、髋关节脱位以及各种原因所致的跛行，因下肢负重不均匀，活动不协调，易发生腰部肌肉、筋膜和骨关节的损伤，引起腰痛。

其他因素：如脊髓或外周神经的病变、血管疾病、内分泌疾病、精神因素等。

腰痛应如何诊断

由于腰痛的病因十分复杂，在进行诊断时需要认真分析，详细检查，抓住主要方面，以制订临床治疗方案。

观察患者整体状况

首先观察患者有无特殊姿势或步态，活动是否受限。然后观察患者有无畸形或肢体伤残。最后观察患者的整体状况。

详细询问病史

详细询问病史对腰痛的诊断非常重要。可从以下几方面进行问诊：

腰痛的原因：腰痛发生前有无受伤、受寒、受潮或感冒。许多患者是在早晨起床、弯腰系鞋带、打喷嚏以及搬重物等情况下出现腰痛，这些可能与动作太猛或不协调，造成肌肉或筋膜的损伤有关。

腰痛的部位：腰痛位于腰部正中者，多由脊柱本身的病变引起；位于腰部两侧者，多由软组织或脏器病变引起；位于骶尾部者，多由盆腔脏器病变引起。但有时自觉疼痛的部位并不一定是病变部位。一般来说，病变位置表浅者，自觉腰痛的部位准确；病变位置较深者，自觉腰痛的部位模糊。

腰痛的性质：腰痛常表现为锐痛、隐痛、酸胀痛、钝痛、绞痛以及放射痛。锐痛表示病变位置表浅；隐痛、钝痛及酸胀痛表示病变位置深；绞痛多见于泌尿系结石；放射痛可能是病变位置较深，也可能是神经根病变。

腰痛的规律：观察腰痛的出现、加重、减轻和消失有无规律性，易受哪些因素影响。例如：患者挺

腰时痛，喜微微弯腰，多见于腰伸肌乏力；患者在咳嗽、打喷嚏和解大便用力时腰痛加重，多见于腰肌损伤或椎管内病变等等。

其他症状：椎管内病变多有发热、食欲不振、感觉障碍和膀胱括约肌障碍的症状；泌尿系统病变多有尿频、尿急、尿痛及血尿或脓尿；胃肠道病变多有腹胀、腹痛、便秘或脓血症状；妇科疾病多有月经失调、痛经、白带增多的症状。

认真进行检查

一般来说，腰痛患者的体格检查大致包括望诊、触诊、活动度及某些特殊检查等。

望诊

首先观察患者有无跛行或特殊姿势，走、站、坐时身体有无倾斜；脊柱的生理弯曲是否正常，有无侧弯、驼背。然后观察腰背部肌肉的发育情况，如有无肌肉萎缩或肌肉痉挛，了解肌肉收缩力和肌肉张力的强弱。

触诊

触诊是一项十分重要的检查，有助于发现痛点以及压痛的部位、性质、范围、深浅程度、有无放射等。同时还可通过触诊发现棘突有无变形、偏歪，软组织有无肿胀、僵硬、结节、条索状物等。现介绍几种常用的检查方法：

单手拇指触诊法：医者以一手拇指检查患者的棘突、棘间、棘旁、臀部等部位。主要用于检查棘突有无压痛，压痛的部位、范围及程度；棘间是否有压痛；棘上韧带的改变情况等。

双手拇指触诊法：患者取坐位或俯卧位，医者将两手拇指分别置于患者脊柱两侧，自上而下对比检查（图2.1）。检查内容包括：棘突是否偏歪，软组织有无肿胀，棘突有无压痛以及压痛的位置、范围、程度、有无放射及放射位置等。

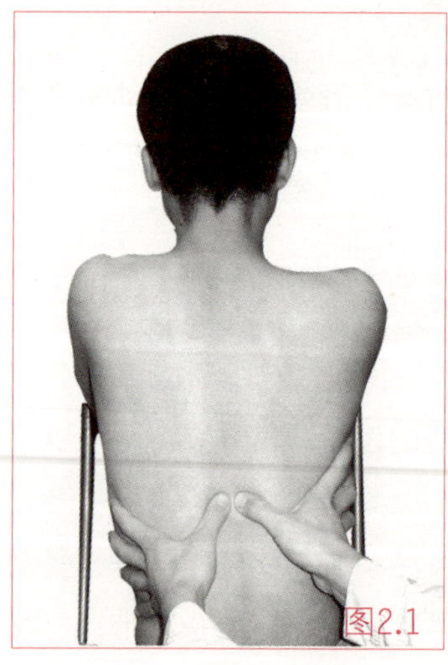
图2.1

三指触诊法：医者用中指、食指和无名指进行检查。中指置于患者脊椎棘突顶部，食指和无名指分别置于棘突两侧，自棘突上部向下依次滑动检查（图2.2）。检查内容包括：棘突有

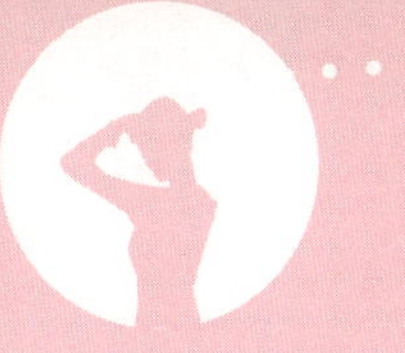
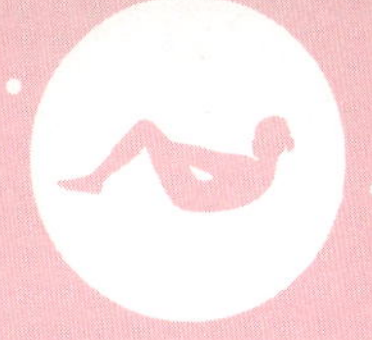

无偏歪；脊柱生理弯曲是否存在，有无消失、反张、成角、后凸、内陷畸形；棘上韧带是否剥离，有无钝厚、触痛等。

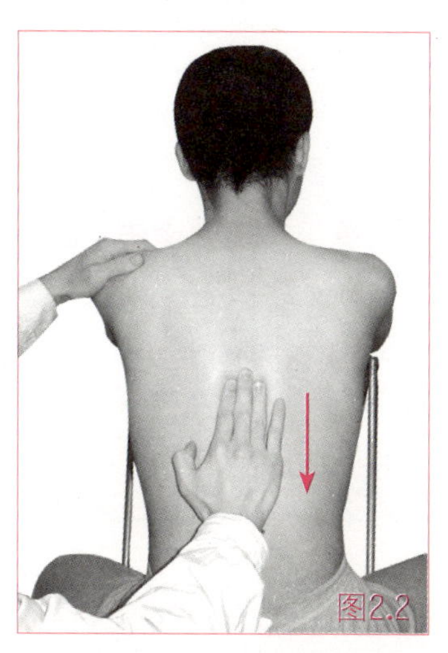
图2.2

活动度检查

正常情况下脊柱具有前屈、后伸、左右侧屈及旋转功能。人直立时可前屈90°，后伸30°，侧屈20°，旋转30°（图2.3～图2.7）。但脊柱活动度也因人而异，应结合其他检查，如腿部的屈曲、内收、后伸、旋转及外展功能（图2.8～图2.12）。此外，还要注意活动时是否引起疼痛或放射痛，以及疼痛和放射痛的位置。

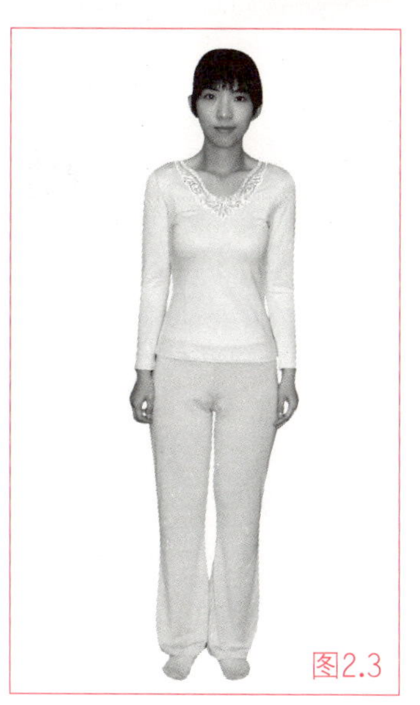
图2.3

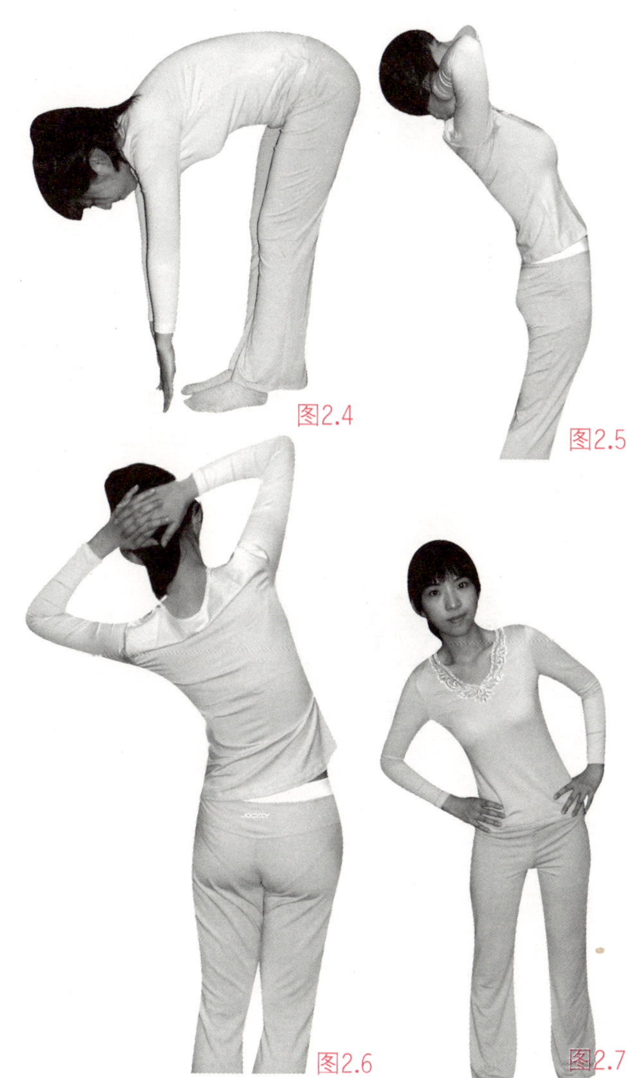
图2.4 图2.5 图2.6 图2.7

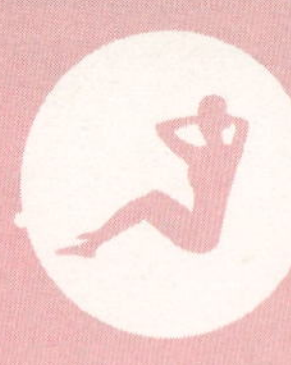

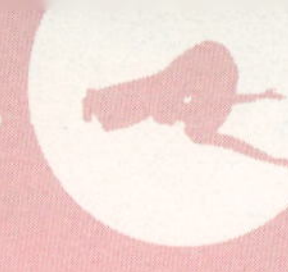

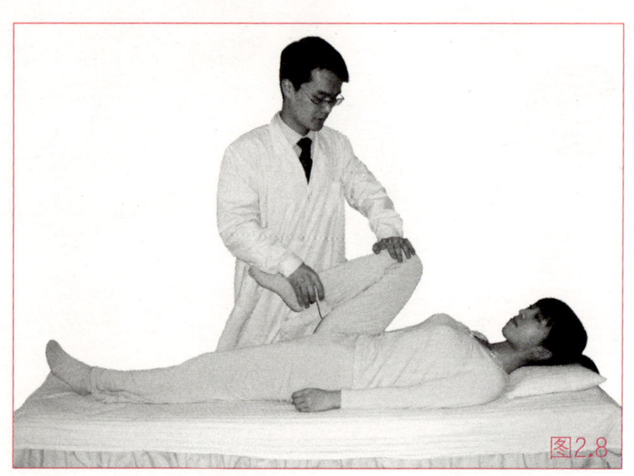

图2.8

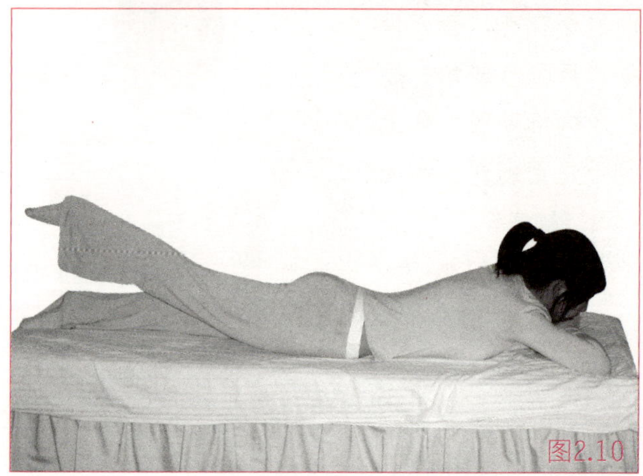

图2.10

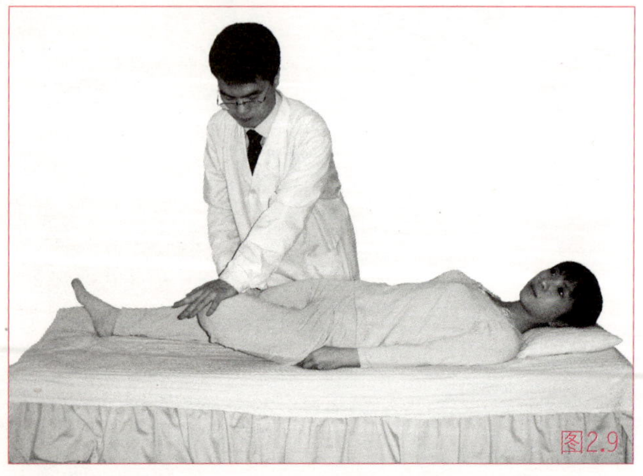

图2.9

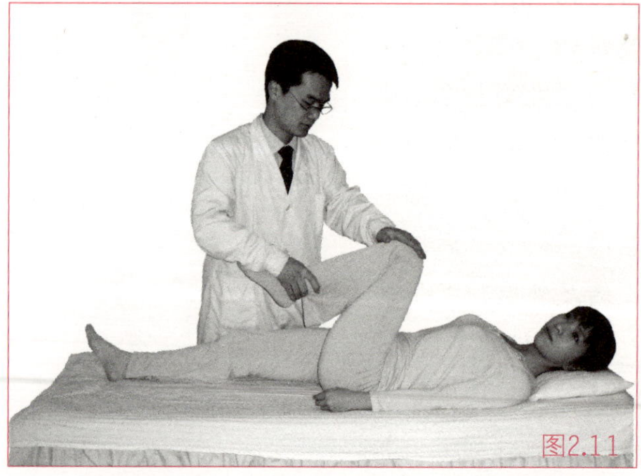

图2.11

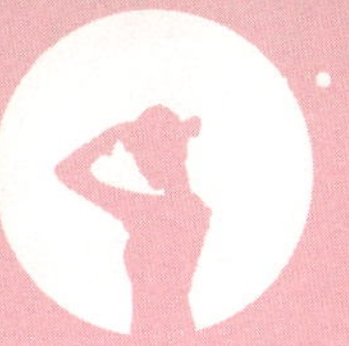

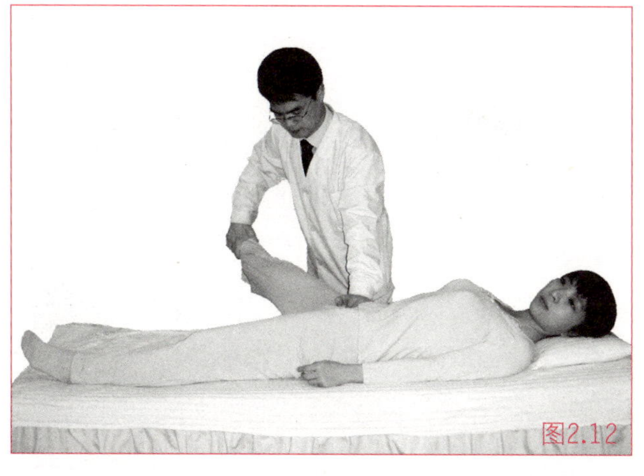
图2.12

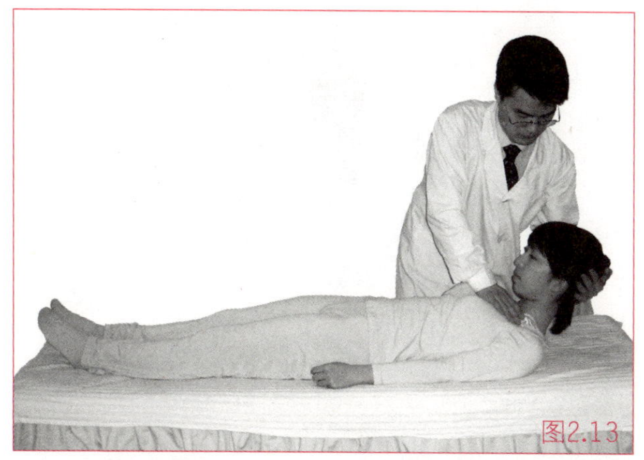
图2.13

特殊检查

对腰痛患者进行以下特殊检查，可进一步明确病变的部位、性质和程度。

屈颈试验：患者仰卧，四肢自然放平，医者一手托患者枕部，另一手按于患者胸前，徐徐将患者颈部屈曲（图2.13），若患者出现腰腿痛即为屈颈试验阳性，说明患者腰骶神经根有病变。

仰卧挺腹试验：患者仰卧，两手置于腹部或躯干两侧，以枕部及两足跟为着力点，将腹部向上抬起，如感觉腰痛及患肢放射痛，即为仰卧挺腹试验阳性。如未能引出疼痛，可在保持上述体位的同时用力咳嗽，出现患肢放射痛即为仰卧挺腹试验阳性。

直腿抬高试验：患者仰卧，两腿伸直，医者一手扶患者膝部使其膝关节伸直，另一手握住踝部并将之徐徐上举（图2.14），健康人可抬高70°以上，如果抬高不足70°而感觉下肢有放射性疼痛，即为直腿抬高试验阳性。此时将患肢略降低至疼痛基本消失时，突然将患者的踝关节背屈（图2.15），如患肢再次出现疼痛，即为直腿抬高加强试验阳性。

足拇趾背伸试验：患者仰卧，下肢伸直，两脚拇指同时上翘，医者用两手拇指同时下压患者的两脚拇指（图2.16）。正常情况下，患者两脚拇指力量对称，若一侧无力或与对侧相比明显减弱，即为足拇指背伸试验阳性，多见于第四腰椎神经受损。临床上可用于第四、五腰椎椎间盘突出症的诊断。

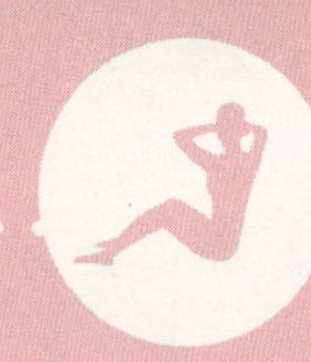

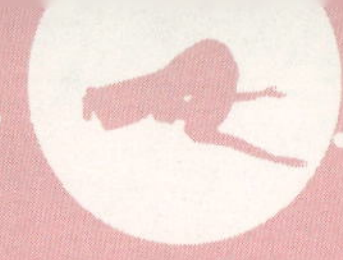

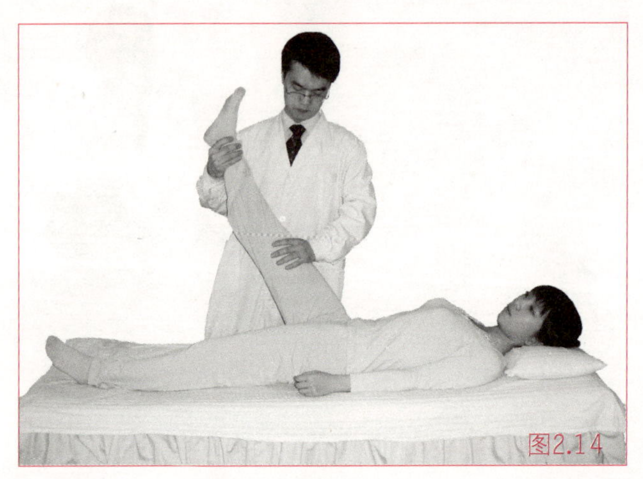
图2.14

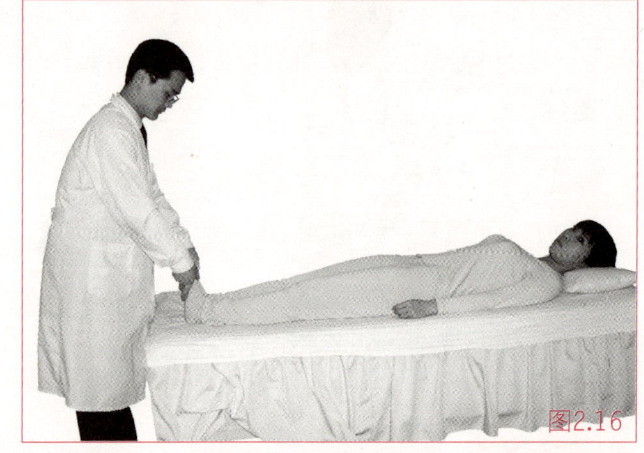
图2.16

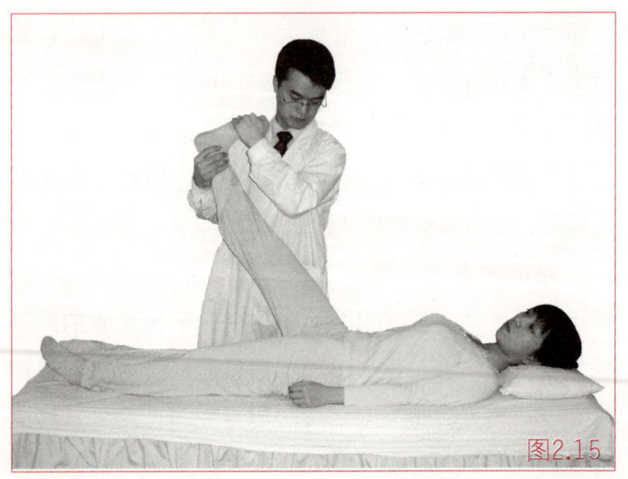
图2.15

"4"字试验：患者仰卧，健侧下肢伸直，患侧下肢屈曲，并将足踝部搭在健侧下肢上，呈"4"字形。医者一手压住患者患肢的膝部，另一手压住对侧的髂前上棘，然后两手同时向下压（图2.17）。如果出现患侧骶髂关节疼痛，则为骨盆分离试验阳性，多见于骶髂关节病变。

双腿屈曲试验：患者仰卧，双髋双膝关节尽量屈曲，医者手按患者两膝，使其紧贴腹壁，此时压力主要集中在腰骶关节，如该处疼痛则为双腿屈曲试验阳性，多见于骶髂关节病变。

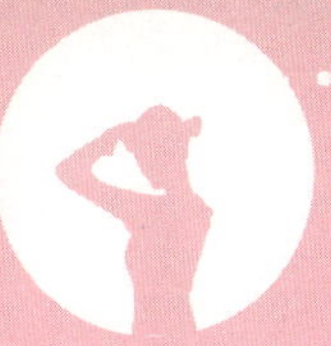

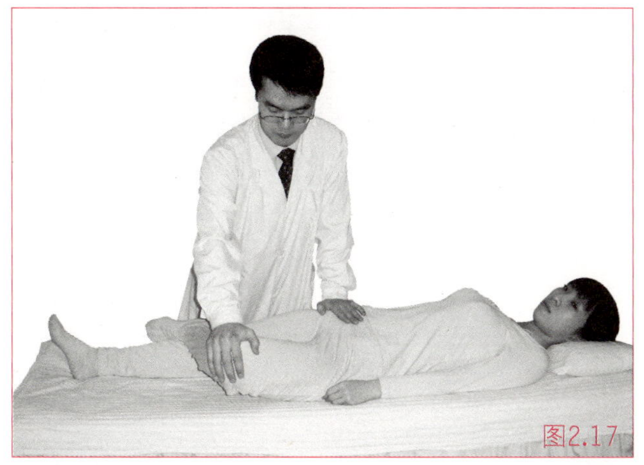
图2.17

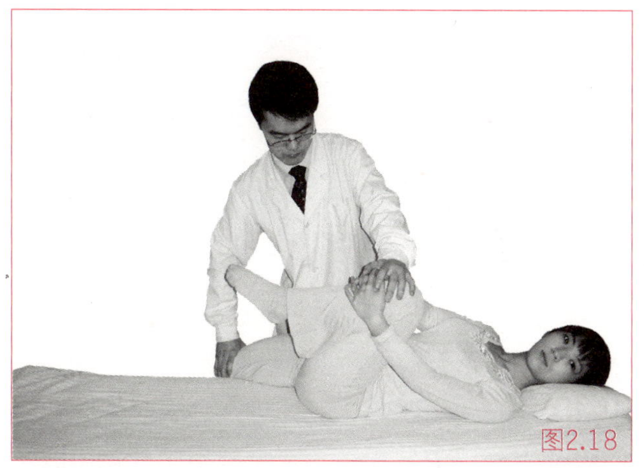
图2.18

床边试验：患者仰卧，靠近一侧床边，患侧下肢悬吊于床沿外，健侧膝尽量屈曲，并用两手抱住膝部。医者一手按住患者健侧膝部，另一手按在悬吊于床沿的大腿上，并尽量后伸加压（图2.18），若出现患侧骶髂部疼痛，为床边试验阳性，多见于骶髂关节病变。

椎间孔挤压试验：患者取坐位，医者左手放于患者头顶上，右手握拳轻轻叩击左手手背，若患者出现患侧腰腿疼痛，则为椎间孔挤压试验阳性，多见于腰神经根受损或腰椎间盘突出。

近年来，随着医疗条件的不断改善，对于一些症状较重或确诊有困难的患者，还可借助于其他检查，如X线、造影检查、腰椎穿刺、CT检查、磁共振等。

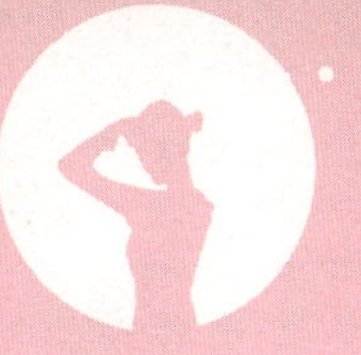
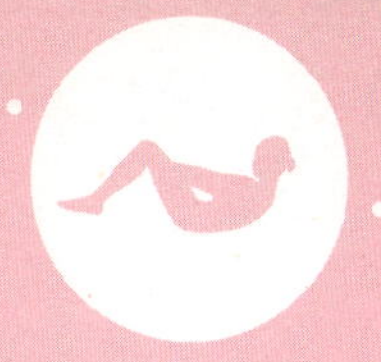

第2章

常见腰痛的调治方法

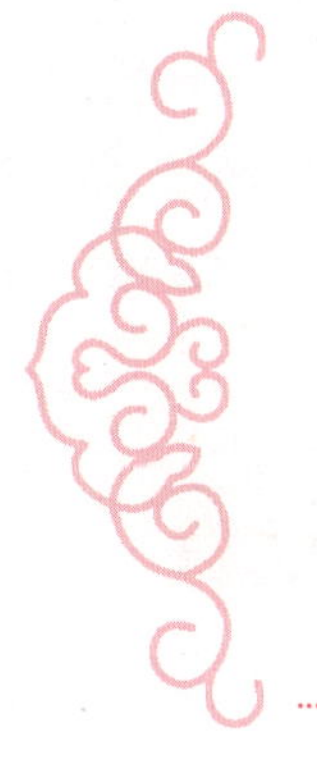

本章着重介绍常见腰痛的调治方法，包括急性腰扭伤、腰椎间盘突出症、腰椎后关节紊乱症、慢性腰肌劳损、第三腰椎横突综合征、腰肌筋膜炎、棘上韧带撕裂、棘上韧带炎及腰椎肥大性脊椎炎等引起的腰痛。

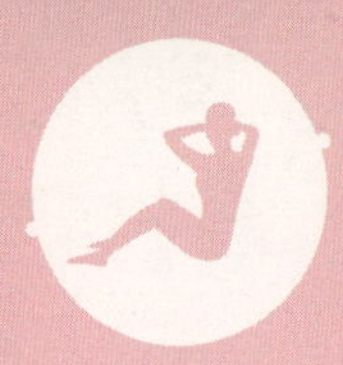

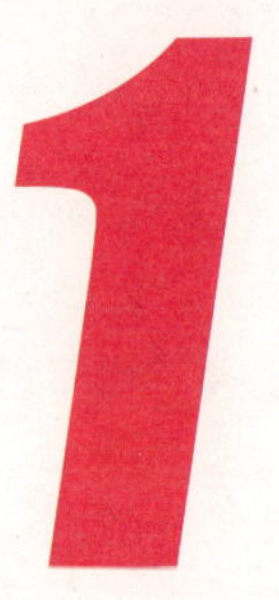

急性腰扭伤

急性腰扭伤俗称“闪腰”、“岔气”，是指在外力作用下，使腰部肌肉和腰背筋膜损伤，或腰椎后关节紊乱而出现的以腰痛为主要症状的一类疾病。本病多见于青壮年体力劳动者、运动员或偶尔劳动及运动者。扭伤后多有剧烈的腰背疼痛，腰肌紧张，活动受限，甚至日常生活不能自理。在急性期应采取有效的治疗措施，否则会因治疗不当转成慢性，成为顽固性腰背疼痛。

急性腰扭伤的主要表现

一般扭伤后会立即出现一侧或两侧腰部疼痛，程度轻重不等。扭伤较轻者，当时腰部疼痛不明显，还能活动，数小时或1～2天后疼痛逐渐加重；扭伤较重者，当即腰部疼痛剧烈，咳嗽、打喷嚏均可使疼痛加重。疼痛有明显的局限性，患者多能明确指出受伤和腰部疼痛的具体部位。少数腰痛患者疼痛可放射到臀部及大腿后部。多数患者痛在深处，表面无肿胀，但有肌肉痉挛，主要发生在骶棘肌，多为单侧。伤后患者多出现腰部活动受限，如腰部的屈伸、侧屈、旋转，尤以前屈受限明显，轻者两手扶腰缓行，重者卧床不起。

急性腰扭伤的调治方法

1 推拿按摩疗法

推摩法

患者取俯卧位，医者两手拇指沿患者脊柱两侧自上而下推摩（图2.19），持续8分钟，以腰背部产生温热感为宜。然后以揉法在痛点周围揉2分钟，使局部肌肉放松，疼痛缓解。

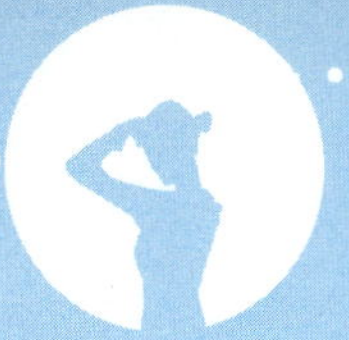
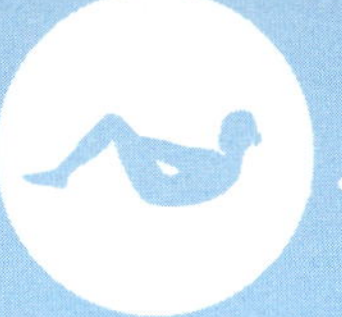

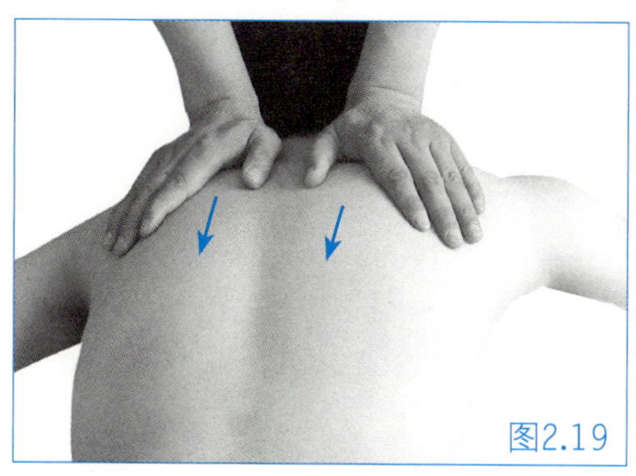
图2.19

按压法

用拇指按压法（图2.20）或肘部按压法（图2.21）按压足太阳膀胱经24次，疼痛处重按。局部肌肉痉挛明显者，疼痛处采用肘部弹拨法，持续7～8分钟。然后配合拍打法（图2.22），用手掌拍打局部2～3分钟。

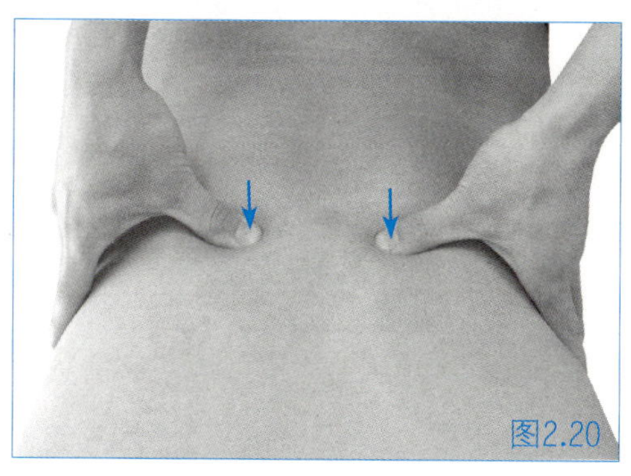
图2.20

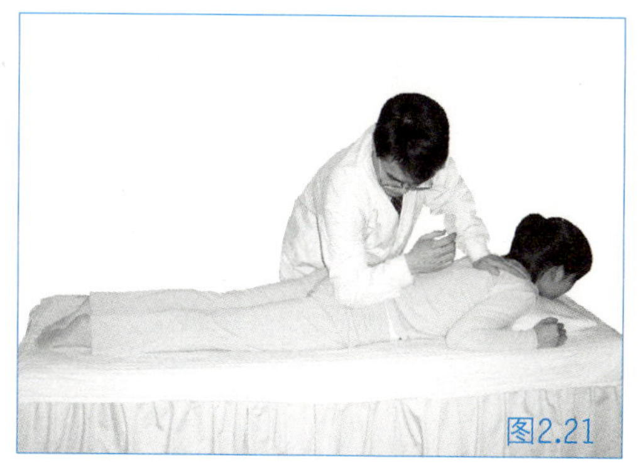
图2.21

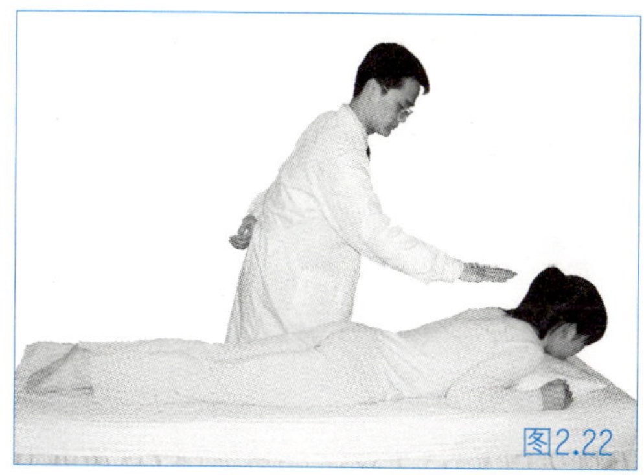
图2.22

㨰法

用㨰法在腰背部疼痛处按摩（图2.23和图2.24），持续8分钟。然后再以痛点为中心，用掌揉法局部按揉2分钟。

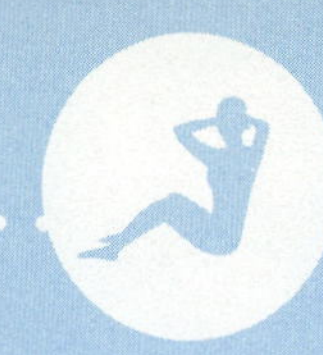
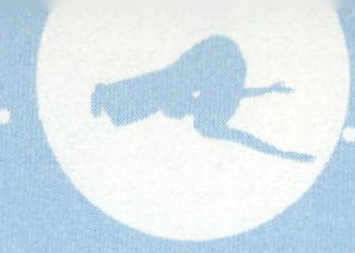

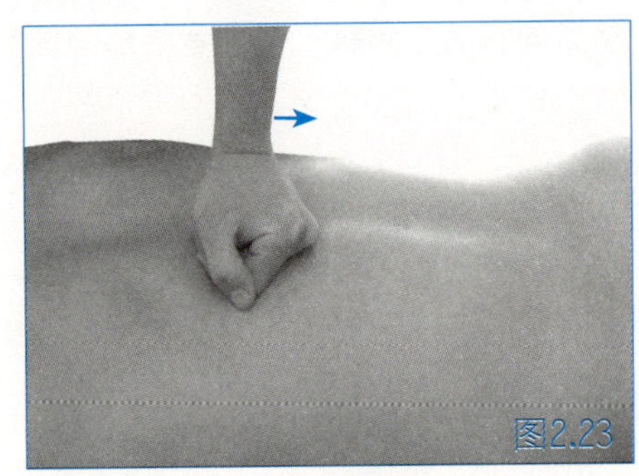
图2.23

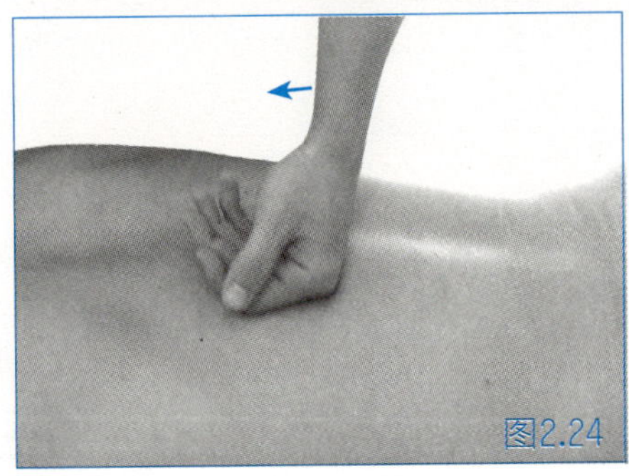
图2.24

扭腰法

首先用揉法在疼痛处揉动5分钟，然后采取扭腰法，先做健侧，后做患侧。患者取侧卧位，位于上方的腿自然屈曲，位于下方的腿自然伸直。医者一手扶患者肩部，另一手扶患者臀部，左推右拉来回扭动（图2.25），手法轻松柔和，协调连贯，两侧各反复5～10次。可纠正腰椎后小关节紊乱，促进损伤组织早日恢复。

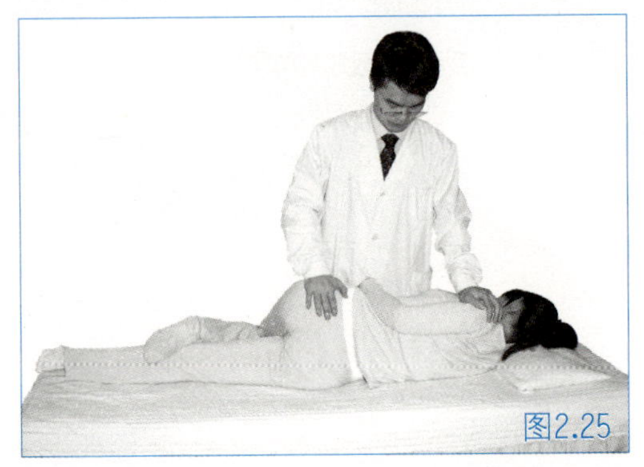
图2.25

直立摇晃法

患者两脚分开，与肩同宽，直腿站立，腰微前屈，两手扶床。医者一手扶患者腹部，另一手按压其腰部疼痛处，使患者腰部环转摇晃，即按腹之手后推使腰前屈，按腰之手向前用力使腰过伸（图2.26～图2.28），持续做3～5分钟，最后揉捻疼痛处5分钟。本方法适用于腰部前屈后伸活动受限者。

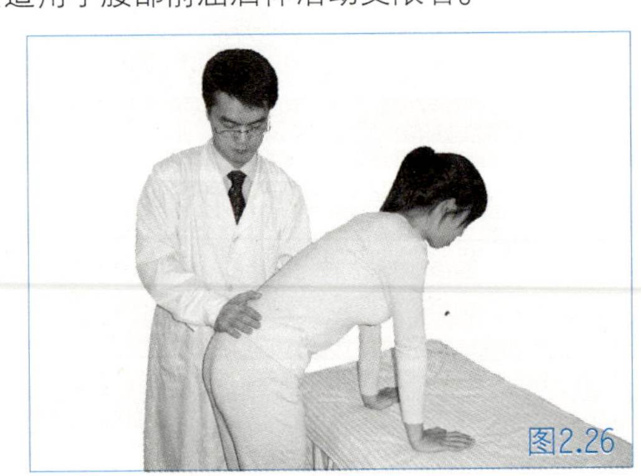
图2.26

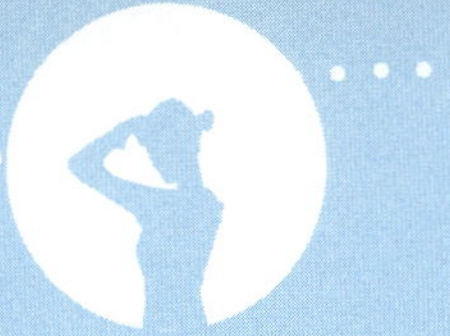

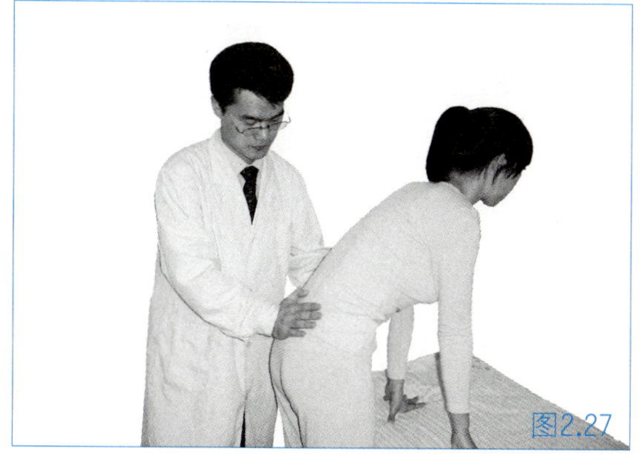
图2.27

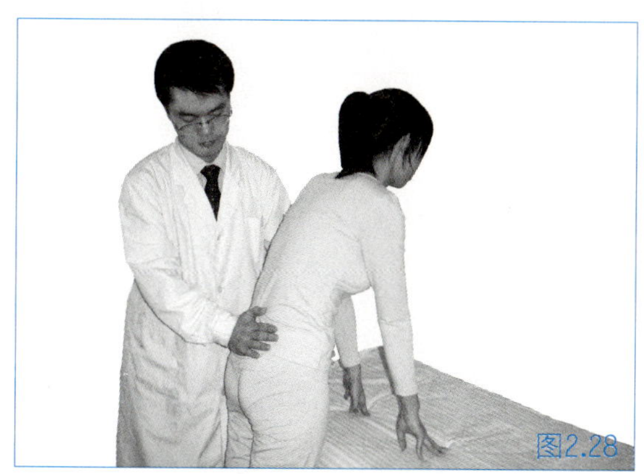
图2.28

摇晃提端法

在疼痛处先做㨰法、揉法各3分钟，然后采用摇晃提端法。

患者取坐位，助手用两手按住患者膝部，医者双臂抱住患者躯干，在拔伸下环转摇晃腰部，同时向上提端，然后向斜后方倾斜，使患者腰部向健侧做扭转动作（图2.29和图2.30）。接着患者两下肢伸直，医者一手按其背部，使之迅速弯腰，用另一手手掌由上而下沿脊柱两旁推摩。最后抱住患者躯干，使其腰部伸直，医者一手用力向上提端，同时另一手用力推按患者腰部疼痛处（图2.31和图2.32）。

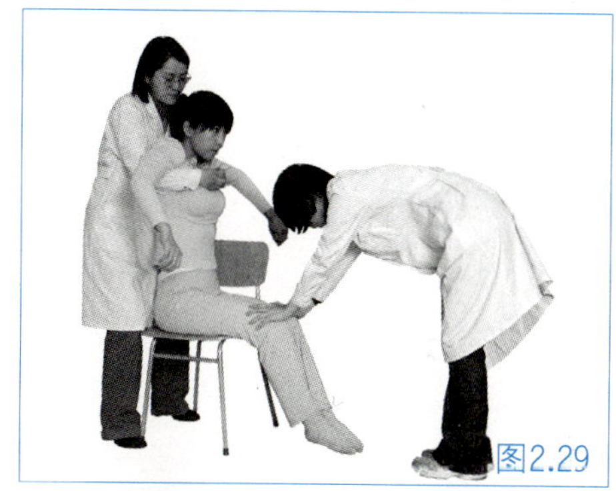
图2.29

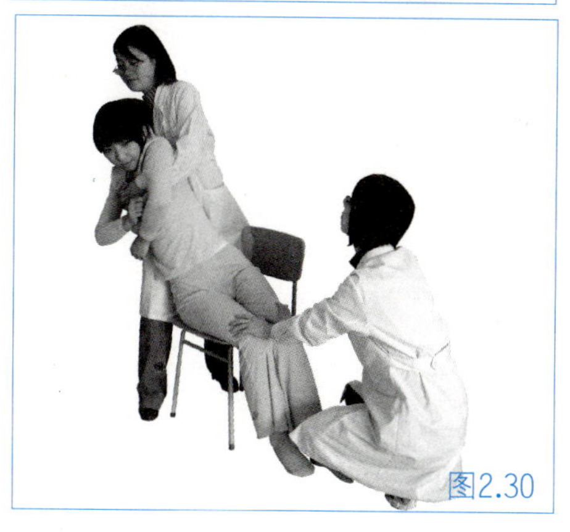
图2.30

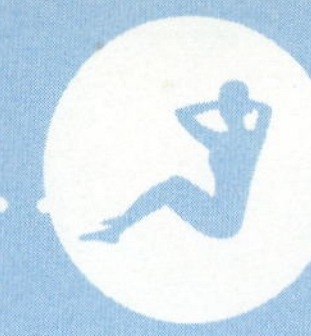

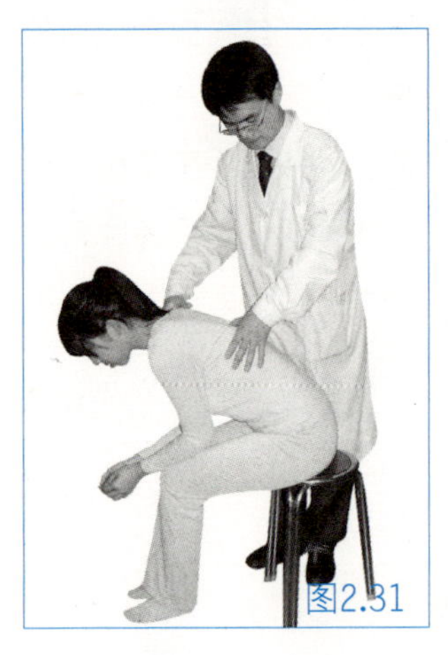
图2.31

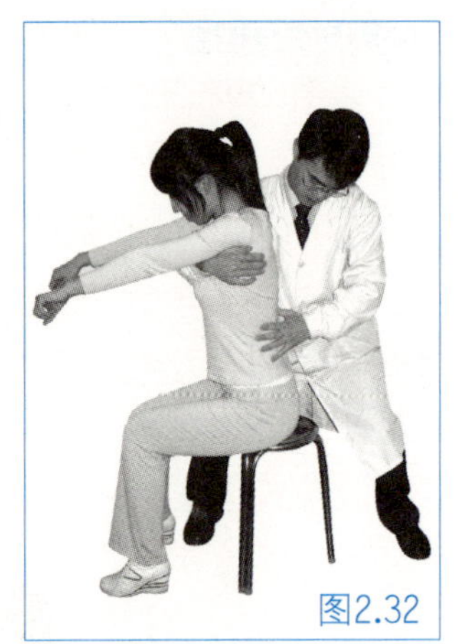
图2.32

分筋法

在第四、五腰椎棘突两侧查找有显著压痛的条索状物，并运用分筋法治疗。首先用拇指按压疼痛处，手法宜缓慢深沉，使力量达到深部，每处分筋20~40次，然后配合推摩法治疗2~3分钟。

2 指压疗法

胸穴指压疗法

指压部位：胸部穴位（图2.33和图2.34），着重腰腹1（位于第九肋骨下缘与腋后线的交点处）、腰腹2（位于第十肋骨下缘与腋后线的交点处）、腰腹3（位于第十一肋骨下缘与腋后线的交点处）、腰腹4（位于第十一肋骨下缘与肩胛内线的交点处）、腰肢穴（从第十二肋骨端向脊柱引一条水平线，此线与骶棘肌外缘的交点处）。

体质较好者，可采用滑动指压法，即以较强的压力抵按胸部穴位，并沿肋骨下缘或肋骨表面来回滑动手指，以有较强触痛感为宜。病情较轻、小儿、体弱者可采取持续指压法，即以中等强度的压力持续抵按胸部穴位，但不滑动手指，坚持10分钟。

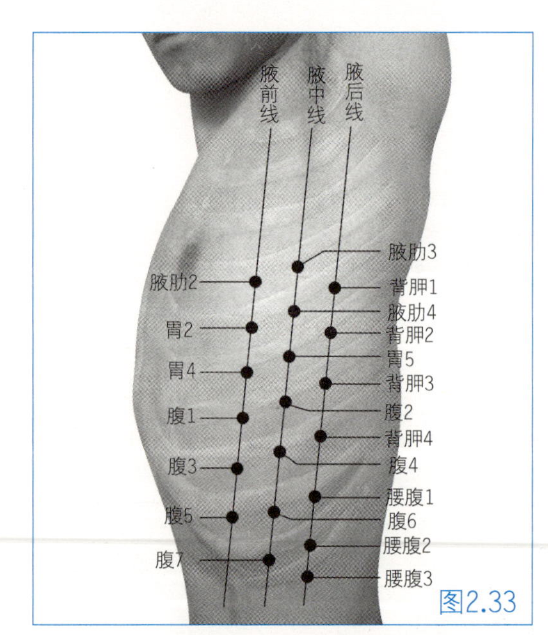

图2.33

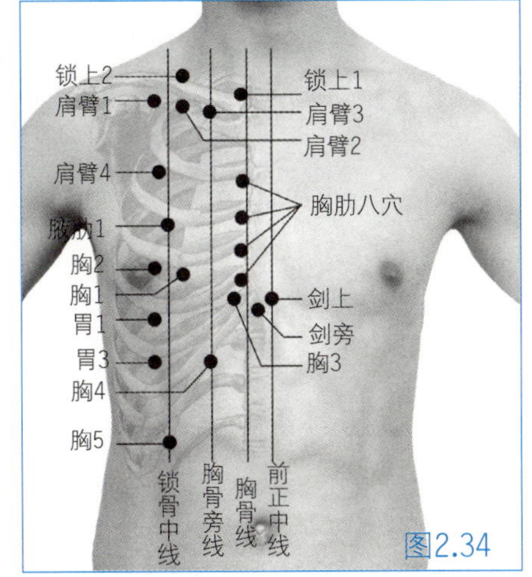

图2.34

3 指针疗法

取穴：睛明穴（图2.35）、至阴穴、后溪穴、昆仑穴、委中穴、肾腧穴、人中穴。

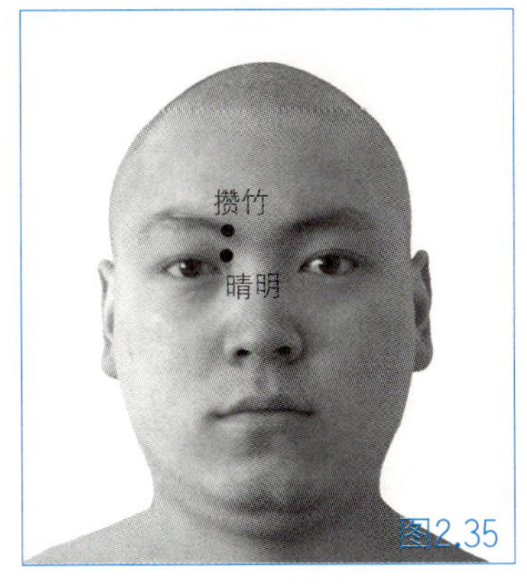

图2.35

首先用拇指和中指按压上述穴位至有酸、胀感，约5分钟，然后再顺时针旋转200次，同时让患者活动腰部。最后拍打腰背部。每天1次。

4 点穴疗法

方法一

取穴：环跳穴、承扶穴、殷门穴、委中穴、承山穴、昆仑穴。（图2.36~2.39）

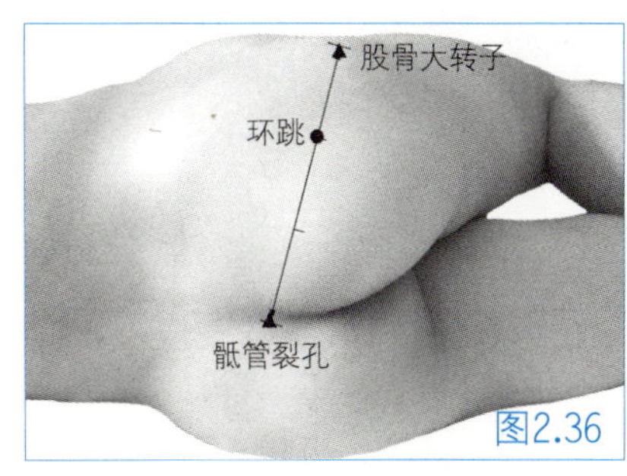

图2.36

医者点按患者患侧下肢的环跳穴、承扶穴、殷门穴、委中穴、承山穴、昆仑穴5分钟。待疼痛缓解后，在腰痛处施以按压法和揉法5分钟。

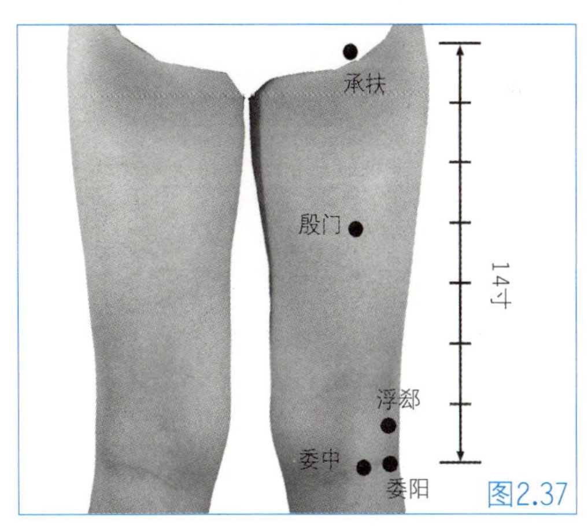

图2.37

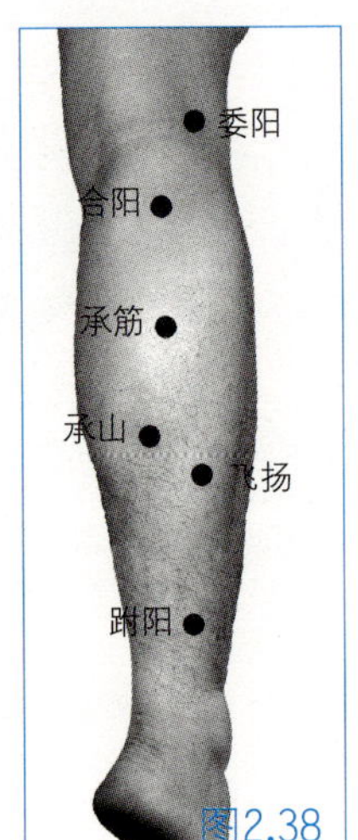

图2.38

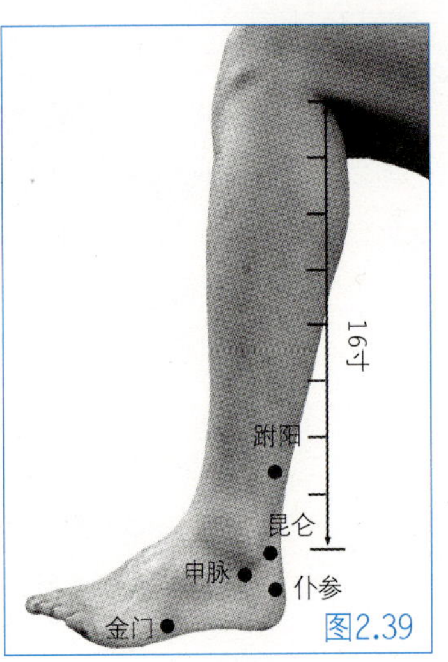

图2.39

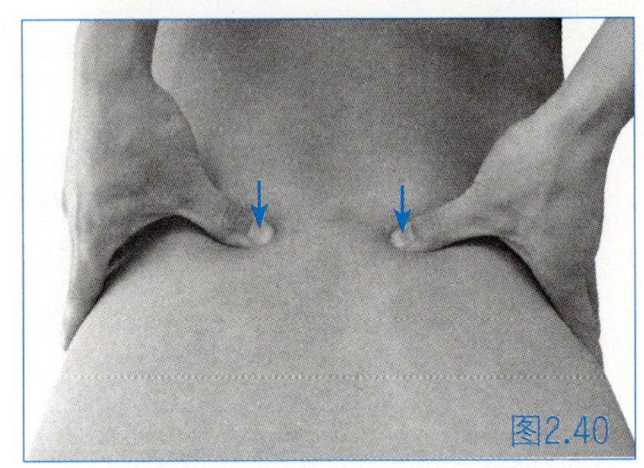
图2.40

方法二：许氏点穴疗法

取穴：主穴为腰点（第五腰椎棘突尖端的点）、肾筋（骶髂关节稍上方）、连排点（第七颈椎至第五腰椎棘突旁3寸）、十八转（第七颈椎至第五腰椎棘突旁1.5厘米寸处）、十八经（第七颈椎至第五腰椎棘突旁，在痛点水平上两个椎体间隙旁取穴）、肋尖、脊点。配穴为反点（后髂嵴下3厘米偏外的凹陷处）、棘点、环点（后髂嵴上缘）、灵1、灵3。

先点后心穴5分钟，再点按主穴3分钟（图2.40）。若腰骶部酸痛，则加点反点、灵1、灵3、棘点等穴2分钟。

5 手部按摩疗法

按摩部位：

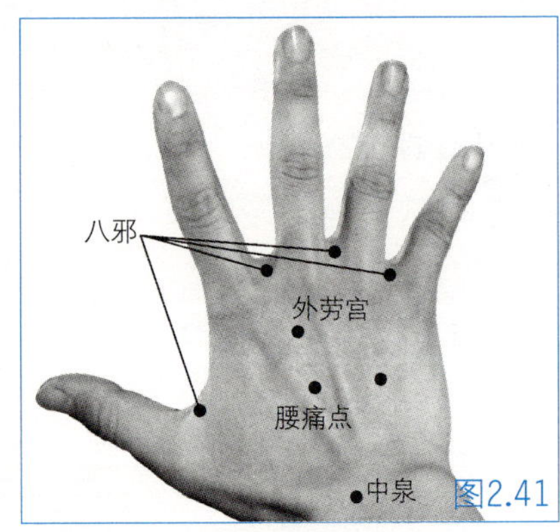

图2.41

手部腰痛反射点（位于手背掌骨横纹下1寸，指总伸肌肌腱两侧，每只手有两个反射点，分别在第二伸指肌肌腱桡侧旁和第四伸指肌肌腱尺侧旁）。（图2.41）

交替点按两手的腰痛反射点6分钟，再用手指揉四个反射点各1分钟。按摩过程中可让患者来回走动和弯腰。

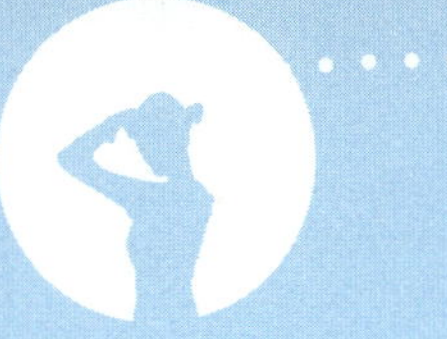

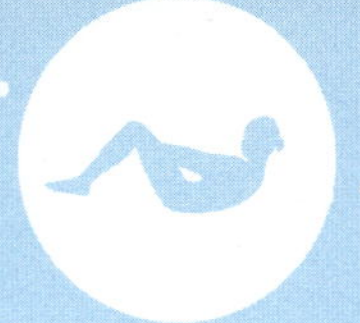

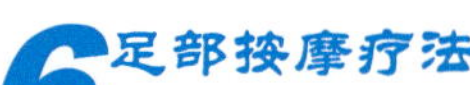

6 足部按摩疗法

按摩部位：足部肾、髋关节、腰椎、胸椎等反射区（图2.42～图2.44）。

上述足部各反射区宜采用单食指扣拳法，着力点为食指的指间关节顶点（图2.45）。也可用扣指法，着力点为拇指指尖处（图2.46），分别按摩上述足部反射区，持续10分钟。

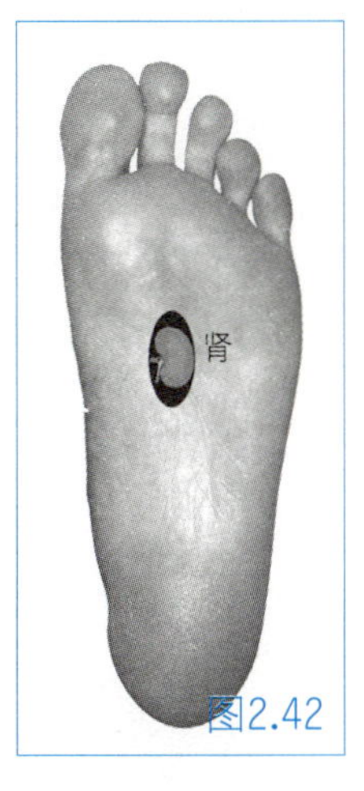

图2.42

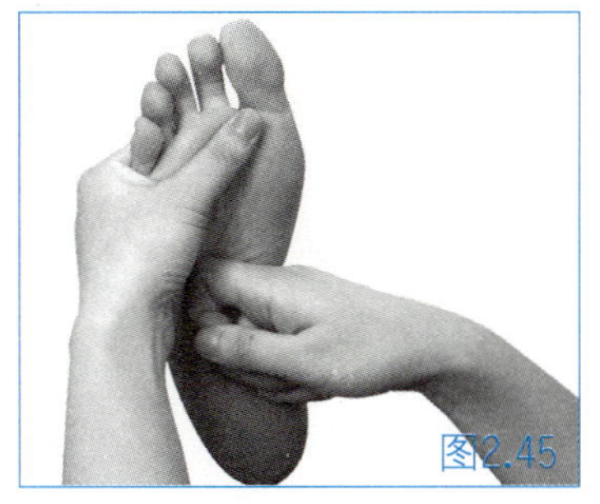
图2.45

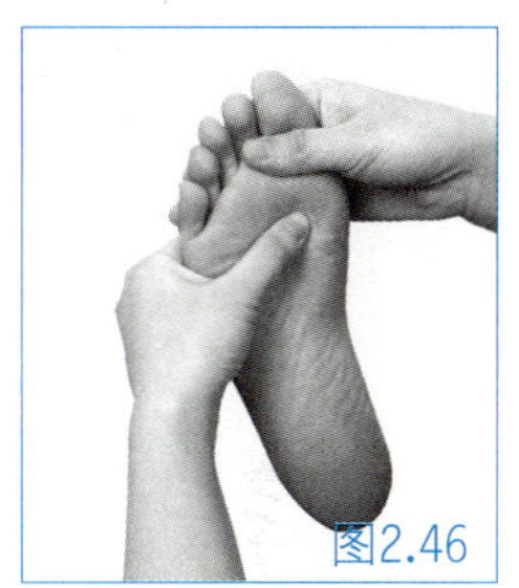
图2.46

7 耳穴贴压疗法

取耳穴：神门、肾、腰骶椎、腰痛点、肾上腺、耳尖。（图2.47）

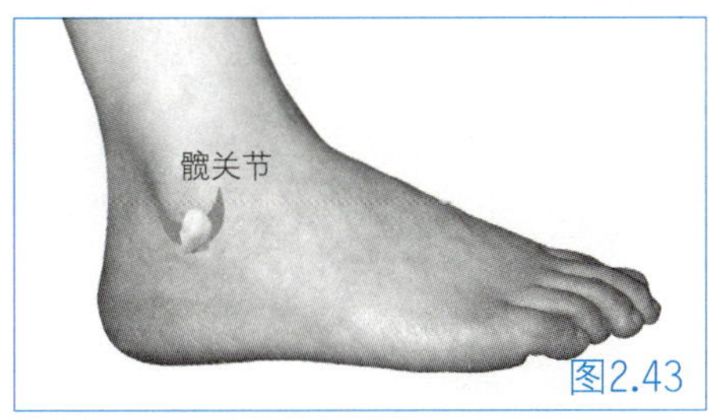

图2.43

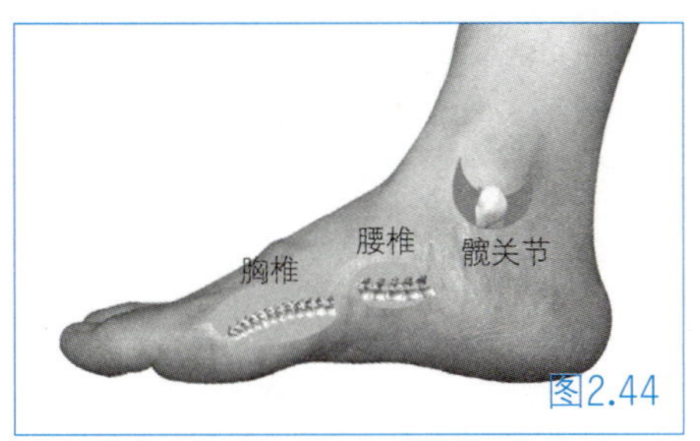

图2.44

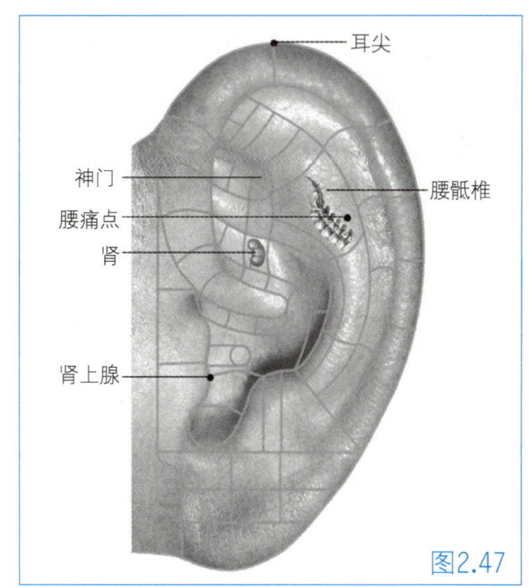

图2.47

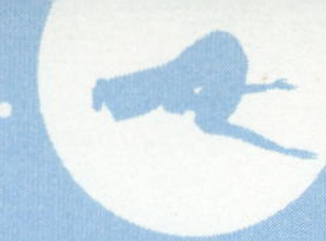

首先查看耳郭皮肤是否变色、起泡、脱屑或有突起粟粒，并以钝头小棒寻找压痛敏感点。然后进行常规消毒，将一粒王不留行籽置于方形小胶布中央，并贴于上述耳穴，用手指轻轻按揉，每天3～4次，每次10分钟，以耳穴局部有酸、胀感为宜。隔日换贴1次。

8 拔罐疗法

刺络拔罐法

取穴：腰部压痛点，委中穴。

先将上述部位常规消毒，用七星针（图2.48和图2.49）在患侧腰肌进行散刺。然后涂按摩乳，用闪火法在散刺部位拔罐，并上下移动火罐3次，可有少量出血（图2.50和图2.51）。最后用三棱针在委中穴点刺3～5下，且挤出淤血8～10滴。隔日1次，每次10分钟。

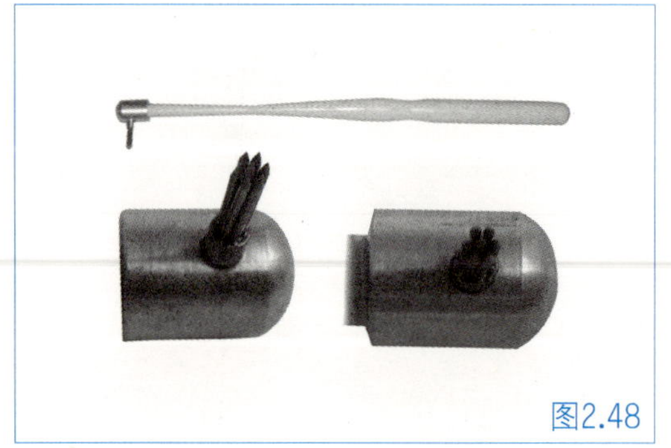

图2.48

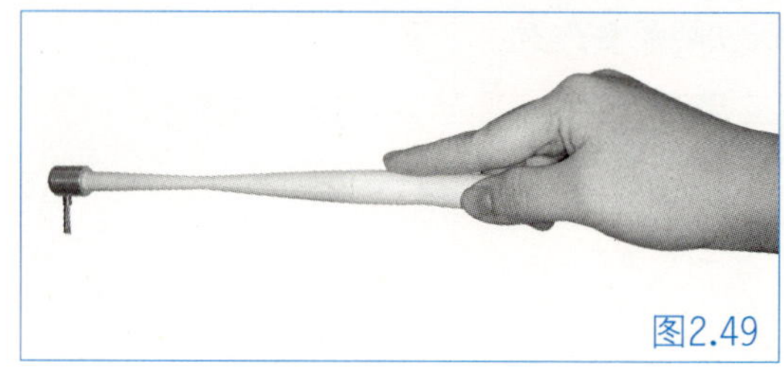

图2.49

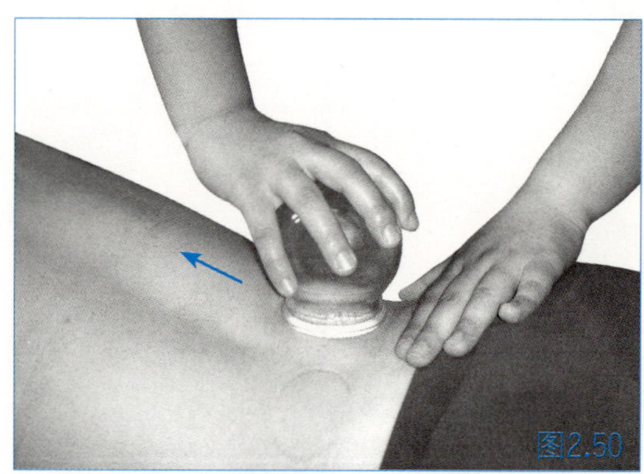

图2.50

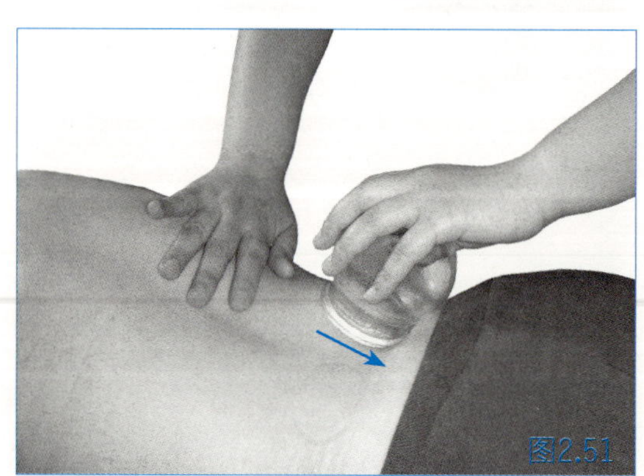

图2.51

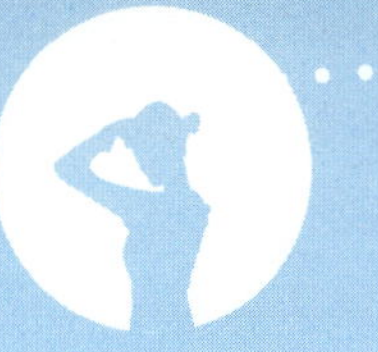

9 刮痧疗法

取穴：主穴为大椎穴、大杼穴、膏肓穴、神堂穴。配位为阿是穴、委中穴、肾腧穴、命门穴、腰阳关穴、昆仑穴。

医者用泻法在大椎穴、大杼穴、膏肓穴、神堂穴、委中穴进行刮拭，以出现紫红色斑点或斑块为宜。配合刮拭阿是穴、命门穴、腰阳关穴和昆仑穴，并活动腰部。次日再用补法刮拭肾腧穴、命门穴、腰阳关穴和阿是穴10分钟。

10 灸法

艾炷隔药饼灸

取穴：腰痛明显处。

药物：生川乌、生草乌各20克，丁香、肉桂各10克，樟脑40克。

将以上药物研末，以米醋调匀，制成直径约1厘米、厚约0.5厘米的药饼。然后敷于腰痛明显处，外敷纱布，并以胶布固定。然后将艾条对准药饼，用固定熏灸器（图2.52）熏灸10分钟。每天1次。

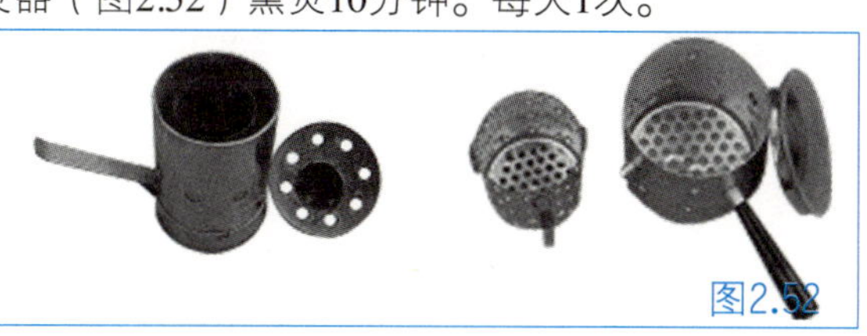
图2.52

11 毫针疗法

方法一

取穴：主穴为后溪穴（图2.53），配穴为合谷穴。

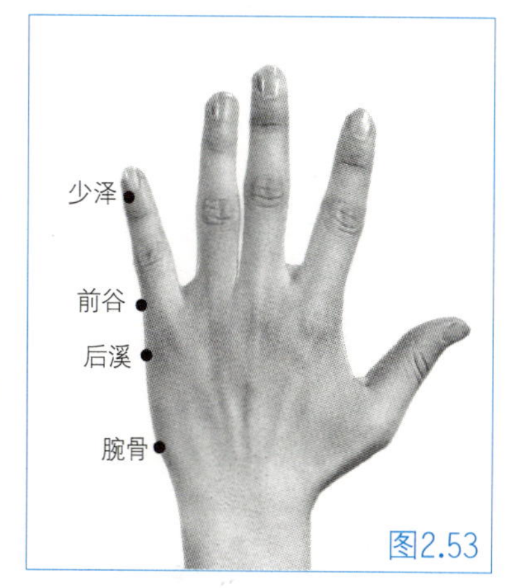

图2.53

医者先用28号1.5寸毫针刺入后溪穴，嘱患者站立，再行强刺激，一边捻转，一边嘱患者做前俯、后仰及左右侧转动作，至出汗为止，留针10分钟。

也可选4～5寸长毫针，从后溪穴刺入，针尖向合谷穴方向透刺，以不穿透皮肤为度，行针1～2次，留针10分钟。同时嘱患者反复转动腰部。

一般单侧腰痛取患侧，中间痛或两侧痛取两侧。

方法二

取穴：人中穴（图2.54）。

患者正坐仰头，医者将患者人中穴常规消毒后，取28号0.5～1寸毫针，向上斜刺0.3～0.5寸。并根据患者体质施行中等或强刺激，也可行雀啄式强刺激1分

钟，留针10分钟。留针期间让患者活动腰部，或做起立下蹲、行走小跑等活动，并行针2次。

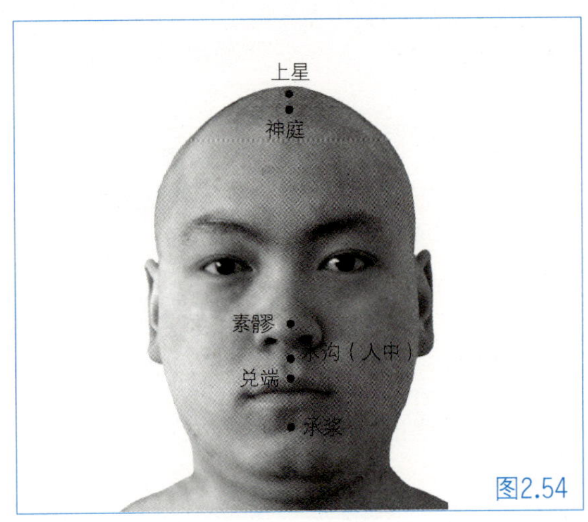

图2.54

方法三

取穴： 外关穴、三阳络穴（图2.55）。

患者取坐位，手心朝下放于桌上，医者用左手拇指和食指将患者外关穴处的皮肤捏起，右手持3寸毫针刺入并透刺三阳络穴，进针2寸左右，留针5～10分钟。留针期间行强刺激2～3次，并嘱患者活动腰部。

除以上介绍的穴位外，还可选用两侧天柱穴、攒竹穴、腰三针（承筋穴、腰阳关穴、腰眼穴）、腰夹脊穴、肾腧穴、大肠腧穴等，可单独使用，也可几穴同时使用。另外，还可针上加灸，针上拔罐，均能取得良好效果。

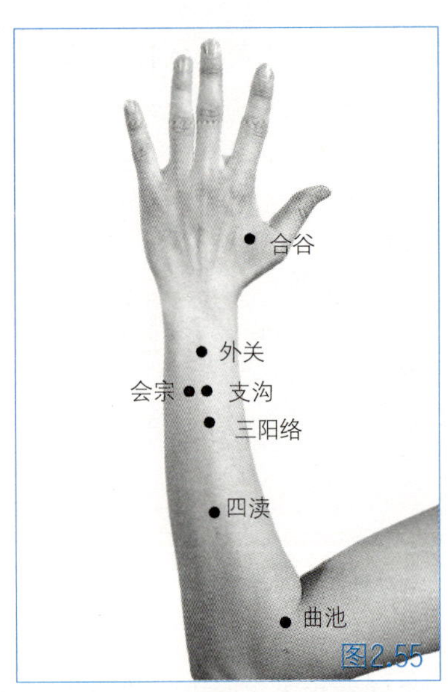

图2.55

12 足针疗法

取穴： 足部肾反射点（涌泉穴旁开1寸），足新穴第15号穴（踝关节横纹中点下0.5寸，两旁的凹陷中）。

将1寸长毫针刺入上述穴位0.5～1寸，用强刺激手法，得气后留针10分钟。

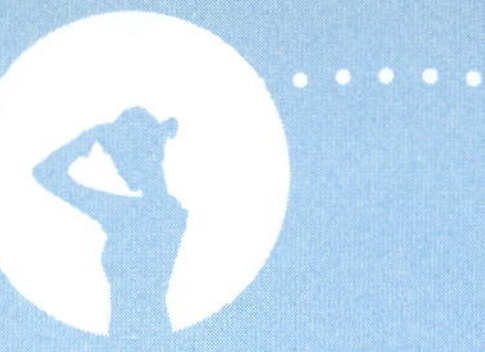

13 红外线温针疗法

取穴：大肠腧穴、肾腧穴、腰眼穴。

以上穴位取双侧，常规消毒后进针，采用捻转泻法，并留针，然后以600瓦红外线灯（距离以患者能耐受为度）照射10分钟。每天1次。

14 药物贴敷疗法

处方一

药物：骨碎补、三七各20克，马钱子、威灵仙、乳香各12克，生南星、羌活、独活各10克，凡士林适量。

将以上药物（凡士林除外）研末，用凡士林调拌均匀后敷于腰部。每天1～2次，每次10分钟。

处方二

药物：当归、羌活、乳香、没药各60克，黄酒适量。

将以上药物分装于两个布包中，上锅蒸约10分钟后取出。然后在腰部涂些黄酒，用药包热敷患处，每天3次。

处方三

药物：山栀子12克，大黄8克，姜黄、冰片各3克，葱白60克，白酒适量。

将以上药物研末，用白酒调拌均匀，贴敷于患处，约10分钟。

15 药物熏洗疗法

处方：骨科洗药

药物：伸筋草、透骨草、荆芥、防风、防己、附子、千年健、路路通、威灵仙、桂枝、秦艽、羌活、独活、麻黄、红花各等量。

将以上药物研末，取150克装入布袋中，加水煎煮，20～30分钟后离火。先以蒸气熏蒸患处，待药汁稍凉后用其浸洗，并将药袋置于患处热敷。每天1～2次，每次熏洗10分钟，每袋药可用3天。

16 中药内服疗法

处方一：跌打丸

服法：每天2次，每次1丸，温开水送服。

处方二：三七伤药片

服法：每天3次，每次3片，温开水送服。

处方三：七厘散

服法：每天2次，每次0.5支，温开水送服。

处方四：活血止痛散

服法：温黄酒或温开水送服，每天2次，每次半支。

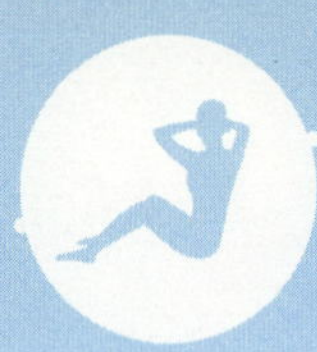

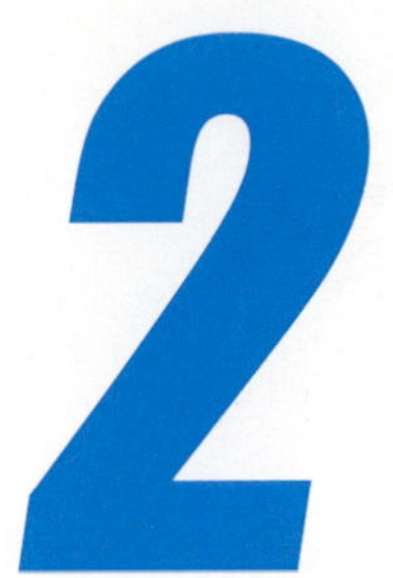

2 腰椎间盘突出症

腰椎间盘突出症是引起腰腿疼痛的常见疾病之一。本病是由于椎间盘退行性改变后，在急、慢性损伤等外因作用下，导致纤维环破裂，髓核向外突出，压迫神经根、血管等周围组织而引起的腰腿疼痛。

引起腰椎间盘突出症的常见原因

本病多见于20～40岁的青壮年，以男性居多。发病原因有以下几种：

腰椎间盘退行性改变：一般在20～30岁时，纤维环发育中止，变性开始，容易在强力牵拉、挤压、摩擦下引起纤维环破裂，致使髓核突出，压迫神经根、血管等周围组织而引起腰腿疼痛。此外，软骨板的纤维变性，致使其变薄并出现缺损，给髓核突出创造了条件。

扭伤、劳损：在腰椎间盘退行性改变的基础上，由于剧烈活动、不协调运动或长期处于不良姿势，椎间盘受到来自各方面的过度牵拉、挤压或扭转，造成纤维环破裂，致使髓核突出。

寒冷、潮湿：少数患者虽无外伤或劳损史，但有受寒史。其原因可能是椎间盘有发育上的缺陷，受寒后使腰背肌肉痉挛，小血管收缩，增加了椎间盘的压力。

腰椎间盘突出症的主要表现

腰痛和坐骨神经痛：腰痛和坐骨神经痛是腰椎间盘突出症主要的、具有诊断意义的症状。腰痛和坐骨神经痛二者可同时出现，但多数患者先有腰痛，次日或数日后才感到坐骨神经痛。

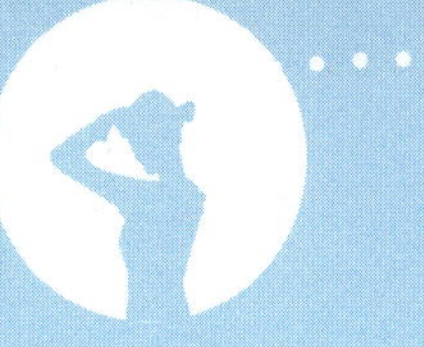

坐骨神经痛是沿坐骨神经走行方向而产生的放射性疼痛。疼痛自腰或臀部经大腿后方至小腿外后方，或向下至足。疼痛多为一侧，若是腰椎间盘中心型突出或多发性突出，亦可为两侧。疼痛程度与突出物大小、压迫周围神经的情况和炎症的轻重有关。

下肢麻木及感觉异常：由于神经根受压，其分布区域有感觉障碍，如麻木感。而在坐骨神经痛区内，则有冰凉感、灼热感或蚁行感等异常感觉。

步行困难：多数患者出现行走困难，不敢迈步。少数患者步行较久后患肢感到胀、麻，疼痛难忍，需坐下或蹲下休息才能缓解。

功能受限：为减少对神经根的压迫，以及因疼痛产生的保护性肌痉挛，患者除行走困难外，常保持特定姿势。首先，站立时身体倾向健侧，患侧髋关节和膝关节微屈，脚掌着地，重心主要落在健侧。其次，下蹲动作困难，不能自己系鞋带。

腰椎间盘突出症的临床体征

脊柱形态改变：多数患者有脊柱侧弯，且多凸向患侧。

腰椎压痛并伴有放射痛：在突出的腰椎旁有明显的压痛点，并可引起患肢放射性疼痛加剧。

屈颈试验阳性：屈颈时因牵拉硬脊膜和脊髓，从而刺激神经根出现腰腿疼痛。

直腿抬高试验阳性：即患者抬腿时出现腰痛及患肢放射痛。

腰椎间盘突出症的调治方法

1 推拿按摩疗法

推弹法

医者先在患者的患侧腰臀部及下肢自上而下推摩5分钟。然后在患者胸部及下腹部各垫一个枕头，使脘腹部悬空。医者两手重叠，用掌根在腰椎间盘突出处有节奏地弹压10~20次，以利于突出物回纳。

按揉法

医者先用拇指按揉法或掌根按揉法在患者腰背部施治（图2.56）。要求用力轻柔，动作协调而有节律，频率以每分钟120次为宜。然后采用手掌直推法自上而下推摩5~10次 （图2.57） 。最后用拇指在肾俞穴、大肠俞穴、环跳穴、承扶穴、殷门穴、委中穴和承山穴进行按揉，其中环跳穴、承扶穴也可用肘按揉。持续5~7分钟，再做扭腰动作20次。

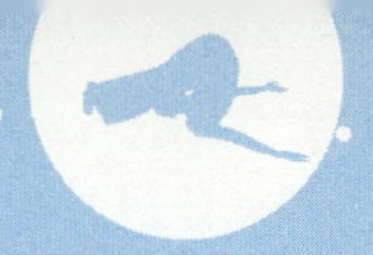

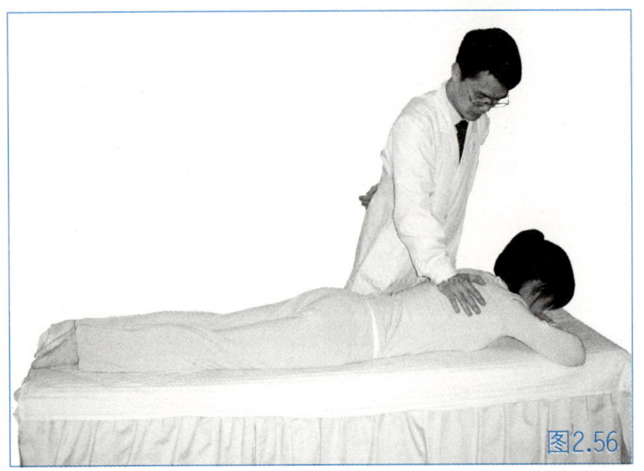
图2.56

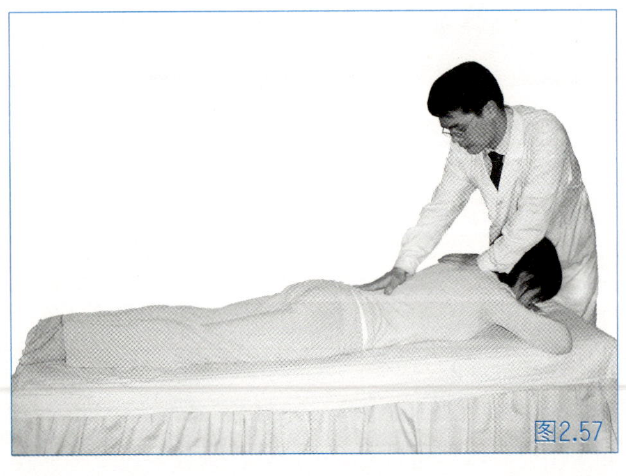
图2.57

擦法

医者先用两手在患者的患侧腰臀部交替施以擦法，用力要深沉柔和。然后再用拿法拿捏下肢，动作宜和缓而连贯，共用10分钟。最后以斜板法在腰部进行施治（图2.58）。

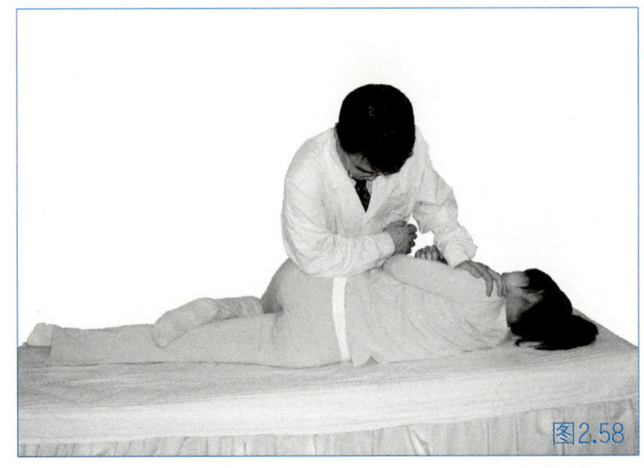
图2.58

三扳法

医者先用揉法和擦法等手法在患者腰部按摩7～8分钟，使局部肌肉放松，血液循环流畅。然后再用三扳法（图2.59～图2.62），这是治疗腰椎间盘突出症的主要手法。该法有助于加大腰椎椎体间隙，使椎间盘内产生负压，促使突出髓核回纳。

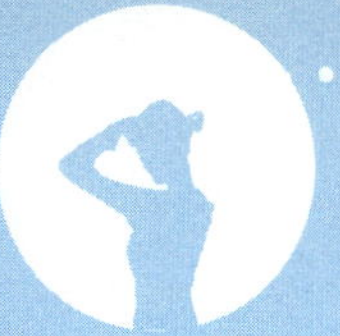

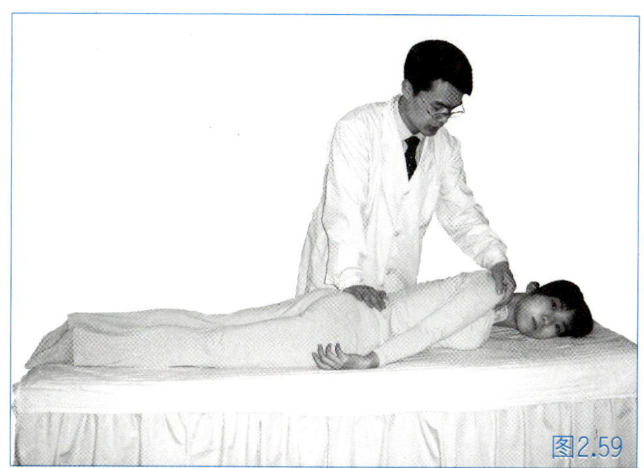
图2.59

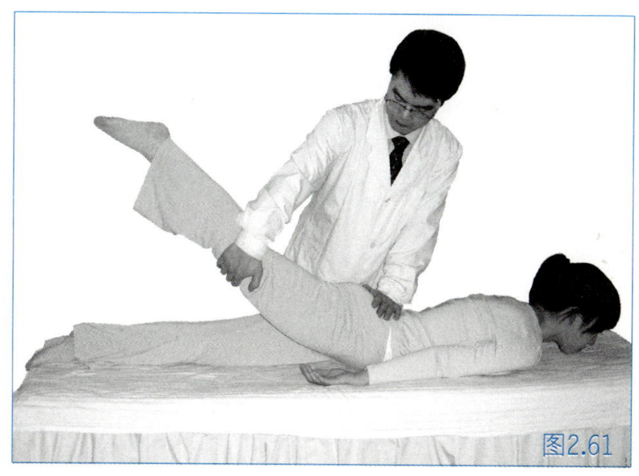
图2.61

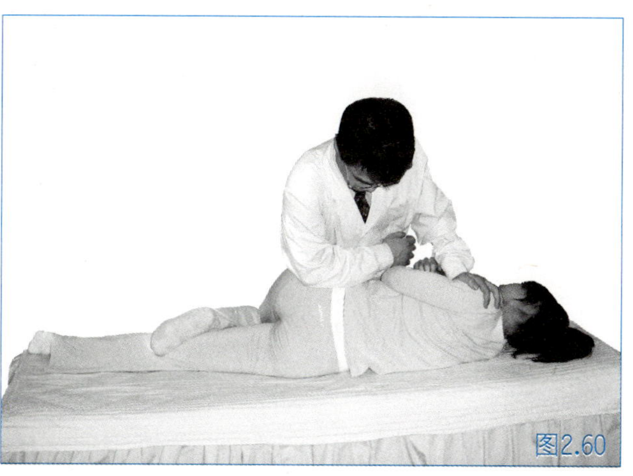
图2.60

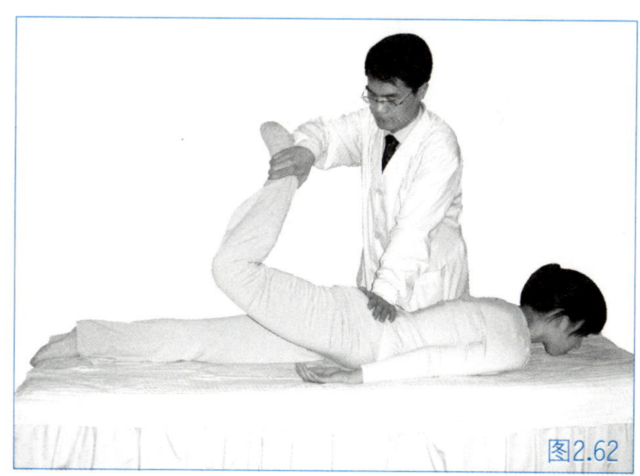
图2.62

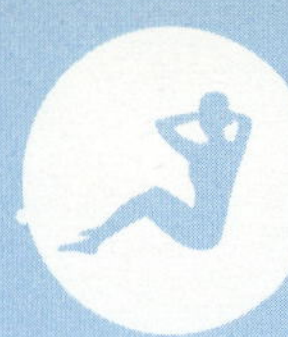

足蹬

医者先用㨰法在患者的患侧腰部及下肢自上而下进行按摩，疼痛处反复滚动，时间约5分钟。再用捋法在腰部及下肢自上而下反复操作4次。然后让患者仰卧，医者左手放在患者右膝关节下，右手扶在膝关节上以保护髌骨，患者右脚脚踝放在医者左肘部，在医者的帮助下作伸膝蹬足的被动活动（图2.63和图2.64），抬高角度由小到大，以患者能耐受为度，连续做7～8次。然后换另一侧做相同操作。

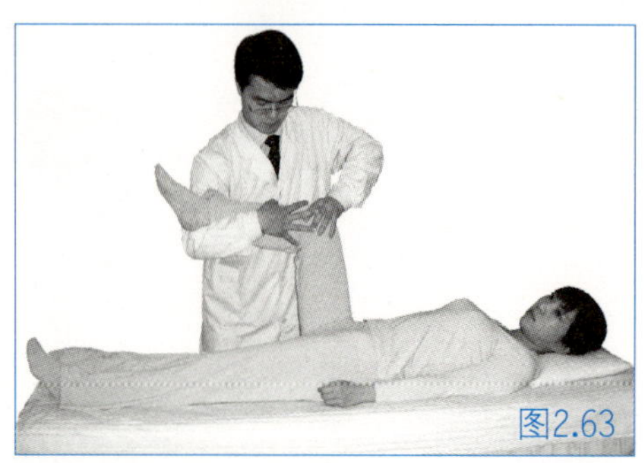
图2.63

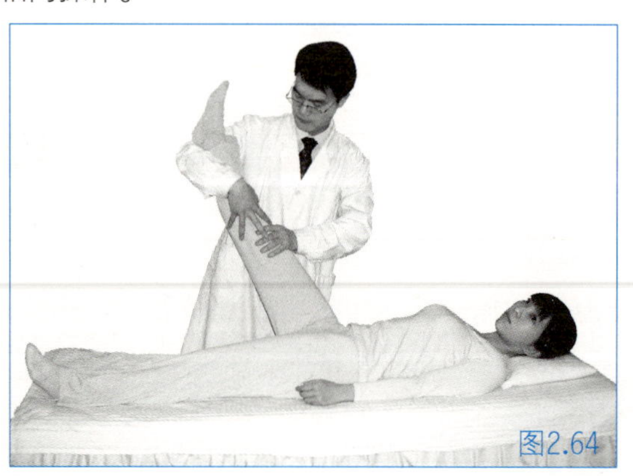
图2.64

2 指压疗法

胸穴指压疗法

指压部位：腰腹1（位于第九肋骨下缘与腋后线的交点处）、腰腹2（位于第十肋骨下缘与腋后线的交点处）、腰腹3（位于第十一肋骨下缘与腋后线的交点处）、腰腹4（位于第十一肋骨下缘与肩胛内线的交点处）、腰肢穴（从第十二肋骨端向脊柱引一条水平线，此线与骶棘肌外缘的交点处）。

采用滑动指压法。即用手指沿肋骨下缘或肋骨表面来回滑动，穴位处用力抵紧，并以穴位周围的结节或条索状物为重点，以患者有较强触痛感为宜。必要时，腰肢穴可利用短棒压迫代替指压。每次10分钟。

体穴指压疗法

指压部位：命门穴、腰阳关穴、环跳穴、承扶穴、殷门穴、阳陵泉穴、承山穴、昆仑穴。

采用揉扪法（图2.65）。根据病情选4～5个穴位，先用手指在所选穴位上作环形揉动，然后用手指在该穴位施以力量较重的扪法，但用力要柔和，不可猛按，每穴2～3分钟。

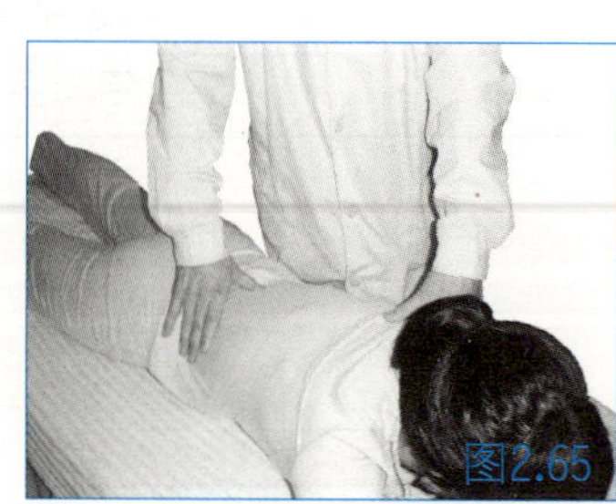
图2.65

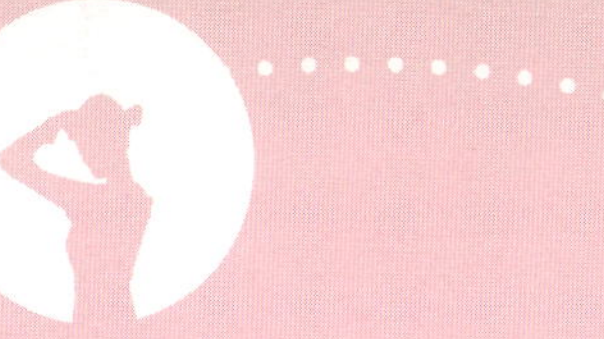

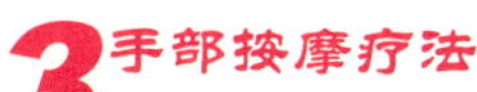

3 手部按摩疗法

按摩部位：手部脊柱（颈椎、胸椎、腰椎、骶骨、尾骨）、髋关节反射区。（图2.66）

先用推按法在手部脊柱反射区进行垂直推按，反复2分钟。然后以揉按法在髋关节反射区进行顺时针揉按（图2.67），每穴2～3分钟。每天按摩2次，每次约10分钟。

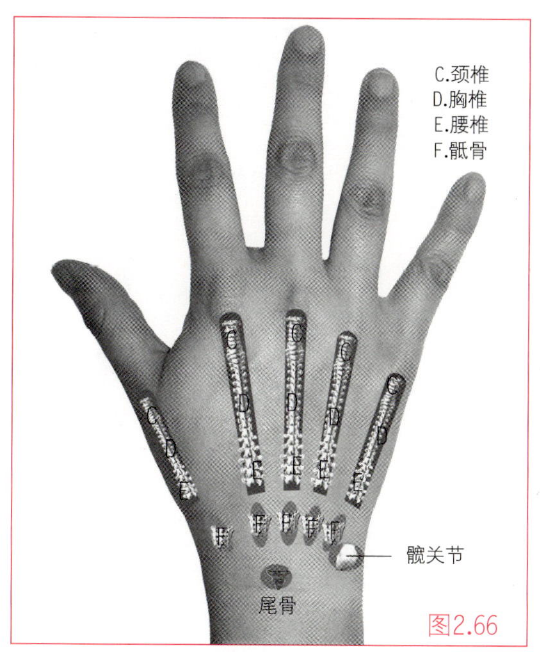

图2.66

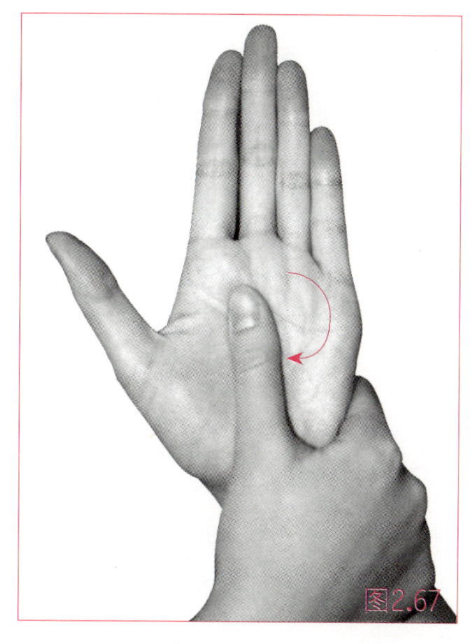
图2.67

4 足部按摩疗法

按摩部位：足部肾、输尿管、膀胱、胃、小肠、横结肠、升结肠、回盲瓣、盲肠、阑尾、肝、胆囊、肾上腺、脊柱（颈椎、胸椎、腰椎、骶骨）等反射区。（图2.68和图2.69）

双脚足弓内侧缘脊柱反射区宜用推掌压法，肾和肾上腺反射区可用握足扣指法，其他反射区用单食指扣拳法（图2.70）。每穴1分钟，每天按摩2次。

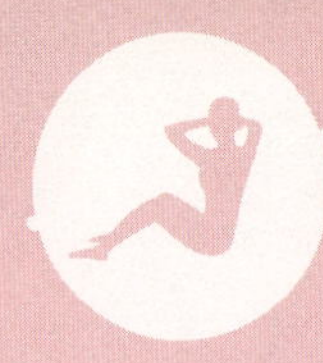

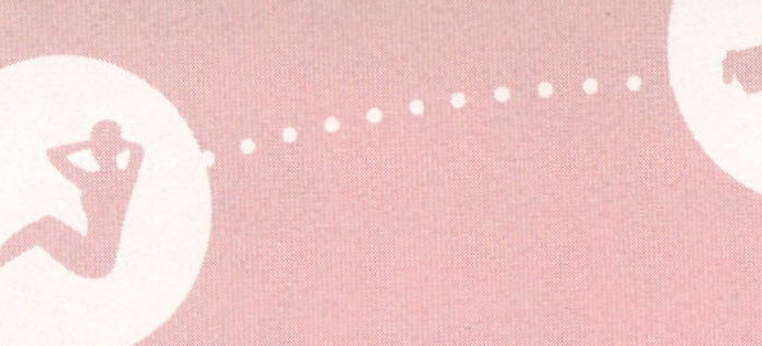

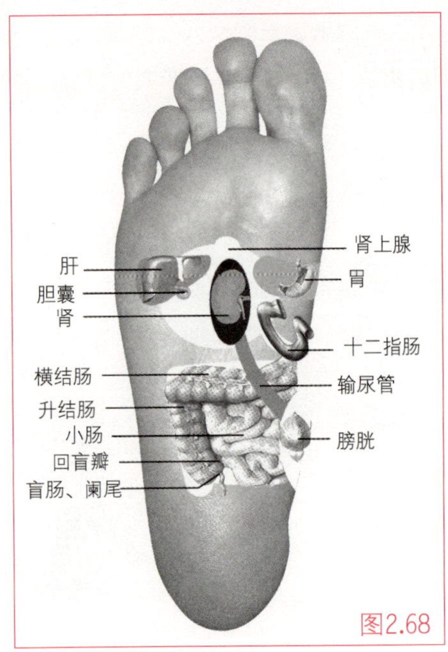

图2.68

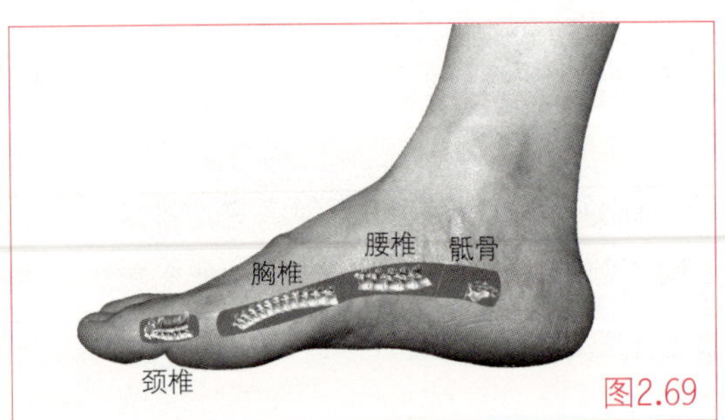

图2.69

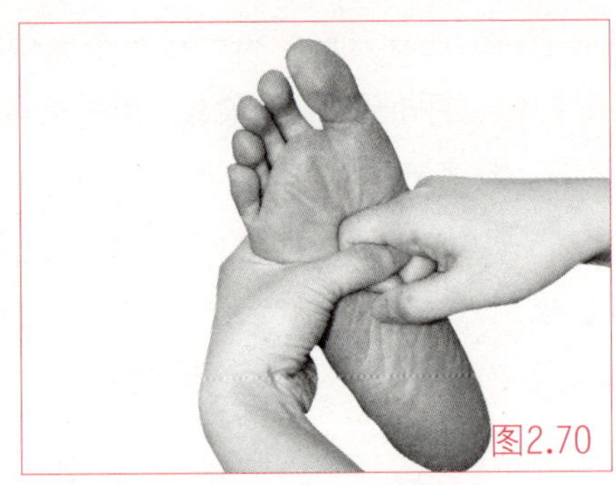
图2.70

5 耳穴贴压疗法

取耳穴：坐骨神经、肾上腺、臀、神门、腰骶椎。（图2.71）

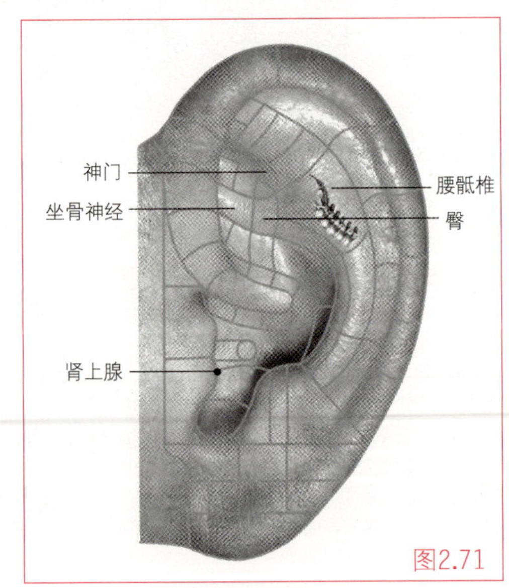

图2.71

常规消毒上述耳穴后，将一粒王不留行籽置于方形小胶布中央，并贴于两侧耳穴上，用手指轻轻按揉，以耳穴局部有热胀感和疼痛感为宜，并嘱患者活动腰部。每天按揉3～4次，每次8分钟，3～5天换贴1次。

6 喷酒按摩疗法

首先，在患者腰椎间盘突出部位连续喷酒，并用单手掌根按揉、推压。然后选取臀中穴、环跳穴、承扶穴、委中穴及阳陵泉穴连续喷酒，并用拇指在疼痛处连续旋摩5分钟。要根据患者的体质状况和病情，掌握好按摩手法的轻、重、缓、急。

其次，选取脊中穴、腰阳关穴、命门穴、肾腧穴、八髎穴、居髎穴、环跳穴、殷门穴、承扶穴、委中穴、承山穴、阳陵泉穴，连续喷酒，并用拇指在所选穴位持续按揉、推压。手法自然，以有钝痛感为宜，约做3分钟。

最后，在患者的两脚心连续喷酒，并用手按揉、抓捏两脚心，再用拇指掐按涌泉穴2分钟，手法由轻渐重。

7 拔罐疗法

闪罐法

取穴：寒湿型取肾腧穴、腰阳关穴、阿是穴。淤血型取委中穴、三阴交穴、膈腧穴、次髎穴。肾虚型取肾腧穴、气海穴、三阴交穴、阿是穴。

用闪火法（图2.72）在所选穴位拔罐，并留罐10分钟。起罐时不要强行起掉，要先从一侧放气后再起下（图2.73），起罐后可在所拔穴位处进行轻轻揉按。

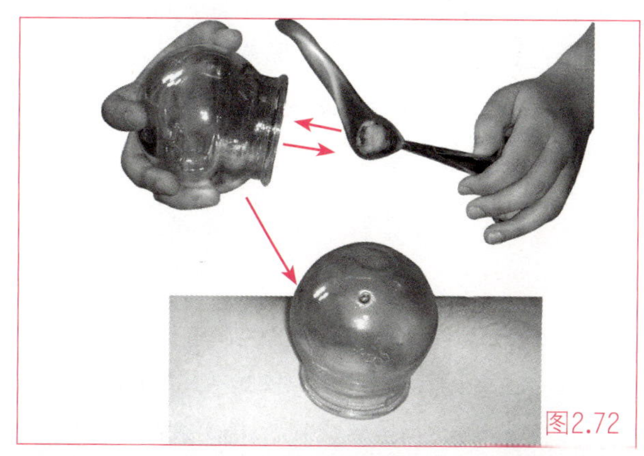
图2.72

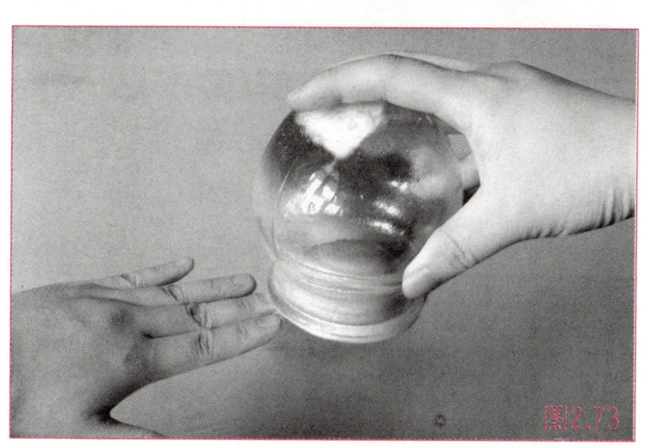
图2.73

8 刮痧疗法

取穴：肾腧穴、命门穴、腰夹脊穴、环跳穴、承扶穴、殷门穴、风市穴、委中穴、阳陵泉穴、承山穴、承筋穴、昆仑穴。

医者用刮痧板在所选穴位自上而下进行刮拭，刮拭面积稍大些。下肢则沿足太阳膀胱经或胆经进行刮拭，以出现紫红色斑点或斑块为宜。每天1次，每次10分钟。

9 灸法

温灸器灸

将艾条点燃后放入灸盒内，并将灸盒置于腰部压痛最明显处，约灸10～15分钟，适用于轻型腰椎间盘突出症。伴有坐骨神经痛者可用燃着的艾条灸殷门穴、委中穴、承山穴、阳陵泉穴。

10 毫针疗法

取穴：大肠腧穴、环跳穴、秩边穴。

如果大腿后侧疼痛可加刺承扶穴、殷门穴、承山穴；大腿内侧疼痛可加刺冲门穴、箕门穴；下肢外侧疼痛可加刺风市穴、阳陵泉穴、阳辅穴；肾虚可加刺肾腧穴；患肢麻木可加刺阳陵泉穴。

将上述穴位常规消毒后，用3～4寸毫针针刺环跳穴、秩边穴、承扶穴，以下肢有触电感为宜。其他穴位可用1.5～2寸毫针针刺。均留针10～15分钟。若患肢发凉可在针刺后再用艾条熏灸。

11 磁疗法

将磁疗器的磁头置于腰椎旁及下肢患处进行磁疗。每天1～2次，每次10分钟。

12 蜡疗法

蜡饼法

将加热熔化的蜡液倒入木制或铝制盘内，待其冷却成饼后，放在油布上，敷于患处，上盖棉垫保温。每天或隔日1次，每次30～60分钟。

13 泥疗法

先将泥逐渐加热到40～50°C，但不要超过55°C。然后将泥铺在胶布上，制成厚3～6厘米的泥饼。治疗时先在腰痛部位涂一层薄泥，再将泥饼放上，包裹好，热敷10分钟。最后用温水洗净。每天或隔日1次，10次为1疗程。

14 坎离砂疗法

先将坎离砂倒入盆中，用2%醋酸或食醋拌匀，并分装于布袋中，用浴巾或毛毯包好，待其

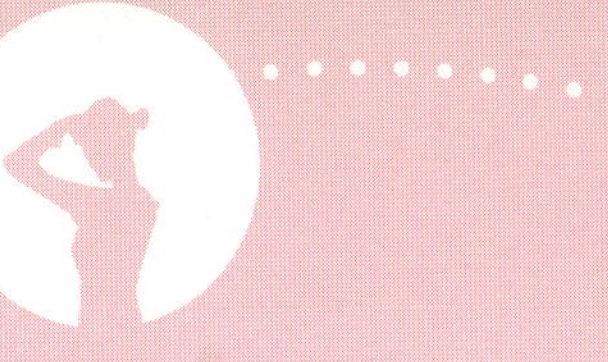

温度升高到45～50℃时，将布袋敷于患处，上盖毛毯保温。如果温度过高，布袋下可加用布垫。每天2～3次，每次10分钟。

15 盐浴疗法

先用加盐的热水浸泡身体，并用盐在腰痛处按摩3分钟。然后用盐擦拭全身，并再次用盐按摩腰痛处。最后用清水洗净全身。每天1次，每次10分钟。

16 药物贴敷疗法

药物：川断、土鳖、木香、羌活、独活、松节、乳香、远志、木瓜、儿茶各等份。

将以上药物研末，用酒与醋按5：3的比例调成糊状，敷于疼痛处。每天2次，每次10分钟。

17 药物熏洗疗法

处方一：舒筋定痛汤

药物：伸筋草、透骨草、五加皮各15克，三棱、莪术、秦艽、海桐皮各12克，牛膝、木瓜、红花、苏木各10克。

将以上药物加水煎煮，去渣取汁，然后加少量白酒趁热熏洗患处。每天2次，每次10分钟。

处方二：荨麻煎

药物：荨麻适量。

服法：将荨麻加水煎煮后擦洗患处，并用毛巾热敷。每天2～3次，每次10分钟。

处方三

药物：刘寄奴、苏木、益母草、红花、丹参、赤芍、防风、独活、花椒、透骨草、五加皮、姜黄各10克。

将以上药物研末，用纱布包好，加水煎煮，去渣取汁，趁热熏洗或热敷患处。每天2次，每次10分钟。

处方四

药物：白酒粮食酿制500克，草红花25克。

将草红花用白酒浸泡10小时后擦洗患处。每天2～3次，每次10分钟。

18 中药内服疗法

处方一：独活寄生汤加减

药物：独活、桑寄生、杜仲、牛膝、细辛、秦艽、茯苓、桂心、防风、川芎、人参、当归、川草乌、马钱子各6克。

操作：将以上药物煎汤2次，取汁。

服法：每天服用2次。

适应证：适用于风寒夹湿型。

处方二：杜仲汤加减

药物：肉桂、乌药、杜仲、生地、赤芍、牡丹皮、当归、延胡索、桃仁、续断各6克。

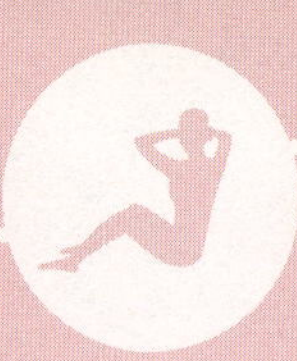

操作：将以上药物煎汤2次，取汁。

服法：每天服用2次。

适应证：肝肾虚弱型。

处方三：独参汤

药物：吉林红参10克，瘦肉100克。

操作：将以上药物加水炖煮，取汁。

服法：每天服用2次。

处方四

药物：桃仁、红花、当归、赤芍、生地、川芎、马钱子、元胡、香附各6克。

操作：将以上药物煎汤两次，取汁。

服法：每天服用2次。

适应证：适用于气滞血淤型。

19 气功疗法

仰卧式：仰卧于硬板床上，两手重叠，掌心向下，置于上腹部。双下肢伸直，两足跟相距一拳，全身放松。呼吸采用鼻吸口呼。以第五腰椎棘突点为定点，吸气时意想脊柱向上牵引，呼气时意想臀部及双下肢下沉。反复49次。

健侧卧式：由仰卧式向健侧侧卧，以健侧之手扶头代枕，下肢微屈。患侧之手捂住同侧秩边穴，下肢屈曲，足弓置于对侧小腿中部，膝部轻贴床面。全身放松，轻闭双唇，以鼻自然呼吸。首先意想健侧坐骨神经通路（即臀部、大腿后侧、小腿后外侧、足外侧），使健侧坐骨神经部位的通畅舒适感印入脑海，共19息。然后将这种通畅舒适感输入患侧坐骨神经通路，意想患侧手掌捂住的秩边穴产生一股暖流通行于坐骨神经通路，共49息。

仰卧蹬腿式：接前式，缓慢转身，重新改为仰卧位，两手重叠，枕于头下，双下肢同时屈髋屈膝上收，然后悬空蹬足，最初以蹬7次为宜，以后蹬次逐渐递增。

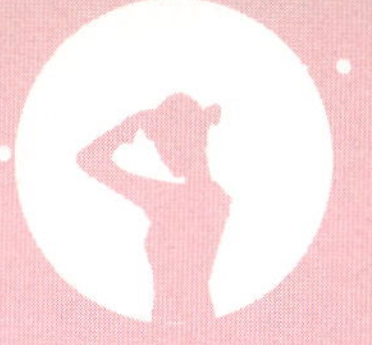
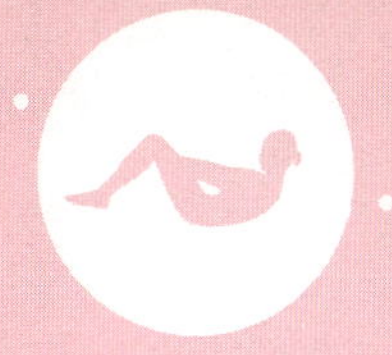

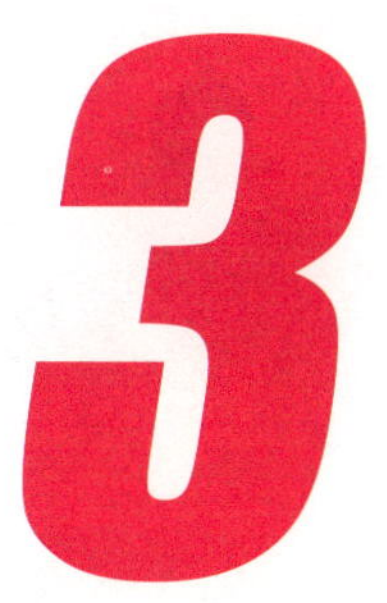

腰椎后关节紊乱症

腰椎后关节紊乱症又称腰椎后关节半脱位或腰椎骨错缝，是临床上的常见病、多发病，也是引起腰背疼痛的常见疾病之一。多由于腰部在不正确的姿势下负重或突然闪、扭，使腰椎后关节发生细微错位而引起。

腰椎后关节紊乱症的主要表现

患者多有腰部闪、扭伤病史。主要表现为腰部疼痛，重者臀部、大腿、骶尾部有牵拉痛。弯腰及坐后站起均感不便。疼痛范围较广，患者很难指出明确痛点。

检查时可有棘突偏歪，且偏歪的棘突旁有明显压痛。腰痛时轻时重，疲劳后疼痛加重，一般活动正常。如急性后关节错位未及时整复可转为慢性。

腰椎后关节紊乱症的调治方法

1 推拿按摩疗法

推摩法

医者先用单手或双手沿患者腰椎棘突自上而下进行推摩，腰痛处加大力量，反复30余次，约8分钟。然后在腰痛处进行指叩法 (图2.74和图2.75)，约2分钟。

按压法

医者先用两手拇指或肘关节在患者腰椎偏歪的棘突周围进行按压（图2.76和图2.77），以棘突周围产生酸、胀感为宜，持续8～9分钟。然后再配合颤压法，医者两手重叠，放于患者腰椎棘突上方，乘患者不备进行颤压，有时可听到脊椎后关节复位的响声。每处连续做3次。

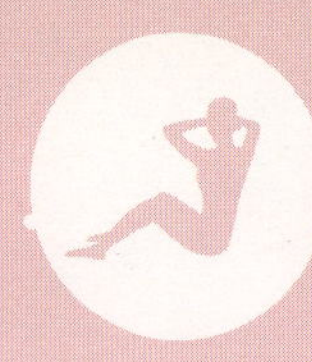

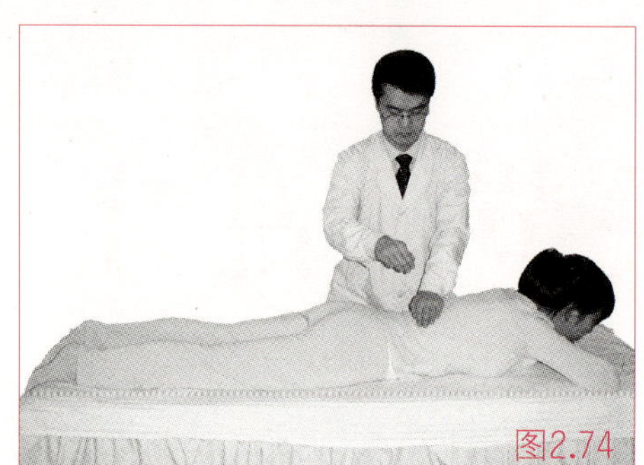
图2.74

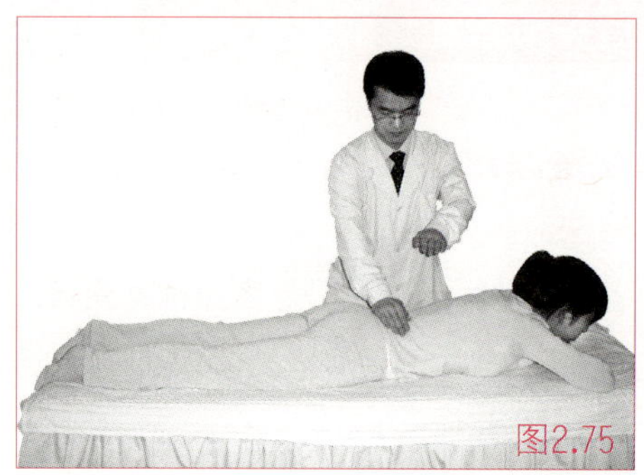
图2.75

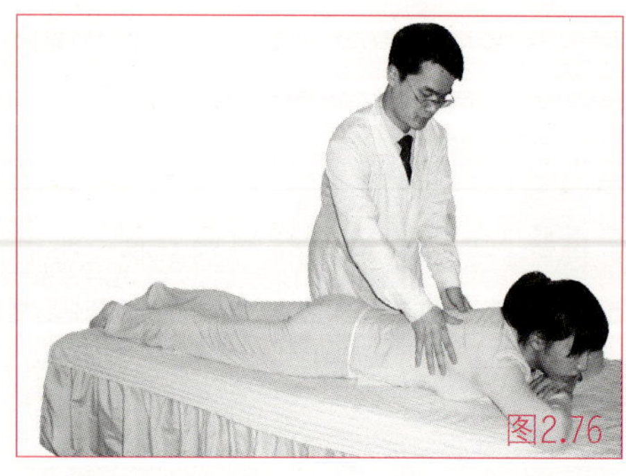
图2.76

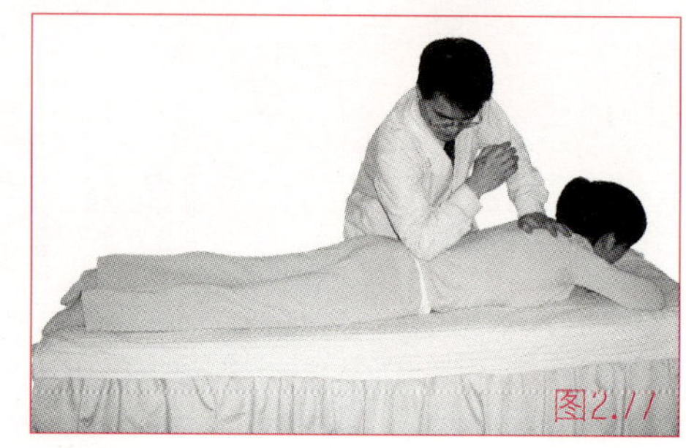
图2.77

掌揉法

医者手腕放松，以掌根用力在患者腰痛处作环形揉动，约7～8分钟。然后再以拳叩击法叩击腰痛处2分钟。

扭腰法

医者先用手掌在患者腰痛处进行滚动、揉按，各3～4分钟。然后让患者侧卧，扭腰，反复20～30次，有时可听到关节复位的响声。

直腰旋转扳法

患者取坐位，医者先用掌根在患者腰骶部按揉8分钟。然后一手在患者腰部施以滚法，另一手扶患者肩部，使其做俯仰活动，幅度由小到大。最后医者站于患者一侧，用下肢顶住患者大腿，一手扶近侧肩的前方，另一手扶住对侧肩的后方，两手向呈相反方向用力扳肩，同时使患者腰部旋转，当旋转有阻力时，再做一个增大幅度的扳动（图2.78）。

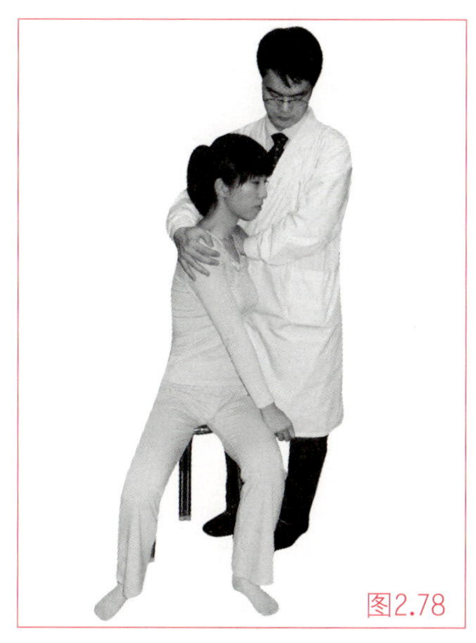
图2.78

腰部斜扳法

患者取俯卧位，医者先用按压法和㨰法在患者腰部施治7～8分钟，然后让患者取右侧卧位，右下肢伸直，左下肢屈曲，医者面对患者而立，一手按压患者肩前部，用另一肘按压患者臀外侧（图2.79）。然后两手向相反方向用力，扭转患者的腰部，当感到有阻力时，再做一个增大幅度的扳动。最后双掌合推。约做3分钟。

其他推拿手法还有弯腰旋转复位法、屈髋摇腰法（图2.80）等，均可收到满意效果。

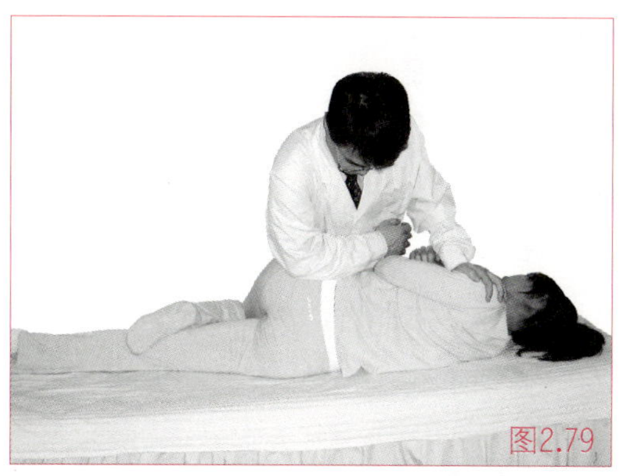
图2.79

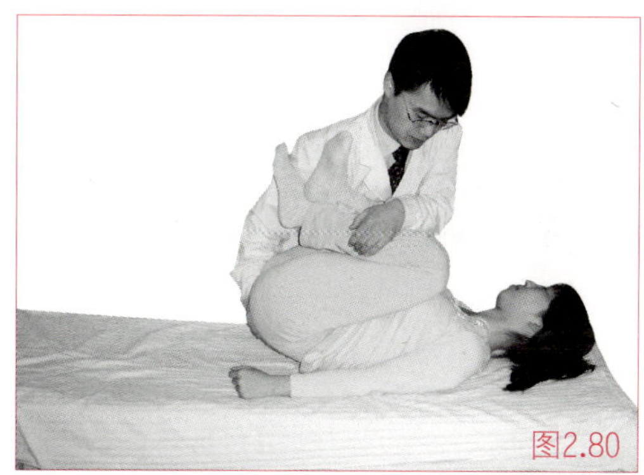
图2.80

背法

医者和患者背靠背站立，医者用两肘挽住患者肘弯部，然后弯腰屈膝挺臀，将患者反背起，接着用臀部力量颤动、颠动或摆动10分钟（图2.81和图2.82）。

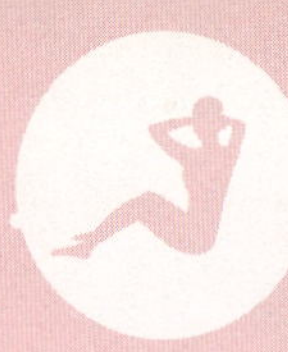
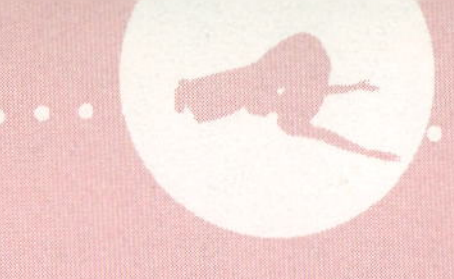

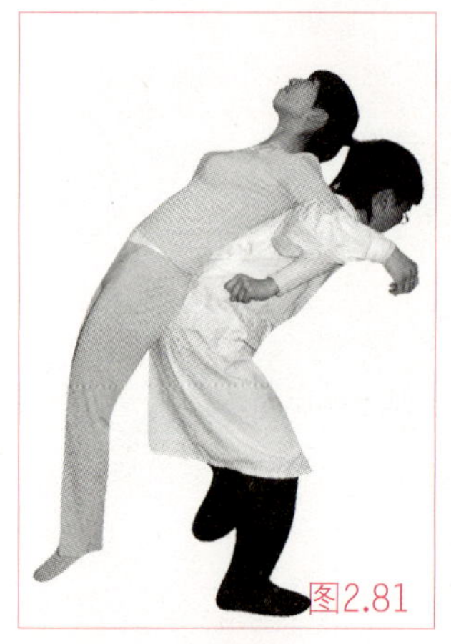
图2.81

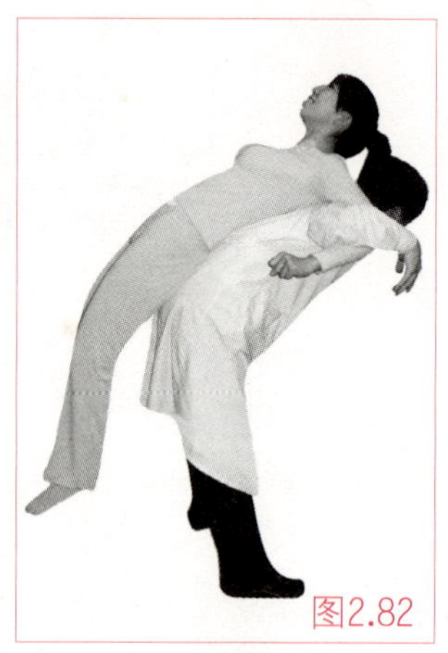
图2.82

2 指压疗法

腹穴指压疗法

指压部位：腰部穴（位于脐下6厘米处）、下肢穴（位于脐下7～8厘米处）。

用手指指尖在上述穴位轻轻按揉，并作环形平揉，或用手指指端深深按压皮肤及皮下组织，并根据患者的体质施以轻重不同的指力，以有穴位处酸、麻、胀、痛感为宜。共约10分钟。

体穴指压疗法

指压部位：肾命穴（距命门穴两侧两指宽处）、命门穴、志室穴、殷门穴、足三里穴。

用拇指或中指在所选穴位上扪，各穴轮流操作，每穴2～3分钟。在采用扪法时要逐渐施加压力，得气后逐渐减轻指力，直至停止。

3 手部按摩疗法

取穴：手部脊柱（颈椎、胸椎、腰椎、骶骨、尾骨）反射区。（图2.83）

首先用手指在手部脊柱反射区寻找胀痛点，并在胀痛点处用压按旋推的方法进行按摩。每天1次，每次10分钟。

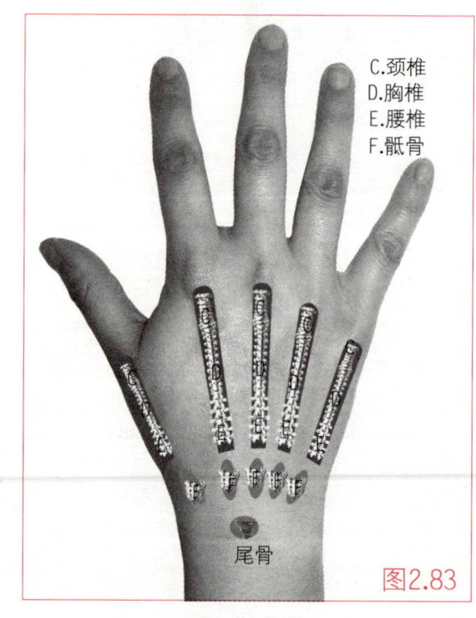

图2.83

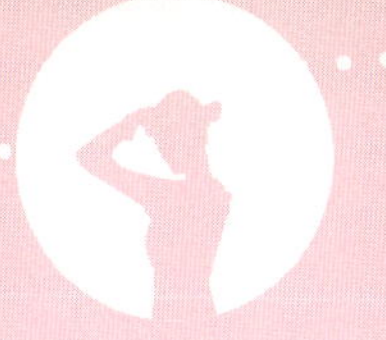

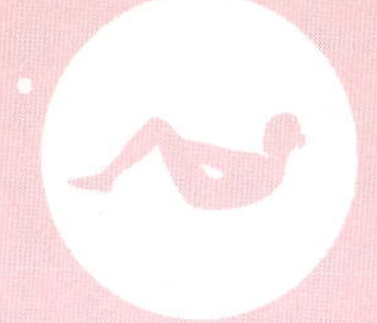

4 足部按摩疗法

按摩部位：足部肾、甲状旁腺、腰椎、骶骨、髋关节反射区。（图2.84和图2.85）

足部的腰椎和骶骨反射区采用推掌加压法，以一手拇指指腹为着力点，其余手指为支点，另一手掌置于手背上施加压力，并进行推压，各3分钟。髋关节反射区采用捏指法，以拇指指腹用力捏。肾反射区可采用握足扣指法，着力点为一手食指指间关节顶点，其余四指握足固定，另一手拇指可辅助用力。甲状旁腺反射区用单食指扣拳法，食指指间关节顶点为着力点。每个反射区按摩2～3分钟。按摩顺序：肾→甲状旁腺→腰椎→骶骨→髋关节。

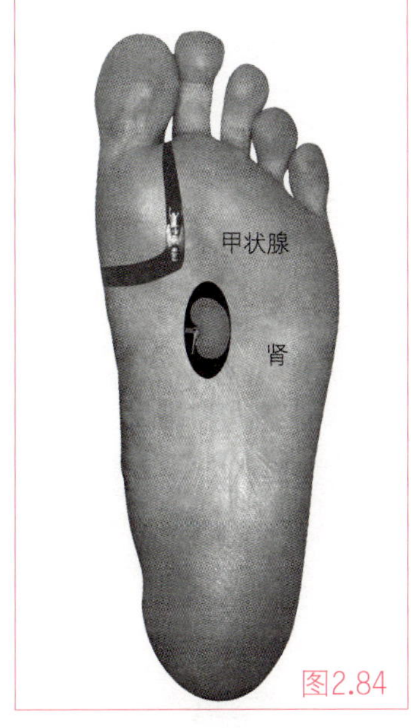

图2.84

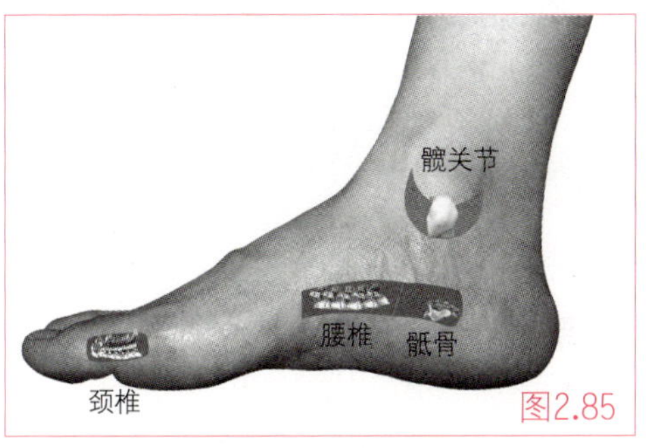

图2.85

5 耳穴贴压疗法

取耳穴：腰骶椎、腰痛点、肾、皮质下、神门。（图2.86）

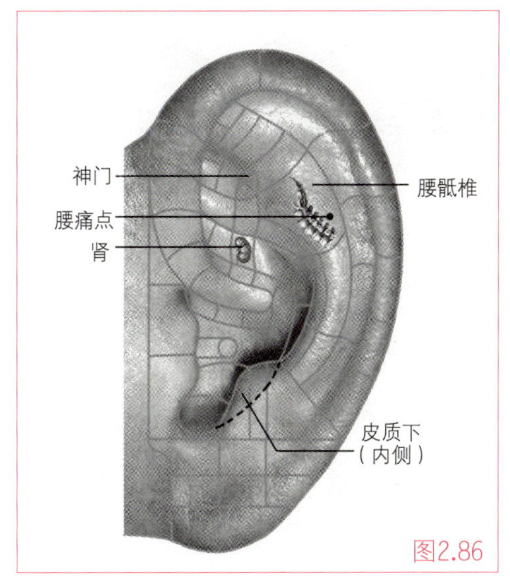

图2.86

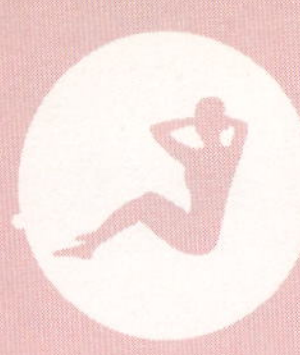

常规消毒上述耳穴后，将一粒王不留行籽置于方形小胶布中央，并贴于上述耳穴，用手指轻轻按揉，以局部有酸、胀感为宜。每天按揉3～4次，3天换贴1次。

6 拔罐疗法

闪罐法

用闪火法在腰痛处拔罐2～3个，并留罐10～20分钟，或在腰痛处采用闪罐法拔罐5～10分钟。起罐时先从一侧放气后拔起。每天1次。火罐可用玻璃罐（图2.87）、竹罐（图2.88）和陶罐。

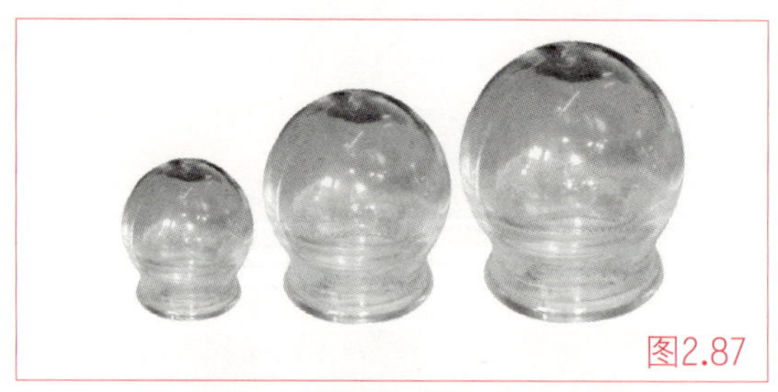

图2.87

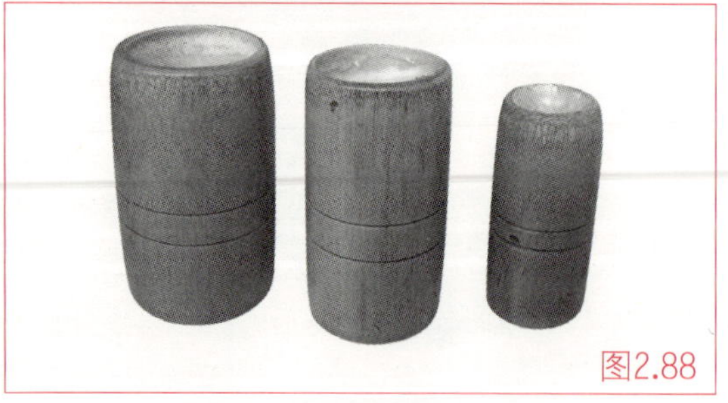

图2.88

7 刮痧疗法

取穴：大椎穴、大杼穴、腰夹脊穴、肾腧穴、委中穴。

医者先在患者腰痛部位及上述穴位涂上润滑油，然后取水牛角刮痧板，平面朝下，以45°斜角进行刮拭，以出现紫红色斑点或斑块为宜。

8 灸法

温针灸

取穴：肾腧穴、命门穴、志室穴、气海穴。

首先用毫针刺入所选穴位，再将艾卷制成约3厘米的长条，并插入毫针针柄，然后用火自下部点燃艾卷，以患者不感灼痛为度（图2.89）。灸8～10分钟。

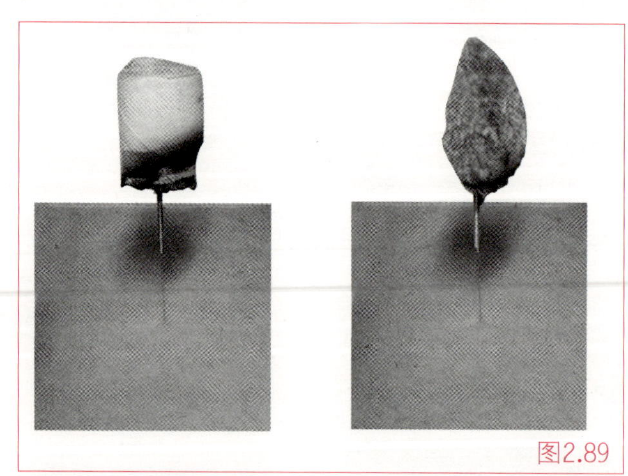

图2.89

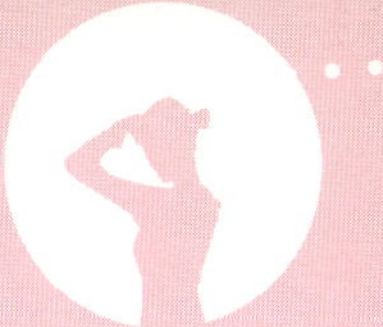

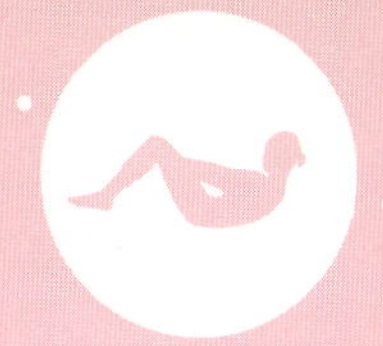

温灸器灸

将艾条点燃后放入灸盒内，并将灸盒置于腰痛最明显处。每天灸1～2次，每次10～15分钟。

9 毫针疗法

取穴：腰夹脊穴、肾腧穴、气海穴、命门穴、志室穴、腰眼穴、委中穴。

将上述穴位常规消毒后，取30号1.5～2.5寸长毫针垂直刺入所选穴位，进行提插捻转，针刺得气后留针10～15分钟。每天1次。

10 红外线照射疗法

用远红外线灯对腰痛处进行照射，距离以患者感到温热、舒适为宜。每天1～2次，每次10～15分钟。

11 磁疗法

用磁疗器的磁头在腰痛部位，委中穴及昆仑穴上进行点按刺激。每天2～3次，每次10分钟。

12 蜡疗法

蜡饼法

将加热熔化的蜡液倒入木制或铝制盘内，待其冷却成饼后，放在油布上，敷于患处，上盖棉垫保温。每天或隔日1次，每次30～60分钟。

13 泥疗法

将泥逐渐加热到40～50℃，但不要超过55℃。然后将泥铺在胶布上，制成厚3～6厘米的泥饼。治疗时先在腰痛部位涂一层薄泥，再将泥饼放上，包裹好，热敷10分钟，最后用温水洗净。每天或隔日1次，10次为1疗程。

14 坎离砂疗法

首先将坎离砂倒入盆中，用2％醋酸或食醋拌匀，分装于布袋中，用浴巾或毛毯包好，待其温度上升到45～50℃时，将布袋敷于患处，上盖毛毯保温。如果温度过高，布袋下可加用布垫。每天2～3次，每次10分钟。

15 药物贴敷疗法

处方一：腰痛膏

药物：生川乌15克，食盐少许。

取穴：腰部压痛处，肾腧穴、腰眼穴。

将生川乌和食盐混合后捣成膏状，敷于腰部压痛处，肾腧穴和腰眼穴，外覆纱布，并以胶布固定。每天换贴1次。

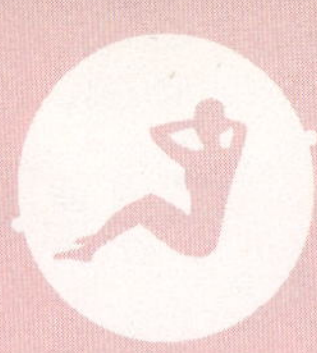

处方二：寒痛乐

首先将寒痛乐开封后贴于患处。如果太热，可将寒痛乐贴于内衣外面，每24小时换贴一次。

处方三

药物：生附子30克，白酒适量。

取穴：涌泉穴

将生附子研末，以白酒调成糊状，外敷于两侧涌泉穴（图2.90）。

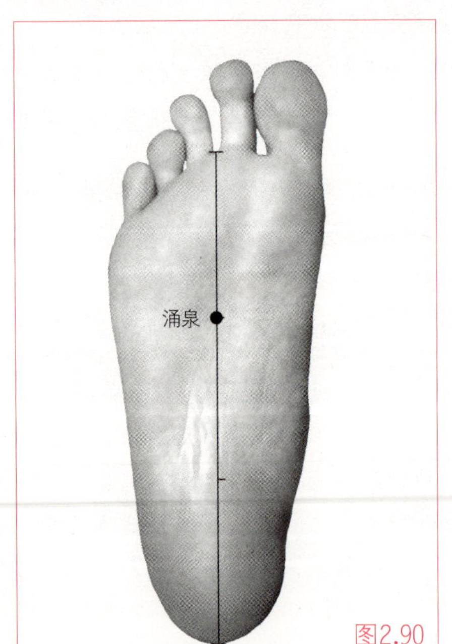

图2.90

16 药物熏洗疗法

药物：伸筋草、海桐皮、秦艽、当归、独活、红花各6克。

将以上药物加水煎煮，取汁熏洗患处。每天2次，每次10～15分钟。

17 中药内服疗法

处方一：小活络丸

服法：每天2次，每次1丸。

处方二：三七散

服法：有成药出售，可去淤行气，通经活血，止痛。也可与七厘散交替服用。每天2～3次，每次2.5～5克。

18 气功疗法

强腰六步功

预备：松静站立。心安神静之后做3～6次深长呼吸。吸气时，提肛，舌抵上腭，稍停一下。呼气时放松。

游龙戏珠：将两手外劳宫穴轻贴两侧肾腧穴，头部向左（向左旋转至极）、右（向右旋转至极）、上（抬头望天）、下（低头看地）运动3次，然后将头部沿顺时针回旋3次，再逆时针回旋3次。

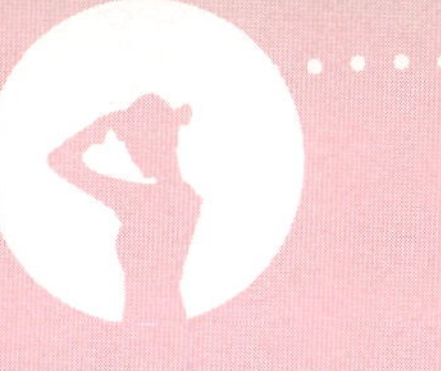
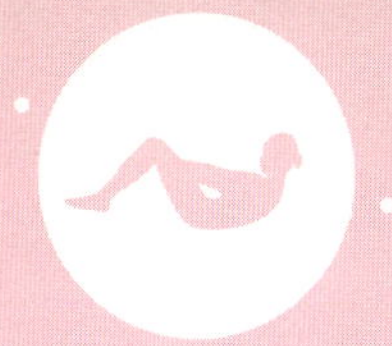

白鹤展翅：两臂屈肘上提，以两肩关节为轴，经体后向前做轮转运动3次，然后反方向做3次，上下耸肩3次。

雄师回首（拗身回望）：呈马步桩式，左手外劳宫穴贴命门穴，右手由体侧向上画弧并置于额前，上体向左扭转（脚跟不动），眼看右脚跟，同时吸气，提肛，稍停一下，呼气还原，做3次。然后反方向做3次。

风摆荷叶（松腰旋转）：松静站立，两手外劳宫穴轻贴两侧肾腧穴，髋关节在水平面上顺时针和逆时针绕环（2圈为1次）各3次。做时脚趾抓地，膝关节伸直，上体正直，头部晃动宜小。

两手攀足：手指在腹前交叉（掌心向上），两臂上提，翻掌上托（抬头，掌心向上，眼看手背），然后两臂带动上体向左侧屈1次，再向右侧屈1次。最后上体前屈（膝部伸直），手掌尽量触脚背，再还原成松静站立。重复做3次。

白鹤转膝：两脚分开约一脚距离，膝部微屈，两手伏按膝部。然后两膝沿顺时针和逆时针旋转各3次。最后两膝由内向外回旋3次，再由外向内回旋3次。

收式：松静站立，两臂于腹前交叉并向两侧画弧至头顶，两掌心向下，中指相接，经胸前缓慢向下导引，至小腹时掌心向内，轻贴小腹（同时稍下蹲微屈膝）。重复做3次。

特别提醒

（1）整个练功过程，可守内（意守涌泉穴或神阙穴），亦可守外（意守花草树木美景，不宜意念他人）。

（2）在练功过程中，高血压、冠心病患者不宜闭气用力，也不宜低头过度。头颈旋转幅度不宜过大，动作亦宜缓和。

（3）以上气功可全练，也可选练，但都应认真收功。动作次数可多可少。如果有时间，在练此功后，可再练10分钟站桩功，效果会更好。

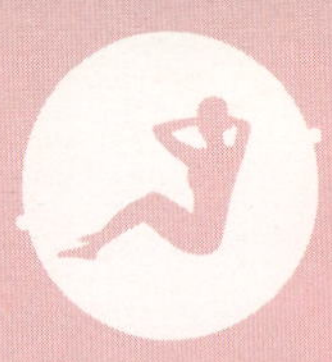

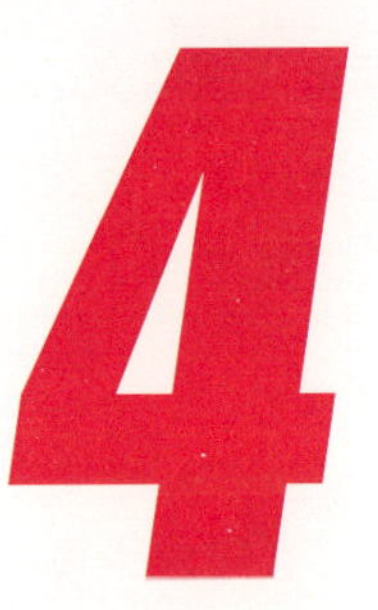

4 慢性腰肌劳损

慢性腰肌劳损的主要原因

腰肌劳损又称功能性腰痛、腰背筋膜炎、腰肌纤维组织炎等，主要是指腰骶部肌肉、筋膜等软组织的慢性损伤（图2.91）。

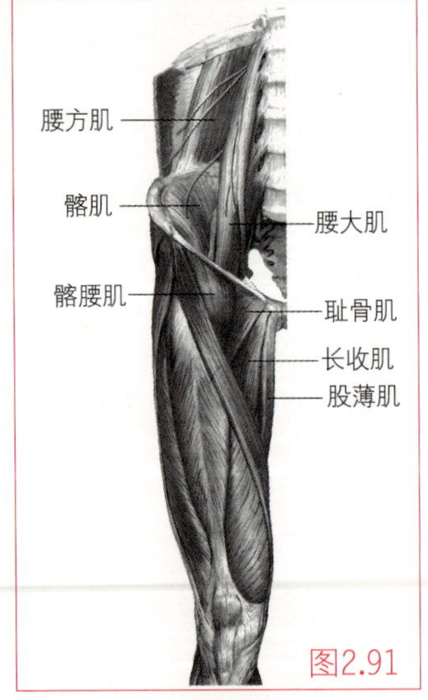

图2.91

本病的发病原因多种多样，主要包括：

疲劳性损伤：多见于长期从事弯腰工作，姿势不正确、肥胖等，使一侧或两侧腰肌长时间处于紧张状态，久而久之，使肌肉发生纤维变性，弹性降低，引起慢性腰痛。

迁延性腰扭伤：急性腰扭伤后未及时治疗或治疗不当，致使损伤的肌肉、筋膜、韧带修复不良，产生瘢痕粘连，引起慢性腰痛。

脊柱先天畸形：如隐性脊柱裂、先天性脊柱侧弯、腰椎骶化及骶椎腰化等，都可导致腰背部软组织损伤，引起慢性腰痛。

慢性腰肌劳损的主要表现

有长期腰痛史，且反复发作。腰骶部一侧或两侧酸痛，以酸、胀为重，疼痛为轻，酸痛时轻时重，缠绵不愈。疼痛在劳累后加重，休息或经常变换体位时减轻。也可在久坐、久站或久卧后疼痛加重，常被迫伸腰或以拳击腰部来缓解疼痛。遇寒冷或潮湿可引起

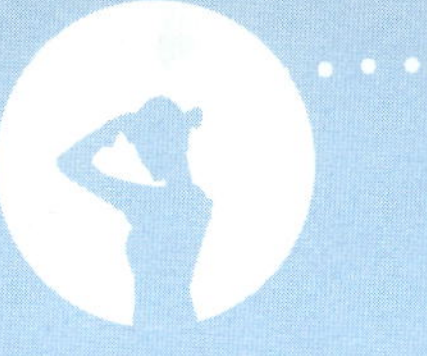
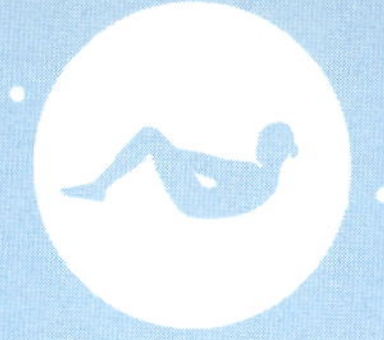

急性发作，腰部疼痛甚者会出现活动受限。

检查时腰腿活动功能受限不明显。疼痛较重的患者，可有腰部肌肉痉挛、隆起，日久可致脊柱侧弯。

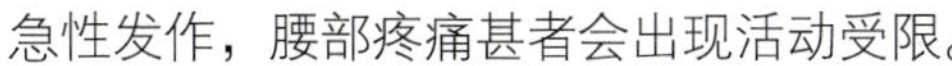

慢性腰肌劳损的调治方法

1 推拿按摩疗法

推摩法

患者取俯卧位，医者用两手沿棘突两侧自上而下推摩20～30次，疼痛处用力，以腰背部有温热感为宜，约7～8分钟。然后再用手在疼痛处拍打2～5次，约2分钟。

按压法

医者用两手拇指或肘关节在患者腰背部的督脉和足太阳膀胱经上进行按压。要求力量深透柔和，不宜过猛。持续按压7～8分钟。最后再用两手在按压部位拍打2分钟。

掌揉法

医者用手掌紧贴患者皮肤，重点以大、小鱼际着力，在患者腰痛处环形揉动5～8分钟。然后医者两手握空拳，以小鱼际侧面着力，交替叩打腰部疼痛处2～3分钟（图2.92）。

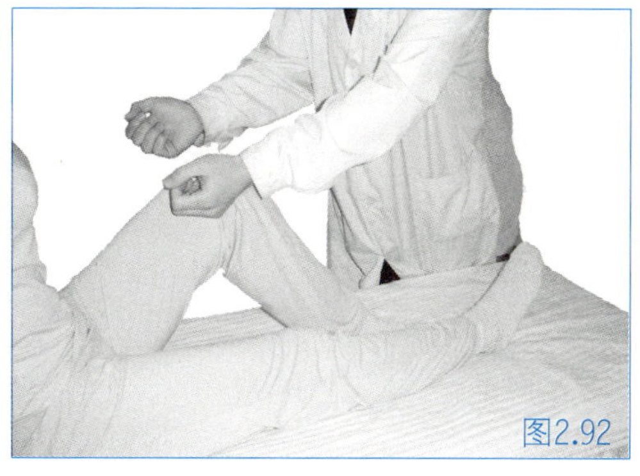

图2.92

㨰法

医者以掌背外侧和小鱼际为着力点，通过腕关节的灵活转动在患者腰背部连续滚动5分钟。有助于解除肌肉痉挛，疏通经络，活血止痛。然后再施以擦法3～5分钟（图2.93）。

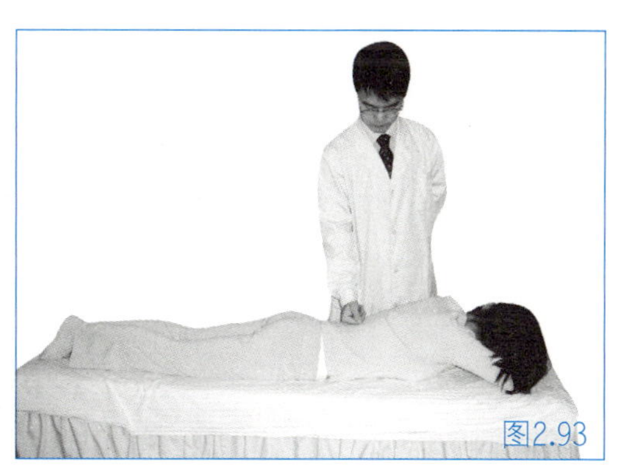

图2.93

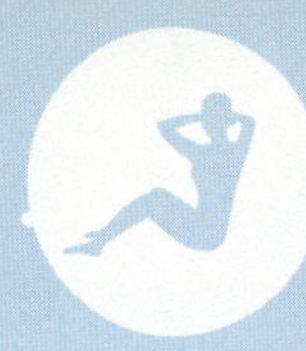

扭腰法

医者在做扭腰法前先在患者腰部疼痛处施㨰法和揉法7~8分钟。然后用扭腰法，手法要轻柔连贯，反复操作5~10次。

腰部斜扳法

医者先在患者患侧腰部施以㨰法和掌推法5分钟，然后做腰部斜扳法。以患者右侧卧位为例，患者右下肢伸直，左下肢屈曲，医者面对患者而立，一手按压患者肩前部，用另一肘按压患者臀外侧（图2.94）。然后两手向相反方向用力，扭转患者的腰部，当感到有阻力时，再做一个增大幅度的扳动。最后双掌合推3分钟。

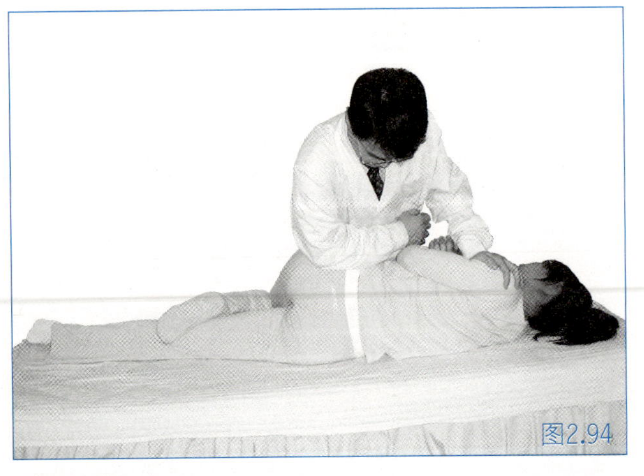

图2.94

压膝法

医者先在患者的腰部疼痛处施以揉法和推法7分钟，然后让患者双膝并拢，屈髋屈膝。医者一手固定患者的双膝，一手扶其脚踝，并将患者的膝部尽量向腹部按压5次左右（图2.95）。

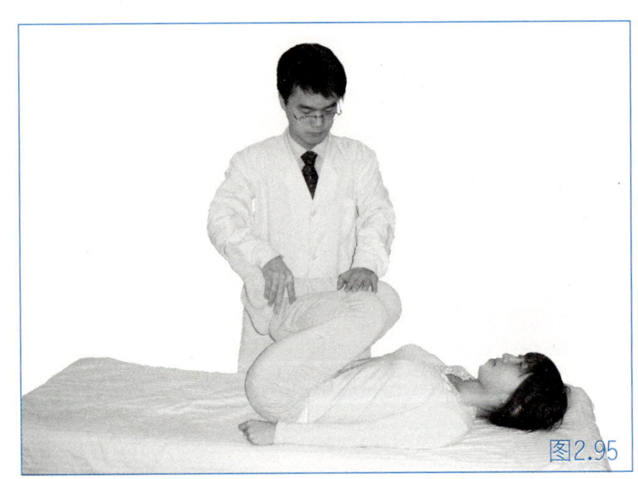

图2.95

2 指压疗法

胸穴指压疗法

指压部位：腰腹1（位于第九肋骨下缘与腋后线的交点处）、腰腹2（位于第十肋骨下缘与腋后线的交点处）、腰腹3（位于第十一肋骨下缘与腋后线的交点处）、腰腹4（位于第十一肋骨下缘与肩胛内线的交

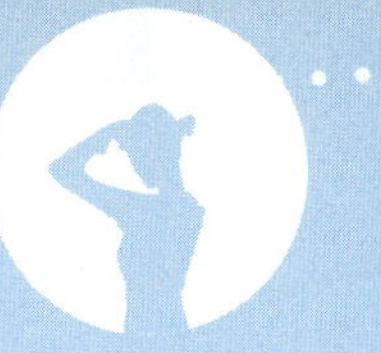

点处）、腰肢穴（从第十二肋骨端向脊柱引一条水平线，此线与骶棘肌外缘的交点处）、背腹穴（位于肩胛冈中点下两横指处）。

医者用手指以中等强度持续抵按上述穴位各2分钟，但不滑动手指。力量由轻到重，切忌用力太猛。

体穴指压疗法

指压部位： 肾腧穴、志室穴、殷门穴、委中穴、足三里穴。

首先用手指在所选穴位做环形平揉5分钟，揉动时指尖不离开所触皮肤。然后用手指在所选穴位施以扪法5分钟，并用指端深深按压皮肤及皮下组织，指力的轻重根据患者体质而定，以患者穴位处有酸、麻、胀、痛感为宜。

3 手部按摩疗法

按摩部位： 手部脊柱（颈椎、胸椎、腰椎、骶骨、尾骨）、髋关节反射区 。（图2.96）

首先用手指在上述反射区内探查胀痛点，并在胀痛点处紧紧压按，在压按及按摩手部腰椎反射区时，用大拇指和其他手指压按和旋推这些部位（图2.97），并从起点一直推按到手腕部位。

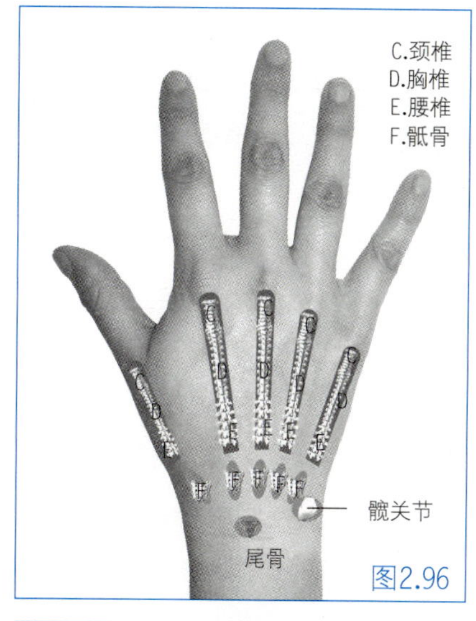

图2.96

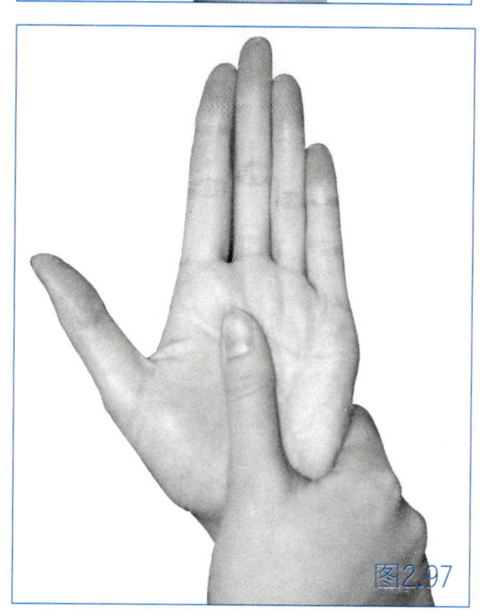
图2.97

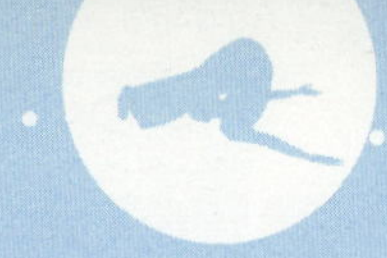

4 足部按摩疗法

按摩部位：足部肾、输尿管、膀胱、腰椎、肝、甲状旁腺等反射区 。（图2.98和图2.99）

足部肾、输尿管、膀胱、肝反射区宜采用单食指扣拳法。腰椎反射区可采用捏指法。甲状旁腺反射区可采用扣指法。每穴按摩2分钟，每天1～2次。

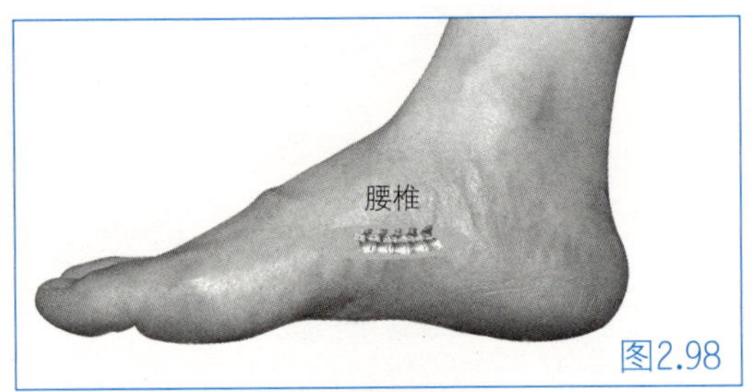

图2.98

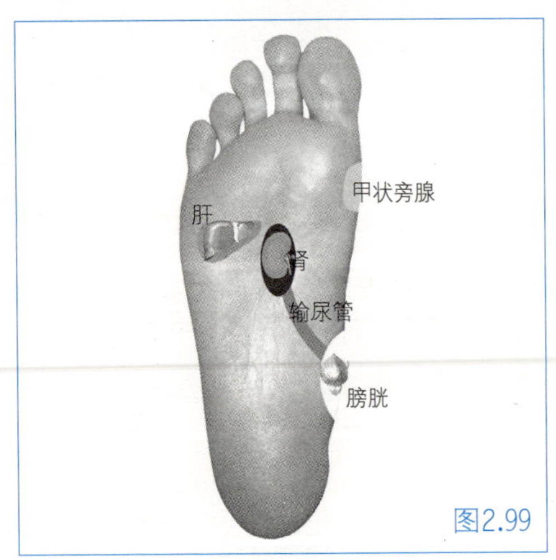

图2.99

5 耳穴贴压疗法

取耳穴：肾、腰骶椎、腰痛点、肾上腺、皮质下、神门。

首先查看耳郭皮肤是否变色、起泡、脱屑或有突起粟粒，并以钝头小棒寻找压痛敏感点。然后常规消毒上述耳穴，将一粒王不留行籽置于方形小胶布中央，并贴于上述耳穴，用手指轻轻按揉10分钟，以耳穴局部有酸、胀感为宜。2～3天换贴1次。

6 喷酒按摩疗法

首先，在患者整个腰部连续喷酒，并用两手掌交替旋摩、按揉。然后选取中枢穴、脊中穴、悬枢穴、命门穴、腰阳关穴、腰腧穴、关元腧穴、白环腧穴、会阳穴、环跳穴，并连续喷酒，逐一以轻、重、缓、急的手法按揉。约3分钟。

其次，在患者两脚心连续喷酒，并用两手按揉、抓捏，用掌根搓两脚心。再用两手拇指揉捏涌泉穴，手法自然，由轻渐重，以有钝痛、热感向上传导为宜。约2分钟。

再次，选取患者委中穴，并连续喷酒，先用两手掌交替搓压，再用两手拇指交替用力按揉，接着沿殷门穴至承扶穴连续喷酒，并用两手抓捏、揉按、拍打。约2分钟。

最后，选取患者肾腧穴、次髎穴、十七椎穴、志室穴、居髎穴、秩边穴，并连续多次喷酒，以两手拇指用力逐一按揉。约3分钟。

7 拔罐疗法

刺络拔罐法

取穴： 腰压痛点，委中穴。

首先将上述穴位常规消毒，用梅花针在上述穴位重叩出血。然后用闪火法在叩刺部位拔罐，并留罐10分钟。起罐后擦净血迹。

8 刮痧疗法

取穴： 腰夹脊穴、肾腧穴、命门穴、腰阳关穴、大肠腧穴、气海腧穴、志室穴、太溪穴。

医者用刮痧板在患者上述穴位（事先涂好润滑油）刮拭，刮拭时刮痧板倾斜45°，平面朝下，刮拭面尽量长些，由内而外、由上而下顺序刮拭，用力均匀，以出现紫红色斑点或斑块为宜。2～3天刮拭1次。

9 灸法

艾条温和灸

取穴： 膈腧穴、次髎穴。寒湿型可加风府穴、腰阳关穴；肾虚型可加命门穴、志室穴、太溪穴。

首先将艾条点燃，对准上述穴位，在距离皮肤2～3厘米处熏灸（图2.100），以穴位局部有温热感而无灼痛为宜，每穴灸3～5分钟。也可采用艾炷隔姜灸（图2.101）和温灸器灸。

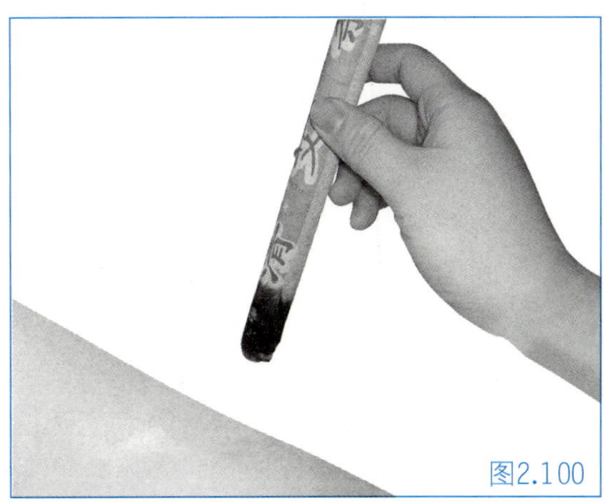

图2.100

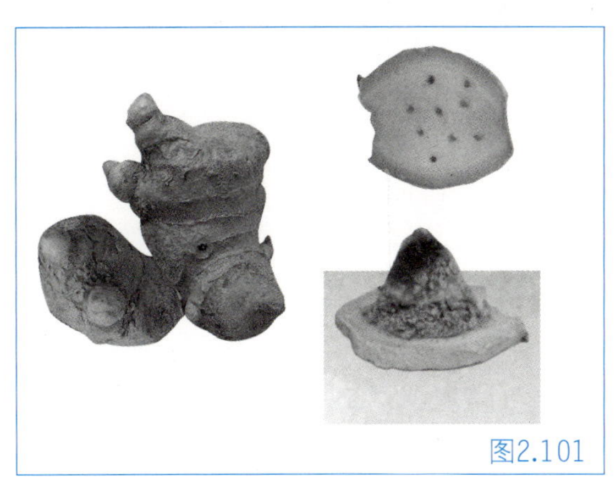

图2.101

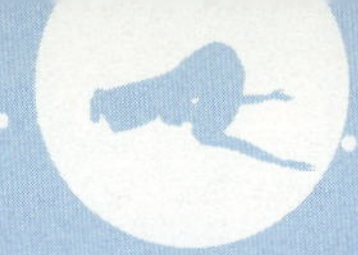

10 橡胶锤疗法

弹打部位：督脉（图2.102），脊柱两侧（图2.103），腰部压痛点，下肢后侧弹打线，肾腧穴、命门穴、气海腧穴、大肠腧穴、腰阳关穴、委中穴、足三里穴。

用橡胶锤（图2.104）先在督脉及脊柱两侧反复弹打，再重点弹打腰肌处，约5分钟。然后弹打腰部压痛点，下肢后侧弹打线、肾腧穴、命门穴、气海腧穴、大肠腧穴、腰阳关穴、委中穴、足三里穴，约5分钟。每天弹打2～3次。

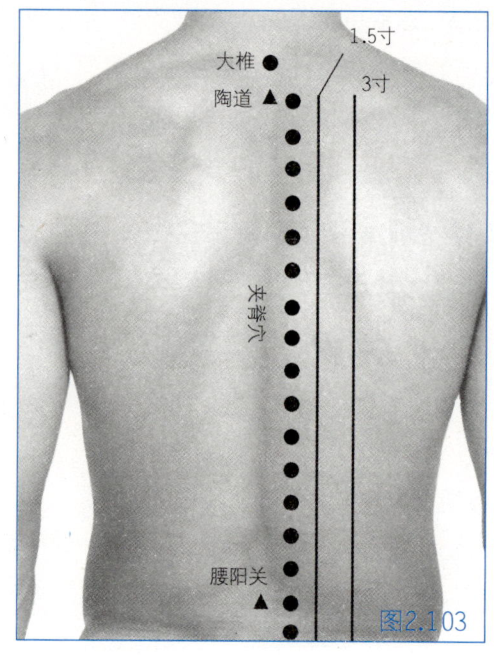

图2.103

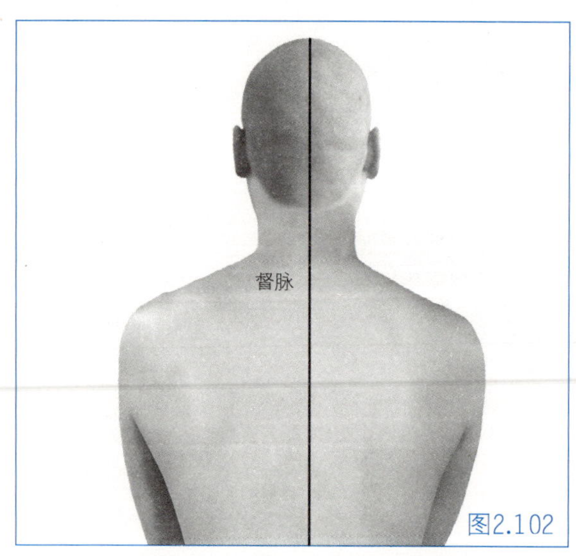

图2.102

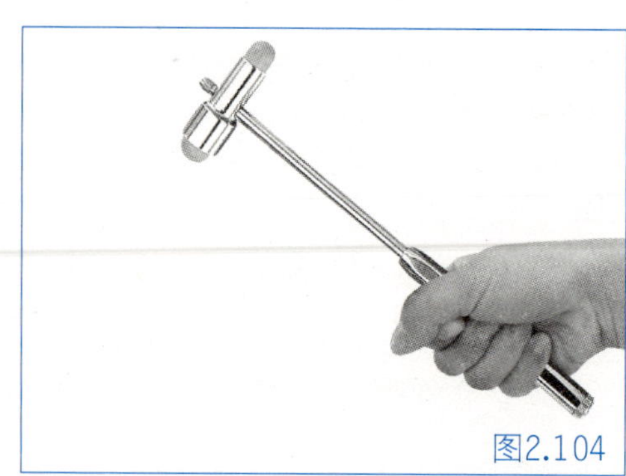
图2.104

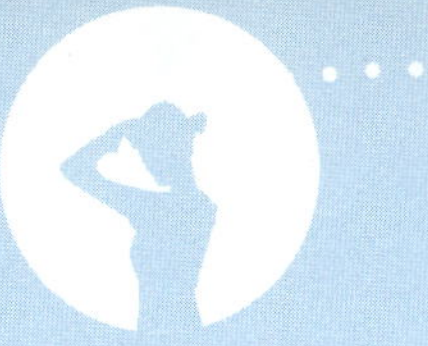

11 毫针疗法

体针一

取穴：主穴为压痛点，委中穴、昆仑穴。配穴为三膲腧穴、肾腧穴、腰眼穴。

将上述穴位常规消毒后，先用中强刺激针刺主穴。肌肉痉挛和压痛处可采取一针多向透刺，必要时加刺配穴。其中，委中穴直刺0.5～1寸，勿向外斜刺，以局部有酸、胀感或有麻感向足底放射为宜。肾腧穴直刺1.5～2寸，微斜向椎体，留针10分钟。

体针二

取穴：与腰部压痛点相对应的腹部点。

根据症候虚实，虚证用补法，实证用泻法，不虚不实用平补泻法，留针10分钟。另外，天柱穴、中渚穴等均可用毫针针刺，或加电针，效果均不错。

12 坎离砂疗法

先将坎离砂倒入盆中，用2％醋酸或食醋拌匀，分装于布袋中，用浴巾或毛毯包好，待温度上升到45～50℃时，将布袋敷于腰部患处，上盖毛毯保温。如果温度过高，布袋下可加用布垫。每天2～3次，每次10分钟。

13 药物贴敷疗法

处方一

药物：归尾15克，全蝎、威灵仙、生川乌、泽兰叶、丝瓜络、麻黄、土鳖、防风各12克，生马钱子、透骨草、汉防己、乳香、没药、王不留行、细辛、五加皮、豨莶草、独活、生草乌、五倍子、肉桂、枳实、牛蒡子、血余炭、干姜各10克，蜈蚣4条，黄丹1000克，香油2000克。

取穴：肾腧穴、阿是穴。

将以上药物用香油煎煮，去渣，然后继续煎煮，熬稠时加入黄丹，搅匀制成药膏，贴敷肾腧穴和阿是穴。3～5天换贴1次，1个月为1疗程。

处方二

药物：续断325克，白芷、羌活、独活、没药、川芎、木香各310克，玉桂、丁香、红花、檀香、排草、当归各260克，血竭70克，山柰60克，麝香0.25克。

将以上药物研末，把药末放入油膏中，搅拌成膏状，摊于布片或纸上。然后将药膏贴于患处，皮肤病患者禁用。

处方三

药物：鸡屎白、麦冬各250克。

将以上药物用慢火炒热加入酒精，混匀后用布包

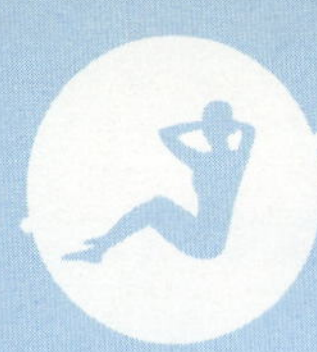

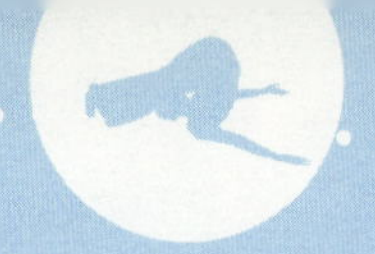

裹敷于患处，凉后取下。次日可再炒热后加酒精敷用，连用4～5次。每天1次，每次10分钟，7～10天为1疗程。

处方四

药物：葱白30克，大黄6克。

将以上药物捣烂炒热，然后外敷患处。

14 药物熏洗疗法

处方一

药物：牛膝、金刚刺、红藤各120克，当归、活血龙、五加皮各90克，防风20克，红花15克。

将以上药物加水煎煮10分钟，然后将腰部对准药液直接熏蒸。每天1次，每次10分钟，10次为1疗程。

处方二

药物：当归50克，红花30克，乳香、没药各20克，牛膝15克，醋30毫升。

将以上药物用醋浸泡4小时，然后加热煎煮，离火后用纱布浸透药汁，趁热熏洗腰眼穴。冷则再换，每天1次，每次10分钟。

处方三

药物：艾绒120克，透骨草30克，川椒子3克。

将以上药物加水煎煮，离火后趁热熏洗患处。每天2次，每次10～20分钟。

15 中药内服疗法

处方一：玉带丸

药物：杜仲、续断各30克，补骨脂25克，香附（炙）、木通、白术、熟地、狗脊、当归、黄芪各20克，玄胡、川芎、骨碎补、凤仙花、甘草各10克，胡桃仁10个。

操作：将前15味药研末，胡桃仁捣成泥与药末混匀，炼蜜为丸。

服法：每天2～3次，每次1～2丸，温开水送服。

也可服用中成药六味地黄丸或健步虎潜丸，每天2次，每次1丸，温开水或黄酒送服。

处方二：独活寄生酒

药物：桑寄生20克，当归身、生地、白芍、桂心、茯苓、杜仲、牛膝各15克，川芎、人参、防风、独活、秦艽各10克，甘草、细辛各5克。

操作：将以上药物泡入酒内密封2周。

服法：每次饮20～30毫升，根据酒量酌情加减。

适应症：适用于湿寒引起的腰肌劳损。

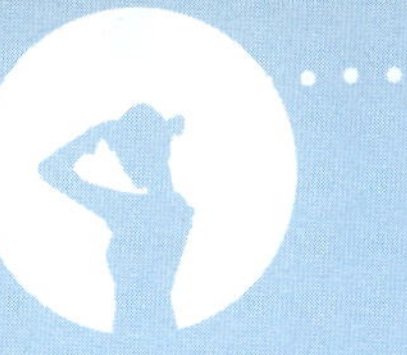

16 运动疗法

转胯运腰

准备姿势：两腿开立，稍宽于肩，全身肌肉放松。两手叉腰，调匀呼吸。

活动时，以腰为轴心，胯向左、前、右、后做水平转圈动作。转胯1圈为1次，可酌情做15～30次。然后向反方向做同样动作。转圈的幅度可逐渐加大。转动时上身保持直立，腰随胯的旋转而动，身体不要过分前仰后合。

转腰捶背

准备姿势：两腿开立，与肩同宽，全身放松，两腿微弯曲，两臂自然下垂，两手半握拳。

活动时先向左转腰，再向右转。两臂随腰部的左右转动而前后自然摆动。同时借摆动之力，两手一前一后交替叩击腰部和小腹，力量大小可酌情而定。腰向左右转动1圈为1次，可连续做30～50次。

两手攀足

准备姿势：身体直立，放松，两腿微分。

活动时，先两臂上举，身体随之后仰（尽可能达到后仰的最大限度），稍停片刻，随即身体前屈，两手下移，并尽可能触及两脚，稍停，恢复直立体位。此为1次，可连续做10～15次。身体前屈时，两腿不可弯曲，否则效果不好。老年人或高血压患者下腰时动作宜慢。

以上三个动作每天早晚各练1遍。

逆行法

（1）全身肌肉放松，膝盖稍弯曲，根据自己步子的大小向后反走，若遇到障碍物较多或地方狭窄处可转身暂时正走。反走时手握拳，四指包住大拇指并轻轻前后摆动。

（2）两手叉腰，拇指在后，其余手指在前，拇指按在腰部肾腧穴，每退一步用两拇指按揉肾腧穴1次。反走时呼吸自如，用鼻吸气，以口呼气，呼气比吸气略长。

此法每天早晨练1遍，每遍练习每种走法5～6分钟，走200～400步。

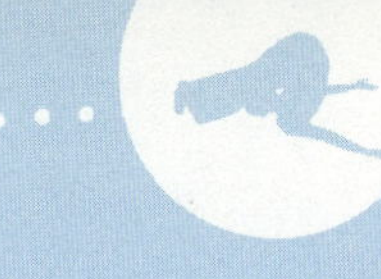

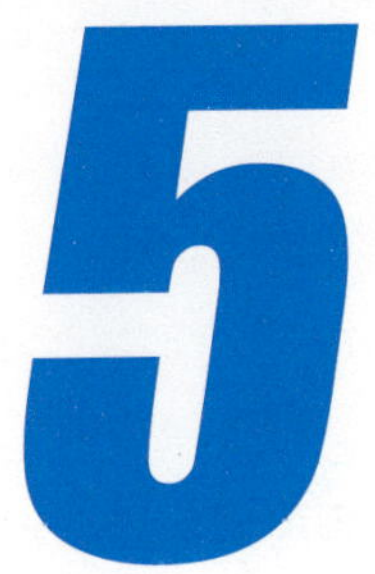

第三腰椎横突综合征

第三腰椎位于腰椎前凸的顶点，为五个腰椎的活动中心，也是腰椎前屈、后伸的枢纽。在腰椎的发育形态上，腰椎的横突存在着差异。一般而言，第三腰椎的横突最长，两侧对称，有肌肉、筋膜及韧带附着，维持着人体重心的稳定。若发育过程中第三腰椎的单侧或两侧横突过长或过大，加之腰椎的广泛活动，容易造成横突周围软组织损伤，而引起一系列临床症状，统称为第三腰椎横突综合征。轻者会出现肌纤维的撕裂、变性、水肿等，重者可有软组织的广泛损伤以及神经损伤。

第三腰椎横突综合征的主要表现

本病多见于从事体力劳动的青壮年，且以瘦高体型者发病率较高，可发生于一侧或两侧。主要表现为腰痛，疼痛呈广泛性隐痛或钝痛，劳累后加重，可放射至臀部及大腿，一般不超过膝关节，个别患者可放射至小腿及足背部。

检查可见第三腰椎横突处有局限性压痛，而无放射痛，腰部活动度正常。病程较长的患者，在腰椎横突尖端及臀部可能有条索状结节，压痛明显。X线检查可见第三腰椎横突过长或粗大，部分患者局部软组织有钙化阴影。

第三腰椎横突综合征的调治方法

1 推拿按摩疗法

按压法

医者用肘压法在患者腰椎棘突及两侧反复按压，两侧腰眼穴要用力按压，并停留1～2分钟，反复做8分

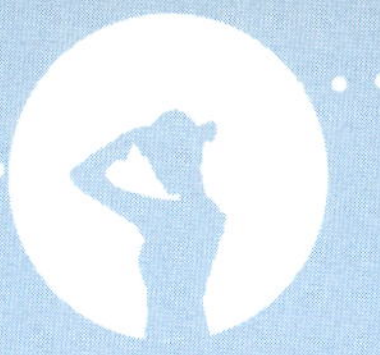

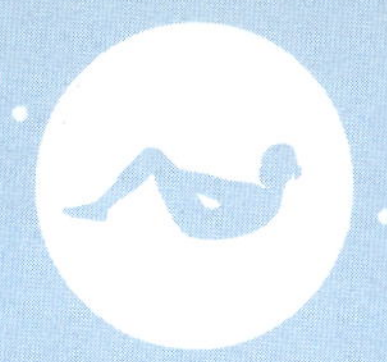

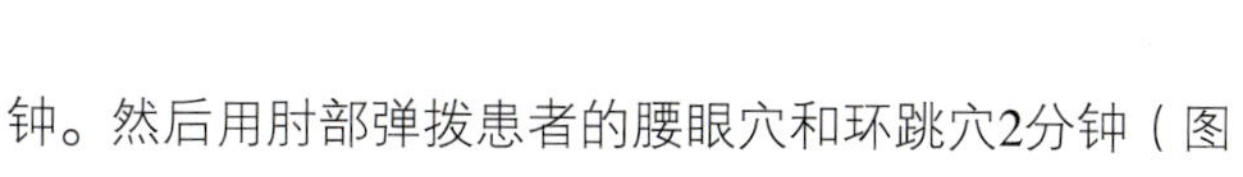

钟。然后用肘部弹拨患者的腰眼穴和环跳穴2分钟（图2.105）。

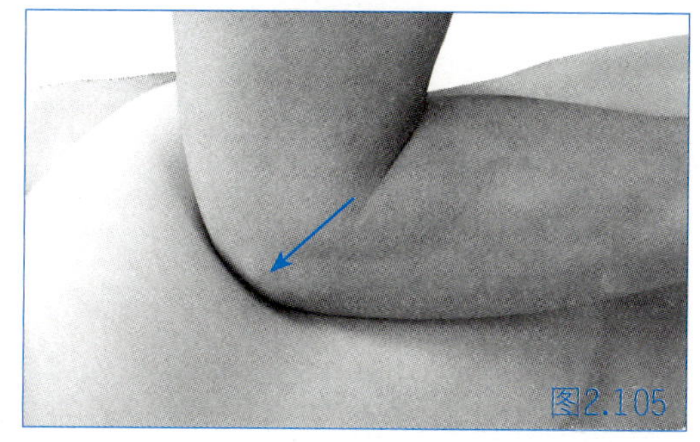

图2.105

滚法

医者用滚法在患者的第三腰椎横突处自上而下、由轻到重反复滚动5分钟。再以单手或双手的鱼际或掌根部在疼痛处作较大范围的发散动作（图2.106），用力均匀和缓，约5分钟。

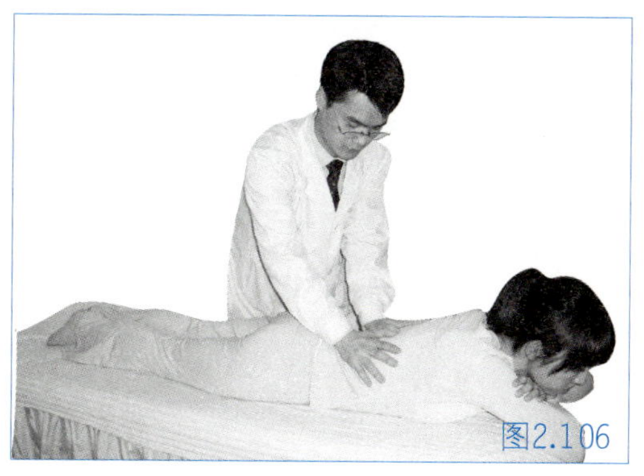

图2.106

揉捻法

患者取俯卧位，医者用拇指在患者第三腰椎横突处用力做深部的揉捻动作，持续6～7分钟。然后在疼痛处施以滚法，用力由轻到重，反复滚动3分钟。

弹拨法

患者取俯卧位，医者两手拇指重叠按于患者第三腰椎横突处，由内而外及由外而内弹拨肌肉痉挛处的结节。然后用两手拇指分别向上下左右用力推挤结节，反复数次。最后用掌根在腰部快速搓揉。共约10分钟。

抖法

先用手在患者腰痛处施以按压法和滚法8分钟。然后让患者平卧，医者用两手握住患者的脚踝，用力作连续的小幅度上下颤动（图2.107），以患者关节有轻松感为宜。

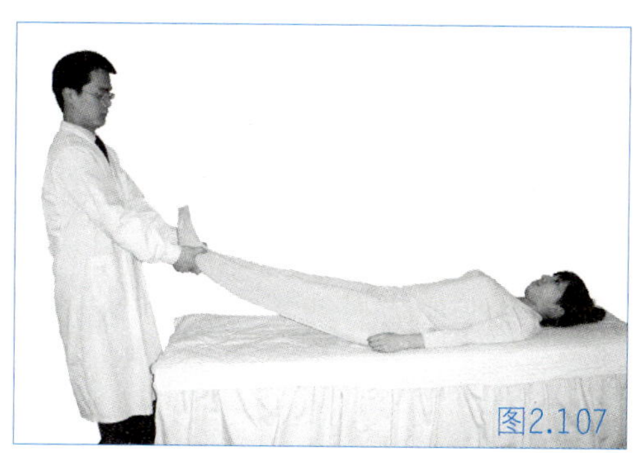

图2.107

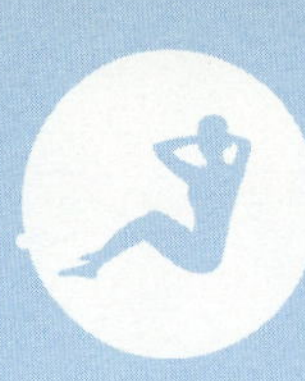

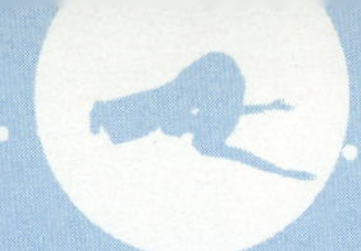

2 指压疗法

腹穴指压疗法

指压部位：与第三腰椎横突相对应的腹部穴位。

用拇指在腹部相应的穴位按压10分钟，用力深沉柔和，切勿太猛，以免伤及内脏。

体穴指压疗法

指压部位：肾腧穴、气海腧穴、腰夹脊穴、委中穴、昆仑穴。

采用揉扪法和散法。先用手指在所选穴位施以揉法。再用手指尖深深按压穴位处的皮肤及皮下组织，施力的轻重根据患者体质而定。最后用手掌在腰部做较大范围的散法，并沿足太阳膀胱经自上而下移动。同时用拇指在穴位处扪按，每穴2～3分钟。

3 点穴疗法

取穴：第7条下肢刺激线（起于外踝，沿腓肠肌外侧隆起线至腘横纹外侧头，经股二头肌隆起线，过大粗隆上缘，止于髂后上棘，为足少阳胆经循行线的一部分）、第8条下肢刺激线（起于外踝，沿腓骨长肌隆起线，抵腓骨小头前下方，过髌骨外缘及股外侧肌外缘，止于髂嵴中点，为足少阳胆经循行线的一部分）。

首先点按上述两条下肢刺激线2～3次，对刺激线上的穴位手法应稍重。然后按压、点拨第三腰椎横突处2～3次，同时按压腰眼穴、气海腧穴、秩边穴、委中穴。每天1次，每次10分钟。

4 手部按摩疗法

按摩部位：手部脊柱（颈椎、胸椎、腰椎、骶骨、尾骨）、肾、肝反射区。（图2.108和图2.109）

手部肝、肾反射区采用压按和揉按法，脊柱反射区采用推按法。每穴2～3分钟。

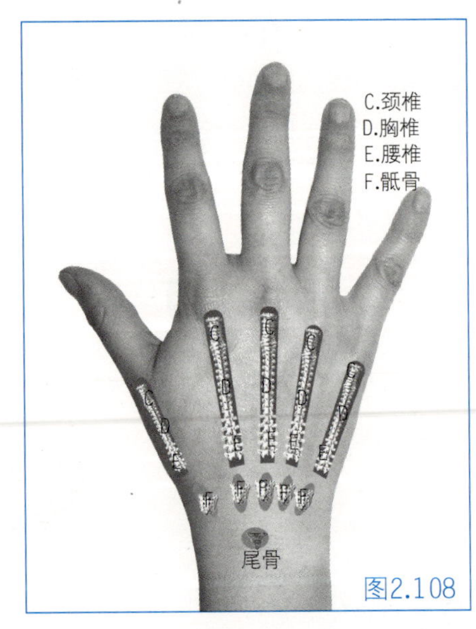

图2.108

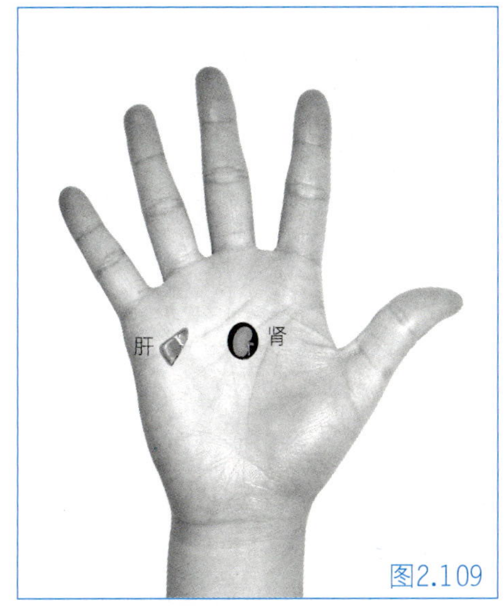

图2.109

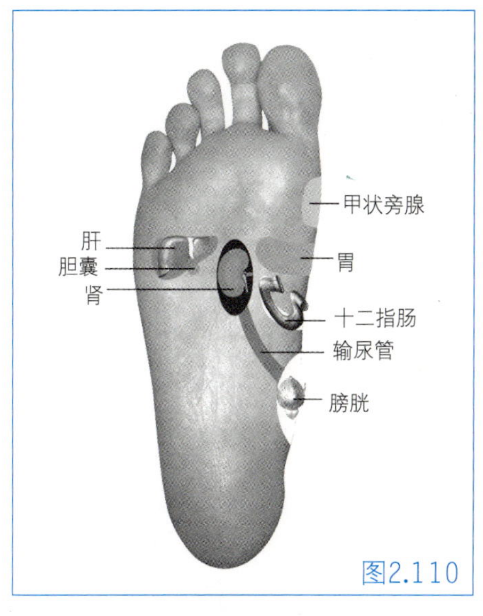

图2.110

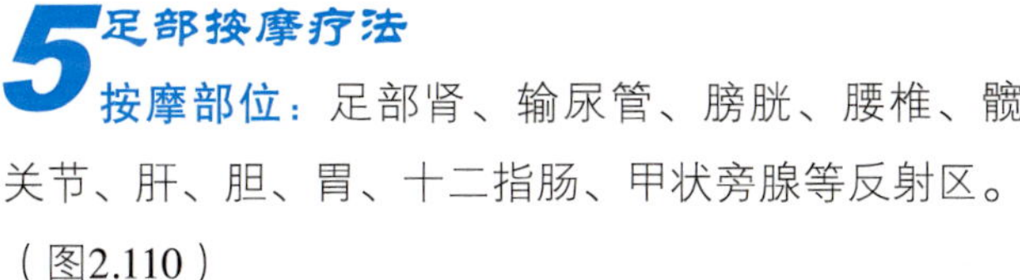

5 足部按摩疗法

按摩部位：足部肾、输尿管、膀胱、腰椎、髋关节、肝、胆、胃、十二指肠、甲状旁腺等反射区。（图2.110）

足部肾反射区可采用握足扣指法进行按摩，着力点在食指的指间关节顶点（图2.111）。再用双指钳法在甲状旁腺反射区按摩，着力点在食指近端指骨内侧，并以拇指辅助加压。其他穴位则采用单食指扣拳法按摩。每次10分钟。

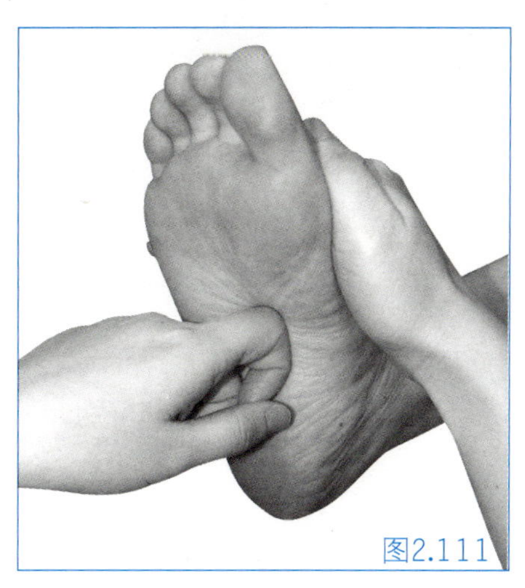

图2.111

6 耳穴贴压疗法

取耳穴：神门、肾、肾上腺、腰骶椎、腰肌、皮质下。（图2.112）

常规消毒上述耳穴后，将一粒王不留行籽置于方形小胶布中央，并贴于耳穴上，用手轻轻按揉，以耳穴局部有酸、胀感为宜。每天按压3~5次，每次5~10分钟。4天换贴1次，两耳交替贴敷。

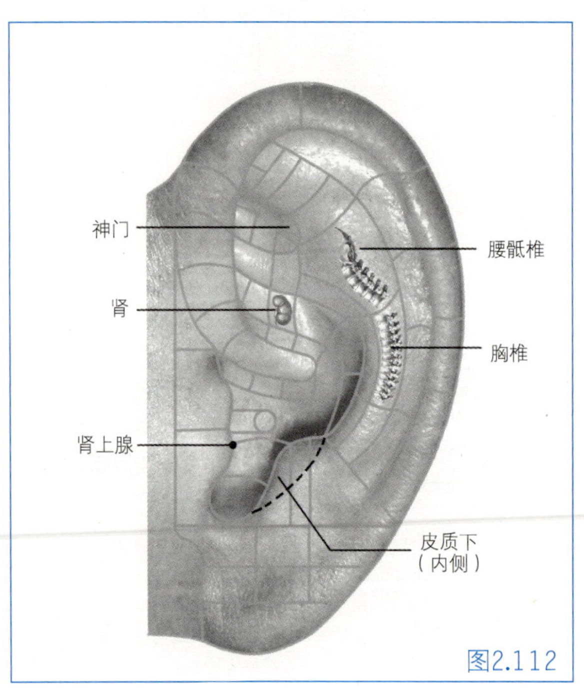

图2.112

7 喷酒按摩疗法

首先，在患者整个腰部连续喷酒，并用两手掌交替上下左右反复旋摩，之后再用掌根由上而下搓5分钟。

其次，选取肾腧穴、气海腧穴、腰阳关穴、命门穴、关元腧穴、白环腧穴、环跳穴，并连续喷酒，同时用拇指在所选穴位按揉，手法由轻渐重。约3分钟。

最后，在患者两脚心连续喷酒，并用两手交替抓捏、按揉，以掌根用力搓两脚心。再用拇指用力揉掐涌泉穴，以有钝痛、热感向上传导为宜。约2分钟。

8 拔罐疗法

刺络拔罐法

取穴：气海腧穴、肾腧穴、腰夹脊穴、委中穴。

将上述穴位常规消毒，用梅花针在穴位上叩刺，至皮肤微微出血。然后用闪火法在叩刺部位拔罐10分钟，吸出紫红色淤血。每天1次。

9 刮痧疗法

取穴：肾腧穴、气海腧穴、命门穴、腰夹脊穴、委中穴、昆仑穴。

医者用刮痧板在所选穴位自上而下进行刮拭，刮板与皮肤呈45°，以皮肤出现紫红色斑点或斑块为宜。每天或隔日1次，每次10分钟。

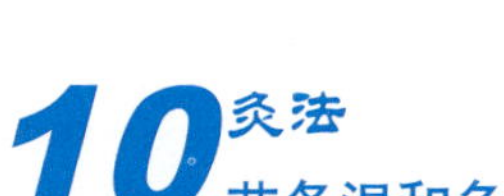

灸法

艾条温和灸

取穴：大杼穴、肾腧穴、气海腧穴、委中穴、昆仑穴。

将艾条点燃，对准上述穴位，在距离皮肤2～3厘米处熏灸，以穴位局部有温热感而无灼痛为宜。

艾炷隔姜灸

取穴：大杼穴、肾腧穴、气海腧穴、委中穴、昆仑穴。

取厚约0.2厘米的鲜姜片，以针穿刺数孔放于所选穴位上，上置艾炷。然后点燃艾炷施灸，若艾炷燃尽，可换一炷再灸，应勤动勤换姜片，以穴位局部红晕、出汗，患者有热感为度。每次灸10分钟。适用于寒湿型患者。

11 橡胶锤疗法

弹打部位：督脉及脊柱两侧，腰部压痛点，肾腧穴、气海腧穴、志室穴、委中穴、昆仑穴。

先用橡胶锤在督脉及脊柱两侧反复弹打，重点弹打第一至五腰椎。然后弹打腰部压痛点，肾腧穴、气海腧穴、志室穴、委中穴、昆仑穴，手法由轻渐重。每天弹打2～3次，每次10分钟。

12 毫针疗法

取穴：肾腧穴、腰阳关穴、气海腧穴、腰夹脊穴、委中穴、昆仑穴。

将以上穴位常规消毒后，取1.5～2寸毫针垂直刺入所选穴位，其中针刺肾腧穴时针尖略微斜向椎体，以免伤及肾脏。同时进行中等强度提插捻转，得气后留针10分钟。也可在针柄上加艾条施灸。

13 封闭注射疗法

药物：0.5%普鲁卡因10毫升，醋酸强的松龙0.5毫升。

用以上两种药物在第三腰椎横突周围做封闭治疗。3次为1疗程，一般经局部封闭治疗后症状可消除。

14 蜡疗法

刷蜡法

先将石蜡熔至60～65°C，然后用平毛刷迅速将蜡涂于患处，反复涂刷使蜡层厚达1～2厘米，最后用棉垫包裹保温。也可将蜡刷至0.5厘米后，用蜡垫（拧干器拧干）敷于保护层上，并盖以油布及棉垫保温。每天或隔日1次，每次30～60分钟。

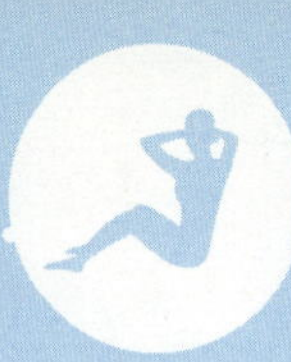

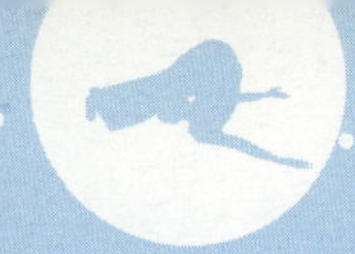

15 坎离砂疗法

首先将坎离砂倒入盆中，用2％醋酸或食醋拌匀，分装于布袋中，用浴巾或毛毯包好，待其温度上升到45～50°C时，将布袋敷于第三腰椎横突处，上盖毛毯保温。如果温度过高，布袋下可加用布垫。每天2～3次，每次10分钟。

16 药物贴敷疗法

处方一

药物：葱白、生姜各适量。

将葱白和生姜捣烂炒热，用布包裹，敷于患处。每天2～3次，每次10分钟。适用于疼痛急性发作者。

处方二

药物：山栀子9克，红花、桃仁、土鳖各4克。

将以上药物研末，加蛋清搅拌均匀，制成膏状。用药前先用毛巾热敷5分钟，然后外敷药膏，上盖纱布，并用胶布固定。24小时后取下。如果接触药物的皮肤变成黑色或蓝紫色，为药物染色所致，不必担心。

处方三

药物：当归25克，海桐皮20克，川芎、土鳖、黄芪各15克，松节10克。

先将以上药物研末，用酒调成糊状，贴敷于患处。然后用远红外线灯对准敷药部位照射10分钟，使药物渗透到体内，起到促进局部血液循环，消炎止痛的效果。

17 药物涂擦疗法

处方一：舒活酒（市售）

用舒活酒在第三腰椎横突处做较大范围的涂擦，并进行按摩。每天1～2次，每次10分钟。

此药酒禁止内服，皮肤破损、发疹及寒湿证不宜使用。

处方二：按摩乳（或麝香风湿油）

首先用按摩乳（或麝香风湿油）涂擦患处，再用手指揉按10分钟。

18 药物熏洗疗法

药物：伸筋草、海桐皮、秦艽、当归、独活、钩藤各9克，红花、乳香、没药各6克。

将以上药物加水煎煮，趁热熏洗患处。每天2次，每次10分钟。适用于气滞血淤型患者。

19 中药内服疗法

处方一：补肾壮筋骨汤加减

药物：熟地、当归、牛膝、山药、茯苓、川断、杜仲、白芍、桃仁、红花、香附、元胡各适量。

操作：将以上药物加水煎汤2次，

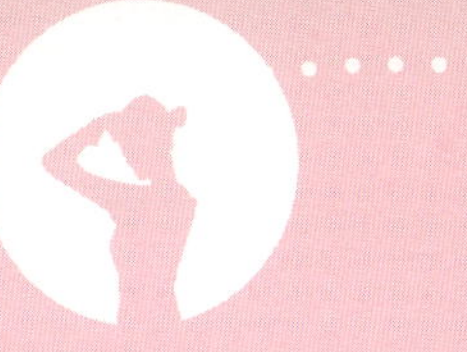

服法：取汁。每剂分2次服，早晚各服1次。

处方二：六味地黄丸

服法：口服，水丸每次6克，蜜丸每次9克，每天2次。

处方三：三七伤药片

服法：口服，每次3片，每天3次。

处方四：舒筋活血片

服法：口服，每次5片，每天3次。

20 气功疗法 松腰法

体位

静止时宜取立位、坐位或卧位。

立位：两脚平行站立，两膝微屈，两胯下落，腰部放松，如坐高凳，微有后靠之意，且似坐非坐，似靠非靠。在刷牙、乘车练习时可取此体位。

坐位：自然端坐，腰部向后下落，放松。在坐车、办公练习时可取此体位。

卧位：屈髋屈膝，使腰臀部充分放松。仰卧时，膝下可放一个枕头或两脚分开，同时并膝；侧卧位时，头部的枕头应高矮合适，脊柱纵线与床面平行，且以木板床为宜。

练习方法

落胯弯腰：取立位，胯部下落，上身向前弯曲，两臂自然向前摆动，以助平衡。然后做一起一落的动作，反复做1～3分钟。此法不拘时间、地点，随时可行，若起初出现腰部弹响，则效果更好。

坐位直腰：将腰部直起，并向前略挺。然后做一挺一松的动作，反复做10分钟。

屈髋滚腰：仰卧，屈髋屈膝，两手十指交叉，抱膝，拉膝贴胸。两手将两膝向胸部一拉一松，腰臀部在床上相应滚动，可使腰臀部得到按摩。早晚各做1次，每次5～10分钟，以腰部感到轻松舒适为度。酸、胀者宜大幅度活动，疼痛剧烈者可小幅度活动，腰椎有骨折者禁用。

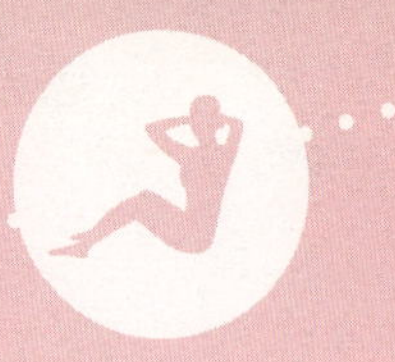

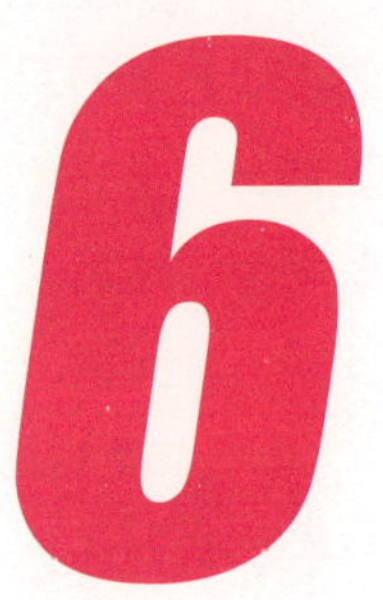

6 腰肌筋膜炎

腰肌筋膜炎又称腰部纤维组织炎、肌肉风湿症，是腰部的慢性损伤性疾病，多发生于腰部肌肉、筋膜、韧带及皮下组织。多数患者是因腰部外伤后治疗不当或不及时，以及劳损、外感风寒邪气等因素所致。以青壮年最为常见。

腰肌筋膜炎的主要表现

根据临床症状不同，腰肌筋膜炎常分为急性、慢性两种。急性患者表现为患侧疼痛剧烈，有烧灼感，腰部活动时症状加重，局部压痛明显，部分患者体温升高，血液检查可见白细胞增高。

慢性患者表现为腰部酸痛、肌肉僵硬，有沉重感，常在晨起、劳累或天气变化时疼痛明显加重。腰部压痛广泛，多无局限性压痛，腰部功能活动正常，但活动时腰部发板，且酸痛明显。检查时可见腰部肌肉僵硬，腰部骶棘肌呈条索状改变。

腰肌筋膜炎的调治方法

1 推拿按摩疗法

按压法

采用双掌按压，即医者两手相叠，用掌根或全掌在患者腰部酸痛处用力按压，动作要持续和缓，按压到一定深度时，可做旋转性按压。可单用本法，也可结合分筋法、捋法按摩。每次10分钟。

掌揉法

医者用手掌大鱼际和小鱼际在患者腰痛处自上而下用力环形揉动7～8分钟。再在腰背部做散法2分钟。可温经通络、活血化淤、消炎止痛。

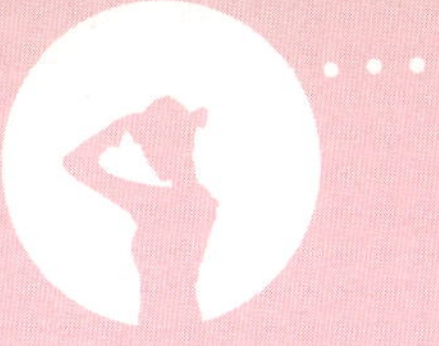
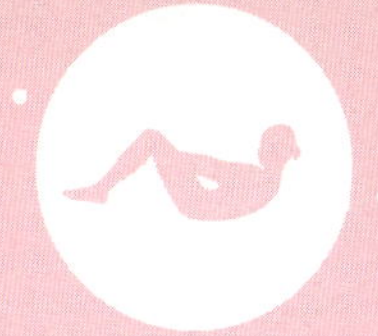

擦法

医者在患者腰部沿骶棘肌纤维走行方向施以㨰法，手法轻柔缓和，连续滚动8分钟。再于腰痛处施以分筋法，如有明显的条索状改变，手法要略重，并用拇指沿肌纤维方向进行弹拨，约2分钟。

膊运法

医者以前臂内侧在患者的腰痛处做较大范围的环形或半环形揉动（图2.113），约5分钟。然后再用手指沿骶棘肌条索状结节处自上而下捋顺肌肉，约5分钟。

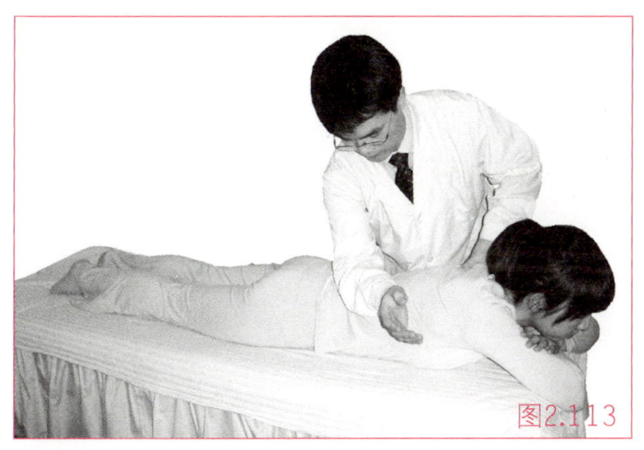

图2.113

2 指压疗法

指压部位：脾腧穴、胃腧穴、肾腧穴、气海腧穴、合阳穴、秩边穴、委中穴、足三里穴。

首先用拇指与食指或拇指与中指在委中穴和足三里穴的上下对称部位用力捏压。然后用循法沿足太阳膀胱经自上而下顺经按摩，每穴2分钟。

3 手部按摩疗法

按摩部位：手部的肝、肾、脊柱（颈椎、胸椎、腰椎、骶骨、尾骨）反射区。（图2.114和图2.115）

首先用拇指在手部肝、肾反射区用力按揉，以穴位有酸、胀感为宜。然后用直推法在脊柱反射区反复推按，每穴2～3分钟。

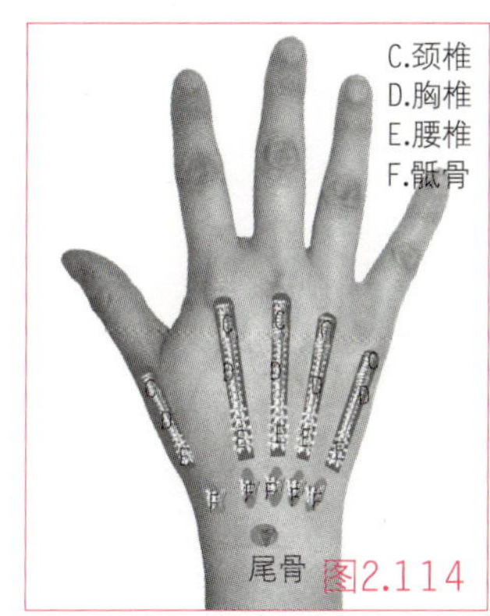

图2.114

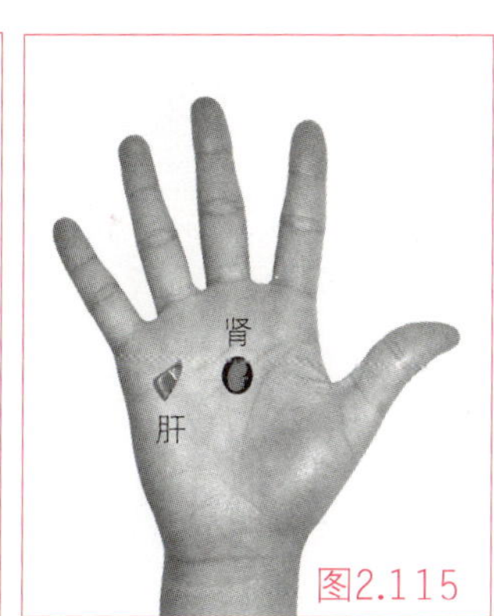

图2.115

4 足部按摩疗法

按摩部位：急性腰肌筋膜炎患者取足部的肾上腺、下身淋巴结、肾、输尿管、膀胱、脊柱（颈椎、胸椎、腰椎、骶骨）、肝、胃、十二指肠、甲状旁腺反射区 。（图2.116和图2.117）

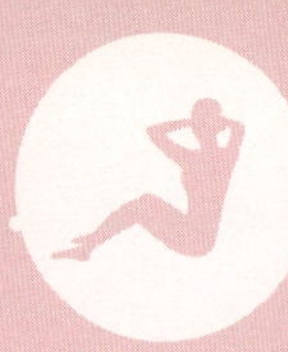

足部肾、肾上腺反射区宜采用握足扣指法，下身淋巴结反射区可采用拇食指叩拳法，其余反射区采用食指扣拳法（图2.118）。每穴用力要适度，以有酸、胀感而无刺痛为宜，反复按摩10分钟。

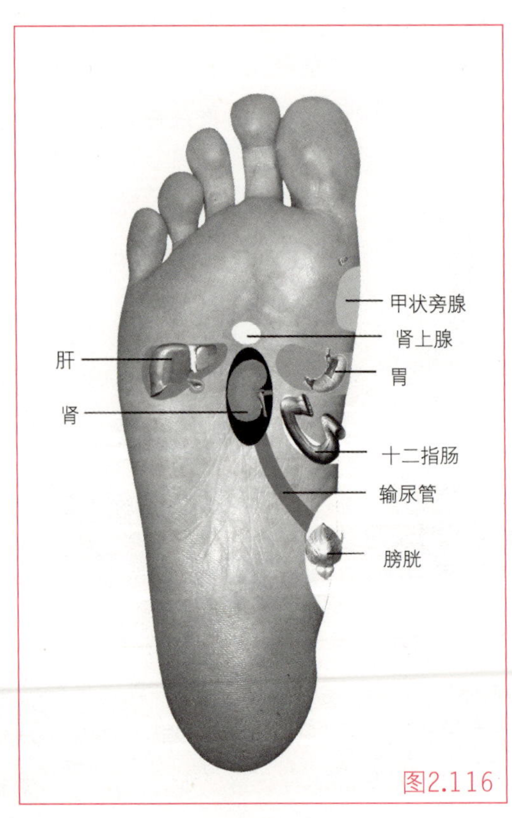

图2.116

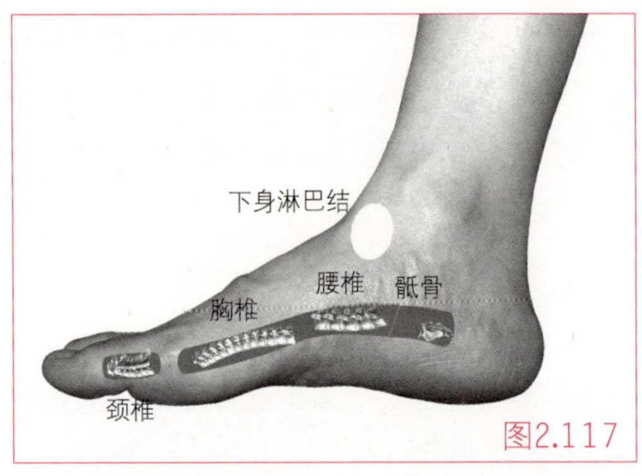

图2.117

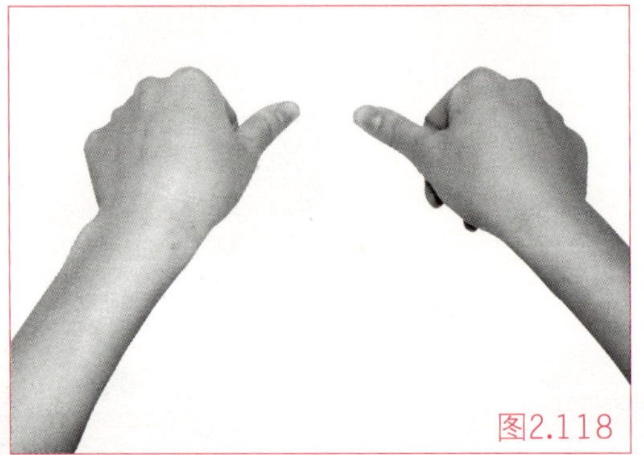

图2.118

5 耳穴贴压疗法

取耳穴：急性腰肌筋膜炎患者取神门、耳尖、肾上腺、腰肌、腰痛点。慢性腰肌筋膜炎患者取神门、皮质下、肾、肝、腰肌。（图2.119）

常规消毒上述耳穴后，将一粒王不留行籽置于方形小胶布中央，并贴于耳穴上，用手指轻轻按揉，以耳穴局部有酸、胀感为宜。每天按压3～4次，每次10分钟。隔日换贴1次，两耳交替进行。

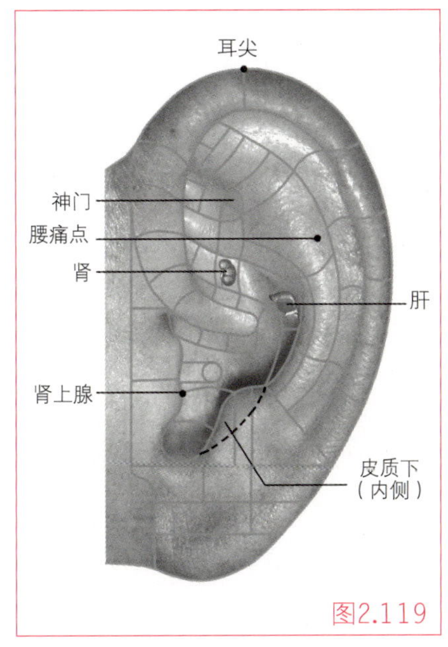

图2.119

6 喷酒按摩疗法

首先，在患者整个腰部连续喷酒，并用两手掌交替上下按揉腰部，然后用掌推法推3分钟。

其次，选取脾腧穴、肾腧穴、气海腧穴、志室穴、环跳穴、委中穴，并连续喷酒，用拇指逐一按压所选穴位，并用掌根行揉、压、搓法5分钟。

最后，在患者两脚心连续喷酒，用两手按揉、掐捏两脚心，然后重点掐按涌泉穴，以有钝痛、热感向上传导为宜。约2分钟。

7 拔罐疗法

闪罐法

患者取俯卧位，医者先在患者的腰痛处涂少许液体石蜡或甘油作为润滑剂，然后用闪火法在腰痛处拔罐，并留罐8～10分钟。

8 刮痧疗法

取穴：脾腧穴、胃腧穴、肾腧穴、气海腧穴、关元穴、志室穴、委中穴、昆仑穴。

医者持刮痧板在所选穴位按脾腧穴→胃腧穴→肾腧穴→气海穴→关元穴→志室穴→委中穴→昆仑穴的顺序刮拭，以出现紫红色斑点或斑块为宜。每天或隔日1次，每次10分钟。

9 灸法

温灸器灸

取穴：腰部疼痛处。

将艾条点燃后放入灸盒内，并将灸盒置于患者腰部疼痛处（图2.120），灸10分钟，艾条可反复投放。

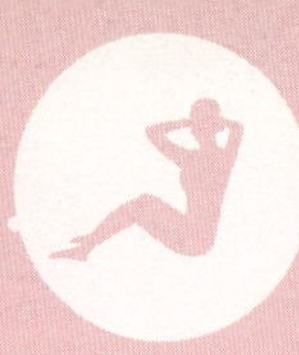

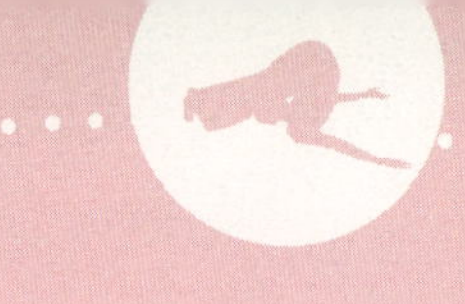

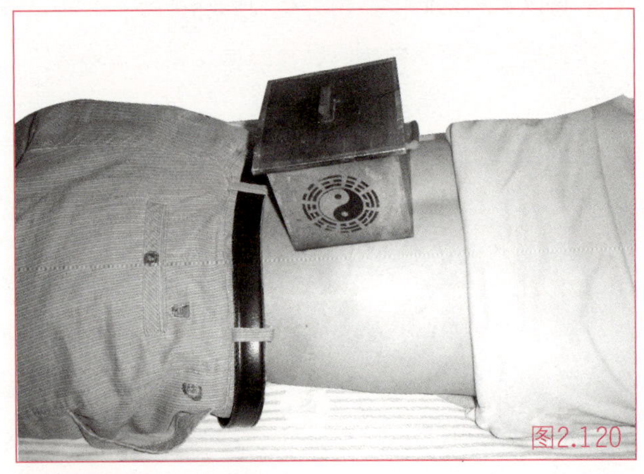

图2.120

10 毫针疗法

取穴： 腰夹脊穴、肾腧穴、脾腧穴、胃腧穴、气海腧穴、次髎穴、秩边穴。急性腰肌筋膜炎患者加手三里穴、曲池穴、阳陵泉穴。慢性腰肌筋膜炎患者可用温针灸。

将以上穴位常规消毒后，取1.5～2寸毫针针刺脾腧穴、胃腧穴，且针刺时针尖朝椎体方向略微倾斜，进针后行提插捻转，以穴位局部有酸、胀感或向下肢放射为宜。留针10分钟。然后用毫针针刺次髎穴，在针刺此穴时先要找到骶后孔，再于骶后孔外侧0.5厘米处斜向进针，深度可达2寸左右。留针10分钟。慢性腰肌筋膜炎患者在行艾灸时注意不要烫伤皮肤。

11 坎离砂疗法

先将坎离砂倒入盆中，用2％醋酸或食醋拌匀，分装于布袋中，用浴巾或毛毯包好，待其温度升高到45～50℃时，将布袋敷于患处，上盖毛毯保温。如果温度过高，布袋下可加布垫。每天2～3次，每次10分钟。

13 盐浴疗法

先用加盐的热水浸泡身体，并用盐在腰痛处按摩3分钟。然后用盐擦拭全身，并再次按摩腰痛处。最后用清水洗净全身。此法有助于扩张血管，改善局部血液循环。每天或隔日1次，每次10分钟。

14 药物贴敷疗法

处方一：跌打损伤散

药物： 芙蓉叶25克，续断、红花、生大黄、山栀子、乳香、没药、赤药、白芷各20克，桃红8克。

将以上药物晒干研末，过筛备用。然后根据疼痛范围大小取药，并用75%酒精调成糊状，敷于患处。2～3天换药1次。

处方二

药物： 麝香风湿油（或按摩乳）、热敷灵（或寒痛乐）、伤湿止痛膏。

首先用麝香风湿油（或按摩乳）涂擦腰部并揉按1分钟，再用热敷灵（或寒痛乐）做局部热敷，使药液渗透。也可先将伤湿止痛膏贴敷患处，再用热敷灵在膏药上热敷。每天1～2次，每次10分钟。

处方三

药物：大黄5份，黄药子3份，山栀子、红花各1份。

将以上药物研末，并用白酒或60%酒精调成糊状，外敷患处，上盖纱布，并用胶布固定，每天1次。本法适用于急性腰肌筋膜炎。

处方四

药物：黄檗30克，延胡索、木通各12克，白芷、羌活、独活、木香各9克，血竭3克。

将以上药物研末，加水或蜂蜜调成糊状，摊于布片或纸上，敷于患处。每天1次。

15 药物熏洗疗法

处方一

药物：荨麻适量。

先将荨麻加水煎煮，然后取汁擦洗腰部，最后用毛巾热敷，并盖棉被发汗。

处方二

药物：川乌、草乌、苍术、独活、桂枝、防风、艾叶、花椒、刘寄奴、红花、透骨草各10克。

将以上药物研末，用纱布包裹，并加水煎煮，离火后先以蒸气熏蒸患处，待药汁稍凉后浸洗疼痛处，并用药包热敷10分钟。

16 中药内服疗法

处方一：舒筋汤加减

药物：麻黄、羌活、独活、川芎、千年健、当归、附子、马钱子、土鳖、伸筋草各适量。

操作：将以上药物加水煎煮取汁。

服法：早、晚各服1次。

处方二：舒筋活血片

服法：口服，每天2次，每次3片。

处方三：疏风定痛丸

服法：口服，每次1丸，每天2次。

17 功能锻炼

患者可通过以下两种功能锻炼达到缓解腰部疼痛的目的。

风摆荷叶势

（1）两足微开站立，两手叉腰，做前屈后伸动作（图2.121和

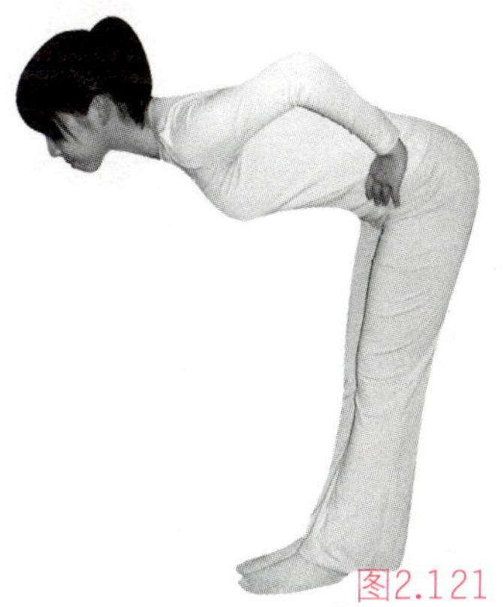

图2.121

图2.122），幅度由小到大，活动时腰肌放松。

（2）两足微开站立，两手叉腰，做左右侧屈活动（图2.123），幅度由小到大，至最大限度为止，活动时腰肌放松。

鲤鱼打挺势

取仰卧位，两手放于两侧，同时头向后仰，双下肢直腿后伸，使腰部尽量凸起（图2.124）。

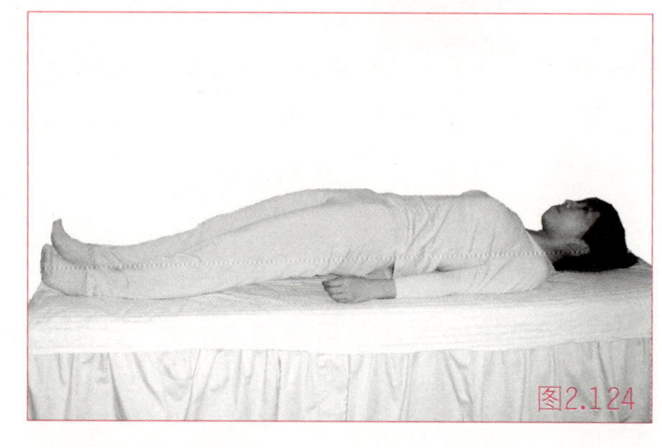
图2.124

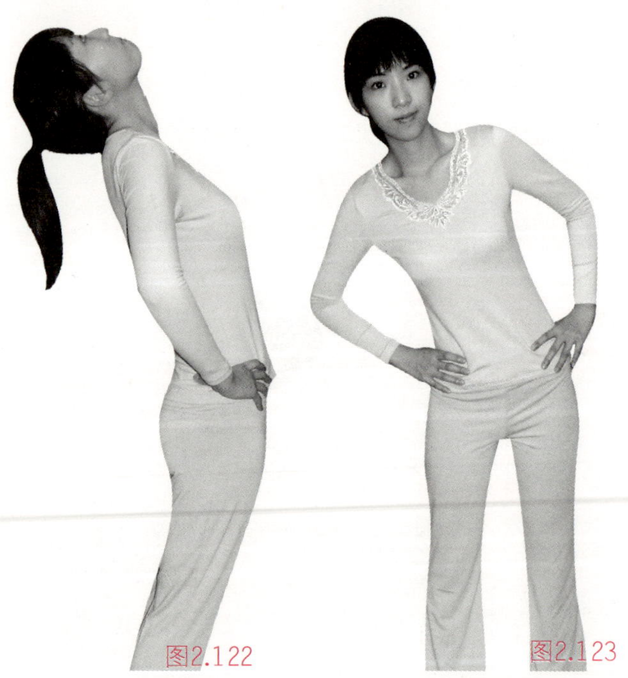
图2.122 图2.123

18 运气点穴疗法

运气按揉法：患者取俯卧位，医者立于患者一侧，运气后用手掌在患者的腰背筋膜处进行按揉，反复6～12次。

运气震颤法：患者取俯卧位，医者立于患者患侧，沿其腰背部施震颤法5～7次。

运气推摩法：医者用右手掌根在患者患侧腰部进行推摩，反复6～12次。

以上三法有疏通气血、松弛肌筋、活血止痛的功效。

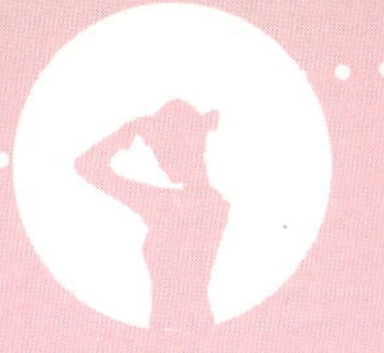

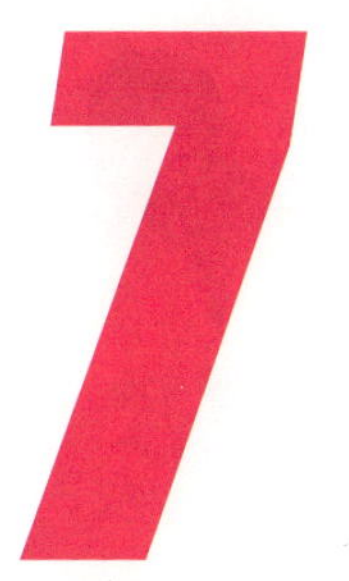

棘上韧带撕裂

棘上韧带为一条状纤维软骨组织，起自第七颈椎棘突，止于第四腰椎，联结各个棘突。由于腰部活动范围较大和承受一定的压力，同时骶椎无活动性，因此棘上韧带的起止处经常受到牵拉和挤压，容易造成损伤。尤其在弯腰搬取重物时，腰段的棘上韧带易造成撕裂伤，是引起腰痛的常见原因之一。伤后活动受限，起卧困难，如不及时治疗或治疗不当可转为棘上韧带炎。

棘上韧带撕裂的主要表现

棘上韧带受伤后腰部出现剧烈疼痛，呈断裂样、针刺样或酸痛，且弯腰受限，起卧困难。疼痛部位多在腰骶部棘突、棘间隙及其两侧。痛点固定，多局限于1～3个棘突和棘间隙。往往在活动或弯腰后症状加重，休息后可减轻。检查时可见棘突顶点、棘间隙及其两侧有局限性压痛，部分患者受伤处可触摸到损伤韧带有浮起感，若为慢性可出现条状剥离现象。

棘上韧带撕裂的调治方法

1 推拿按摩疗法

揉法

医者先用掌揉法及指揉法在患者腰部疼痛处反复揉按，然后在指揉基础上，用拇指弹拨骶棘肌（图2.125和图2.126），使其局部软组织放松，疼痛缓解，约10分钟。

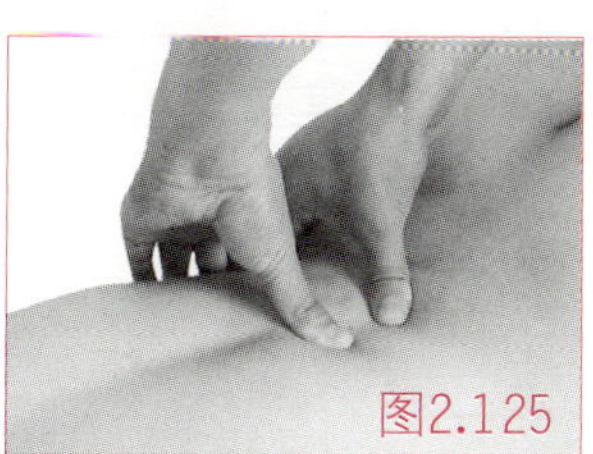
图2.125

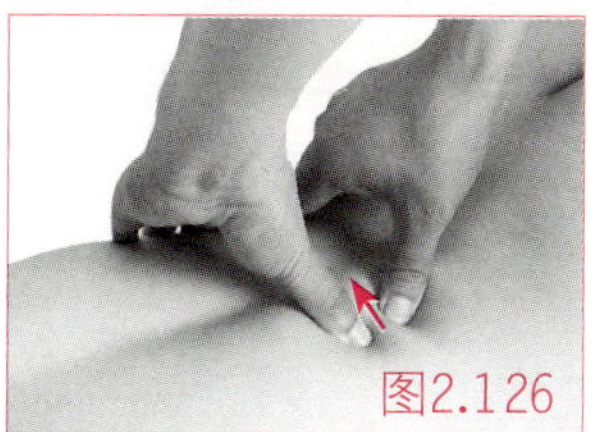
图2.126

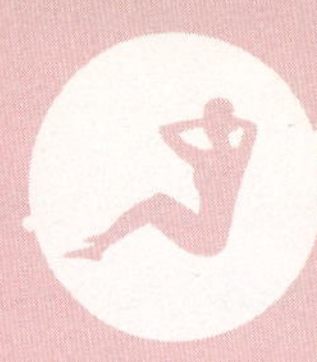

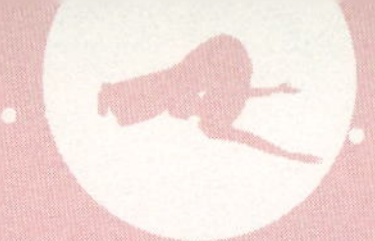

抖法

患者取俯卧位，医者先在患者腰部疼痛处施以放松类手法7分钟。然后助手用手固定患者肩背部，医者两手握住患者的脚踝进行牵拉，并在牵拉的基础上进行较大幅度的抖动（图2.127），约10次。

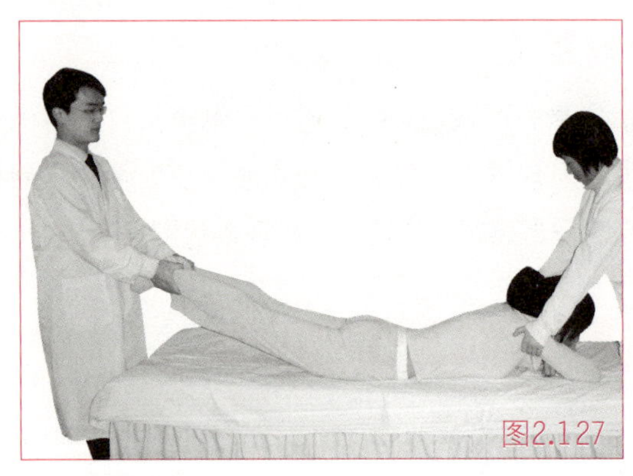

图2.127

屈髋摇腰法

医者先在患者腰部疼痛处施以揉法和按压法8分钟，使局部肌肉放松，疼痛缓解。然后患者取仰卧位，双膝屈曲并拢。医者一手扶患者的臀部或足背部，另一手扶患者双膝，沿逆时针或顺时针方向边旋转边摇腰部（图2.128），持续2分钟。此法有益于使损伤处的软组织得到充分舒展。

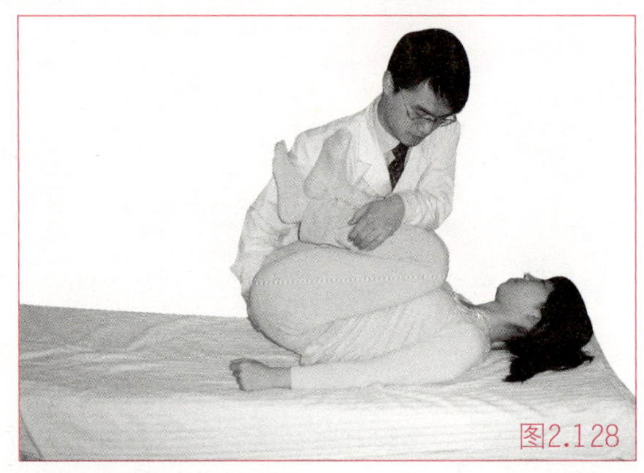

图2.128

后伸扳法

患者取俯卧位，医者先在患者腰部疼痛处施以掌揉法5～7分钟。然后医者一手压住患者腰部，一手托住其膝部并向后上方扳起，两手配合用力，使患者腰部后伸（图2.129），反复3次，使损伤的韧带得到充分放松。

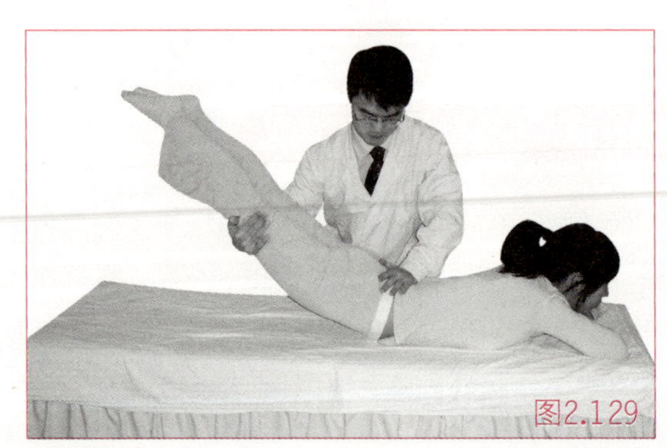

图2.129

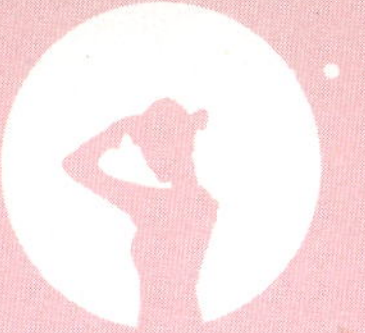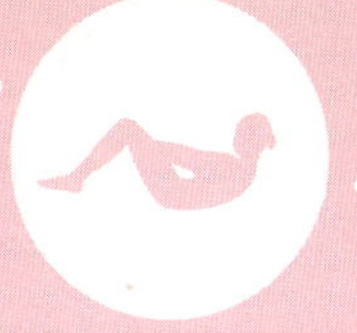

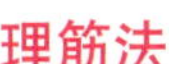

理筋法

患者取坐位，腰微屈，医者坐其身后。医者先用右手拇指在受伤棘突处左右分拨，以剥离其韧带。再将左手拇指按于损伤的韧带上端，向上推进行牵引，同时用右手拇指沿脊柱纵轴向上按压韧带，使其归位。急性棘上韧带损伤者分拨手法宜轻。

2 足部按摩疗法

按摩部位：足部脊柱（颈椎、胸椎、腰椎、骶椎）、肾、膀胱、甲状旁腺反射区。（图2.130和图2.131）

采用单食指扣拳法，以食指的指间关节在上述足部反射区用力按压，以反射区有热、胀、痛感为宜，每穴按压2分钟。

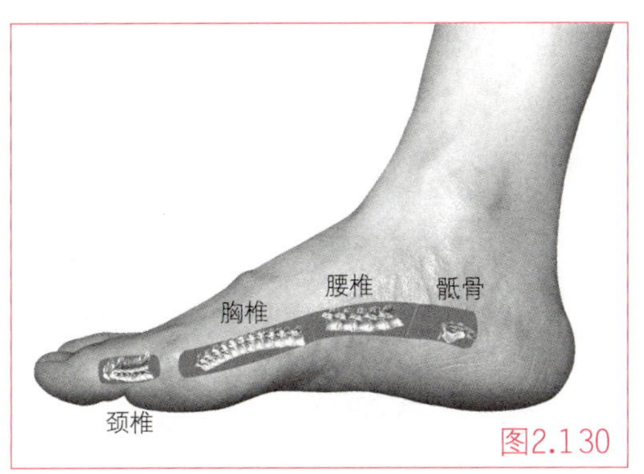

图2.130

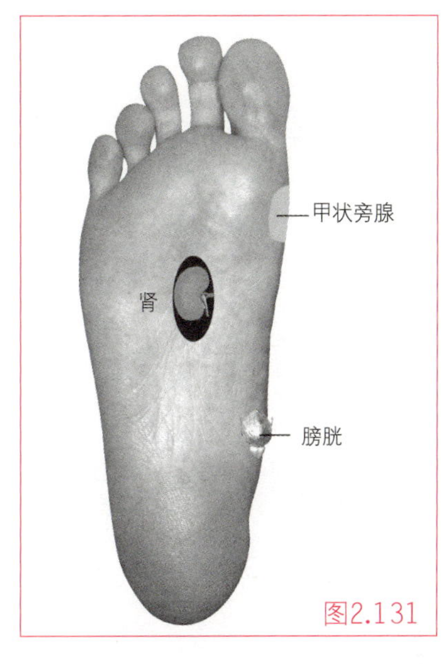

图2.131

3 耳穴贴压疗法

取耳穴：腰骶椎、神门、肾上腺、皮质下、肝、肾。疼痛剧烈者还可耳尖放血。（图2.132）

常规消毒上述耳穴后，将一粒王不留行籽置于方形小胶布中央，并贴于耳穴上，用手指轻轻按揉，以局部有酸、胀感为宜。注意避免药丸在皮肤上滑动，以防擦伤皮肤。每天按压7～10次，每次10分钟。隔日换贴1次。

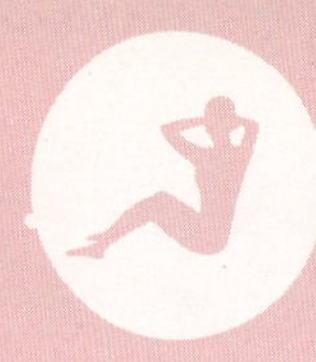

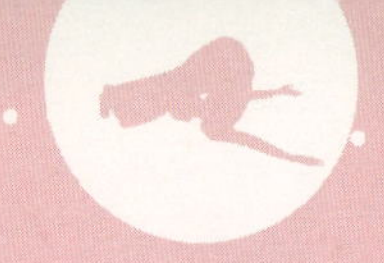

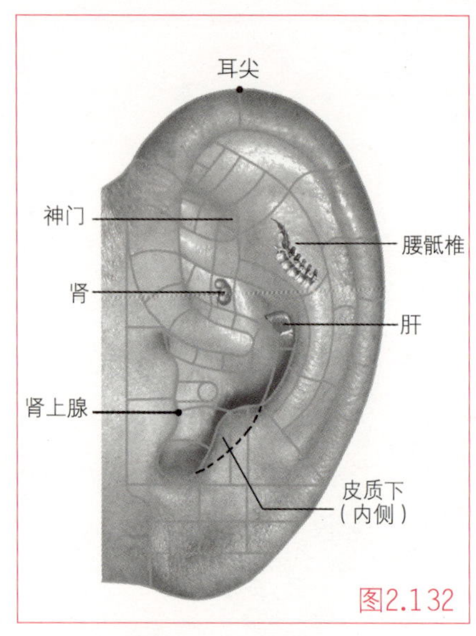

图2.132

4 喷酒按摩疗法

首先，在患者整个腰部连续喷酒，并用手掌反复按揉、推压，手法由轻到重，约3分钟。

其次，在患病的棘突及其周围连续喷酒，并用两手拇指按压、揉捏。手法宜轻柔，约5分钟。

最后，在委中穴、昆仑穴、涌泉穴连续喷酒，并用拇指掐按，以穴位有酸、胀感为宜，约2分钟。

经上述治疗后，患者应尽量卧床休息，尤其要避免腰部的活动，以利于损伤组织的早期修复。

5 灸法

硫黄灸

患者取俯卧位，腹下垫一个枕头，使腰部和脊柱在同一水平。然后将硫黄块放于纸上，复压硫黄药块后点燃，待其烧尽时，速用火柴盒或药棉将燃烧的硫黄向患处压熨，患者可产生瞬间剧痛，皮肤呈Ⅱ度烫伤。此时，在烫伤处涂紫药水，待其自然干瘪、结痂复原后才可再次施灸。

6 毫针疗法

体针

取穴：受损棘突及其四周。

将上述部位常规消毒后，取1～1．5寸毫针垂直刺入，棘突两旁要微斜向椎体刺入，留针10分钟。

7 腕踝针疗法

取穴：下5（位于小腿外侧中央，靠腓骨后缘，在骨缘与邻近腓骨长肌腱所形成的浅沟处）、

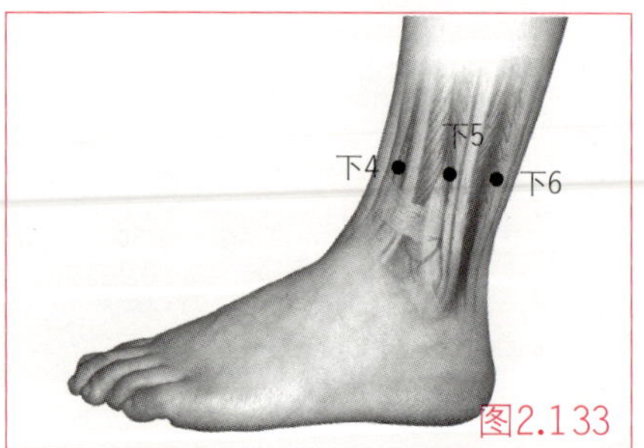

图2.133

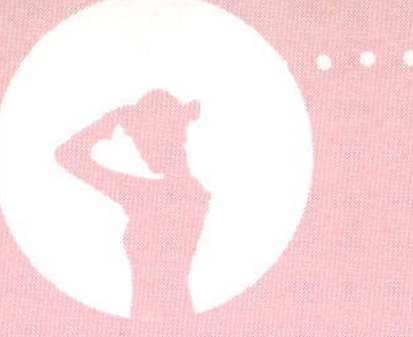

下6（靠近跟腱外缘）。（图2.133）

将以上两穴常规消毒后，用一手挟持毫针的针柄，另一手拉紧穴位处皮肤，使针体与皮肤呈30°，然后快速进针，以针下有松软感为宜。留针10分钟。本法有助于缓解疼痛。

8 封闭注射疗法

药物： 2%普鲁卡因2毫升，醋酸强的松龙0.25毫升。

用以上两种药物在腰部疼痛处作封闭注射。适用于棘上韧带损伤较重的患者。

9 红外线照射疗法

首先暴露腰部，用远红外线灯对腰痛处进行照射，距离以患者感到温热、舒适且无灼痛为宜。每天1～2次，每次10～15分钟。

10 磁片贴敷疗法

首先在磁片与皮肤之间垫一层薄布，然后将磁片用胶布或止痛膏贴敷于患处进行治疗（图2.134）。每天1次，每次10分钟。

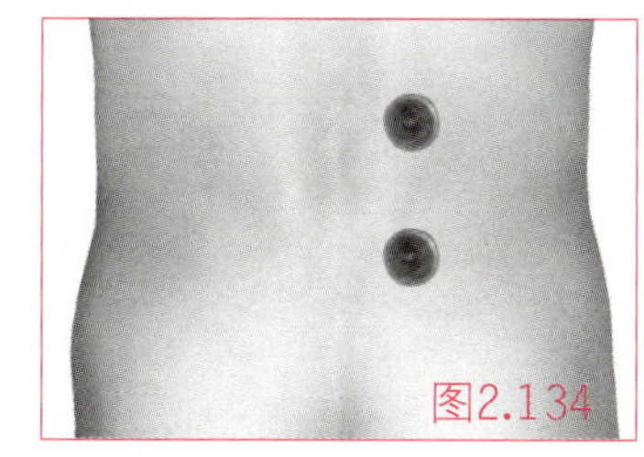

图2.134

11 蜡疗法

刷蜡法

首先将石蜡熔至60～65℃，然后用平毛刷迅速将蜡涂于治疗部位，反复涂刷使蜡层厚达1～2厘米，最后用棉垫包裹保温。或将蜡刷至0.5厘米的蜡壳后，再用蜡垫（拧干器拧干）敷于保护层上，并盖以油布及棉垫保温。每天或隔日1次，每次30～60分钟。

12 盐浴疗法

先用加盐的热水浸泡身体，并用盐在腰痛处按摩3分钟。然后用盐擦拭全身，并再次按摩腰痛处。最后用清水洗净全身。每天1次。此法能够活血通络，止痛。

13 药物贴敷疗法

处方一：三号接骨药

药物： 骨碎补、儿茶、白及各50克，血竭、自然铜、蟹粉、木香各25克，羌活、当归、血余炭、乳香各15克，白芷5克。

将以上药物研末，用水调成糊状，敷于患处。每天1次。

处方二：散淤消毒膏

药物： 生栀仁、白芷10克，生南星、生半夏、生

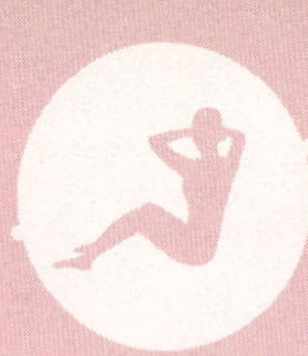

川乌、生草乌、细辛、土鳖、制乳没、红花、当归尾各9克。

将以上药物研末，用水调成膏状，敷于患处。每天1次。

处方三

药物：黄檗30克，延胡索、木通各12克，白芷、羌活、独活、木香各9克，血竭3克。

将以上药物烘干研末，用饴糖和开水调成膏状，摊于棉垫或纸上。然后将药膏敷于患处，上盖纱布，并用胶布固定。每天1次。

外方四

药物：50%硫酸镁溶液适量。

将硫酸镁溶液加热，待稍凉后将纱布或毛巾用其浸湿，热敷患处。每天2次，每次10分钟。

14 药物涂擦疗法

处方一：舒活酒

用纱布浸蘸适量舒活酒涂擦于患处，然后用掌根在涂擦部位揉按10分钟。药酒可反复涂擦。

处方二：按摩乳

首先在腰部疼痛处涂擦适量按摩乳，然后用拇指或手掌反复揉按，直至按摩乳吸收。约10分钟。此法可有效改善局部血液循环，缓解韧带紧缩。

15 药物熏洗疗法

处方一：一号洗药

药物：刘寄奴、益母草、红花、丹参、赤芍、桃仁、独活、苏木、五加皮、花椒各10克。

将以上药物研末，用纱布包好，加水煎煮，去渣取汁，趁热熏洗或用纱布包热敷患处。每天2次，每次10分钟。

处方二

药物：独活、透骨草各12克，桂枝、川萆薢、伸筋草、乳香、没药、羌活、川牛膝、淫羊藿、补骨脂各10克，川红花、川木瓜各6克。

将以上药物加水煎煮，去渣取汁，趁热熏洗患处。每天2次，每次10分钟。

16 中药内服疗法

处方一：三七散

服法：每次5克，每天3次。

处方二：正骨紫金丹

药物：当归、白芍、茯苓、莲子各100克，血竭、川红花、儿茶、丁香、广木香、熟大黄各50克，丹皮25克，甘草10克。

操作：将以上药物研末，炼蜜为丸，每丸约重10克；或作成水丸，约50粒50克。

服法：每天3次，每次5克。

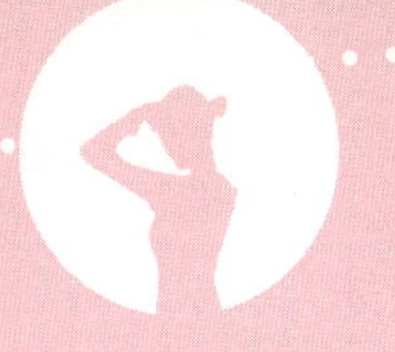
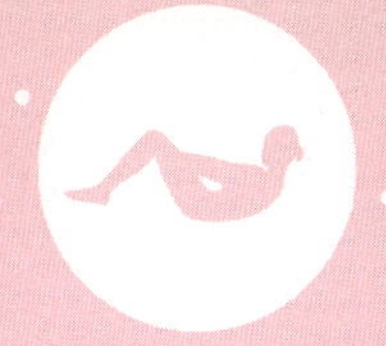

8 棘上韧带炎

棘上韧带炎主要指棘上韧带慢性劳损、变性及附着点钙化所引起的以腰背部酸痛为特征的一种临床慢性病症。多见于长期从事弯腰工作，或因感受风寒、湿邪的侵袭，棘上韧带撕裂后治疗不当或不及时等，使棘上韧带发生退行性改变或变性，形成慢性损伤。

棘上韧带炎的主要表现

棘上韧带炎主要表现为腰背部疼痛，且腰部屈曲位时加重，休息后可缓解。疼痛常常局限于棘上韧带的某一点，局部无红肿。检查时棘上韧带有压痛，部分患者局部可触及纤维束在棘突上滑动，甚至出现剥离现象。

棘上韧带炎的调治方法

1 推拿按摩疗法

抖法

患者取平卧位，医者先用拇指在患者腰部压痛处反复揉按、弹拨（图2.135和图2.136）3～4分钟。然后两手分别握住患者的双踝，用力做连续小幅度上下颤动，以患者关节有轻松感为宜。

按腰扳腿法

患者取俯卧位，医者先用掌根在患者腰部疼痛处反复揉按8～9分钟（图2.137）。然后一手按压患者腰部，另一手横抱患者膝部，使下肢尽量上抬，腰部及髋关节均呈过位伸（图2.138）。

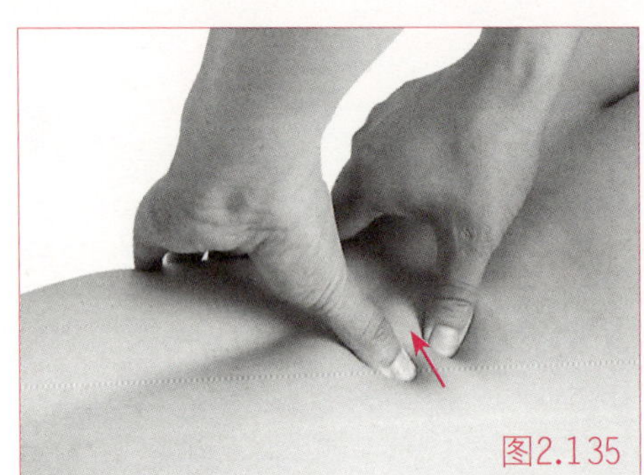
图2.135

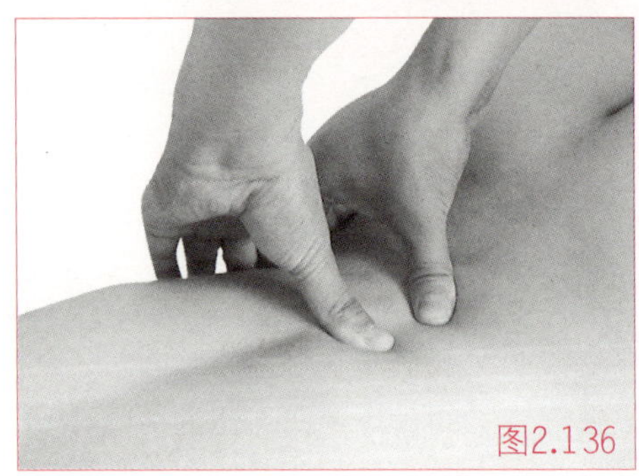
图2.136

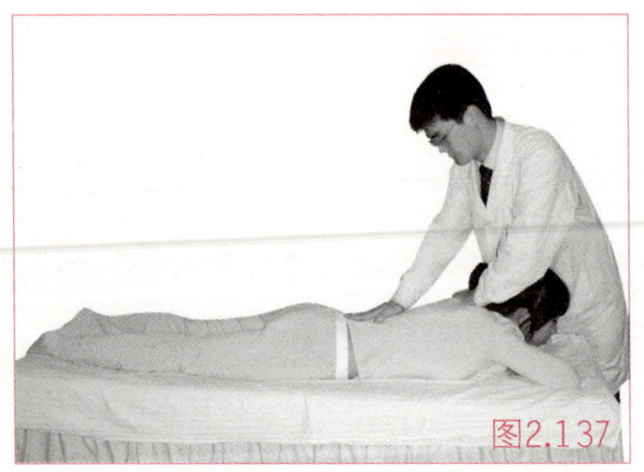
图2.137

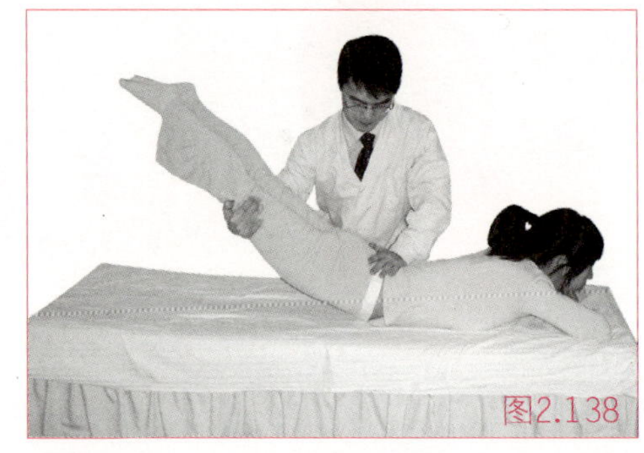
图2.138

后伸扳法

患者取俯卧位，医者先用手掌在腰部疼痛处揉按7～8分钟。然后一手压住患者腰部，一手托住患者膝部向后上方扳起，两手配合用力，使患者腰部后伸，反复3次，使损伤的韧带得到充分放松。在一手后扳的同时，另一手也可在局部按揉。

理筋法

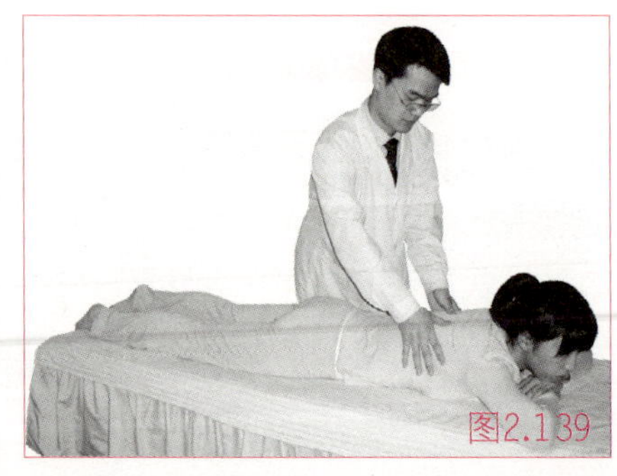
图2.139

患者取坐位，腰微屈，医者坐其身后。医者用拇指沿患者脊柱纵轴向上按压损伤的韧带，由上而下，反复5分钟（图2.139）。接着再行揉法及后伸扳法。

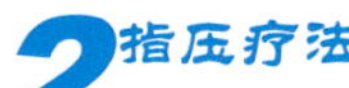

2 指压疗法

指压部位： 肝腧穴、三膲腧穴、关元腧穴、肾腧穴、腰腧穴、委中穴、承山穴。

医者采用揉、掐、弹等手法，以拇指指尖及指腹在患者的上述穴位进行施治（图2.140），每次10分钟。也可每次选用其中的2～3个穴位进行施治。

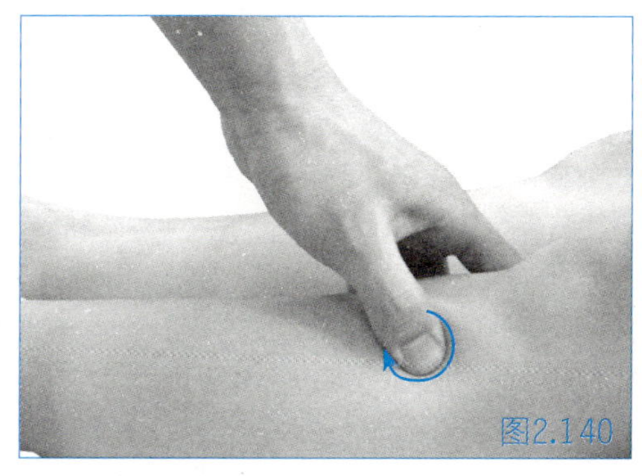

图2.140

3 手部按摩疗法

按摩部位： 手部腰中（位于手背中指中线，掌骨根上）、腰腿1（位于手背腕横纹前1.5寸，第二伸指肌腱桡侧）、腰腿2（位于手背小指与无名指掌骨基底部前陷中）反射点。（图2.141）

用拇指在上述手部反射点掐按，以反射点有酸、胀感为宜，用力不宜过猛。每穴约3分钟。

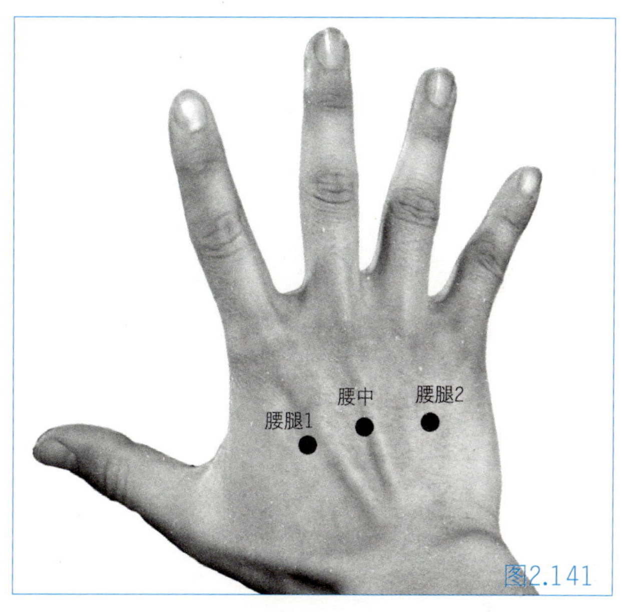

图2.141

4 足部按摩疗法

按摩部位： 足部脊柱（颈椎、胸椎、腰椎、骶骨）、肾、输尿管、膀胱、甲状旁腺、上身淋巴结、下身淋巴结等反射区 。（图2.142～图2.144）

足部上身淋巴结和下身淋巴结反射区可采用拇食指扣拳法，两手拇指按于脚面上，其余手指屈曲，用食指的指间关节顶点施力，逐渐用力按压（图2.145）。其他反射区则采用单食指扣拳法或推掌加压法。

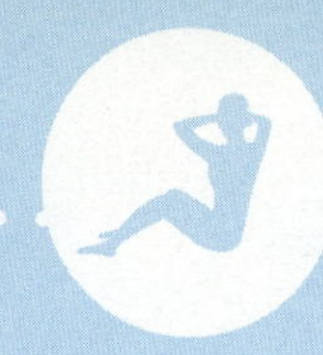

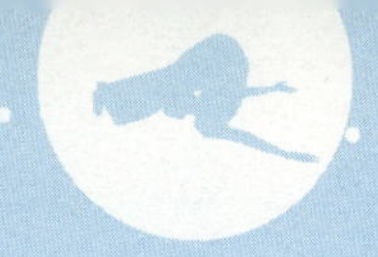

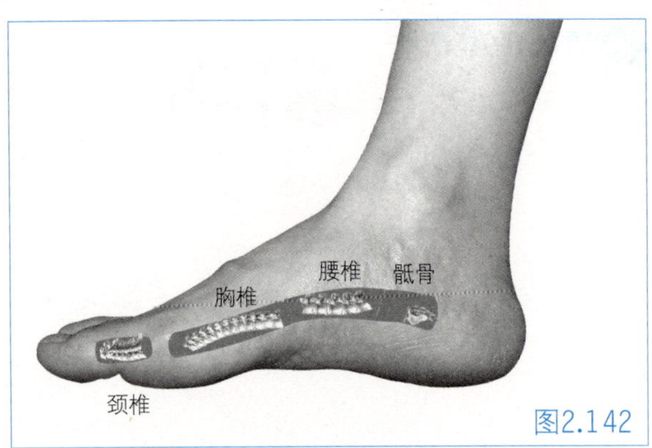

图2.142

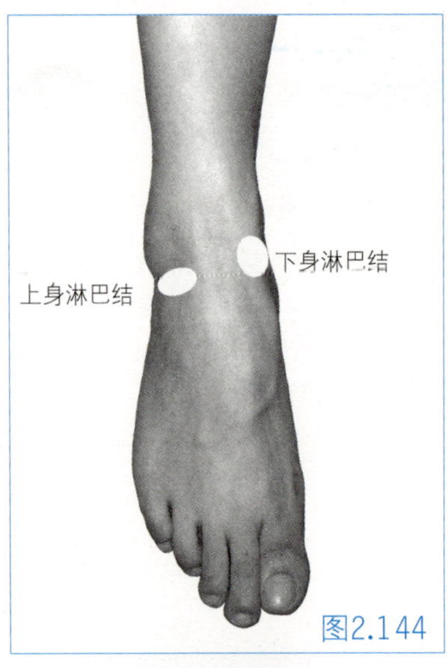

图2.144

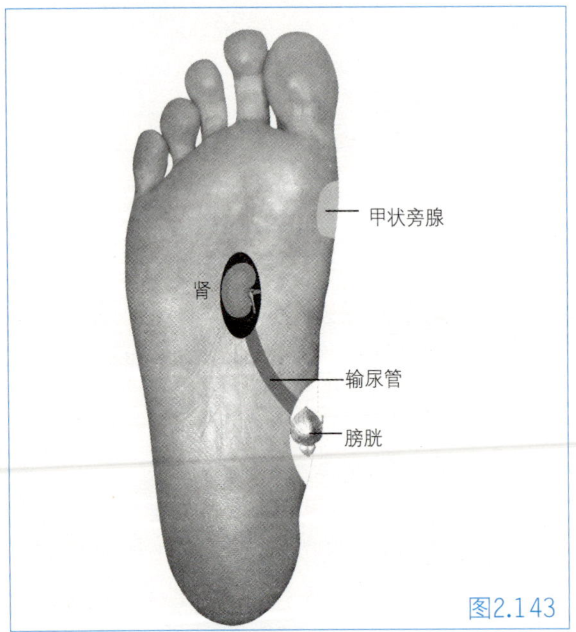

图2.143

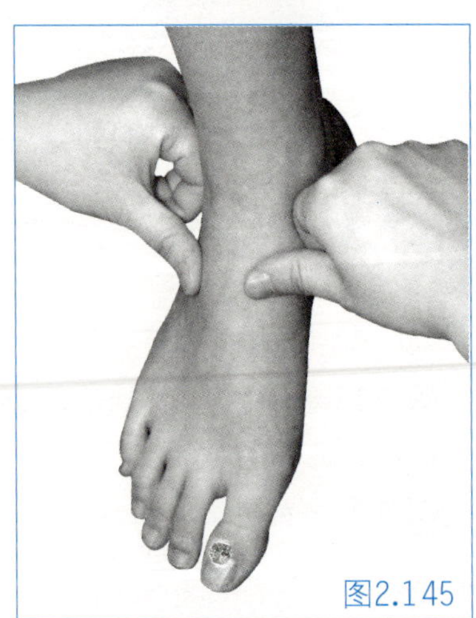

图2.145

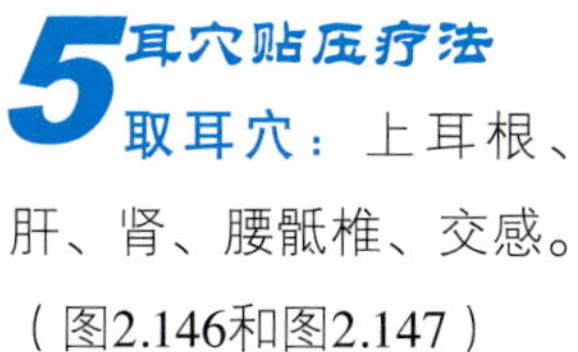

5 耳穴贴压疗法

取耳穴：上耳根、肝、肾、腰骶椎、交感。（图2.146和图2.147）

常规消毒上述耳穴后，将一粒王不留行籽置于方形小胶布中央，并贴于耳穴上，用手指轻轻按揉，以耳穴局部有酸、胀感为宜，每天按压十余次。3天后换对侧耳穴。

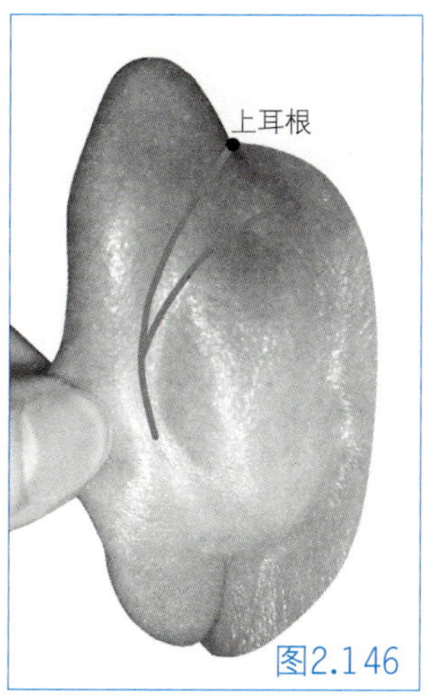

图2.146

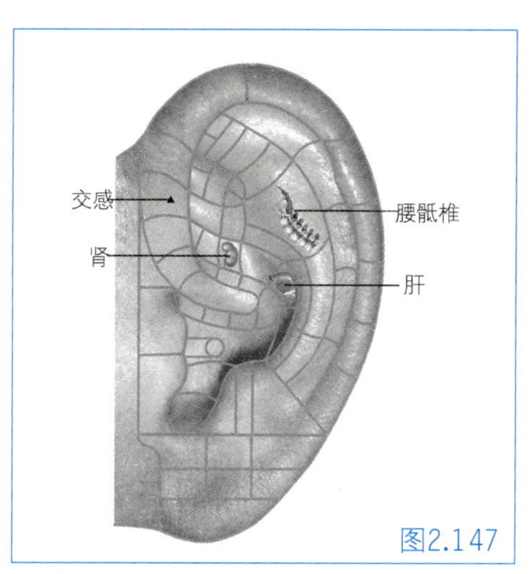

图2.147

6 喷酒按摩疗法

首先，在患者整个腰部连续喷酒，并用两手手掌或拇指在患者腰部揉按。然后选取脊中穴、夹脊穴、命门穴、肾腧穴、腰腧穴，并连续喷酒，逐一用轻、重、缓、急的手法按揉。约5分钟。

其次，在患者的委中穴连续喷酒后，先用两手掌根交替搓压，再用两手拇指交替按揉。接着选取承扶穴至殷门穴一线，并连续喷酒，用两手抓捏、按揉、拍打2分钟。

最后，在患者两脚心连续喷酒，先用两手按揉、抓捏，用掌根搓两脚心，再用拇指揉捏涌泉穴，以两脚心有钝痛、热感向上传导为宜。约2分钟。

7 拔罐疗法

刺络拔罐法

取穴：棘上韧带损伤处。

医者先在患者棘上韧带损伤处拔罐5分钟，待局部充血后将罐取下，用手拍打疼痛处至感觉麻木，再用三棱针（图2.148）以痛点为中心迅速点刺，并在点刺部位第二次拔罐，留罐5分钟，起罐后擦去淤血。

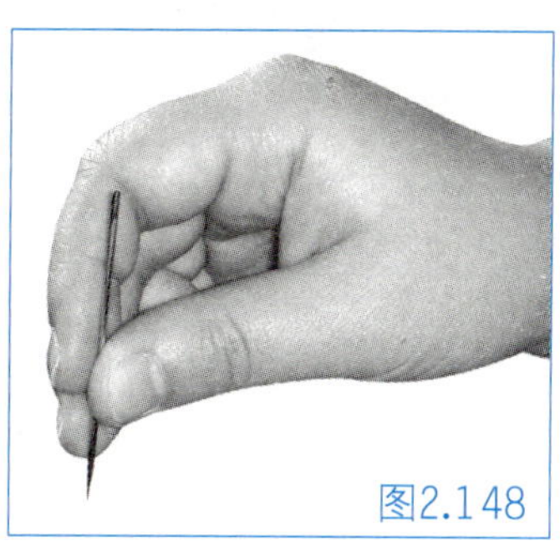
图2.148

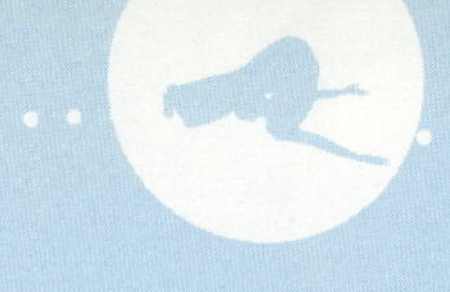

8 灸法

艾炷瘢痕灸

取穴：腰部压痛点。

首先将艾炷放于压痛点上，点燃，待皮肤灼痛不能忍受时，更换1炷再灸（图2.149）。一般1～3炷即可引起灸点皮肤红肿，形成灸疮，结痂后可自行脱落。

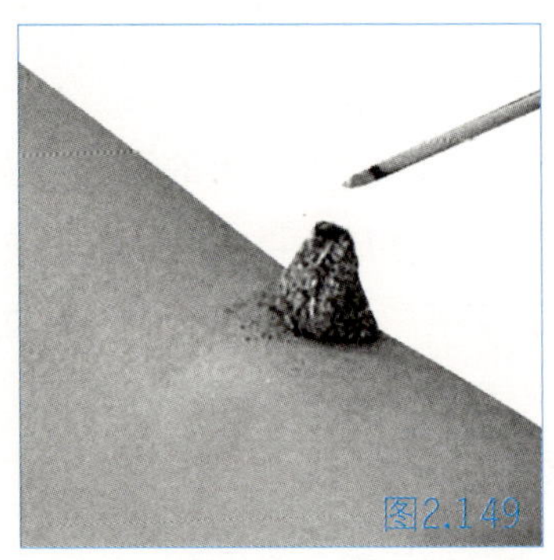

图2.149

艾炷无瘢痕灸

取穴：腰部压痛点。

将艾条点燃，对准腰部压痛点，在距离皮肤2～3厘米处熏灸（图2.150）。每天2次，每次10分钟。

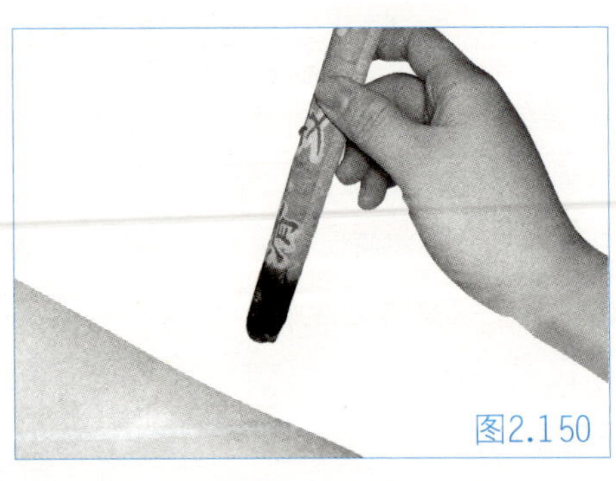

图2.150

9 橡胶锤疗法

弹打部位：督脉及脊柱两侧，肾腧穴、命门穴、腰阳关穴、委中穴、昆仑穴。

医者先用橡胶锤在患者督脉及脊柱两侧反复弹打，以腰部为重点，弹打5分钟。然后弹打肾腧穴、命门穴、腰阳关穴、委中穴和昆仑穴，约5分钟。最后在患病局部反复弹打，约2分钟。

10 毫针疗法

取穴：以痛为腧，选取损伤局部的压痛点。

将以上部位常规消毒后，用26号2.5～7寸长毫针沿损伤韧带长轴（选择最痛点）斜行进针，使针准确刺入受损韧带，不提插捻转。进针后以受损韧带有酸、胀感为宜，留针10分钟。出针时，如患者针感突然加强，应暂停出针直至针感再度减弱或消失。出针后可配合局部揉按。

11 封闭注射疗法

药物：1%普鲁卡因1.5毫升，醋酸氢化可的松0.5毫升。

用以上两种药物在腰部疼痛处作封闭注射。每周1次。

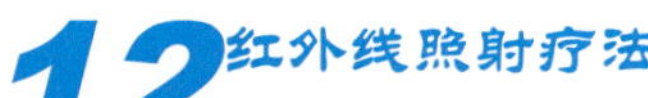

12 红外线照射疗法

首先暴露腰部，用远红外线灯对腰痛处进行照射，距离以患者感到温热、舒适且无灼痛为宜。每天1～2次，每次10～15分钟。

13 泥疗法

首先将泥逐渐加热到40～50℃，但不要超过55℃。然后将泥铺在胶布上，制成厚3～6厘米的泥饼。治疗时先在腰痛处涂一层薄泥，再将泥饼放上，包裹好，热敷10分钟。最后用温水洗净。每天或隔日1次，10次为1疗程。

14 坎离砂疗法

先将坎离砂倒入盆中，用2％醋酸或食醋拌匀，分装于布袋中，用浴巾或毛毯包好，待其温度上升到45～50℃时，将布袋敷于患处，上盖毛毯保温。如果温度过高，布袋下可加布垫。每天2～3次，每次10分钟。

15 盐浴疗法

先用加盐的热水浸泡全身，并用双手按揉腰部疼痛处。每天2次，每次10分钟。此法可扩张血管，改善局部血液循环。

16 温泉疗法

选取水温在40℃左右的矿泉浴池泡浴10分钟。每天1次。

17 药物贴敷疗法

处方一：三号旧伤药

药物：骨碎补30克，龙骨、牛角炭、紫荆皮、广土鳖各25克，白及20克，羌活、合欢皮、儿茶、远志各15克，自然铜、续断各5克。

将以上药物研末，用酒或醋调成糊状，敷于患处。每天1次。

处方二

药物：黄檗40克，土鳖30克，山栀子、紫草、乳香、没药各25克，血竭、莪术各20克，木香、红花各15克。

将以上药物捣碎浸泡于1000毫升的白酒与2000毫升的蒸馏水混合液中，密封15～20天。使用时将纱布放入药液内浸湿，并贴敷于患处，上盖塑料纸，用胶布固定。每天1次。

18 药物涂擦疗法

处方：舒活酒

取舒活酒适量，在腰部患处涂擦，并用拇指或手掌揉按10分钟。此法可起到活血化淤、通经活络的作用。

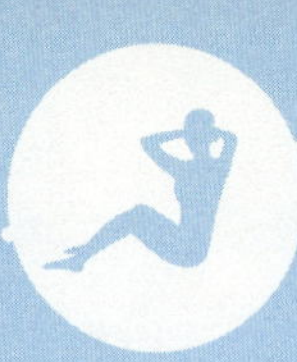

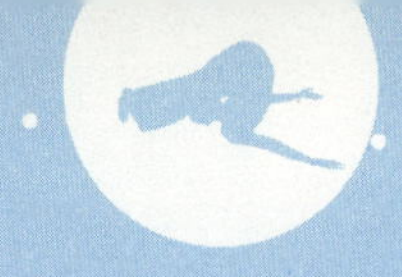

19 药物熏洗疗法

处方一

药物：络石藤10克，伸筋草、秦艽、钩藤、独活、海桐皮、当归、没药、乳香各9克，红花6克。

将以上药物用水煎煮，去渣留汁，趁热熏洗患处。每次10分钟。

处方二

药物：归尾、川红花、赤芍、苏木、血竭、黄芪各15克，桂枝10克。

将以上药物加水煎煮，去渣留汁，趁热熏洗患处。

20 中药内服疗法

处方：活络酒

药物：川芎、秦艽、千年健各25克，续断、杜仲、泽泻、桑寄生、松节各20克，当归、天麻、何首乌、防风、独活、牛膝、牡蛎、石斛、忍冬各15克，狗脊、川朴、桂枝、钻地风、甘草各10克。

操作：将以上药物用酒浸泡，密封半个月。

服法：每天1～2次，每次30毫升。

21 气功疗法

松静功

四面放松法

前面放松：自面部开始，依次放松颈前部→胸部→上腹部→下腹部→两大腿前面→两膝→两小腿前面→两脚背→两脚十趾。

后面放松：自头部后侧开始，依次放松枕部→颈项部→背部→腰部→两大腿后面→腘窝→两小腿后面→两脚跟。

左右两侧放松：自头侧面开始，依次放松耳颞部→颈部两侧→两肩→两臂→两手十指，并意守1～2分钟。然后继续放松，依次为两腋→两季胁部→腰部两侧→两大腿外侧→两小腿外侧→两脚十趾。

中线放松：自百会穴开始，依次放松脑正中→咽喉→胸正中→上腹正中→脐后肾前→会阴→两大腿内侧面→两小腿内侧面→两脚涌泉穴。

局部放松法

在四面放松法的基础上，意念腰部放松，坚持3～5分钟。

整体放松法

将整个身体作为一个部位，从头到脚默念放松。

练此功法可取坐式或卧式，每天3次，每次10分钟，配合意守涌泉穴3分钟。

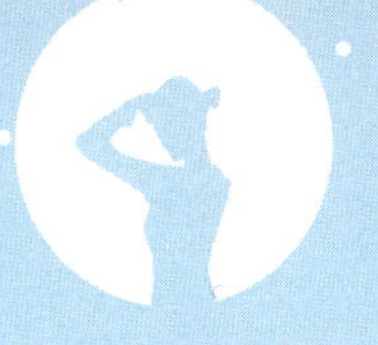

腰椎肥大性脊椎炎

肥大性脊椎炎又称为退行性脊椎炎、增生性脊椎炎、脊椎骨性关节炎，是人到中年以后易发生的一种慢性退行性脊柱病变。多由于椎间盘发生退行性改变，使椎体边缘或后关节发生骨质增生，压迫或刺激软组织而引起的病变。常累及经常负重和活动范围较大的脊椎，以颈椎和腰椎发病较多。

关于骨质增生的原因，目前有多种解释。

有人认为在日常生活中，脊柱经常承受着不同的压力，以凹侧受压较大。年龄越大，脊柱受压的时期也越长，因而凹侧的椎体容易发生骨质增生，如脊柱侧弯者，骨刺易发生于病理侧弯的凹侧部位。此外，当椎体两端所受的压力过大，超过其所承受的范围或老年人由于骨质疏松，减弱了椎体对压力的抵抗，也易发生骨质增生。

通常脊柱有内外平衡，内平衡由椎间盘、后关节以及脊椎周围韧带来维持；外平衡由脊柱前、后、侧方的肌群来维持。正常情况下，脊柱向任何方向活动都能保持相对平衡。但如果脊椎受到外伤或发生退行性改变，破坏了脊椎间原有的平衡，将会引起外平衡的相应变化，如不及时恢复脊椎间的原有平衡，人体为建立和维持新的椎间平衡，稳定脊柱，就产生了骨刺。

因此，一般认为骨刺来源于椎体，而不是韧带。而椎间盘变性是产生骨刺的内在因素。

腰椎肥大性脊椎炎的主要表现

患者多见于40岁以上人群，男性多于女性。早期主要表现为腰痛或腰部肌肉僵硬。腰痛的特点为“休息痛”，即晨起时症状较重，适当活动后反而减轻。劳累、久坐及体位不当时症状加重。有些患者夜间睡

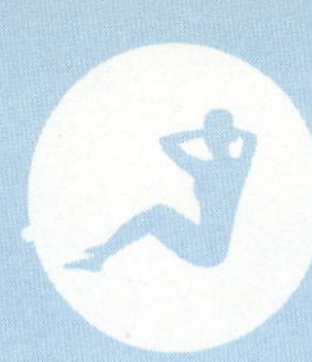

觉翻身困难，腰部有断裂感，或伴有臀部、大腿部放射痛，但无定位性神经根放射痛。遇外伤、受寒或过度劳累等因素疼痛可加重，腰部活动受限，持续数日或数周。

检查可见腰椎生理前凸减少或消失，弯腰受限。腰骶部广泛性压痛，但不明显，严重者可有腰肌痉挛。直腿抬高轻度或中度受限。X线检查可见腰椎椎体边缘骨质增生，椎间隙变窄。

腰椎肥大性脊椎炎的调治方法

1 推拿按摩疗法

推摩法

医者用离心性推摩法沿患者脊柱由上而下进行推摩。或者用双掌合推法，左手紧贴患者皮肤，右手压在左手手背上进行推摩，用力越大效果越好，反复7分钟（图2.151和图2.152）。然后在腰部疼痛处用散法按摩2分钟。

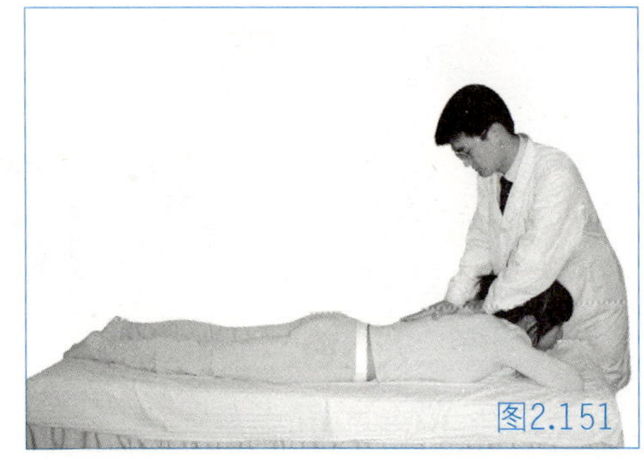
图2.151

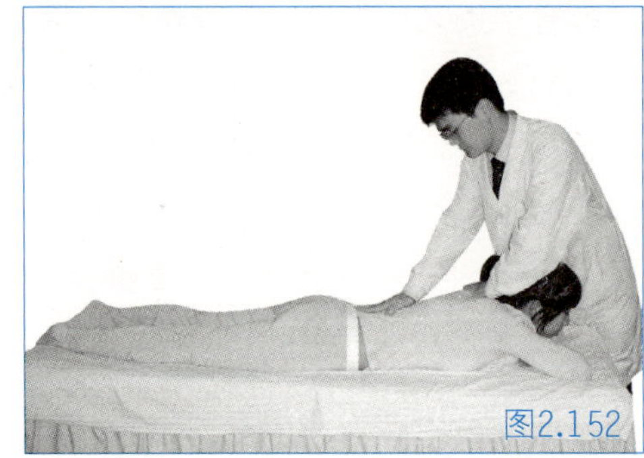
图2.152

肘压法

医者先用肘部沿患者脊柱的棘突两侧及棘突间隙反复按压5分钟，再结合双掌拍打法在患者腰部和双下肢疼痛处拍打5分钟（图2.153和图2.154），手法要轻柔。

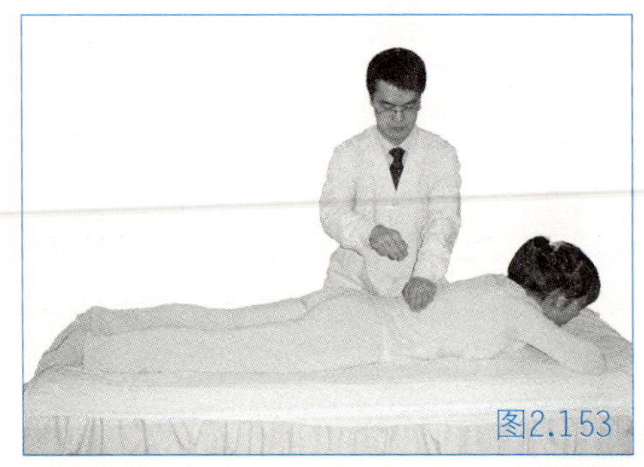
图2.153

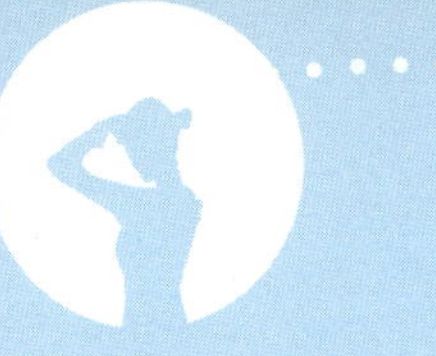
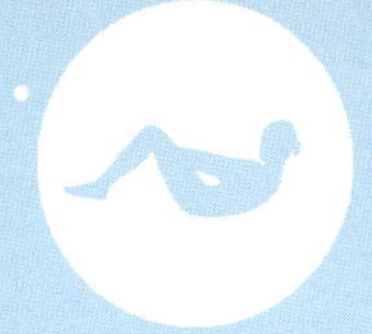

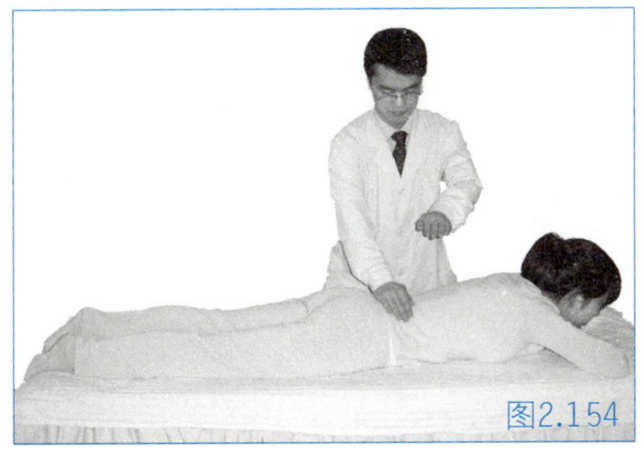
图2.154

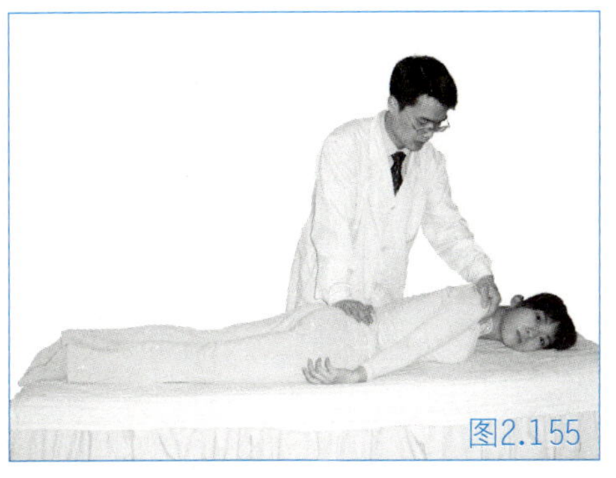
图2.155

㨰法

医者先用手掌小鱼际或肘部在患者腰背部疼痛处进行反复滚动，约5分钟。再用两手手掌在腰部及腿部施以散法，并做快速揉捻动作。

按腰扳肩法

医者先在患者腰腿部施以㨰法和揉法，约8分钟。再让患者俯卧，采用按腰扳肩法，即医者一手按压患者腰部，另一手扳动患者肩部，一压一扳，两手相互配合用力，使患者腰部扭转（图2.155）。左右两侧交替进行。

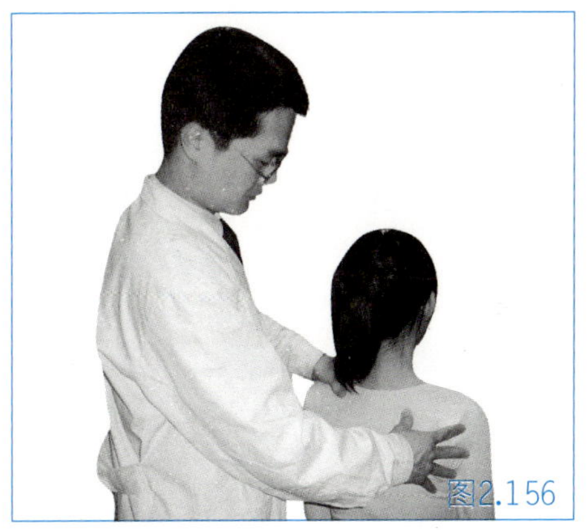
图2.156

分筋法

医者先用拇指在患者腰背部疼痛处与肌纤维垂直方向进行弹拨（图2.156），反复3～5分钟。然后用点穴疗法点按患者肾腧穴、环跳穴、殷门穴、承山穴、委中穴、昆仑穴和太溪穴，约5分钟。

掌擦法

医者先在患者腰背部做环形或半环形揉动，反复7分钟。然后用掌擦法在患者脊柱及其两侧自上而下快速擦3分钟（图157）。

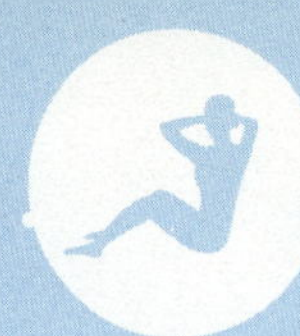

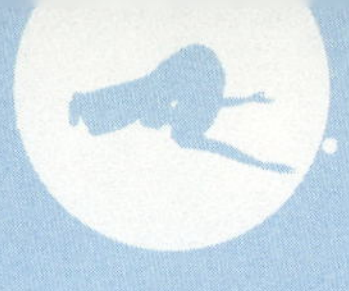

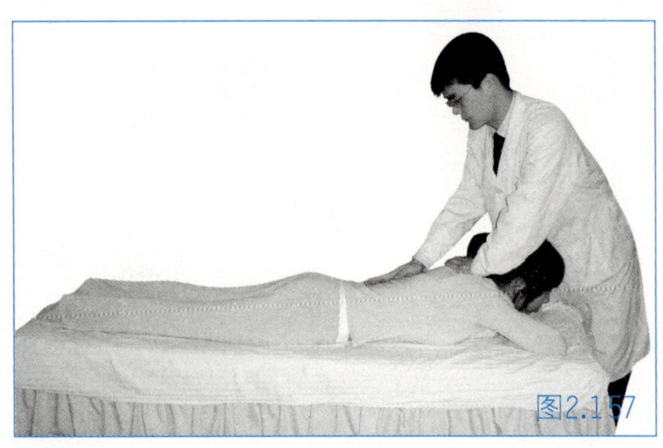
图2.157

2 足部按摩疗法

按摩部位： 足部肾、输尿管、膀胱、肝、脾、甲状腺、甲状旁腺、肾上腺、膝关节、腰椎、骶骨等反射区。（图2.158～图2.161）

足部肾、肾上腺反射区宜采用握足扣指法，腰椎、骶骨反射区可用推掌加压法，其余穴位用单食指扣拳法，各反射区轮流按摩。每天2次，约10分钟。

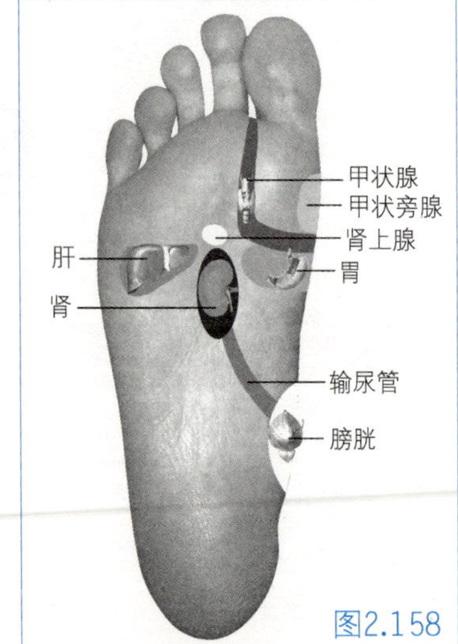

图2.158

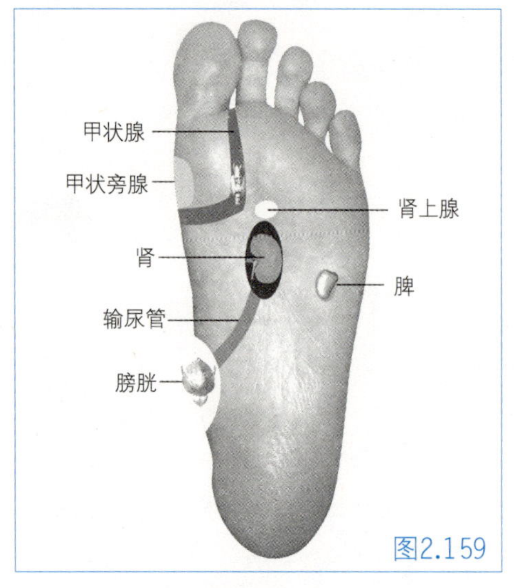

图2.159

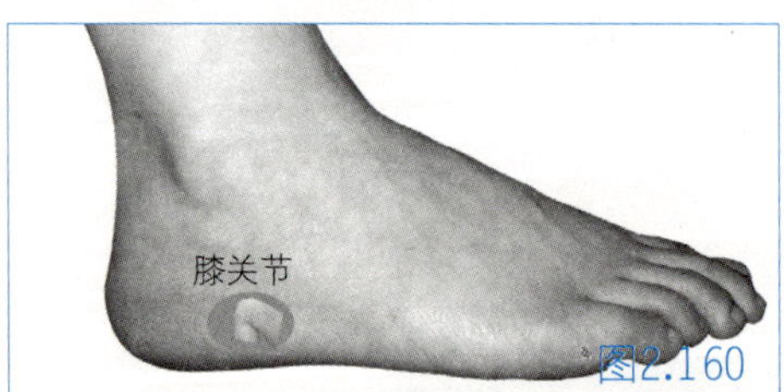

图2.160

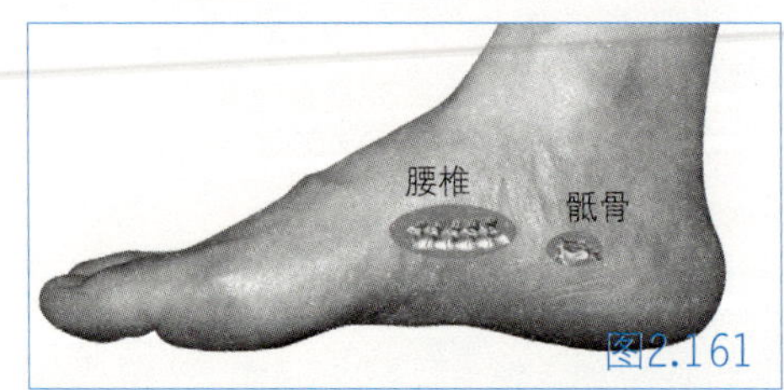

图2.161

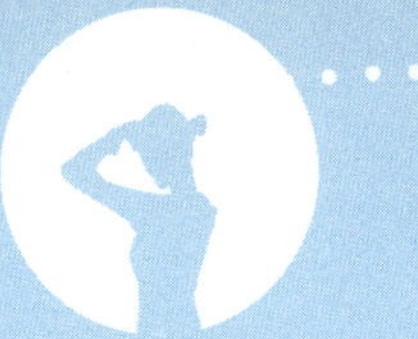
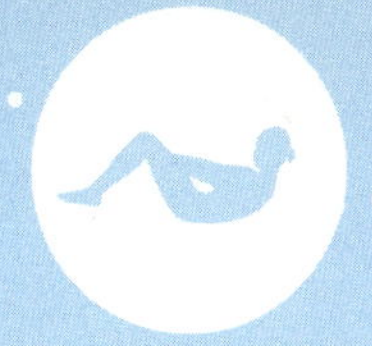

3 耳穴贴压疗法

取耳穴：腰骶椎、肝、肾、神门。

常规消毒上述耳穴后，将一粒王不留行籽置于方形小胶布中央，并贴于耳穴上，用手指轻轻按揉，以耳穴局部有酸、胀感为宜。每天按压10次，每次10分钟。每天或隔日换贴1次。

4 喷酒按摩疗法

首先，在患者整个腰部连续喷酒，并用两手拇指按揉3分钟，手法由轻渐重。然后选取腰夹脊穴、肾腧穴、命门穴，连续喷酒，并用两手拇指用力揉按3分钟。

其次，在患者两下肢后侧连续喷酒，并沿下肢自上而下反复揉按、抓捏，约2分钟。

最后，在患者两脚心连续喷酒，先用两手按揉、抓捏两脚心，再重点揉捏涌泉穴，手法由轻渐重，以有钝痛、热感向上传导为宜，约2分钟。

5 拔罐疗法

刺络拔罐法

取穴：脊柱两侧。

医者先用三棱针在患者脊柱两侧点刺，深约0.5厘米，并挤出少量血液。然后用闪火法在点刺部位拔罐，留罐5分钟。起罐后在局部揉按，并让患者做腰部旋转、弯曲活动。

6 刮痧疗法

取穴：主穴为大椎穴、大杼穴、膏肓穴、神堂穴。配穴为腰夹脊穴、肾腧穴、命门穴、委中穴、足三里穴、阳陵泉穴、太溪穴。

医者手拿刮痧板在主穴上自上而下采用泻法进行刮拭，力量均匀，以穴位局部皮肤出现紫红色斑点或斑块为宜。最后刮拭配穴2～3分钟，并活动腰部。每天1次。

7 灸法

艾炷隔泥饼灸

先将黏土和醋搅拌均匀，制成厚约1.5厘米的泥饼，放于腰椎骨质增生处，上置一个用艾绒捻成的馒头大小的艾团，然后点燃施灸，以患者有温热、舒适感为度（图2.162）。每天1次，每次1～2个艾团。

8 橡胶锤疗法

弹打部位：督脉及脊柱两侧，腰部压痛点，下肢后侧弹打线，肾腧穴、腰阳关穴、足三里穴、悬钟穴、太溪穴。

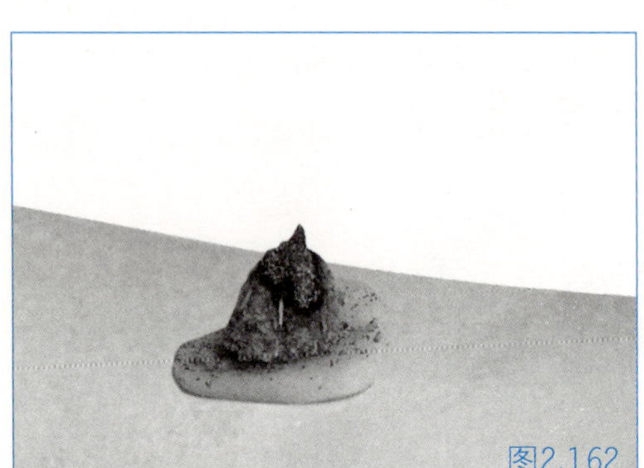
图2.162

医者先用橡胶锤在患者督脉及脊柱两侧反复弹打，重点弹打第一至五腰椎两侧及督脉，约5分钟。然后弹打腰部压痛点，下肢后侧弹打线，肾腧穴、腰阳关穴、足三里穴、悬钟穴和太溪穴，约5分钟。每天2~3次，每次10分钟。

9 捶震疗法

将300~400克生豆（黄豆或豌豆）放入锤状的布袋内。患者面对椅背而坐，两手扶稳椅背，暴露腰骶部，医者用“豆锤”在患者背部捶打，痛区多捶、重捶，每锤用力要稳，捶打时用力先轻后重，以患者能耐受为度。捶后稍加揉按，然后再提起“豆锤”捶打第二次，用力宛如毛笔写逗点状。每天或隔日治疗1次，每次捶打300~600下，连续3周。有利于促进血液循环，改善椎间韧带的弹性。

10 毫针疗法

取穴：腰夹脊穴、命门穴、肾腧穴、委中穴、太冲穴。

将以上穴位常规消毒后，取1~1.5寸毫针刺入上述穴位，进行提插捻转，得气后留针10分钟。

11 蜡疗法

蜡饼法

将加热熔化的蜡液倒入木制或铝制盘内，待其冷却成蜡饼后，放于油布上，敷于患处，上盖棉垫保温。每天或隔日1次，每次30~60分钟。

12 坎离砂疗法

先将坎离砂倒入盆中，用2％醋酸或食醋拌匀，分装于布袋中，用浴巾或毛毯包好，待其温度升到45~50℃时，将布袋敷于患处，上盖毛毯保温。如果温度过高，布袋下可加布垫。每天2~3次，每次10分钟。

13 温水浴法

在浴缸内放入热水，水温以能耐受为度。然后将全身浸入水中，并用两手按摩腰部10分钟。

14 药物贴敷疗法

处方一：增生散

药物：田七、白花蛇、自然铜、灵仙根、寒水石、滑石、乳香、没药各适量。

将以上药物研末，用白酒调成糊状，贴于患病腰椎部（腰夹脊穴），用筋骨宁膏覆盖，以四周不漏药为宜。每天1次。

处方二

药物：青风藤、海风藤、羌活、独活、藤黄、木瓜、麻黄、当归、川芎、生川乌、生草乌、地龙、土鳖、补骨脂、杜仲、牛膝各适量。

将以上药物研末，敷于患处。

处方三

药物：五灵脂20克，皂角刺、透骨草、生乳没、杜仲、威灵仙、仙灵脾各15克，乌梢蛇、细辛各10克，生川乌、生草乌各9克，白花蛇1条。

将以上药物研末，用陈醋或米醋（局部疼痛发冷者可用白酒或黄酒）调成糊状，敷于患处，上盖纱布，并以胶布固定。

15 药物熏洗疗法

药物：生姜150克（捣烂），羌活、当归、乌梅、炒艾叶、五加皮、防风、川乌（炙）、地龙、木通、萆薢、川椒各30克。

将以上药物用纱布包裹，加水煎煮，煮开后5分钟离火。趁热熏洗患处，并轻轻按揉。每天1～2次，每次10分钟。

16 中药内服疗法

处方一：虎骨木瓜酒

药物：秦艽150克，桑寄生120克，木瓜90克，松节、玉竹各60克，佛手45克，虎骨、川芎、当归、续断、五加皮、天麻、川红花、牛膝、香橼、白茄根各30克，防风、细辛各15克。

操作：将以上药物加适量白酒和冰糖，浸泡3～4周即可。

服法：每天1～2次，可根据酒量大小酌情增减。冬天服用较为适宜。

处方二

药物：杭白芍30克，熟地24克，骨碎补、狗脊、木瓜、丹参各18克，仙灵脾、五加皮、甘草各10克，柴胡7克。

操作：将以上药物加水煎煮取汁。

服法：口服，早晚各1次。

特别提醒：剧痛不休者可加没药，偏寒者可加桂枝、附子，偏热者可加忍冬藤。

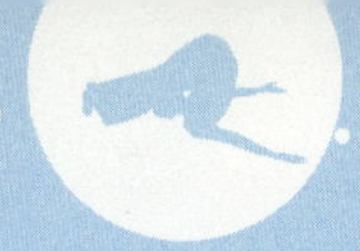

处方三

药物：威灵仙、透骨草、杜仲、怀牛膝、丹参、白芥子、淫羊藿各30克。

操作：将以上药物加适量白酒，浸泡15天。

服法：每天3次，每次15～20毫升。

17 运动疗法

腰椎肥大性脊椎炎患者应经常进行腰部锻炼，能够改善血液循环，可增强腰背部及腹肌张力、韧带及关节囊的弹性以及腰部各关节的灵活性。锻炼的方法较多，但活动量不宜过大，太极拳可作为首选。一般不主张腰椎肥大性脊柱炎患者卧床休息。

18 气功疗法

铜锤功

（1）取直立位，两脚分开与肩同宽，两臂左右分开，与身体呈45°角，呼吸自然，意守下丹田，入静半小时后练下式。此功可松弛全身肌肉、韧带，并为下式打基础。

（2）立势如上，脚掌前半部垫一块石块，脚跟着地，两膝伸直，两手拇指和食指分开向下，其余手指朝外上微微翘起，头正项直，虚领顶颈，百会穴悬空。然后松腰垂肩，与脊柱及头顶呈一条垂直线，意守命门穴。呼气时放松，吸气时气贯丹田。

收功时两手掌平行做相对的上举下放动作。时间可由少到多，逐渐增加。收功后如脚心发麻，可弯曲膝关节数次，甩手10余次，再向前后左右弯腰5次，然后接练下式。

（3）两手指交叉上举过头，掌心朝上，用力上托，两肩上耸；两脚前后分开，前弓后箭，以腰部发胀，痛区有舒适感为宜。意守下丹田，深吸气并贯于命门穴及肾腧穴，稍停数秒，呼气自然放松。最后辅以压腿，即一腿站立，一腿放于桌面，两腿呈直角，身体向前下压，要求头部与膝部接触，以牵引腘韧带，反复做5～6次，然后两腿交换，重复上述动作，再做下蹲起立7～10次即可收功。

（4）足部功法。脊背正直靠墙，两足伸展，调息入静，从头上引气下行，用意念送气，使其到达两脚心和脚趾。反复做21次。

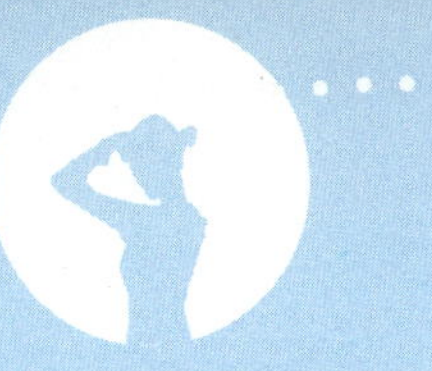

第3章

常见腰腿痛的调治方法

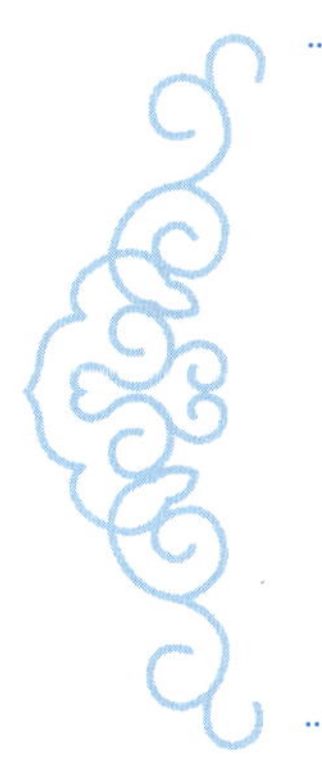

本章着重介绍常见腰腿痛的调治方法，包括坐骨神经痛、梨状肌损伤、臀上皮神经损伤、臀部肌筋膜炎、臀中肌综合征、骶尾部挫伤、下肢骨关节损伤及类风湿性关节炎等引起的腰痛。

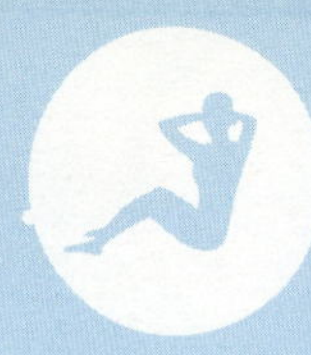

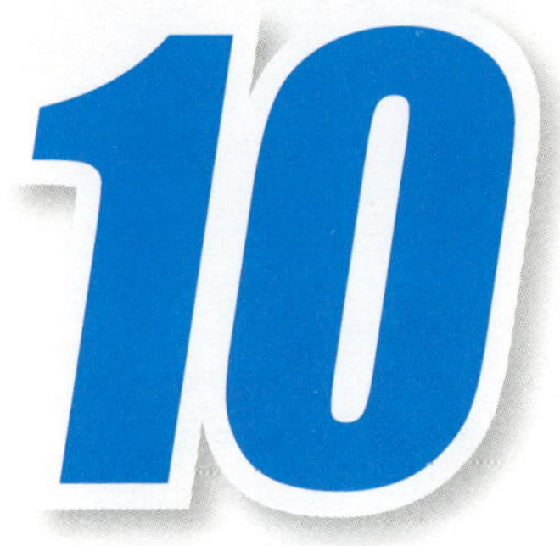

10 坐骨神经痛

坐骨神经痛是一种症状，并非单一疾病，它在腰腿痛疾病中极为常见。多由于骶尾神经、神经根或坐骨神经在走行方向上直接受累，或因某种周围组织受刺激而引起反射性疼痛的结果。研究表明，80%的坐骨神经痛与腰椎间盘突出症有关。而原发性坐骨神经炎、神经根炎或风湿性坐骨神经炎临床极为少见。

坐骨神经痛的主要表现

坐骨神经痛多见于成年人，以单侧发病较多。其中根性坐骨神经痛发病较急，首要表现为腰部疼痛，可有腰部扭伤或挫伤史。典型的疼痛为烧灼样或刀割样，阵发性加剧，尤以夜间为重。疼痛沿坐骨神经走行分布，自腰部向一侧臀部、大腿后侧、腘窝、小腿外侧和足背放射。腹内压增加时疼痛加剧。为减轻疼痛，患者常表现出特殊姿势：如睡觉时喜健侧卧位，患肢屈曲；起床时患侧下肢首先屈曲；坐下时健侧臀部先着椅；站立时身体重心移向健侧等。检查时可见部分患者脊柱向患侧弯曲，患侧直腿抬高试验阳性，部分患者小腿外侧及足背部皮肤感觉减退。

干性坐骨神经痛患者起床多数较慢，疼痛一般从臀部开始，沿坐骨神经走行分布，并有根性坐骨神经痛的特殊姿势。检查时在坐骨神经走行中有明显压痛点，如坐骨结节与大粗隆连线的中点、腘窝中心、腓骨小头下及外踝后侧。肌肉压痛点以腓肠肌中点最为明显。小腿外侧及足背皮肤感觉障碍比根性坐骨神经痛更明显，同时伴有肌肉萎缩。

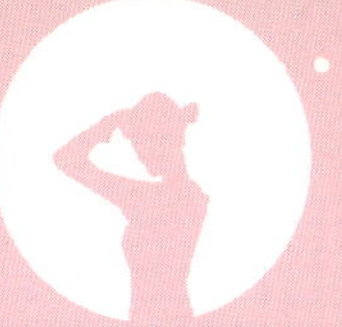
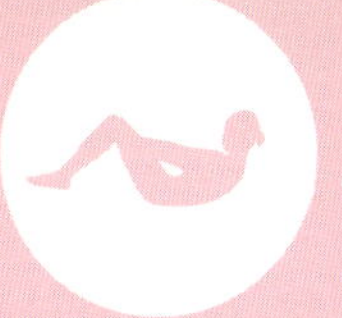

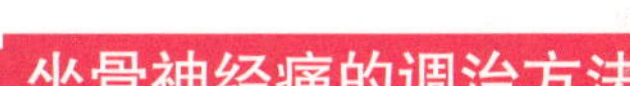

坐骨神经痛的调治方法

1 推拿按摩疗法

肘压法

医者以肘关节着力，沿患者患侧坐骨神经分布区自上而下进行按压，在环跳穴、承扶穴、委中穴、足三里穴和悬钟穴按压时应停留片刻，反复9分钟（图2.163）。此法为治疗坐骨神经痛的主要手法。然后再以抖法连续抖动3～5次。

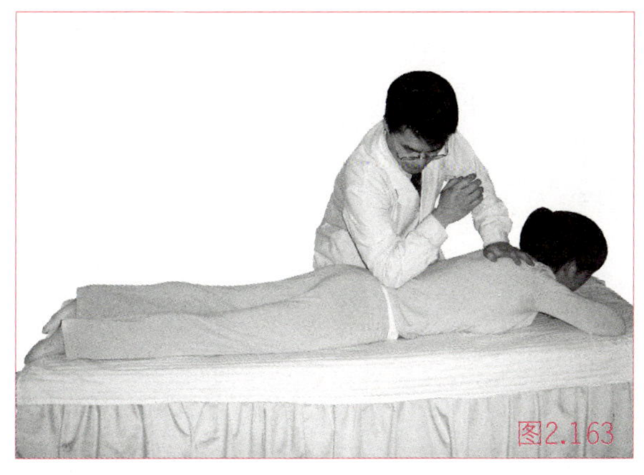
图2.163

掌揉法

医者以右手掌根着力，在患者患肢后侧和外侧做环形揉动，反复8分钟。此法可放松肌肉，缓解疼痛。然后用摇髋法治疗2分钟（图2.164～图2.166）。

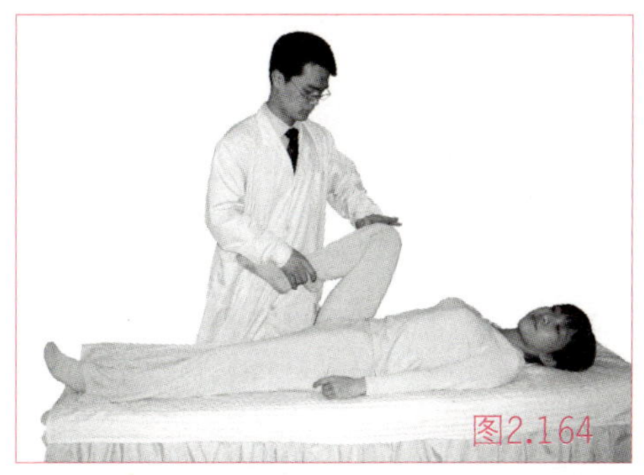
图2.164

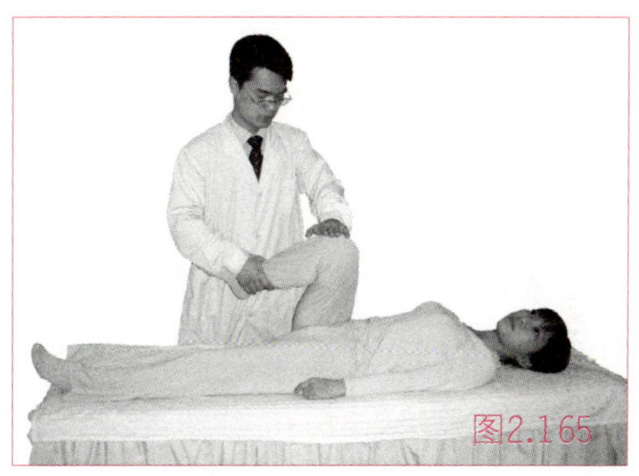
图2.165

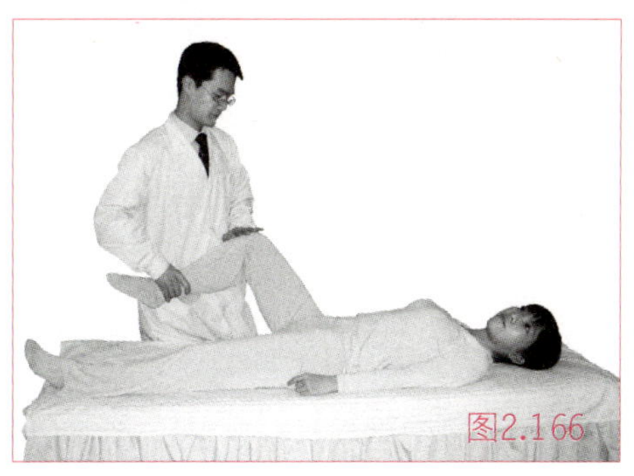
图2.166

弹拨法

医者先运用拇指弹拨法（图2.167）和肘拨法分别在患者的环跳穴、承扶穴、殷门穴、委中穴、承山穴、足三里穴、悬钟穴和昆仑穴进行弹拨，可明显减轻疼痛症状。再采用下肢牵拉法（图2.168 和图2.169）和抖法，反复2～3次。共约10分钟。

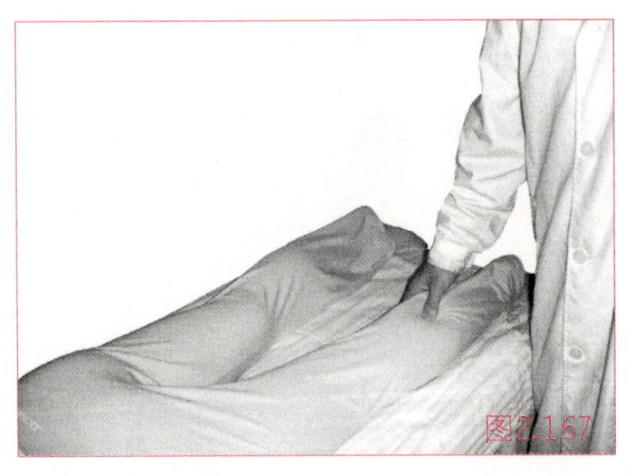
图2.167

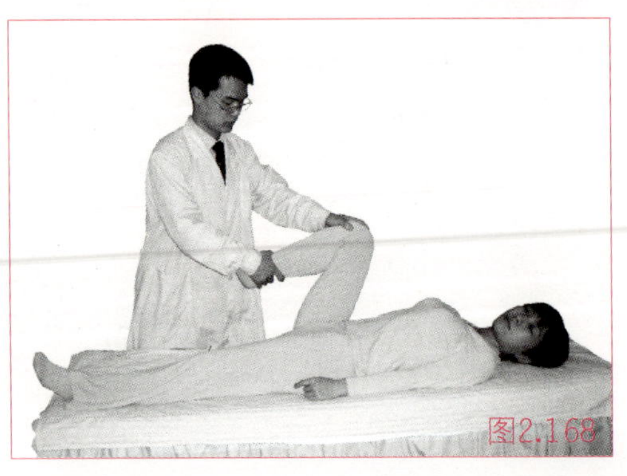
图2.168

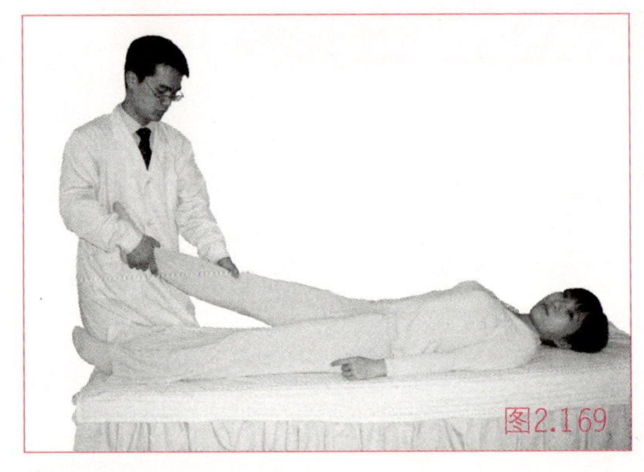
图2.169

叩打法

医者先在患者的患侧下肢自上而下施以推摩法10～15次。再用掌叩法（图2.170）和切击法（图2.171）在患者的腰骶部、臀部、小腿后外侧等部位用力叩打，反复7～8分钟。

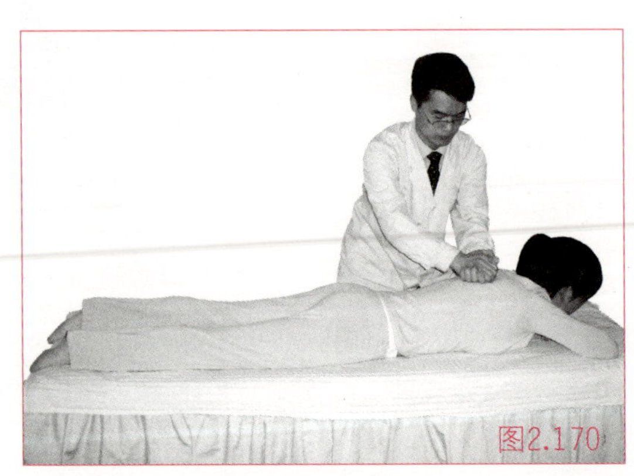
图2.170

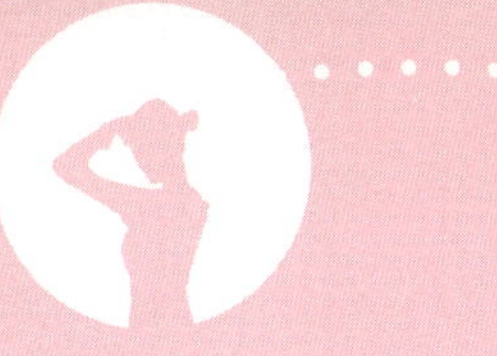

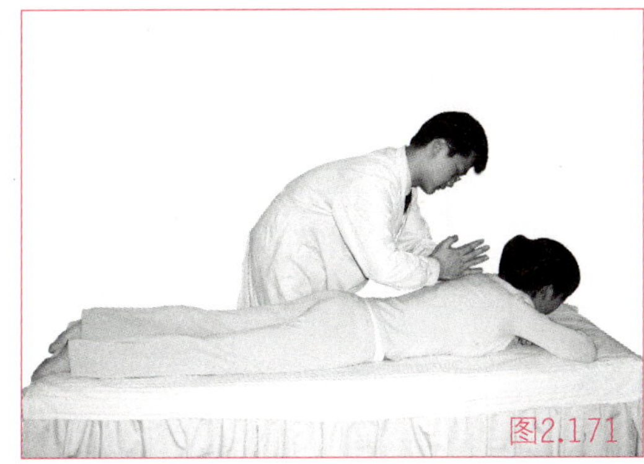
图2.171

2 点穴疗法

取穴一：阴谷穴、中都穴、腰臀部痛点。

患者取俯卧位或侧卧位，医者用拇指分别在患者阴谷穴、中都穴施以压、揉、推等手法，以穴位局部有酸、胀、痛感为宜，持续8～9分钟。再用手指压按腰臀部痛点1～2分钟。急性坐骨神经痛患者每天1次，慢性坐骨神经痛患者隔日1次。

取穴二：跟腱穴、浮郄穴、承山穴、委中穴、承扶穴、环跳穴、腰眼穴、关元穴。（图2.172和图2.173）

患者取俯卧位，医者先用按压法寻找痛点、痛线和痛区。然后点刺上述穴位，手法宜重，次数宜多。再取受限姿势，并按压痛点、痛线及肌肉紧张处5～10次。下肢麻木、乏力的患者，可用中度手法，在趾甲根、太冲穴、丘墟穴、解溪穴、漏谷穴和阳交穴点按（图2.174～图2.176）。

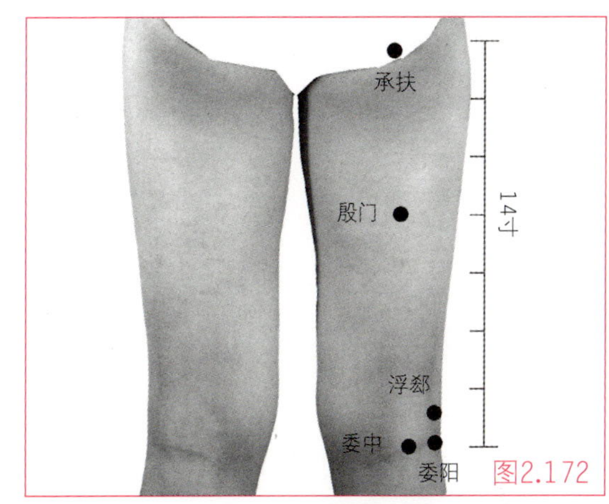

图2.172

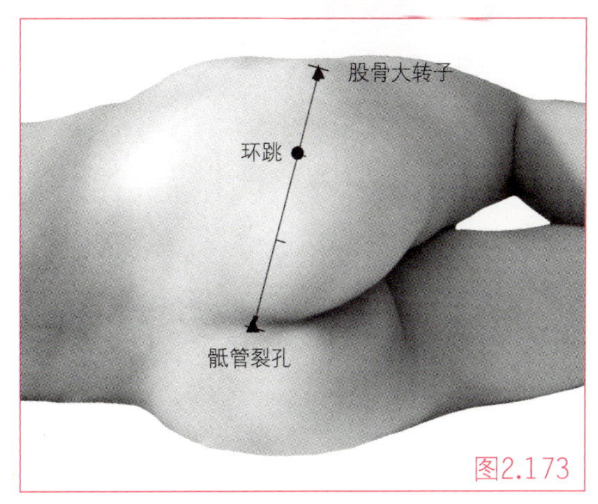

图2.173

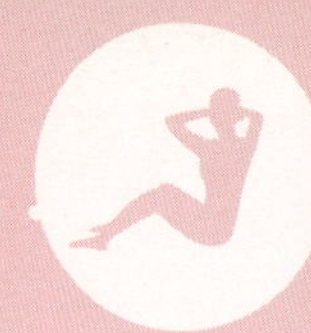

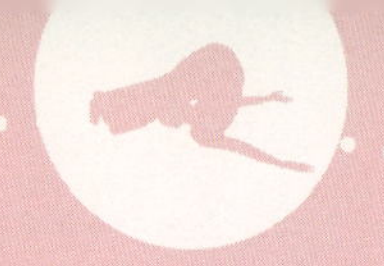

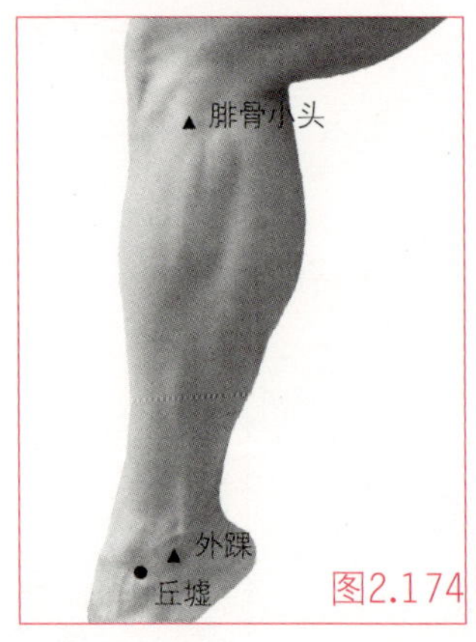

图2.174

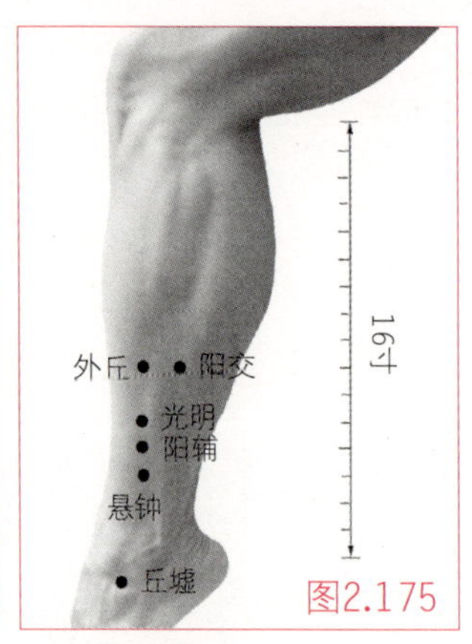

图2.175

3 足部按摩疗法

按摩部位：足部坐骨神经、膝关节、肾、脾、腰椎、骶骨等反射区 。（图2.177～图2.181）

足部坐骨神经反射区宜采用拇指推掌法（图2.182和图2.183），其余反射区可采用单食指叩拳法。每穴按摩1～2分钟。

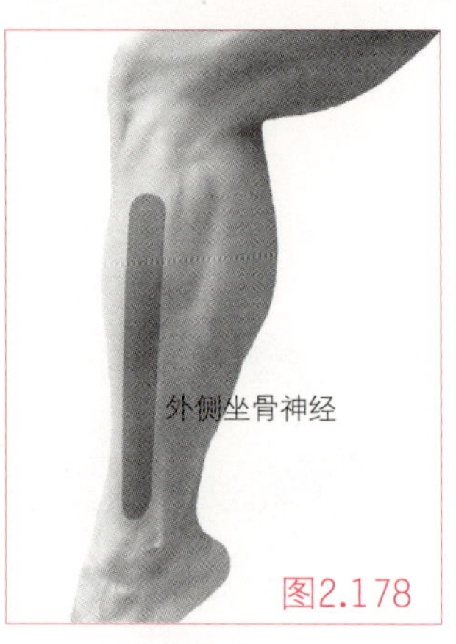

图2.178

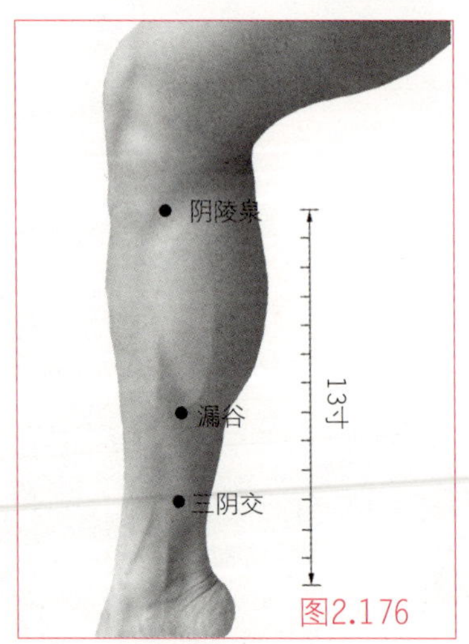

图2.176

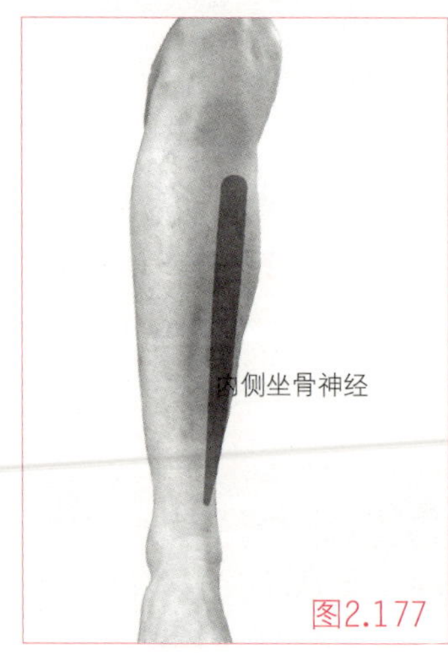

图2.177

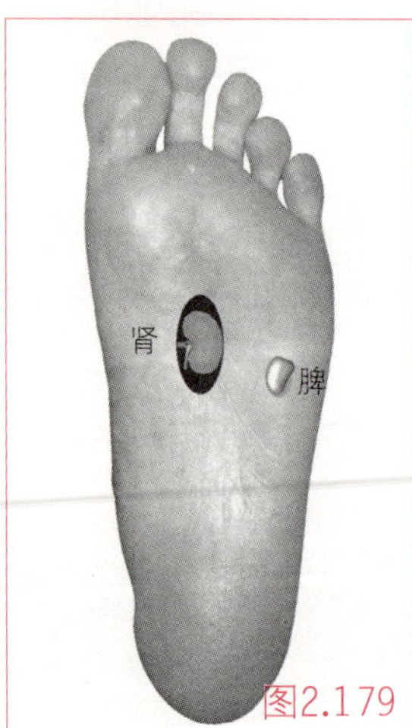

图2.179

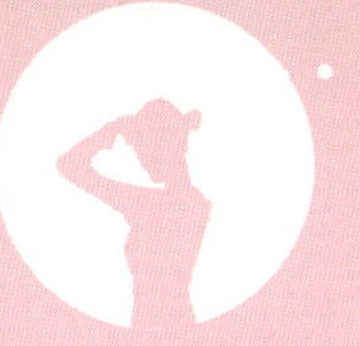
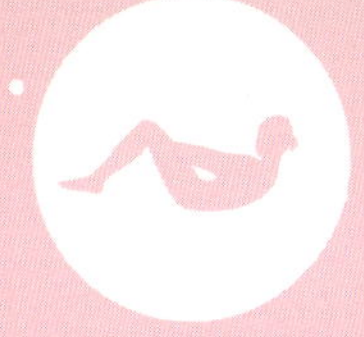

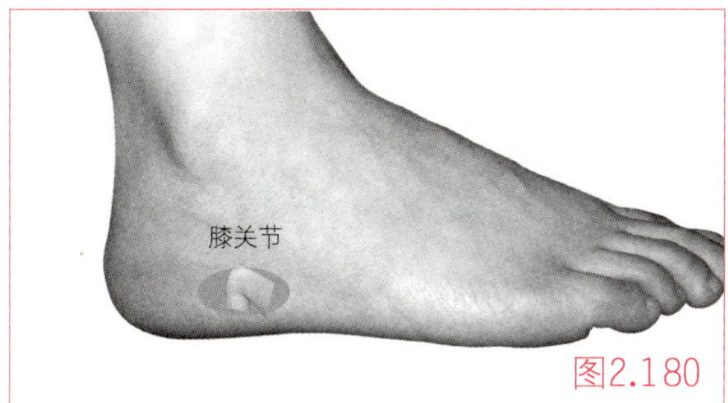

图2.180

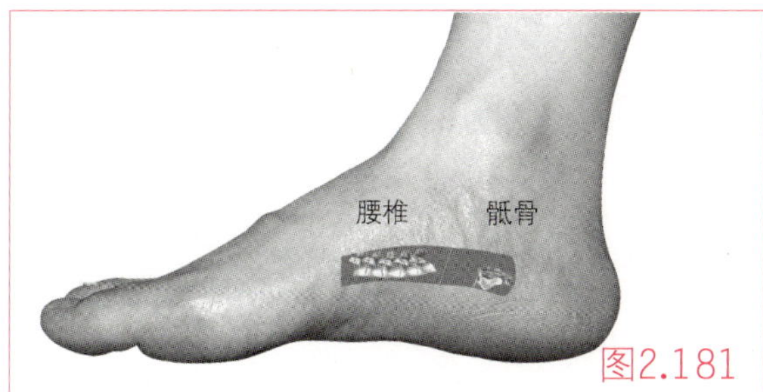

图2.181

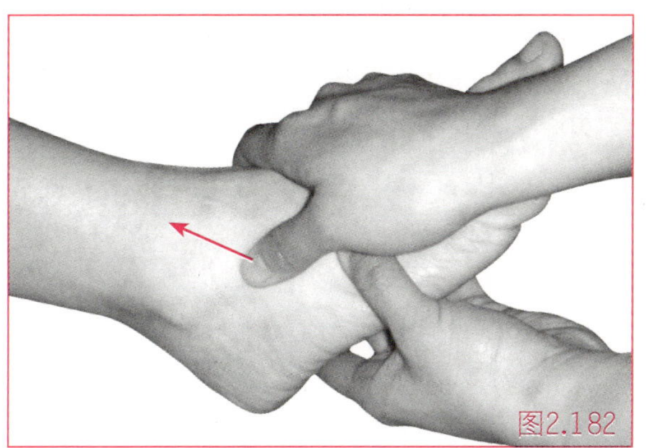
图2.182

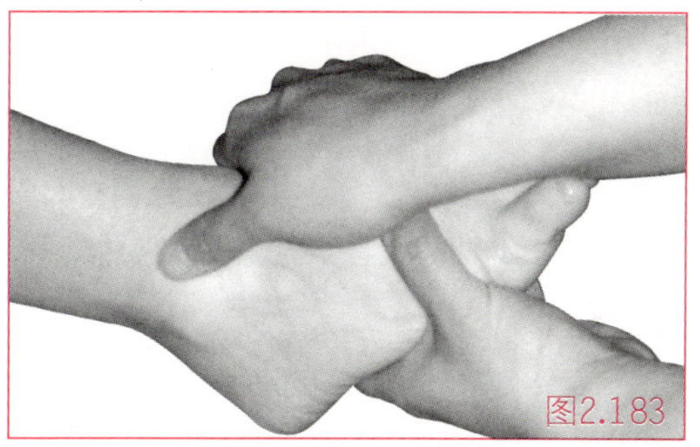
图2.183

4 耳穴贴压疗法

取耳穴：坐骨神经、神门、肾、肾上腺。急性坐骨神经痛加耳尖放血，皮质下压豆；外伤淤血者加耳部肝穴。（图2.184）

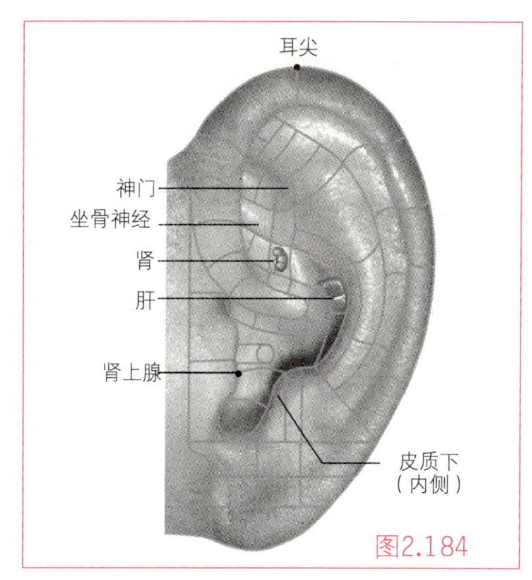

图2.184

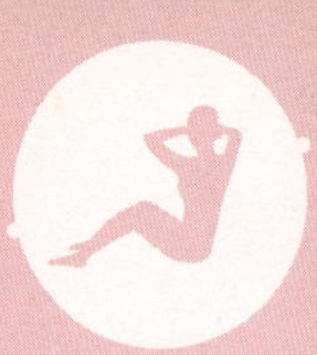

每次选3～5个耳穴，常规消毒后，将一粒王不留行籽置于方形小胶布中央，并贴于所选耳穴上，用手指轻轻按揉，以局部有酸、胀感为宜。每天按压7～10次，每次每穴2分钟。3～5天换贴1次。

5 喷酒按摩疗法

首先，在患者整个腰部连续喷酒，并用两手掌交替旋摩，手法自然轻缓，约1分钟。然后根据患者的疼痛部位，用拇指以轻、重、缓、急的手法按揉3分钟。

其次，在患者大腿前侧、小腿前侧以及大腿后侧、小腿后侧以轻、重、缓、急的手法交替抓捏、按揉、拍打。各约2分钟。

再次，在患者的两脚心连续喷酒，并用两手按揉、抓捏两脚心，再用拇指揉捏涌泉穴，手法由轻渐重，以有钝痛、热感向上传导为宜，约2分钟。

最后，选取次髎穴、环跳穴、承扶穴、委中穴、阳陵泉穴、绝骨穴、昆仑穴，连续喷酒，并逐穴依次向下按揉，约2分钟。

6 拔罐疗法

闪罐法

取穴：寒湿型取命门穴、腰阳关穴、环跳穴、肾腧穴、关元腧穴；淤血阻滞型取肾腧穴、膈腧穴、关元腧穴、委中穴。

患者俯卧，医者用闪火法在患者上述穴位拔罐，并留罐5～10分钟。起罐时应先从一侧放气后拔起，起罐后可在所拔穴位轻轻揉按。

7 刮痧疗法

取穴：主穴为大椎穴、大杼穴、膏肓穴、神堂穴。配穴为环跳穴、秩边穴、殷门穴、阳陵泉穴、上髎穴、委中穴、承山穴、腰椎四至五夹脊穴。

医者先用刮痧板刮拭主穴，以出现紫红色斑点或斑块为宜。然后刮拭配穴。每天1次，每次10分钟。

8 灸法

艾炷隔姜灸

取穴：腰夹脊穴、秩边穴、环跳穴、委中穴、腰阳关穴、阳陵泉穴、承山穴、悬钟穴。

取厚约0.2厘米的鲜姜片,以针穿刺数孔放于所选穴位上，上置艾炷。然后点燃施灸，若艾炷燃尽,可换一炷再灸，每穴灸3～5壮。每天1～2次，每次10分钟。

9 橡胶锤疗法

弹打部位：脊柱两侧，患侧下肢后侧线、外侧线，肾腧穴、环跳穴、委中穴、承山穴、阳陵泉穴、昆仑穴、丘墟穴。

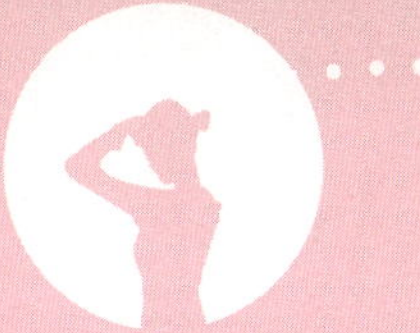
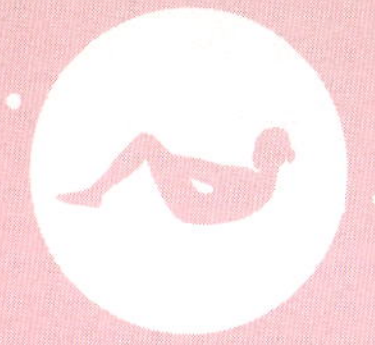

医者先用橡胶锤在患者脊柱两侧反复弹打，重点弹打腰椎、骶尾椎两侧以及患侧压痛点5分钟。然后弹打下肢后侧线、外侧线及肾腧穴、环跳穴、委中穴、承山穴、阳陵泉穴、昆仑穴和丘墟穴，约5分钟。每天弹打2次，每次10分钟。

10 毫针疗法

腕踝针

取穴：下5（位于小腿外侧中央，靠腓骨后缘，在骨缘与邻近腓骨长肌腱所形成的浅沟处）、下6（靠近跟腱外缘）。

将以上两个穴位常规消毒后，取30～32号1.5寸毫针，使针尖与皮肤呈30°角，自上而下刺入穴位，留针10～15分钟。不要求出现酸、麻、胀、痛得气感。每天针刺1次。

11 坎离砂疗法

先将坎离砂倒入盆中，用2％醋酸或食醋拌匀，分装于布袋中，用浴巾或毛毯包好。待其温度升高到45～50℃时，将布袋敷于腰部、臀部、大腿后侧和小腿后侧等患处，上盖毛毯保温。如果温度过高，布袋下可加布垫。每天2～3次，每次10分钟。

12 药物贴敷疗法

处方一

药物：鲜姜汁500克，明亮水胶120克，肉桂末、细辛末适量。

取穴：环跳穴、委中穴、承山穴。

将姜汁和水胶用文火煎成稀糊，加入肉桂末和细辛末调成膏状，敷于环跳穴、委中穴和承山穴，上盖纱布，并用胶布固定。每天1次。

处方二

药物：食盐1000克。

取穴：腰骶部或环跳穴。

将食盐炒热放入布袋内，敷于腰骶部或环跳穴处。食盐变凉后炒热再敷。反复热敷10分钟。

处方三

药物：生乌头150克，醋适量。

取穴：腰骨底部或环跳穴。

将生乌头加醋磨成糊状，然后放入砂锅熬成酱色，摊于布上（厚约0.5厘米），贴敷患处。每天1次。

13 药物涂擦疗法

处方一

药物：羌活、独活、威灵仙、细辛、麻黄、红花、当归、大黄、苍术、白术、五灵脂、续断、骨碎

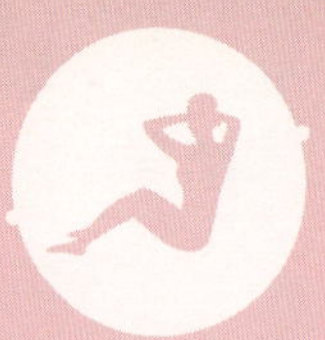

补、血竭、白芍、二乌、南星、五加皮、防风、鸡血藤、牛膝、云苓、萆薢、海桐皮各等量。

将以上药物泡入酒中，密封4周。用时取适量涂擦患处，切忌内服。

处方二

药物：小红辣椒25克，白酒500克。

将小红辣椒浸泡在酒中，密封1天，然后取适量涂擦患处。每天2～3次，每次10分钟。

处方三

药物：荨麻适量。

将荨麻加水煎煮，去渣取汁，擦洗患处。再用毛巾热敷患处。

14 药物熏洗疗法

处方一

药物：水蓼500克。

将水蓼加水煎煮数分钟，然后将药液和药渣倒入盆中，熏蒸患处。每天1次，每次10分钟。

处方二

药物：干姜60克，干辣椒30克，木瓜25克，乌头20克。

将以上药物加水煎煮30～40分钟，趁热熏蒸患处，待药汁稍凉后用纱布蘸药汁涂于患处。每天2次。

15 药浴疗法

药物：鸡血藤150克，苏木、川断、狗脊、防风、独活、羌活各100克，川芎、牛膝、乌蛇、血竭、儿茶各60克，红花30克，当归、制乳香、没药各20克。

将以上药物加水煎煮，去渣取汁，并用此药汁擦洗全身10分钟。每天1次。

16 中药内服疗法

药物：续断、杜仲、泽泻、桑寄生、松节各20克，当归、天麻、何首乌、防风、独活、牛膝、牡蛎、石斛、忍冬各9克，川芎、秦艽、千年健、狗脊、川朴、桂枝、钻地风、甘草各10克。

操作：将以上药物泡入酒中。

服法：每天饮1～2次，每次最多30毫升。

17 气功疗法

壮腰健肾功

（1）早晨起床后和晚上入睡前练习10分钟。取坐位，解衣宽带。两手平放于大腿中间，十指向前，两脚平行与肩同宽，两唇自然闭合，舌尖轻舐上腭，闭目内视百会穴与会阴穴、脐穴与命门穴的连线交点，待气定神闲后，即可开始。

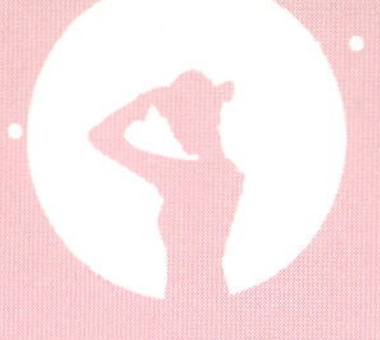

（2）左手在前扶于脐穴，右手在后扶于命门穴；右脚心放于左脚背上，右脚小趾与左脚第二趾相对。继而左手由内向外螺旋式左转（即从左向上转向左），右手亦同方向旋转，同时右脚在左脚背上往返轻搓。然后右手在前，左手在后，左脚心放在右脚背上，两手再由外向内螺旋式右转（即从右向下转向右），同时左脚在右脚背上往返轻搓。手在腹部按摩的范围上不过胃，下不过耻骨；腰部按摩的范围上不过腰夹脊穴，下不过尾闾穴。以掌心回到脐穴与命门穴为1次。最后用意念从头至脚导引全身放松3次。

（3）两手相搓，把手贴于面部（两手小指低于鼻梁）向下搓，当掌心至下颌时，两手分开由两颊向上搓，使两小指会于印堂穴，搓3次。然后两中指轻按祖窍穴（两眼之间，即山根穴），并上行过印堂穴，两手分开至太阳穴，再沿四白穴至祖窍穴，继而沿鼻两旁下行，左手中指从人中穴至右侧地仓穴，环口达于承浆穴；右手中指从人中穴至左侧地仓穴，环口亦达于承浆穴（道家称为闭天门），搓3次收功。

太湖拖带功

两脚前后站立，两手如抱球状置于一侧，身体向后仰，后下肢为支点，前下肢为虚步，同时吸气；继而身体前倾，两手如抱球状推至正前方，同时呼气，连做16次。然后两手置于另一侧重复做上述动作。两侧交替进行2～4次，每次3分钟左右，共10分钟。

太湖展翅功

一脚站立，一脚平置于栏杆或凳子上；两上肢展开，交互用手接触脚尖。同时配合呼吸，触脚尖时呼，展开时吸，如此做15～20次。换另一脚重复上述动作，每次10分钟左右。

运气按压法

采用按压、点揉、推摩、震颤等手法。

运气按揉法：患者取俯卧位，医者站于患者一侧，运气后先按揉患者的腰骶部和臀部，再沿下肢后外侧自上而下反复操作6～12次，有舒经活络的效果。

运气震颤法：患者取侧卧位，医者站于患者背侧靠臀部处，然后沿患者下肢后侧行震颤法5～7次。有疏通气血、镇静止痛的效果。

运气推摩法：医者右手掌根着力，在患者患肢后侧和外侧行运气推摩法，反复操作6～12次。此法有松弛肌筋、缓解疼痛的效果。

足部功法

如左腿患病，坐于平凳上，调息静心，左脚盘在右膝上，左手托脚跟，右手扳脚尖，头转向左侧。如右腿患病则方法同前，方向相反。每天做10分钟。

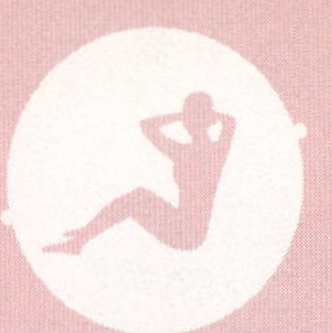

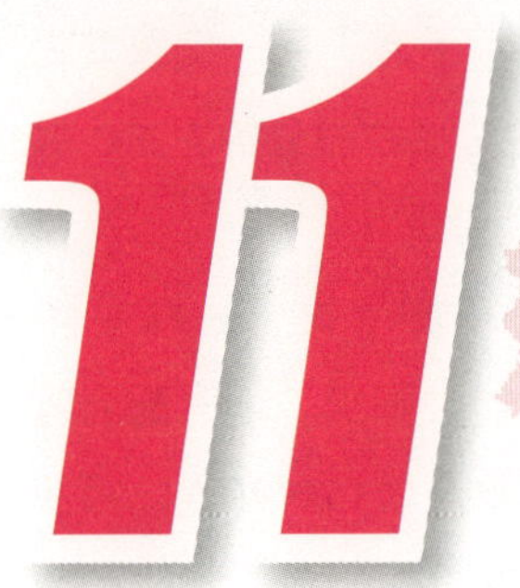

11 梨状肌损伤

梨状肌损伤又称梨状肌综合征，多由于梨状肌刺激或压迫坐骨神经而引起臀部和腿部疼痛，是临床引起干性坐骨神经痛的常见原因之一。

梨状肌为臀部深层的一小块肌肉，外形似梨状。起始于第二至四骶椎的前面，通过坐骨大孔进入臀部，形成狭细的抵止腱止于股骨大转子。其功能主要是参与大腿的外旋。但是，由于其所处的解剖位置十分重要，临床上损伤的机会较多。梨状肌可因某些剧烈运动或不协调的动作而造成急性损伤，尤其在下肢外展、外旋的情况下再由蹲位突然变直立位时，下肢负重内收，可使梨状肌损伤。梨状肌慢性损伤主要是由于梨状肌急性损伤未治愈或因某种姿势使梨状肌经常处于紧张牵拉状态而造成肌束增厚、硬化粘连等。由于梨状肌的急慢性损伤，使得该肌的肌肉发生痉挛、出血、肿胀等病理变化，以致梨状孔狭窄，从而使通过该孔的坐骨神经、骶丛神经及血管受到挤压、刺激和牵拉，而产生一系列的临床症状。

梨状肌损伤的主要表现

大多数患者有外伤史或着凉病史。伤后臀部疼痛，位置较深，其疼痛性质多为困痛、胀痛或刺痛，有时向腰、小腹及大腿外侧放射，多伴有下肢后侧麻木，腹内压增高时症状加重，当下肢屈曲位时疼痛减轻。行走无力甚至跛行。病程较长时可伴有臀部或小腿肌肉萎缩。检查时可以发现梨状肌紧张、增厚，有压痛。急性损伤的患者可触到条索状隆起的肌束。直腿抬高试验和梨状肌紧张试验均为阳性。

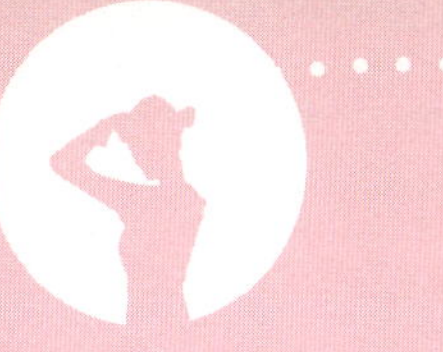
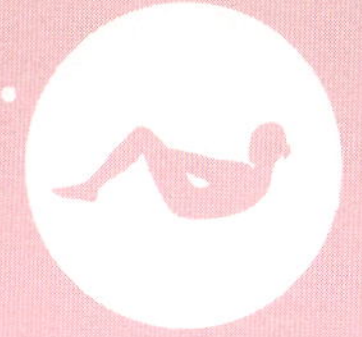

梨状肌损伤的调治方法

1 推拿按摩疗法

掌揉法

医者先用掌揉法在患者患侧臀部反复按揉5～6分钟，使局部肌肉放松，以产生温热感为宜，同时配合小幅度下肢被动后伸活功。然后再于患侧施以肘压法，重点按压环跳穴、承扶穴、殷门穴、委中穴及承山穴，并在穴位上停留片刻。约5分钟。

擦法

医者先沿患者臀部梨状肌纤维走行方向反复推擦8分钟。再结合抖法治疗2分钟。

㨰法

患者取俯卧位，医者立于患侧。医者先用拇指点按患者环跳穴和承扶穴。然后沿梨状肌纤维走行方向行7～8分钟㨰法。最后配合切击法治疗2～3分钟。此法可放松肌肉，促进血液循环，同时有止痛效果。

弹拨法

患者取俯卧位，两腿伸直。医者用拇指或肘部沿梨状肌纤维的垂直方向进行弹拨，并根据患者肌肉丰满程度选择弹拨手法，做6～7分钟。再结合捋顺法，沿梨状肌纤维的走行方向反复推捋3分钟。

摇髋法

医者先在患者臀部及下肢后侧沿臀大肌纤维方向施以轻柔的㨰、揉、按等手法，约7分钟。然后让患者仰卧，屈曲一侧膝关节。医者一手托患者足踝部，另一手扶其膝部，使膝关节屈曲，并沿顺时针或逆时针环转摇动（图2.185～图2.187）。反复3分钟。此法有利于滑利关节，促进肌肉恢复。

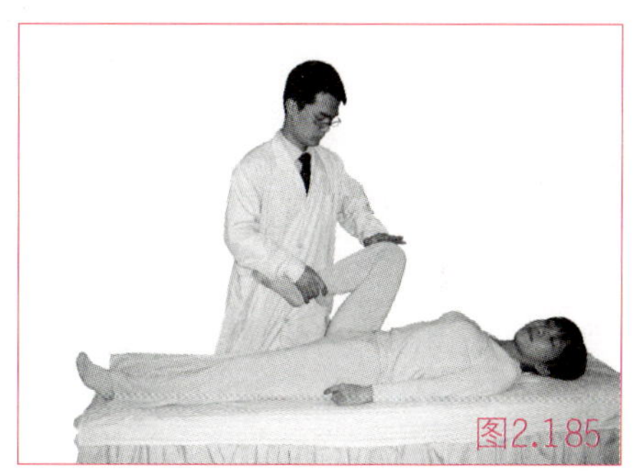
图2.185

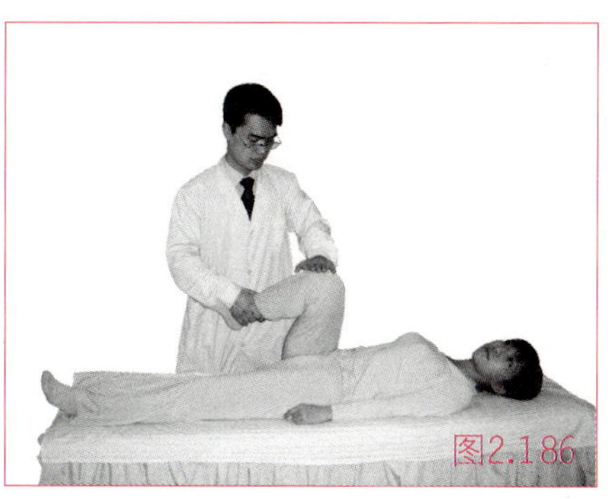
图2.186

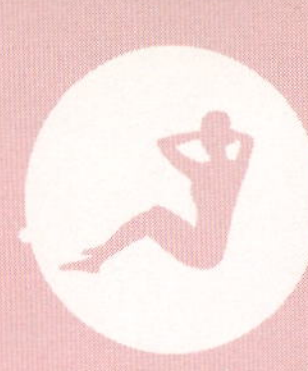
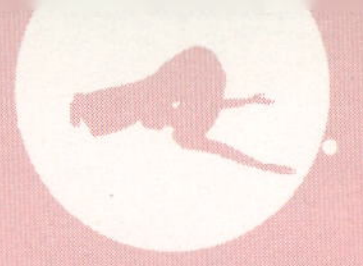

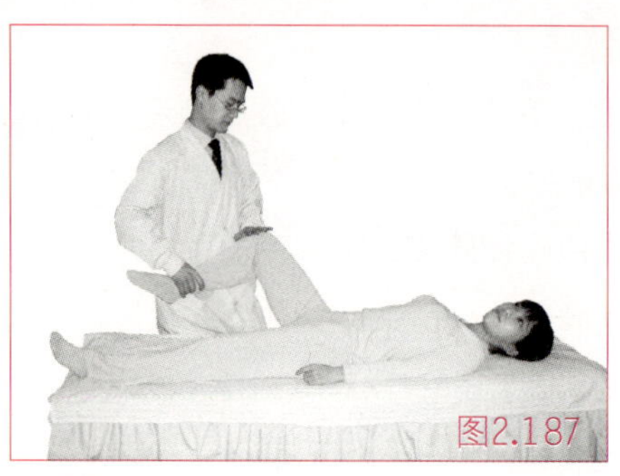
图2.187

2 点穴疗法

取穴：下肢外侧痛线，腰部、臀部痛点和痛线，环跳穴、承扶穴、殷门穴、委中穴、承山穴。

患者取俯卧位，医者先沿下肢外侧痛线轻轻点按3～5次，然后用稍重的手法点按腰部和臀部经络线。接着找准按压痛点和痛线，按压、按拨臀部痛点和痛线3～5次。按拨时左右交替。最后让患者盘腿或弯腰，医者由外向内按压、按拨痛点和痛线。同时以拇指分别在环跳穴、承扶穴、殷门穴、委中穴和承山穴按揉1～2分钟。

3 手部按摩疗法

按摩部位：手部坐骨神经反射点（位于手背第四、五掌指关节处，近第四掌指关节，图2.188）。

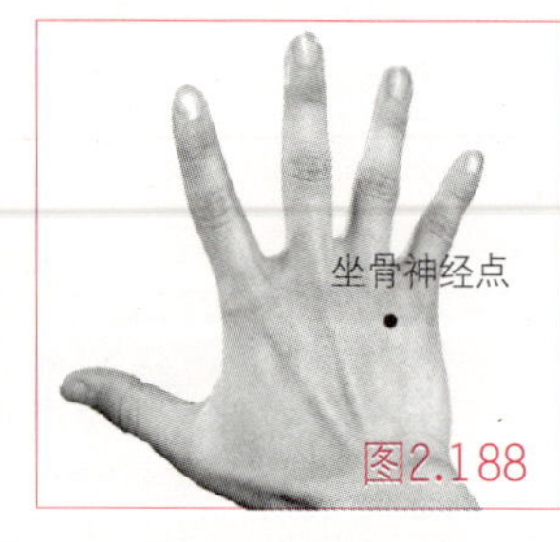

图2.188

采用指尖掐按法在手部坐骨神经反射点反复掐按10分钟，以反射点处有酸、胀感为宜。

4 足部按摩疗法

按摩部位：足部坐骨神经、髋关节、肾、输尿管、肝、胆、脾、胃、甲状旁腺等反射区。

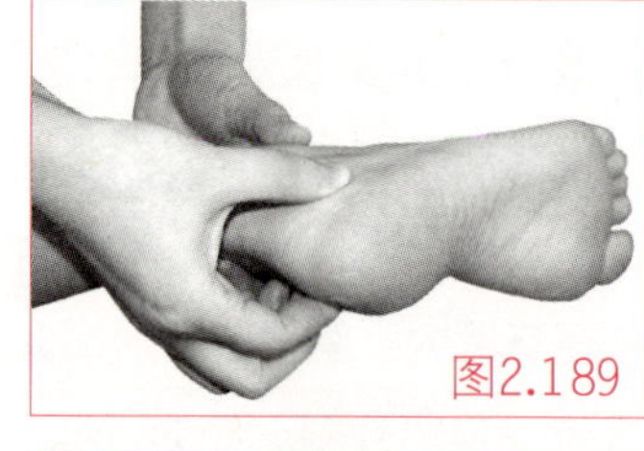
图2.189

脚掌反射区（肾、输尿管、肝、胆、脾、胃、甲状旁腺）宜采用揉法或搓法；髋关节、坐骨神经反射区可采用捏法（图2.189）、握法（图2.190）。力量由轻到重，以患者能耐受为度。每天1次，每次10分钟。

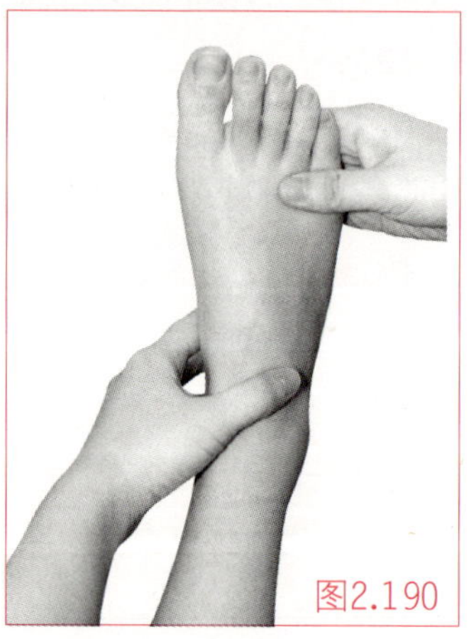
图2.190

5 耳穴贴压疗法

取耳穴：坐骨神经、臀、肾、神门、肾上腺。（图2.191）

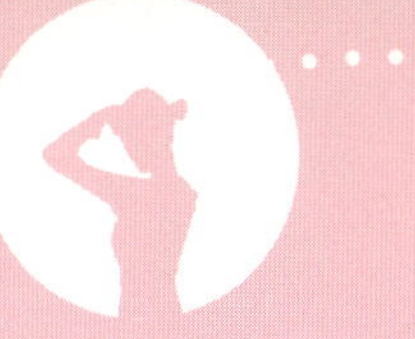
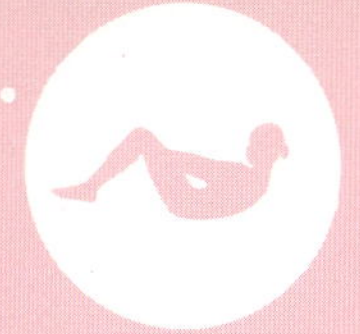

常规消毒上述耳穴后，将一粒王不留行籽置于方形小胶布中央，并贴于耳穴上，用手指轻轻按揉，以耳穴局部有酸、胀感为宜。每天按压7～10次，每次10分钟。

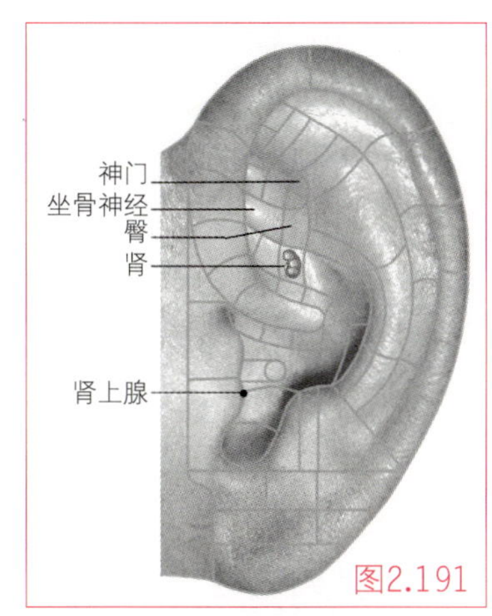

图2.191

6 喷酒按摩疗法

首先，在患者整个腰部连续喷酒，两手交替旋摩，并用掌根由上而下反复搓，手法由轻渐重。然后以拇指用力按揉环跳穴和承扶穴，约3分钟。

其次，寻找最为明显的压痛点，连续喷酒，并用掌根或拇指搓擦、揉捏，由轻到重，约2分钟。然后在上髎穴至下髎穴连线的穴位上连续喷酒，并用掌根上下反复搓擦。再选取昆仑穴、委中穴和殷门穴，连续喷酒后用拇指揉捏2分钟。

最后，在患者两脚心连续喷酒，并用两手交替抓捏、按揉两脚心，再用掌根搓揉1分钟，用拇指揉捏涌泉穴约2分钟。

7 拔罐疗法

刺络拔罐法

取穴：局部压痛点，委中穴。

医者先用掌根在患者压痛最明显处按揉片刻，然后用三棱针点刺三五下，再用闪火法在点刺部位拔罐，留罐10分钟。

8 刮痧疗法

取穴：主穴为大椎穴、大杼穴、膏肓穴、神堂穴。配穴为环跳穴、秩边穴、殷门穴、承扶穴、阳陵泉穴、委中穴、承山穴、昆仑穴。

医者手拿刮痧板在主穴采用泻法进行刮拭。然后再刮拭配穴。以穴位局部皮肤出现紫红色斑点或斑块为宜。每天1次，每次10分钟。

9 灸法

艾炷隔姜灸

取穴：环跳穴、承扶穴、殷门穴、委中穴、承山穴、秩边穴。

取厚约0.2厘米的鲜姜片,以针穿刺数孔，放于所选穴位上，上置艾炷。然后点燃施灸，若艾炷燃尽，可换一炷再灸。每天灸1～2次，每次10分钟。适用于寒湿较重的患者。

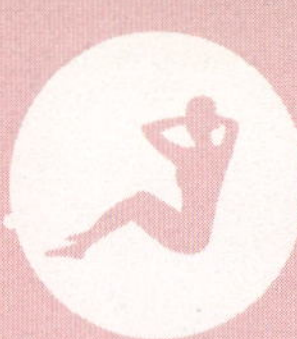

10 橡胶锤疗法

弹打部位： 督脉及脊柱两侧，臀部压痛点，下肢后侧弹打线，环跳穴、承扶穴、委中穴、承山穴、足三里穴、太溪穴。

首先用橡胶锤在督脉及脊柱两侧反复弹打，重点弹打腰肌处，约5分钟。然后弹打臀部压痛点，下肢后侧弹打线以及环跳穴、承扶穴、委中穴、承山穴、足三里穴、太溪穴，约5分钟。每天1～2次，每次10分钟。

11 腕踝针疗法

取穴： 下5（位于小腿外侧中央，靠腓骨后缘，在骨缘与邻近腓骨长肌腱所形成的浅沟处）、下6（靠近跟腱外缘）。

将上述两穴常规消毒后，右手持针，左手拉紧皮肤，使针尖与皮肤呈30°，快速刺入1～1.4寸。进入皮肤后，针体贴近皮肤表面，慢慢推针，以针下有松软感为宜。留针10分钟。

12 蜡疗法

蜡袋法

用厚0.3～0.5毫米的透明聚乙烯薄膜压制成大小不同的口袋，装入占塑料容积1/3的熔解石蜡，排空空气，封口备用。治疗时将蜡袋放入热水中加热，使蜡吸热至60°C（水温一般不超过80～99°C）时放于治疗部位，可代替蜡饼。每天或隔日1次，每次30～60分钟。

13 盐浴疗法

先用加盐的热水浸泡全身，并用盐在腰臀部和患肢各按摩3分钟。然后用清水洗净全身。每天或隔日1次，每次10分钟。

14 药物贴敷疗法

处方一

药物： 松香200克，樟脑50克，川乌、草乌各20克，元胡15克，红花、威灵仙各10克，肉桂、吴茱萸、透骨草各5克。

将松香和樟脑用水溶化，备用。余药研末，加入松香和樟脑的水溶液，调成膏状，摊于细帆布上，贴敷患处。每天1次。

处方二

药物： 干辣椒30克，木瓜25克，乌头20克，干姜10克。

将以上药物加水煎煮，30分钟后离火，趁热熏蒸患处，待水温稍凉后用毛巾蘸药液热敷。每天2次，每次10分钟。

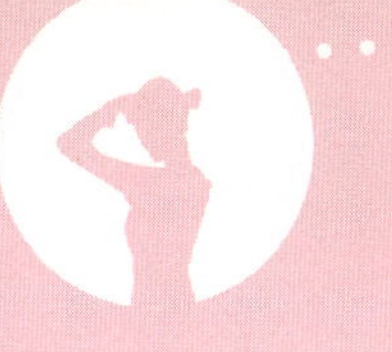
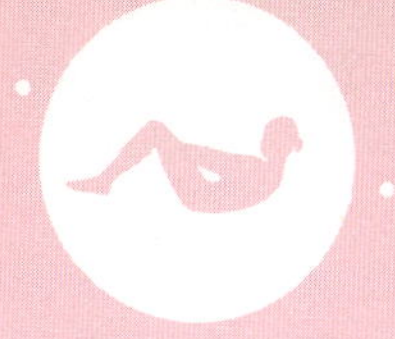

处方三

药物：粗盐粒适量。

将粗盐粒炒热后放入袋中，在臀部和大腿后侧各放一个，凉后取出再炒。睡前热敷10分钟。

15 药物熏洗疗法

处方一

药物：鲜大蓟、生栀子、黄酒各100克。

将鲜大蓟和生栀子加水煎煮，去渣取汁，加入黄酒，趁热熏洗患处10分钟。适用于急性梨状肌损伤。

处方二

药物：伸筋草、透骨草、五加皮、怀牛膝各15克，苏木、红花、三棱、莪术、秦艽、海桐皮各12克。

将以上药物加水煎煮，去渣取汁，加入少量白酒，趁热熏洗患处。每天1次，每次10分钟。

16 中药内服疗法

药物：红毛、五加皮各100克，远志、续断、木瓜、茵陈、威灵仙根、牛膝各25克，木通、广木香、香橼、羌活、独活、巴戟、云苓、苍术、狗脊、上桂、天麻各15克。

操作：将以上药物放入适量白酒中浸泡。

服法：每天1～3次，每次最多服30毫升。

17 功能锻炼疗法

嘱患者做髋关节内收内旋的被动运动。做此运动时患者取仰卧位，患肢屈膝屈髋。亦可两手抱膝关节做患侧髋关节的内收内旋活动。每天早晚各做1遍，每遍10～20次，约10分钟左右。

18 气功疗法

丹田贯气法

（1）站立，两脚分开与肩同宽，呈内“八”字。两膝微屈，脚趾抓地。舌抵上腭，含胸拔背，沉肩垂肘，提肛，松小腹，两手自然下垂，全身放松，意守丹田。两目平视远方或下垂视鼻端。

（2）接上势，两手握拳，分别从两侧移向背后，以拳背食指根部（或拳尖）用力抵住两侧肾腧穴，以穴位感到有压力或酸、胀感为宜。然后晃动腰腹部，沿顺时针左扭→前俯→右扭→后仰，转1圈，幅度尽量大，共晃动80～100圈。再逆时针晃动80～100圈。晃动后略停，并意守丹田，再以两拳尖用力在两侧肾腧穴揉动30～40下，以穴位有酸、胀、热感为宜。

（3）接上势，两拳变掌，由肾腧穴分别经两胁前移贴小腹，两手拇指紧按小腹上缘，其余手指向下紧按小腹下缘，两手虎口相对，中间突出丹田部位。然后上下抖动小腹30～40次。同时意守丹田，气沉小腹。

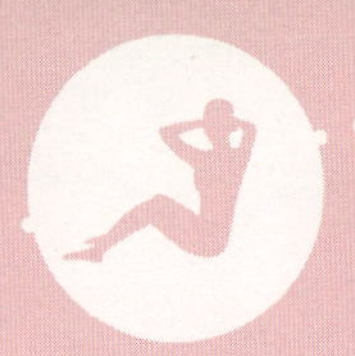

12 臀上皮神经损伤

臀上皮神经损伤是由于腰臀部扭、闪而引起臀上皮神经的“移位”，产生以腰臀部疼痛为主的临床症状。

本病的发生多与损伤有关，如身体突然左右旋转时，该神经纤维可因过度牵拉而损伤，髂嵴发育缺陷者更易损伤。此外，局部软组织的扭挫伤，可使其肿胀，压迫臀上皮神经而发病。

臀上皮神经损伤的主要表现

多数患者有腰臀部损伤史，可出现一侧腰臀部疼痛。急性损伤疼痛剧烈，多为刺痛、酸痛或撕裂样疼痛，并可延及下肢，但不超过膝关节。患者活动困难，尤以坐下和起立时更为明显。

检查时可在髂嵴最高点内侧2～3厘米处有明显压痛，并可在局部触及条索状物。臀上皮神经分布区触痛明显，对侧直腿抬高受限。

臀上皮神经损伤的调治方法

1 推拿按摩疗法

擦法

医者先在患者臀部施以擦法，手法宜轻柔和缓，约6分钟。再沿患肢臀上皮神经走行方向施以搓擦法，以疼痛处透热为度。

拇指弹拨法

患者取俯卧位，医者立其患侧，先用掌根在患者臀部反复揉按6～7分钟，使局部肌肉放松。然后用拇指弹拨法在局部条索状物处弹拨，使其归于原位。

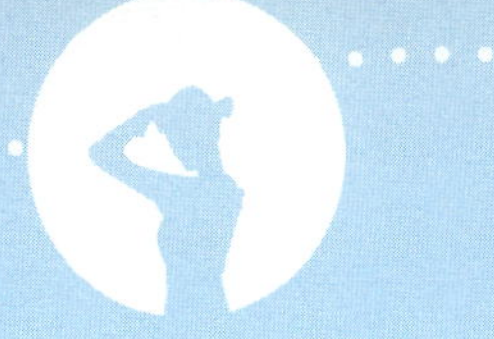

肘部弹拨法

患者取俯卧位，医者先在患者的臀部轻轻按揉6分钟，使臀部肌肉放松，再用肘部在患者的臀部压痛点弹拨，并将条索状物拨回原位。此法不仅有利于损伤组织的早期恢复，而且具有明显的镇痛作用。

摇髋法

医者先在患者臀部反复揉按、推搓8分钟。然后让患者仰卧，屈曲一侧膝关节。医者一手托住患者脚踝，另一手扶其膝部，使膝关节屈曲并沿顺时针或逆时针方向环转摇动，反复1～2分钟。最后用抖法放松肌肉。

2 点穴疗法（许氏点穴疗法）

取穴：肾筋（骶髂关节稍上方）、环点（后髂嵴上缘）、反点（后髂嵴下3厘米偏外方的凹陷中）、灵点4（第四骶后孔外侧）。

医者先用拇指（图2.192）、食指（图2.193）或中指（图2.194）在以上穴位点按2～3次，每穴2～3分钟，用力轻缓柔和。然后加强关节的活动。

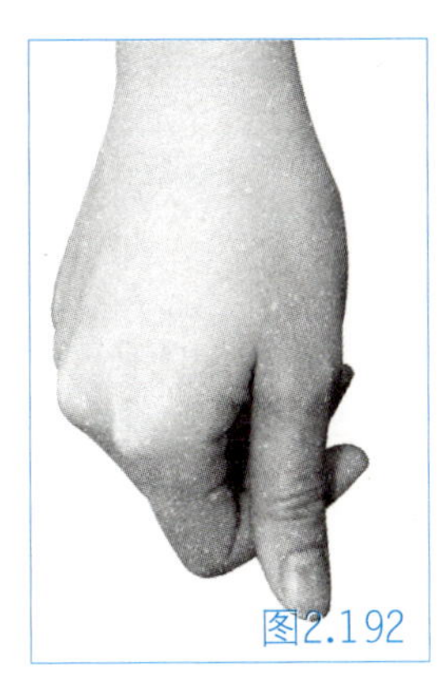

图2.192

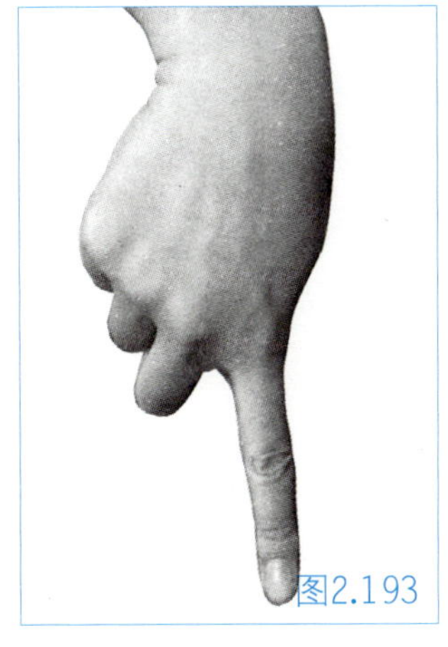

图2.193

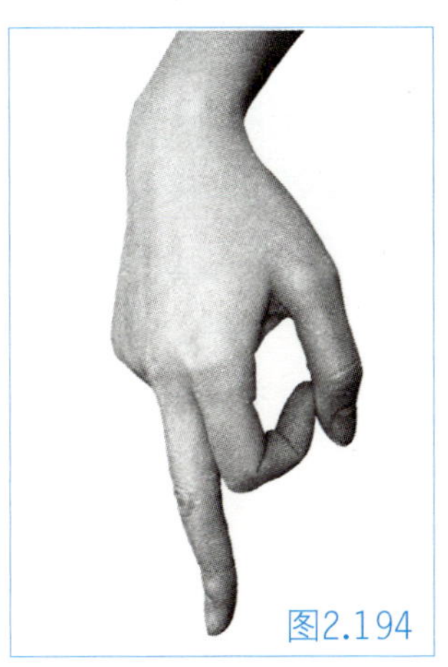

图2.194

3 手部按摩疗法

按摩部位：手部坐骨神经反射点，髋关节反射区。（图2.195）

先用拇指在手部坐骨神经反射点掐按5分钟，再用拇指在髋关节反射区施以推按法，约5分钟。

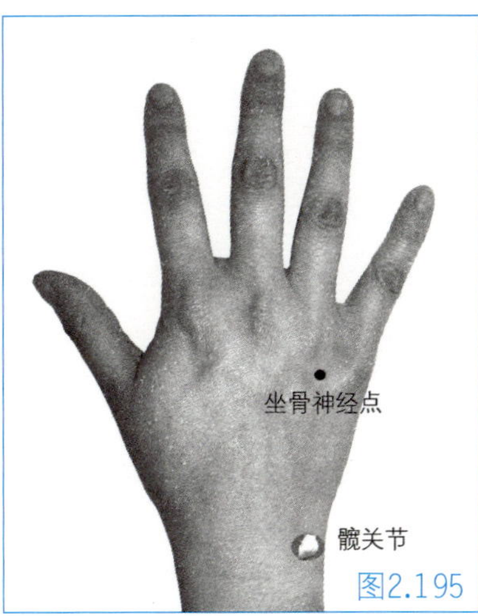

图2.195

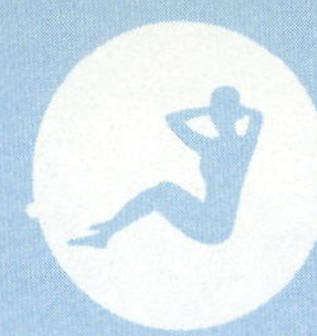

4 足部按摩疗法

按摩部位：足部坐骨神经、髋关节、肾、脾、肝等反射区。

足底部的反射区（肾、脾、肝）宜采用揉搓法，即足底用掌搓法（图2.196和图2.197），足底穴位处用拇指搓法（图2.198）。其余反射区用捏法和握法治疗。每天1～2次，每次10分钟。

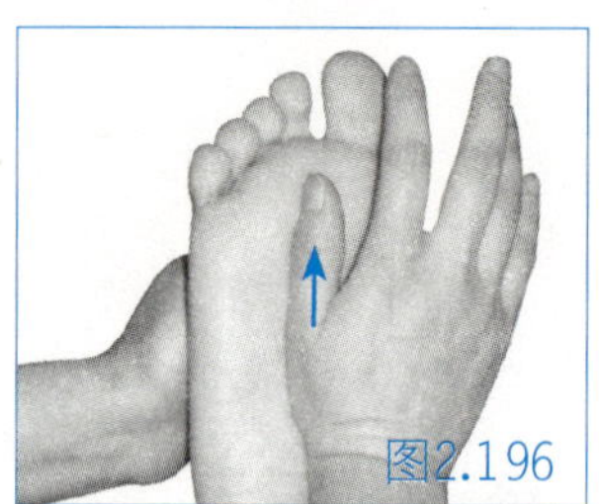
图2.196

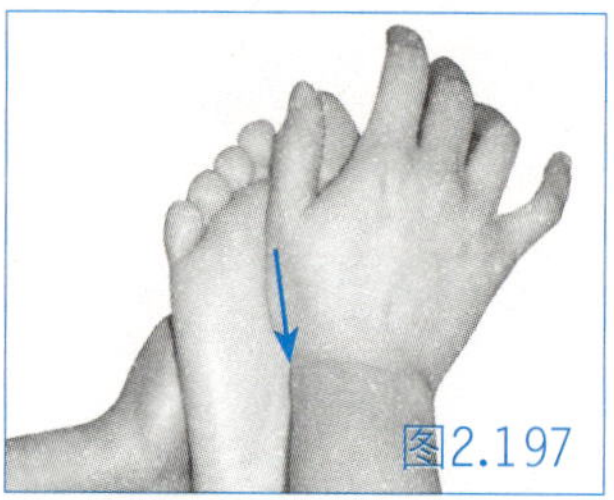
图2.197

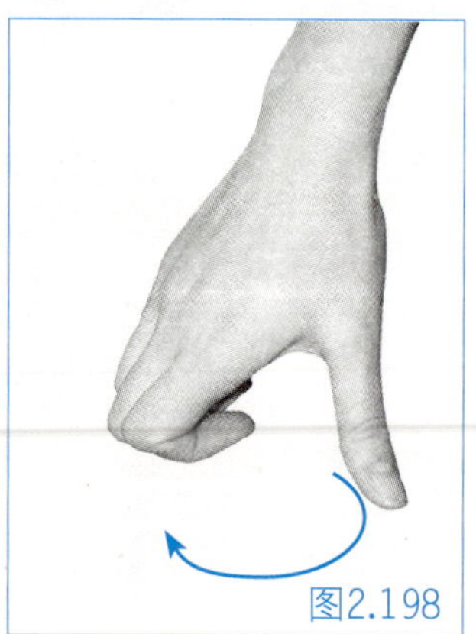
图2.198

5 耳穴贴压疗法

取耳穴：坐骨神经、臀、神门、交感、肾上腺。疼痛难忍者加耳尖放血。（图2.199）

常规消毒上述耳穴后，将一粒王不留行籽置于方形小胶布中央，并贴于耳穴上，用手轻轻按揉，以耳穴局部有酸、胀感为宜。每天按压7～10次，每次10分钟。

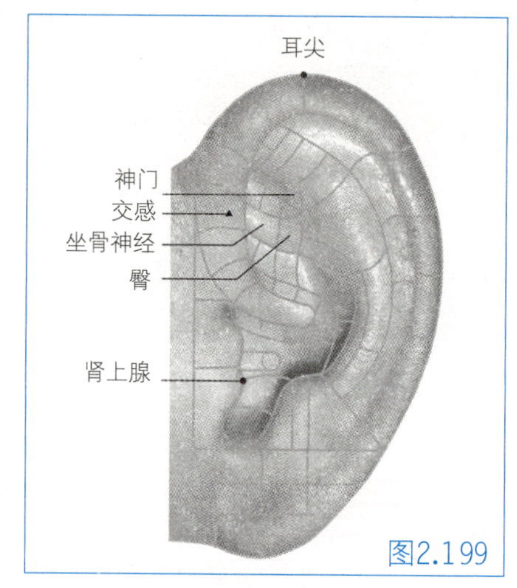

图2.199

6 喷酒按摩疗法

首先，在患者整个腰臀部连续喷酒，并用两手掌交替旋摩，手法自然轻缓，约2分钟。然后在压痛处连续喷酒，并用拇指以轻、重、缓、急的手法反复按

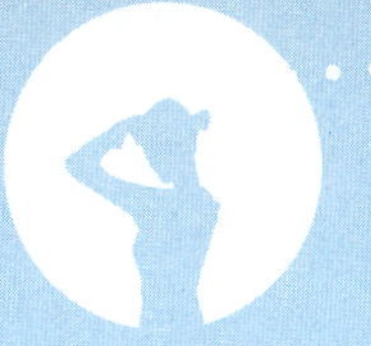

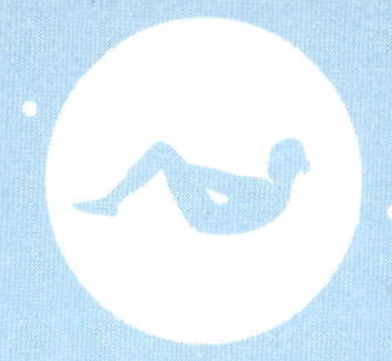

揉，约4分钟。

其次，在患者大腿和小腿后外侧连续喷酒，并上下反复按揉、抓捏，约3分钟。

最后，在患者两脚心连续喷酒，并用两手交替按揉、抓捏两脚心，再用拇指揉捏涌泉穴，手法由轻渐重，以有钝痛、热感向上传导为宜。约2分钟。

7 拔罐疗法

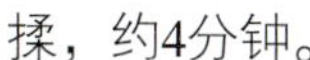

刺络拔罐法

取穴：局部压痛点。

医者先用三棱针在患者压痛明显处点刺三五下，然后用闪火法在点刺部位拔罐，并留罐5～10分钟。起罐后擦净血迹。每天1次。

8 毫针疗法

取穴：环跳穴、秩边穴、居髎穴，臀部压痛点。疼痛沿下肢放射者加阳陵泉穴、丘墟穴、委中穴。（图2.200）

将以上部位常规消毒后，用毫针在环跳穴和秩边穴深刺2～3寸，并进行提插捻转，使麻感向下肢放射。然后在居髎穴和臀部压痛点重刺，使针感四散。疼痛剧烈者可加用电针，刺激强度适中。每天1次，每次10分钟。

9 腕踝针疗法

取穴：下5（位于小腿外侧中央，靠腓骨后缘，在骨缘与邻近腓骨长肌腱所形成的浅沟处）、下6（靠近跟腱外缘）。

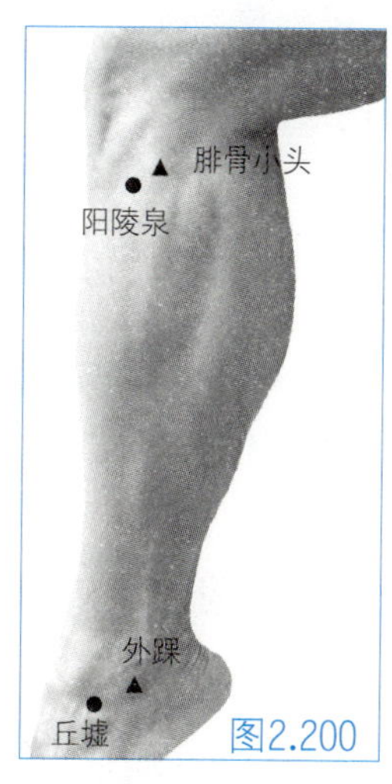

图2.200

将以上两穴常规消毒后，右手持针，左手拉紧皮肤，使针尖与皮肤呈30°，快速刺入1～1.4寸。进入皮肤后，针体贴近皮肤表面，慢慢推针，以针下有松软感为宜。留针10～15分钟。每天1次。

10 穴位注射疗法

取穴：秩边穴（图2.201）。

将秩边穴常规消毒后，注入2毫升硫酸镁注射液，当穴位局部有酸、胀感或向下肢放射时，针头稍退，回抽无回血后即可将药液注入。

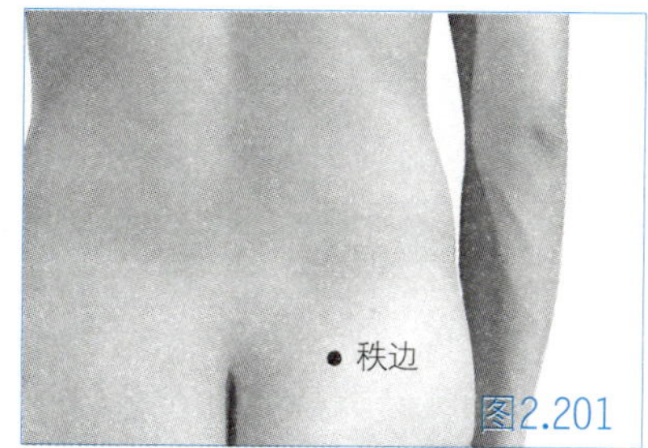

图2.201

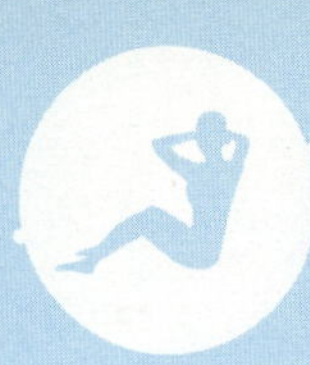

11 封闭注射疗法

药物：0.5%普鲁卡因10毫升，醋酸强的松龙0.5～1毫升。

用0.5%普鲁卡因和醋酸强的松龙在臀上皮神经条索状疼痛处封闭注射。

12 红外线照射疗法

用远红外线灯对患侧臀部进行照射，根据灯泡的功率，距离控制在30～60厘米，直至局部出现片状红晕为止。共照射10分钟。

13 蜡疗法

蜡饼法

将加热熔化的蜡液倒入木制或铝制盘内，待其冷却成饼后放在油布上，敷于患处，上盖棉垫保温。也可采用蜡袋热敷。每天或隔日1次，每次30～60分钟。

14 坎离砂疗法

先将坎离砂倒入盆中，用2％醋酸或食醋拌匀，分装于布袋中，用浴巾或毛毯包好，待其温度升到45～50℃时，将布袋敷于患处，上盖毛毯保温。如果温度过高，布袋下可加布垫。每天2～3次，每次10分钟。

15 盐浴疗法

先用加盐的热水浸泡全身，并用盐在整个臀部进行揉按，约3分钟。然后找准压痛点，在压痛点周围用盐反复按摩4分钟。再用盐在臀部及患侧下肢进行按摩，同时点按臀部及下肢的相关穴位，约3分钟。最后用清水洗净全身。每天1次，每次10分钟。

16 药物贴敷疗法

药物：草乌、南星、白芷各12克，细辛10克。

将以上药物研末，加白酒调成糊状，外敷患处，上盖纱布，并用胶布固定。

17 药物涂擦疗法

药物：血竭、儿茶、红花、乳香、没药、川牛膝各等量。

将以上药物加入白酒中浸泡，密封1周。然后涂擦患处，并做适当按摩。

18 药物熏洗疗法

处方一

药物：桃仁、制黄芩各20克，川红花、川芎、苏木、桑枝、木通各15克，赤芍、地骨皮各10克。

将以上药物打碎，用纱布包裹加水煎煮，趁热

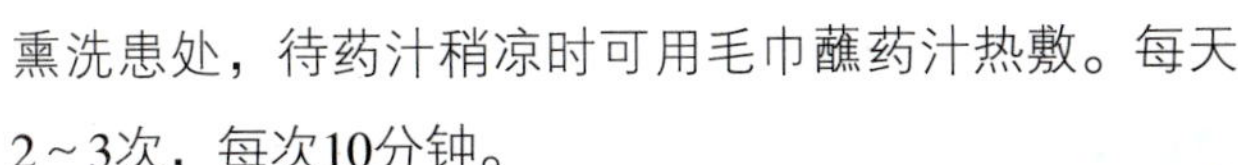

熏洗患处，待药汁稍凉时可用毛巾蘸药汁热敷。每天2～3次，每次10分钟。

处方二

药物：伸筋草、透骨草、荆芥、防风、防己、附子、千年健、路路通、威灵仙、桂枝、秦艽、羌活、独活、麻黄、红花各等量。

将以上药物研末备用。用时取150克药末装入布袋内缝合，并加水煎煮，20分钟后离火。先以蒸气熏蒸患处，待药汁稍凉后将药袋置于患处热敷。每天1～2次，每次熏洗10分钟，每袋药可用2～3天。

处方三

药物：鲜大蓟（干者60克）、山栀子、黄酒各120克。

将大蓟与山栀子加水煎煮，煮沸后兑入黄酒，煎1分钟，去渣取汁，用毛巾蘸药汁熏洗患处。每天3～5次，每次10分钟。

处方四

药物：山栀子60克，血竭15克。

将山栀子和血竭加水煎煮，去渣取汁，装入带眼喷壶，趁热淋洗患处。

19 中药内服疗法

处方一：三七伤药片

服法：每天3次，每次3片。

功效：舒筋活血、通经止痛。

适应证：适用于臀上皮神经损伤急性期。

处方二：活血止痛散

服法：每天2次，每次1.5克。温开水或温黄酒送服。

功效：舒筋活血、通经止痛。

适应证：适用于臀上皮神经损伤急性期。

处方三：小活络丹

服法：每天2次，每次1丸。温开水或温黄酒送服。

功效：舒筋活血、通经止痛。

适应证：适用于臀上皮神经损伤急性期。

处方四：云南白药

服法：每天4次，每次0.25～0.5克。

功效：舒筋活血、通经止痛。

适应证：适用于臀上皮神经损伤急性期。

处方五：疏风定痛丸

服法：每天2次，每次1丸。

功效：疏风活络、止痛。

适应证：适用于臀上皮神经损伤慢性期。

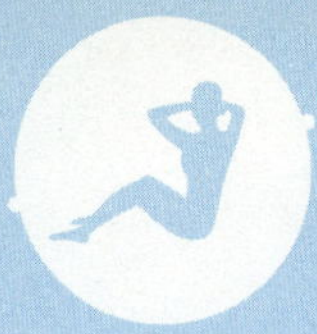
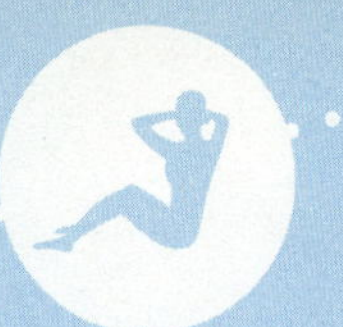

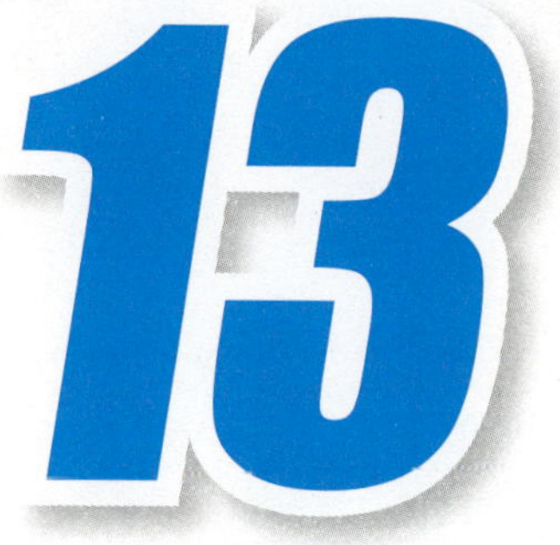

13 臀部肌筋膜炎

臀部肌筋膜炎是引起腰腿疼痛的常见疾病之一。主要是臀部肌筋膜及其周围组织的慢性炎症或组织变性引起。多见于中老年患者。

臀部的肌肉均有筋膜覆盖，且上与腰背筋膜在髂嵴部交接。其发病多因臀部外伤造成筋膜的破裂损伤，如治疗不当或不及时，会形成慢性炎症。或是工作中长期姿势不正确，使臀部筋膜受到长时间的慢性牵拉、损伤，形成慢性炎症，并逐渐出现筋膜肥厚所致。此外，劳累后睡卧于潮湿之地，或汗出当风，受于风寒，均可引起本病。由于上述原因导致臀部筋膜组织发生变性，并在炎症反应下造成筋膜与周围组织粘连和增生肥厚，使臀上皮神经受到压迫，周围组织产生淤血、水肿而形成本病。

臀部肌筋膜炎的主要表现

临床上绝大多数患者无明显外伤史，主要表现为一侧或两侧臀部疼痛，多呈酸痛或钝痛。于天气变化或劳累后加重。

臀部疼痛多牵涉到大腿后侧、膝部以上。也有少数患者疼痛范围仅局限于臀部。极少数患者伴有臀部和腿部麻木、酸胀、发凉等感觉，甚至出现跛行。

疼痛较重的患者疼痛部位的软组织肥厚，在臀部髂嵴的下方可触及条索状硬结。有极少数患者可在臀上肌、臀中肌、臀小肌两侧触及筋膜有裂隙，并有不规则柔软的肿块。

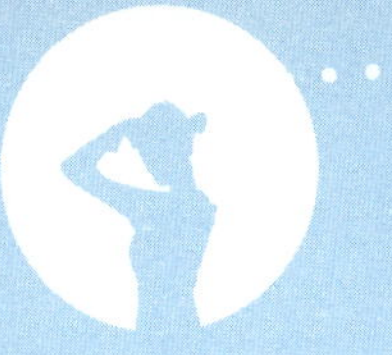

臀部肌筋膜炎的调治方法

1 推拿按摩疗法

肘压法

医者肘关节屈曲，以肘尖为着力点在患者臀部软组织损伤处按压，同时做缓慢揉动，以加强刺激。也可边按压边沿肌纤维平行方向推移、揉动。约5分钟。然后用揉法和散法治疗5分钟。

揉捻法

患者取俯卧位，医者用手掌在患者臀部做均匀和缓的揉捻动作，力量由轻渐重，活动幅度逐渐加大，以肌肤深层产生感觉而皮肤无不良反应为宜。反复揉5～6分钟。再用捋顺法治疗3～4分钟。

弹筋法

医者用拇指、食指和中指三个手指或拇指与食指两个手指将患者臀部肌肉的肌腹平稳提起，再自指间弹出，宛如拉弓放箭之状。此法可借筋膜弹力，使痉挛的肌肉得到缓解。也可弹拨邻近各肌肉组织，反复3～5分钟。最后用掌揉法治疗5分钟。

分筋法

医者用拇指在患者臀部软组织损伤处沿臀部肌肉的肌纤维垂直方向进行弹拨，用力由轻渐重，轻巧而富有弹性，反复弹拨6～7分钟。此法有助于解除肌肉痉挛，分离粘连的肌肉。然后用擦法治疗3分钟，以臀部局部产生温热感为宜。

膊运法

患者俯卧位，医者用前臂尺侧面在患者臀部反复揉动6～7分钟，使局部肌肉放松。再结合推摩法、揉法和擦法治疗3～5分钟。

2 足部按摩疗法

按摩部位： 足部肾、脾、腰椎、骶骨、膝关节、坐骨神经等反射区。（图2.202～图2.204）

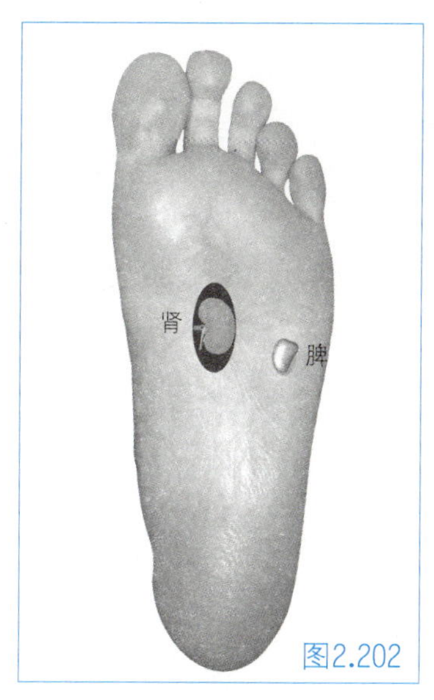

图2.202

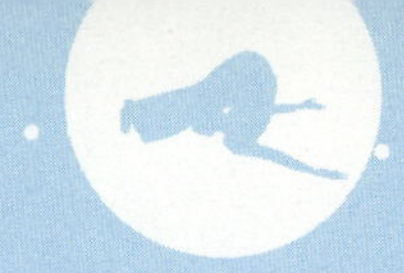

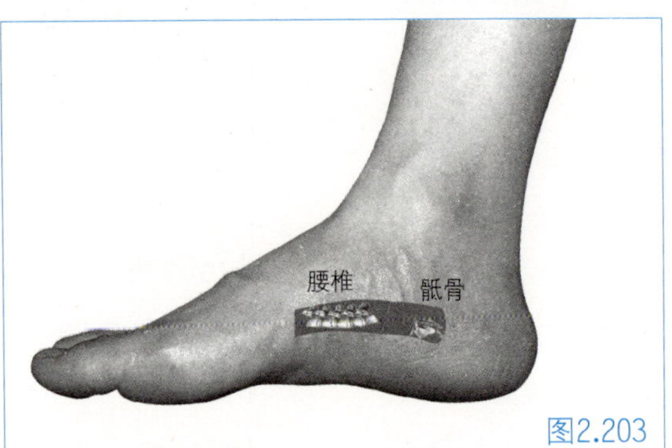

图2.203

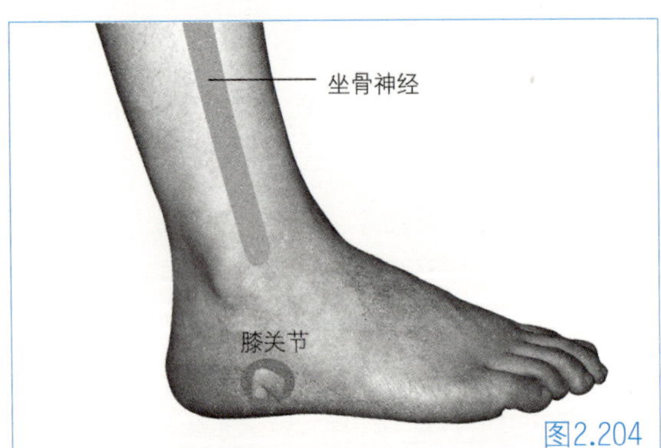

图2.204

先用掌搓法在足部肾、脾反射区反复搓压。然后其他反射区采用单手握法施治，治疗时四指（大拇指除外）同时用力点压。每穴2分钟。

3 耳穴贴压疗法

取耳穴：臀、交感、神门、肾上腺、耳尖。（图2.205）

常规消毒上述耳穴后，将一粒王不留行籽置于方形小胶布中央，并贴于耳穴上，用手指轻轻按揉，以局部有灼热痛感为宜。每天按压7～10次，每次每穴2分钟。

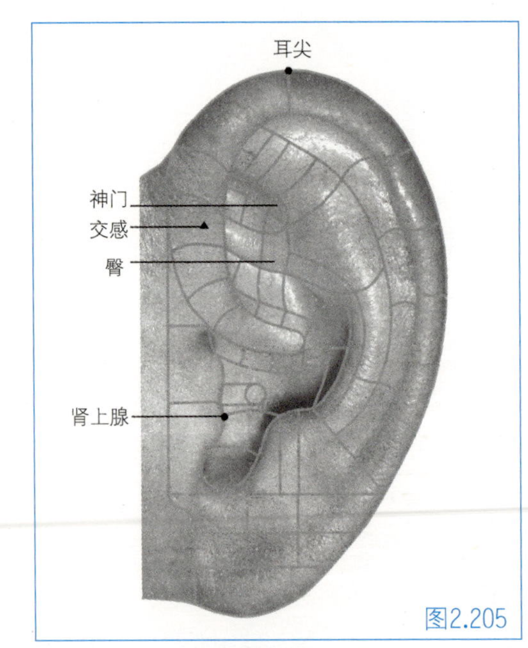

图2.205

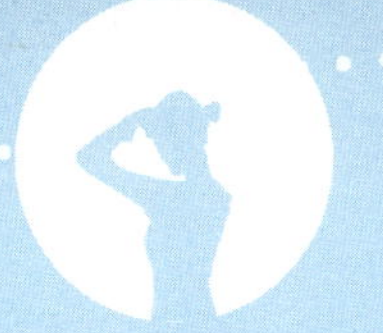
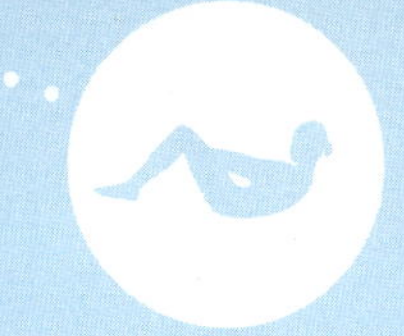

4 喷酒按摩疗法

首先，在患者整个臀部连续喷酒，并用两手拇指或手掌按揉，也可结合分筋法和推法治疗4~5分钟。

其次，找准环跳穴、秩边穴、承扶穴、殷门穴和委中穴，连续喷酒后按压、掐揉3分钟。

最后，在患者两脚心连续喷酒，并用两手交替搓揉，重点掐按涌泉穴，手法由轻渐重，以有钝痛、热感向上传导为宜。约2分钟。

5 拔罐疗法

刺络拔罐法

取穴：臀部压痛处。

医者用梅花针在患者臀部压痛处反复叩刺至皮肤微出血，然后在叩刺部位拔罐，并留罐10分钟。起罐后，再在患侧委中穴用三棱针点刺出血，待暗色血排净后，用消毒棉球按压针孔。

药酒拔罐法

药物：防风、荆芥、乳香、没药、白胡椒、骨碎补、当归各75克，三七粉30克。

将以上药物用75%的酒精浸泡1周，制成药酒备用。然后将小负压罐罐口朝上（内装一瓶药酒），贴于臀部疼痛处，中间可移动一次，约拔10分钟。起罐后可适当加温灸。

6 刮痧疗法

取穴：秩边穴、环跳穴、殷门穴、承扶穴、委中穴、昆仑穴、大杼穴、大椎穴。

医者先用刮痧板在大椎穴和大杼穴刮拭，以穴位局部皮肤出现紫红色斑点或斑块为宜。然后自上而下，按顺序依次刮拭其他穴位。每次刮10分钟。

7 灸法

艾炷直接灸

医者先在患者臀部揉按，再点环跳穴、拔委中穴、弹阳陵泉穴，然后施用艾灸法。灸前先将陈艾打碎存绒，雄黄、火硝入乳钵内拌匀，再加入肉桂、干姜、公丁香、独活、细辛、白芷、苍术等药研成细末，加入麝香少许作成艾炷，采用艾炷直接灸法。每天1次，每次10分钟。

8 毫针疗法

取穴：环跳穴、秩边穴、承扶穴、殷门穴，臀部压痛点。向下肢后侧放射者加委中穴、昆仑穴。

将上述穴位常规消毒后，用2~3寸长毫针针刺各穴，其中环跳穴和秩边穴要求针感向下肢放射，得气后留针10分钟。出针后也可用闪火法在上述穴位拔罐。

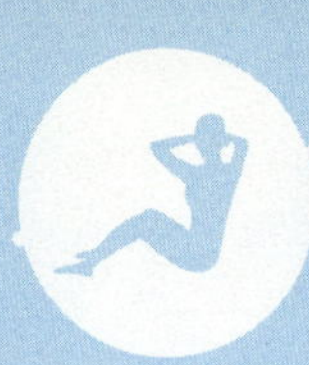

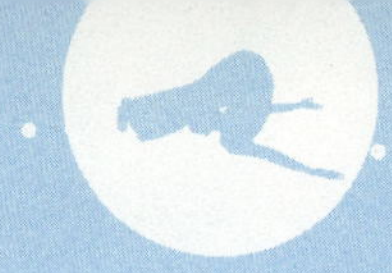

9 蜡疗法

蜡饼法

将加热熔化的蜡液倒入木制或铝制盘内，待其冷却成饼后放在油布上，敷于患处，上盖棉垫保温。每天或隔日1次，每次10分钟。

10 药物贴敷疗法

处方一：活血散

药物：乳香、没药、血竭、羌活、独活、续断、甲珠、生香附、木瓜、川芎、自然铜各15克，木香、尖贝、厚朴、小茴香、上桂（去皮）各9克，川乌、草乌各4.5克，麝香1.5克。

将以上药物研末，用开水调成糊状，敷于患处。

处方二

药物：乳香、没药、防风、荆芥、胡椒各等份。

将上药物研末，用适量75%酒精（或高度白酒）和陈醋调成糊状，外贴患处。

11 药物涂擦疗法

处方：按摩乳或麝香风湿油。

取适量按摩乳或香风湿油，涂抹于患处，然后用拇指按揉10分钟。若药液被吸收，可再涂。

12 药物熏洗疗法

处方一：骨科洗药

药物：伸筋草、荆介、防风、防己、附子、千年健、路路通、威灵仙、桂枝、秦艽、羌活、独活、麻黄、红花各等量。

将以上药物加水煎煮10分钟，然后趁热熏洗患处10分钟。

处方二

药物：川椒目30克，艾叶、土细辛、川桂枝、甘松、山柰、制川乌、制草乌、伸筋草、海桐皮各10克，红花9克，茜草1.5克。

将以上药物加水煎煮，水开后离火。先以热气熏蒸患处，待药汁稍凉后进行浸洗。每天2次，每次10分钟。

处方三

药物：独活、川牛膝、淫羊藿、透骨草各12克，桑桂枝、川萆薢、伸筋草、乳没药、川羌活、川当归、补骨脂各9克，川红花、木瓜各6克。

将以上药物加水煎煮，水开后离火。先以热气熏蒸患处，待药汁稍凉后进行浸洗。此法适用于臀部疼痛较重者。

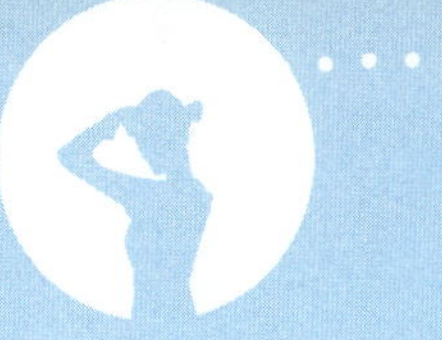
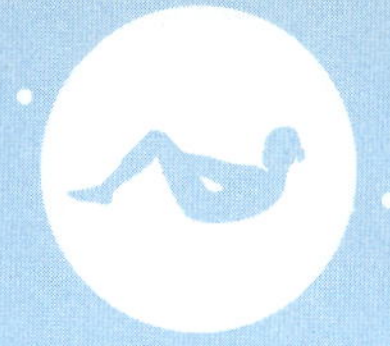

13 中药内服疗法

处方一：舒筋活血片

服法：每天3次，每次5片。

功效：活血止痛、舒筋通络。

适应证：适用于慢性臀部肌肉损伤。

处方二：舒筋丸

服法：每天1次，每次1丸。

功效：活血止痛、舒筋通络。

适应证：适用于慢性臀部肌肉损伤。

处方三：疏风定痛丸

服法：每天2次，每次1丸。温开水送服。

功效：活血止痛、舒筋通络。

适应证：适用于慢性臀部肌肉损伤。

14 气功疗法

腰痛导引法

本功法适用于慢性臀部肌筋膜炎患者。

第一法：站立，两脚分开与肩同宽，一手仰掌尽力向上举，并向四方旋转；另一手向下用力，手掌尽量握住脚趾，身体随之向下倾斜。然后转身仰望向上手掌，同时以意念引气向下，待感到向下的气又沿原径向上达到极点时为止（为腹式呼吸）。左右两侧共做28次。

第二法：两膝跪地，两手向前按于地上，腰部伸直，保持一段时间，直至感觉腰脊需要转动，全身关节需要放松时恢复跪势。然后将身体跪而后仰，感觉脊背有冷气或出汗，肩臂感觉闷痛时恢复跪势。反复操作14次。

第三法：仰头，两肩向上抬，将头向左右摇摆21次，稍停，待体内血气通畅、稳定后再做。初始宜慢，以后逐渐加快。时间最好在早晨、中午和晚上三个时段。每时段做14次。

第四法：仰卧，并膝、伸足、伸腰。用口吸气，吸气时要使气达腹内，腹部隆起，小腹感到充实，如此行气7息。

第五法：背靠墙壁或站或坐，引“内气”从头顶向下达足底。

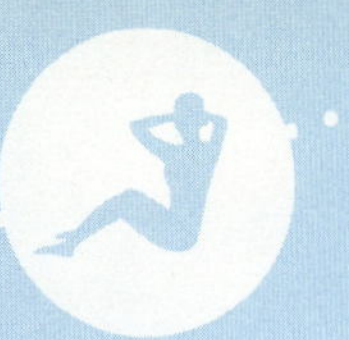

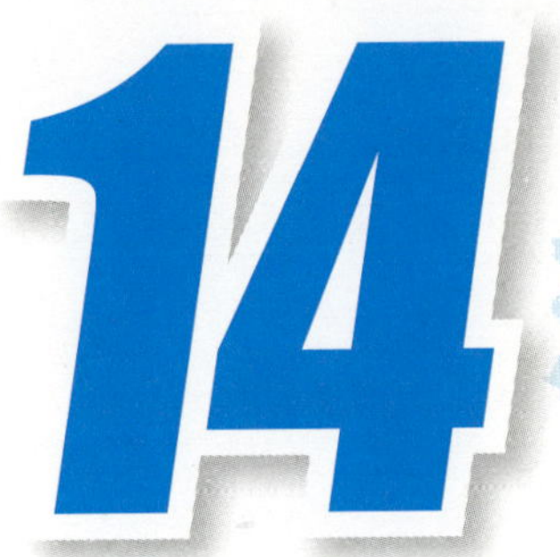

14 臀中肌综合征

臀中肌综合征是指发生于臀中肌的肌筋膜炎。臀中肌位于髂骨翼外侧，其前2/3肌束呈三角形，后1/3肌束为羽翼状，在下端集中成短肌腱止于股骨大转子外侧及其后角，是主要的髋关节外展肌，并参与外旋、外伸活动。由于日常生活中的弯腰、直立、行走、下蹲等活动臀中肌都起着重要作用，因此很容易劳损，尤其突然改变体位时，更易损伤。

臀中肌综合征的主要表现

臀中肌综合征主要表现为腰臀部酸痛。多在晨起、活动时疼痛，劳累和受凉后加重，部分患者疼痛可放射到大腿，少数患者可感小腿不适，甚至感觉同侧肢体麻、冷，有蚁行感。症状多为慢性发作，但有1/5的患者可出现急性发作。

体检时可发现臀中肌有激痛点，为一个或多个，常出现在臀前部、中部或后部。按压激痛点可有局部及扩散区疼痛。直腿抬高时患侧臀部及大腿疼痛。

臀中肌综合征的调治方法

1 推拿按摩疗法

肘压法

医者先用揉法和压按法在患者臀部揉按3～5分钟。然后用肘压法在臀部压痛点，环跳穴、秩边穴、承扶穴、委中穴重点按压，并在每穴稍作停留。

揉法

医者先用掌揉法在患者臀部揉按5分钟，以有温热感为宜，此法可使局部肌肉放松。然后用肘部弹拨法或拇指弹拨法沿臀中肌纤维的垂直方向反复弹拨5分钟，能够缓解肌束痉挛。

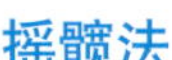

摇髋法

医者先用掌揉法在患者臀部揉按3分钟，再用切击法在患者臀部及下肢反复按摩，可放松肌肉，促进血液循环。然后让患者仰卧，屈曲一侧膝关节。医者一手托患者脚踝，另一手扶其膝部，使膝关节屈曲并做顺时针或逆时针环转、摇动。

2 指压疗法

指压部位：环跳穴、秩边穴、居髎穴、肾腧穴、腰阳关穴、承扶穴、风市穴、委中穴、昆仑穴。

医者先用拇指或中指在患者的上述穴位揉按，然后在穴位处点按片刻，以穴位处有酸、胀感为宜。每穴1～2分钟。

3 手部按摩疗法

按摩部位：手部髋关节、腰椎、骶骨反射区，坐骨神经反射点。（图2.206）

先用揉按法和推法在手部髋关节、腰椎和骶骨反射区按摩，然后用指尖在坐骨神经反射点反复掐按。手法由轻渐重，以有热、胀、痛感为宜。每穴按摩3～4分钟。

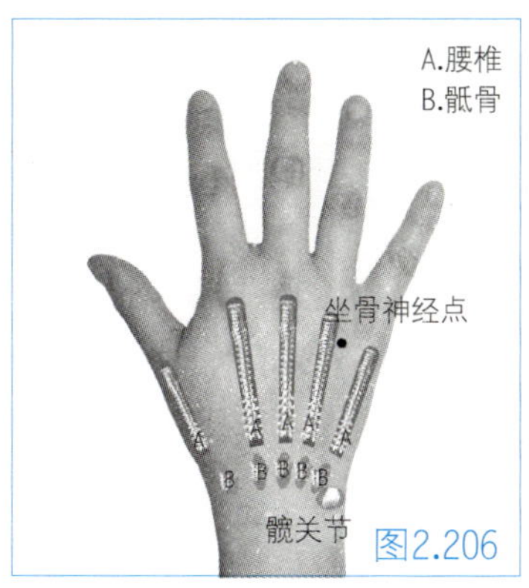

图2.206

4 足部按摩疗法

按摩部位：足部肾、膀胱、输尿管、坐骨神经、肝、甲状旁腺等反射区。

采用单食指扣拳法，在上述每个反射区反复按压2分钟，以反射区有热、痛感为宜。

5 耳穴贴压疗法

取耳穴：臀、膝、坐骨神经、神门、皮质下、交感。（图2.207）

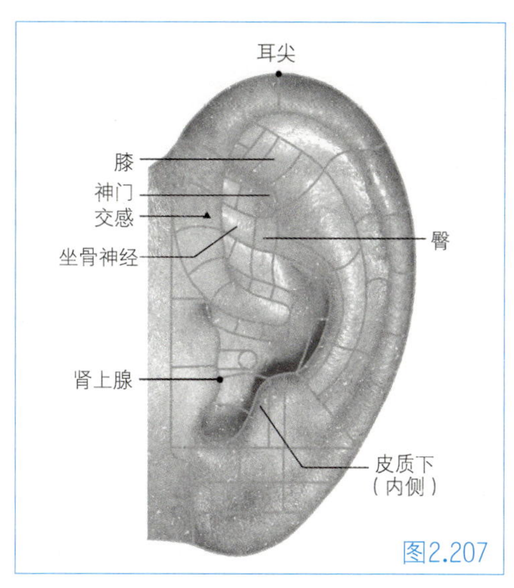

图2.207

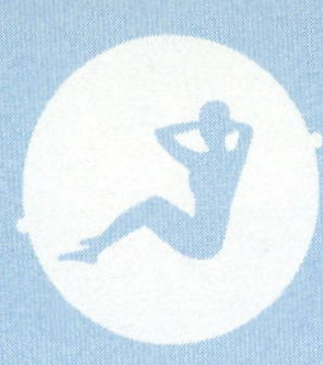

常规消毒上述耳穴后，将一粒王不留行籽置于方形小胶布中央，并贴于耳穴上，用手指轻轻按揉，以局部有酸、胀感为宜。每天按压数次，每次10分钟。

6 喷酒按摩疗法

首先，在患者整个腰臀部连续喷酒，并用手掌反复揉按、推擦，力量由轻渐重，以局部有温热、舒适感为宜，约3分钟。

其次，在压痛明显的臀中肌连续喷酒，并用两手交替点按、旋摩、抓捏、拍打，约5分钟。

最后，在承扶穴至委中穴连线连续喷酒，并用掌根上下反复推搓。然后点按该线上的穴位，约3分钟。

7 拔罐疗法

闪罐法

取穴：臀部压痛点。

患者取俯卧位，医者用闪火法在患者臀部压痛点处拔罐2～3个，并留罐10分钟。

8 刮痧疗法

取穴：主穴为大椎穴、大杼穴、膏肓穴、神堂穴。配穴为环跳穴、居髎穴、承扶穴、殷门穴、委中穴、昆仑穴、阿是穴。

医者用刮痧板在患者的主穴上进行刮拭，以穴位局部皮肤出现紫红色斑点或斑块为宜。然后刮拭配穴，力量轻缓柔和。每天1次，每次10分钟。

9 灸法

艾条温和灸

取穴：臀部压痛点，环跳穴、秩边穴。

每次选穴2～4个。然后将艾条点燃，对准所选穴位，在距离皮肤2～3厘米处熏灸。连续熏10分钟，以穴位处皮肤发红为度。每天灸1～2次。

艾炷隔药饼灸

取穴：肾腧穴、环跳穴、秩边穴、阿是穴。

药物：当归、白芍、红花、川断、狗脊、公丁香、升麻、川芎、木香各10克，乳香、没药各6克，全蝎3克。

将以上药物研末，用75%酒精搅拌均匀，作成厚约3厘米的药饼，以针穿刺数孔并放于所选穴位，上置艾炷。然后点燃施灸，若艾炷燃尽，可换一炷再灸。每天1次。适用于淤滞型病症。

肾虚型病症可在上述药物基础上加附子5克，杜仲10克；风寒湿型病症可在上述药物基础上加细辛5克，威灵仙10克。

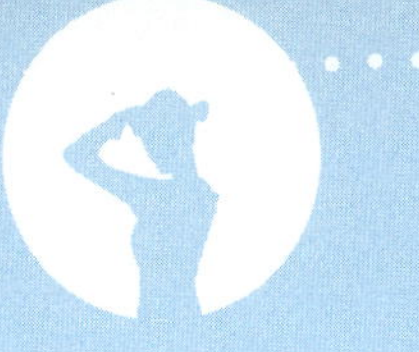

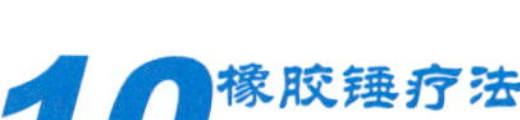

10 橡胶锤疗法

弹打部位：督脉及脊柱两侧，臀中肌压痛点，下肢后侧弹打线，环跳穴、居髎穴、承扶穴、委中穴、太溪穴。

首先用橡胶锤在患者督脉及脊柱两侧反复弹打，重点弹打第一至五腰椎，约3分钟。然后弹打臀中肌压痛点，约2分钟。最后弹打下肢后侧弹打线，环跳穴、居髎穴、承扶穴、委中穴、太溪穴各1分钟。

11 封闭注射疗法

药物：1%普鲁卡因2～5毫升，醋酸强的松龙12.5～25毫升。

用1%普鲁卡因和醋酸强的松龙在臀部压痛点进行封闭注射。3～7天注射1次。

12 泥疗法

先将泥逐渐加热到40～50℃，但不要超过55℃。然后将泥铺在胶布上，制成厚3～6厘米的泥饼。治疗时先在臀部疼痛处涂一层薄泥，再将泥饼放上，包裹好，热敷10分钟。最后用温水洗净。每天或隔日1次，10次为1疗程。

13 坎离砂疗法

首先将坎离砂倒入盆中，用2％醋酸或食醋拌匀，分装于布袋中，用浴巾或毛毯包好，待其温度升高到45～50℃时，将布袋敷于患处，上盖毛毯保温。如果温度过高，布袋下可加布垫。每天2～3次，每次10分钟。一袋可用15次左右。

14 药物贴敷疗法

处方一

药物：生大黄100克，丹参、红花各60克，元胡40克，冰片10克。

将以上药物研末备用。用时以蜂蜜与75%酒精各半，加药末调成糊状，敷于患处。上盖纱布，并以胶布固定。每天1次。

处方二：栀乳散

药物：生栀子20克，明乳香15克，生大黄、净桃仁各6克。

将以上药物研末，加陈酒作成药饼，贴敷于患处，上盖塑料薄膜，并以胶布固定。每天1次。适用于急性发作者。

15 药物熏洗疗法

处方一：八仙逍遥汤

药物：苦参15克，苍术12克，川椒、荆芥、当归各9克，甘草、黄檗、丹皮、防风、川芎各6克。

将以上药物装入袋内捣碎，并加水煎煮取汁。先以蒸气熏蒸患处，待药汁稍凉后熏洗。每天2～3次，每次10分钟。

处方二

药物：刘寄奴、苏木屑各30克，乌梅、防风、艾叶、木瓜、透骨草、威灵仙、赤芍、红花、秦艽各12克。

将以上药物加水煎煮取汁，待药汁稍凉后熏洗患处。

16 中药内服疗法

处方：三七酒

药物：三七、海桐皮、薏苡仁、生地、牛膝、川芎、羌活、地骨皮、五加皮各15克，白酒2500克。

操作：将以上九味药研末，加白酒密封。夏天浸泡7天，冬天浸泡10天，然后过滤取汁。

服法：每天服用2次，每次15毫升，根据酒量可酌情增减。

17 气功疗法

五禽气功

虎式

要领：虎视眈眈，威严凶猛，目光炯炯，左顾右盼，扭腰提肩，寻食扑按。

动作：自然站立，左腿向右踏步；右手向左上方画弧横于前额，呈虎爪形，掌心向下，距一拳远；左手横于后腰，掌心向上，距腰一拳；身向左扭动，眼看右足跟，然后抬头，强视片刻，形似寻食。此为左功。接着做右功，即从相反方向按上述动作进行。

熊式

要领：体笨力大，性情刚直、浑厚、攀缘撼运，善于推按找靠。

动作：自然站立，左腿迈出，脚尖里扣，呈斜马步，两上臂挟紧，前臂伸平，两手浮于左膝上，手掌向下平按，呈熊掌式，眼平视，此为左功。接着做右功，即从反方向按上述动作操练。

特别提醒

掌握呼吸与意念，虎式意守命门穴，熊式意守中脘穴。

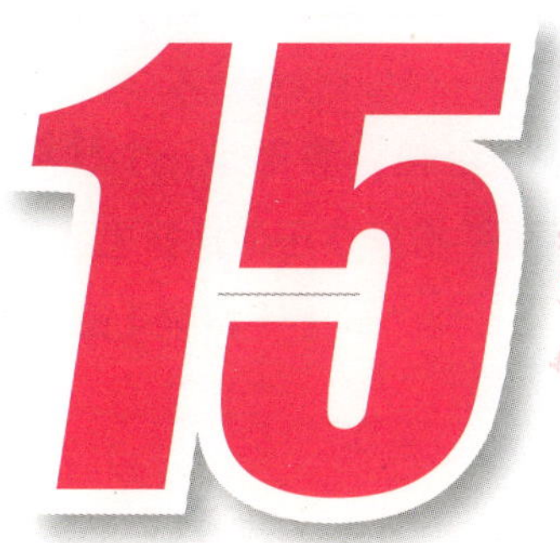

15 骶尾部挫伤

骶尾部挫伤是骶尾部受直接暴力而引起的周围软组织损伤。

骶骨和尾骨由微动的骶尾关节以及坚固的韧带组成。当臀部着地时尾骨过度前屈，可造成骶尾关节脱位或半脱位，以及韧带、筋膜的挫伤或撕裂伤。同时骶尾骨骨折时，骶尾周围的韧带也易损伤，关节周围可有出血或肿胀，出现疼痛及功能障碍等。

骶尾部挫伤的主要表现

有臀部着地的外伤史，行走及坐位困难，局部疼痛、肿胀，且压痛明显。

骶尾部挫伤的调治方法

1 推拿按摩疗法

戳按法

患者取俯卧位，医者先在患者骶尾关节疼痛处揉按7～8分钟。然后患者腹部垫一枕头，由助手将患者双下肢抬起，医者一手抱患者大腿，同助手一起向后下方拔伸，另一手大鱼际按压在骶尾关节处，用力向前上方戳按，约2分钟（图2.208）。适用于损伤造成的关节脱位。

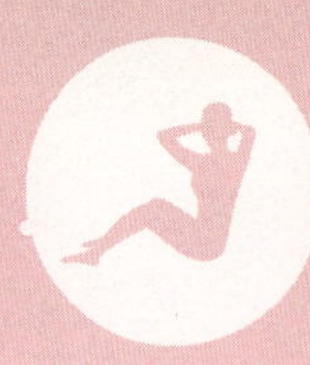

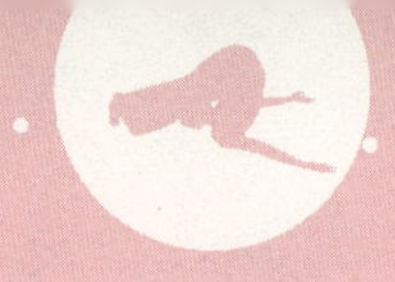

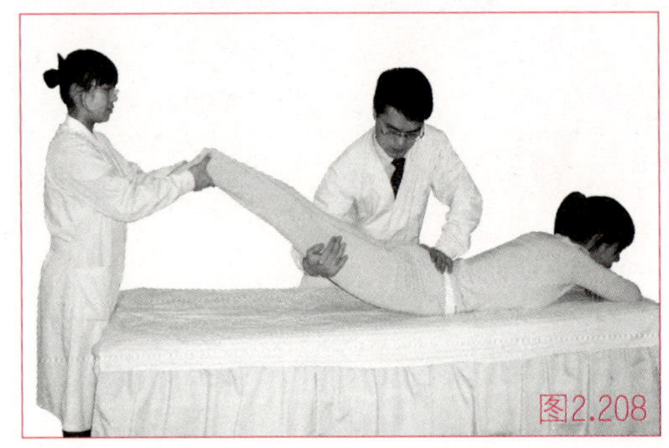

图2.208

托按法

医者先在患者骶尾部疼痛处揉按、滚动8分钟，以改善局部血液循环。然后让患者仰卧，双腿屈膝屈髋。医者一手大鱼际放在患者骶尾关节处，另一手放在膝关节，然后助手抓住患者双踝并将双下肢向下拉，同时医者用放在骶尾关节的手向前上托，放在膝关节的手向下压（图2.209）。

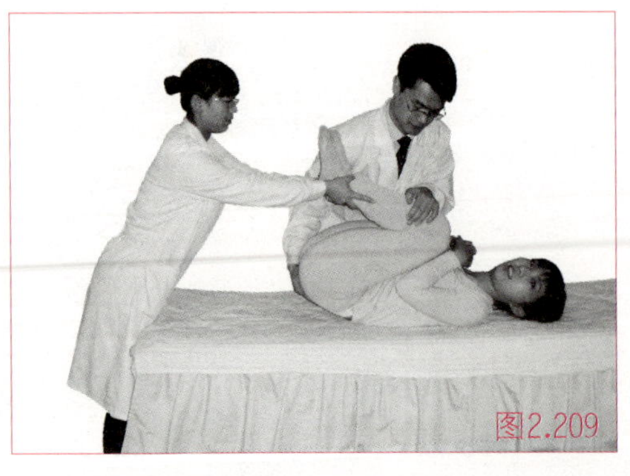

图2.209

理筋法

患者取俯卧位，腹部垫一个枕头，抬高骨盆。然后医者用两手拇指按压、揉捻患者骶尾关节两侧韧带，并沿韧带纤维方向上下捋顺（图2.210）。

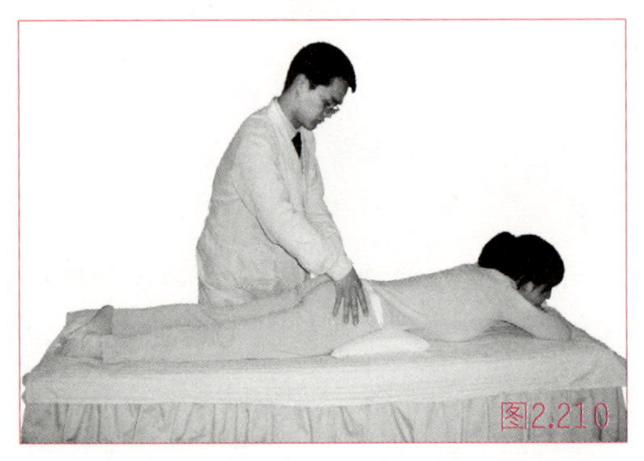

图2.210

2 足部按摩疗法

按摩部位： 足部肾、输尿管、膀胱、直肠、肛门、甲状旁腺、腰椎、骶骨、尾骨等反射区（图2.211～图2.213）。

足部尾骨反射区宜用单食指钩掌法，着力点为食指外侧（图2.214）；其余反射区可用单食指扣拳法。每天1～2次，每次10分钟。

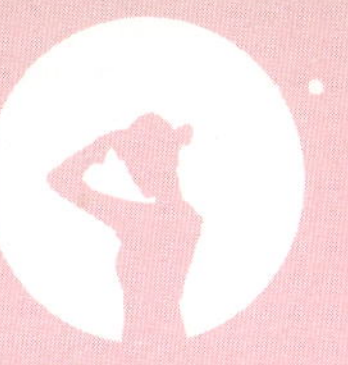

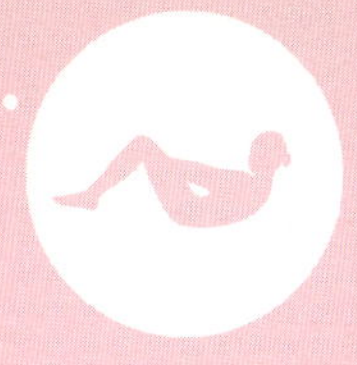

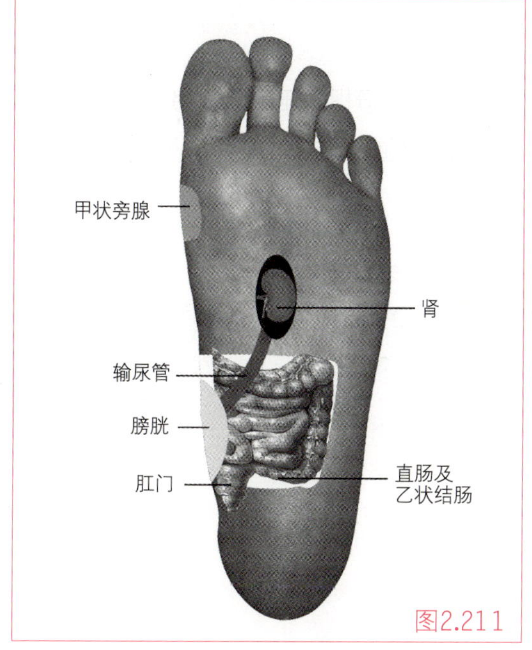

图2.211

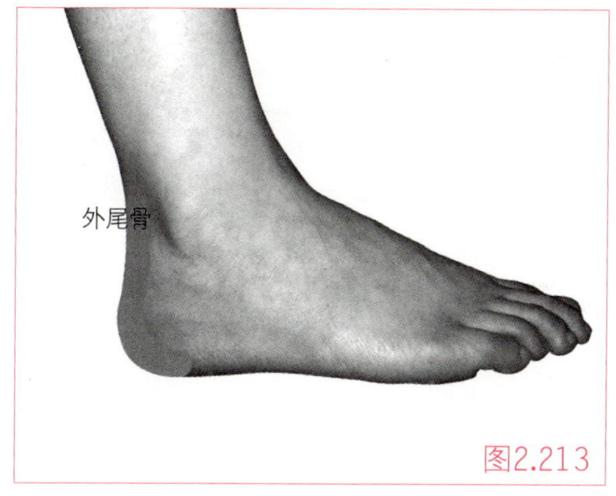

图2.213

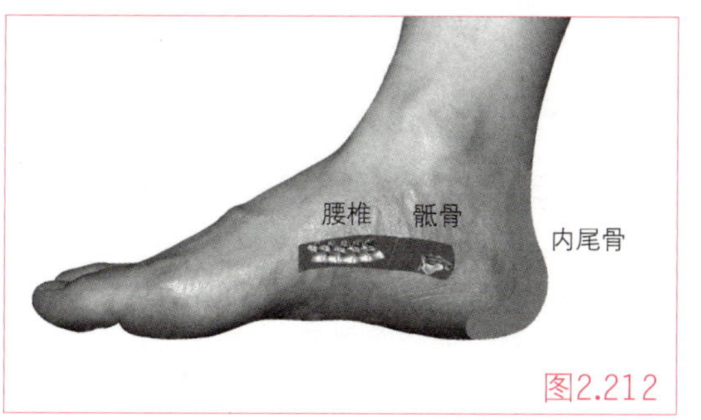

图2.212

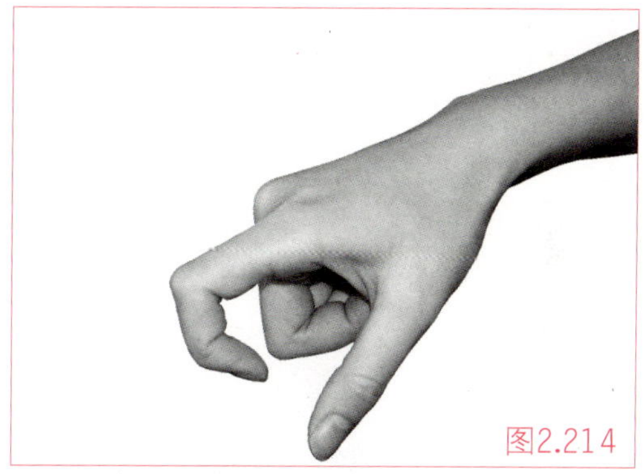
图2.214

3 喷酒按摩疗法

首先，在患者整个腰骶部连续喷酒，并用掌揉法两手交替按摩3分钟，手法由轻渐重。然后在压痛处连续喷酒并用两手拇指以轻、重、缓、急的手法反复按揉3分钟。

其次，在患者两脚心连续喷酒，用两手交替按揉、抓捏，并重点掐按涌泉穴，手法由轻渐重，以有钝痛、热感向上传导为宜。约2分钟。

最后在八髎穴、会阳穴、环跳穴、委中穴连续喷酒，逐一按摩，并在每穴点按片刻，手法由轻渐重。约2～3分钟。

4 灸法

艾条温和灸

取穴：阿是穴。

首先将艾条点燃，对准阿是穴，在距离皮肤2～3厘米处熏灸，以局部有温热感而无灼痛为宜。每天1～2次，每次10分钟。

5 毫针疗法

取穴：阿是穴、八髎穴、会阳穴、承扶穴、委中穴、昆仑穴。

将上述穴位常规消毒后，用1.5～2寸毫针刺入，进行提插捻转，以有酸、胀感为宜，留针10分钟。

6 封闭注射疗法

药物：2%普鲁卡因4毫升，醋酸强的松龙0.5毫升。

用2%普鲁卡因和醋酸强的松龙在骶尾关节压痛点进行封闭注射。每周1次。

7 蜡疗法

蜡饼法

将加热熔化的蜡液倒入木制或铝制盘内，待其冷却成饼后放在油布上，敷于患处，上盖棉垫保温。每天或隔日1次，每次30～60分钟。

8 盐浴疗法

先用加盐的热水浸泡全身，并用盐在腰骶部按摩5分钟，可采用掌揉法和推法。然后用盐在患处，委中穴、昆仑穴反复按摩5分钟。最后用盐擦拭全身，并再次按摩患处，以局部有灼热感为宜。用清水洗净全身。每天1次，每次10分钟。

9 药物贴敷疗法

处方一：五虎散

药物：五虎散1包。

将五虎散用75%酒精调成糊状，摊在不易透气的玻璃纸上，贴敷于患处，上盖纱布，并用胶布固定。每天1次。

处方二

药物：乳香、没药、红花、续断各230克，白芷、当归、大黄、黄芩各40克，木香20克，樟脑9克，冰片0.5克。

先将樟脑和冰片研末另放，再将余药共研末。用时取两种药末适量，加蜂蜜调成糊状，摊在膏药上，贴敷于患处，上盖纱布，并用胶布固定。

处方三

药物：鲜泽兰叶60克。

将泽兰叶捣烂，外敷患处。

10 药物熏洗疗法

处方一：骨科洗药

药物：伸筋草、荆介、防风、防己、附子、千年健、路路通、威灵仙、桂枝、秦艽、羌活、独活、麻黄、红花各等量。

将以上药物加水煎煮，趁热熏洗患处，稍凉可用毛巾蘸药汁热敷10分钟。

处方二

药物：大独活、川牛膝、淫羊藿、透骨草各12克，桑桂枝、川萆薢、伸筋草、乳没药、川羌活、川当归、积雪草、补骨脂各9克，川红花、川木兰各6克。

将以上药物加水煎煮，去渣取汁，趁热熏洗患处。

11 中药内服疗法

处方一：活血止痛散

服法：每天2次，每次半瓶。

处方二：三七伤药片

服法：每天3次，每次3片。

处方三

药物：赤芍13克，当归10克，生地黄、莪术、刘寄奴、三棱、泽兰、泽泻、川芎、桃仁各8克，红花、苏木各6克，土鳖4克，田七1克，白酒1000克。

操作：将上述药物捣碎，加白酒浸泡，密封45天以上，然后过滤取汁。

服法：每天早晚各1次，每次10～15毫升。

处方四

药物：凤仙花90克，当归尾60克，白酒1000克。

操作：将凤仙花和当归尾加白酒浸泡，密封7天，过滤取汁。

服法：每天早晚各1次，每次服30～50毫升。

12 功能锻炼疗法

臀中肌综合征患者在损伤早期需卧床休息。一周后开始缓慢步行，并做腰部前屈、后伸及臀大肌收缩等活动，每次时间不宜过长，以10分钟为宜，每天可多练几次。

16 下肢骨关节损伤

下肢骨关节损伤多由于下肢股骨、胫骨、腓骨、膝关节、踝关节等发生外伤或骨折，经治疗虽已愈合，但由于骨折部位长期处于固定状态，很少活动，因而造成关节僵硬，活动受限，影响了下肢的正常功能，并牵涉腰腿部疼痛。尤以近关节部位的骨折多见。

对下肢骨关节损伤后所致的腰腿痛，除针对腰腿痛进行对症治疗外，还应对损伤本身进行早期治疗，尽早恢复关节的原有功能。

下肢骨关节损伤的调治方法

1 推拿按摩疗法

推摩法合掌腕对打法

医者先在患者腰背部自上而下进行推摩，手法由轻渐重，以腰部有温热感为宜。然后医者手指稍屈，腕部放松，用手掌及腕部力量在患者下肢疼痛处做对打动作（图2.215）。共做10分钟。能够解除局部肌肉痉挛，减轻肌肉疲劳。

掌揉法

患者取俯卧位，医者先用手掌在患者腰部及下肢疼痛处反复揉按3分钟。然后配合按压等手法按摩腰痛处3～5分钟，下肢疼痛处可采用按压法、扭揉法治疗。

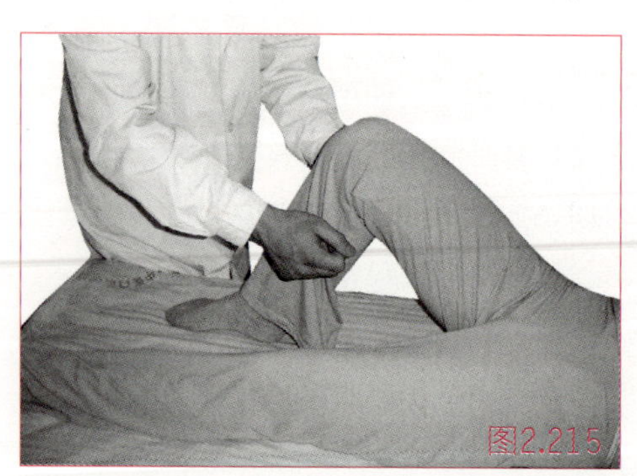
图2.215

扭揉法

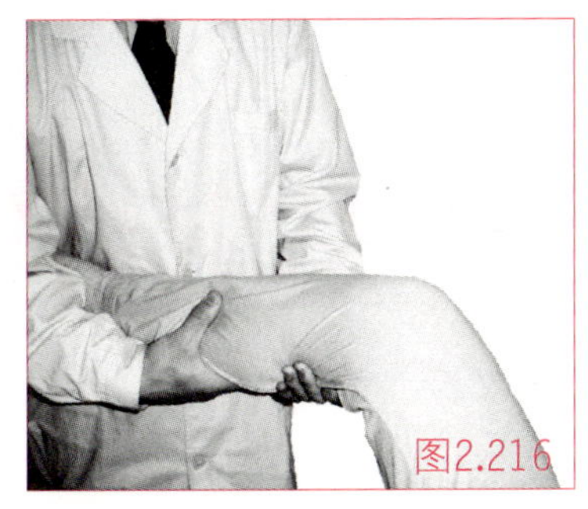
图2.216

扭揉法是医者将患者患肢提起，一手向外推，一手向里拉，使被提起的软组织在两手中呈“S”形（图2.216）。

擦法

医者先用手掌小鱼际在患者腰部及患侧下肢反复滚动7～8分钟，有助于放松腰部及下肢肌肉，改善下肢血液循环。然后在腰部及患侧下肢施以散法，并对患侧下肢进行被动活动2～3分钟。

2 点穴疗法

取穴： 肾腧穴、腰阳关穴、环跳穴、承扶穴、殷门穴、委中穴，疼痛处周围。

首先用拇指在上述部位进行点按和点揉，每穴2分钟，以穴位处产生酸、胀、热、痛感为宜。

3 拔罐疗法

走罐法

取穴： 腰骶部疼痛处。

医者先在患者腰骶部涂少许液状石蜡或甘油作润滑剂，然后用闪火法将火罐吸附于腰骶部疼痛处，并用力将罐在疼痛部位推拉，以局部皮肤出现淤斑为度。留罐10分钟。

4 毫针疗法

取穴： 肾腧穴、命门穴、腰阳关穴、大肠腧穴、关元腧穴、八髎穴，下肢疼痛处周围。

将上述部位常规消毒后，先用1.5～2寸毫针针刺穴位，然后在下肢疼痛处周围进行围刺，得气后留针10分钟。

5 药物熏洗疗法

处方一

药物： 苏木30克，牛膝、木瓜、桃仁、没药、独活各15克，赤芍12克，乳香10克，川乌、细辛、草乌各6克。

将以上药物加水煎煮，去渣取汁，趁热熏洗腰部及下肢患处。每剂药可用3天，用前加热。

处方二

药物： 络石藤10克，伸筋草、秦艽、钩藤、独活、海桐皮、当归、没药、乳香各9克，红花6克。

将以上药物加水煎煮，去渣取汁，趁热熏洗腰部及下肢患处。每天2次，每次10分钟。

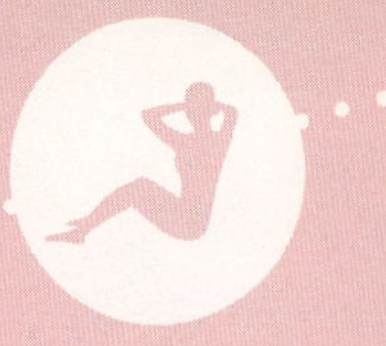

17 类风湿性关节炎

类风湿性关节炎是一种以慢性对称性、多关节炎症为主要表现的全身性疾病。目前病因不明，多认为是人体感染后引起的自身免疫反应，表现为以滑膜炎为基础的关节病变。多见于青年女性，早期可出现红、肿、热、痛和运动障碍，晚期则会有关节强直或畸形。

类风湿性关节炎的主要表现

临床上常分为周围型与中枢型两种类型。

周围型：此型临床较为多见。主要特点是病变常累及四肢小关节，呈多发性，开始于四肢远端小关节，逐渐向上发展。早期表现为关节疼痛，晨起加重，活动后减轻。继而关节肿胀，活动受限。晚期则出现肌肉萎缩、关节强直或畸形、固定性半屈位，手指呈梭状。

中枢型：此型病变多发生于脊柱。颈椎较为常见，其次为胸椎和骶髂关节。以夜间及早晨起床时疼痛、僵硬最为显著，活动后逐渐好转。晚期则出现关节及脊柱僵硬、畸形。检查时局部有明显压痛。

此外，类风湿性关节炎还可出现全身症状，如全身乏力、低热、手足出汗等。

类风湿性关节炎的调治方法

1 推拿按摩疗法

推拿按摩疗法对类风湿性关节炎效果较好，尤其是中枢型患者。本节主要介绍中枢型类风湿性关节炎累及腰骶椎的治疗。

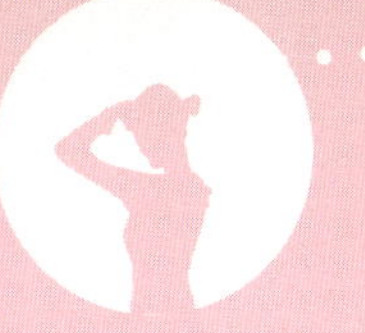

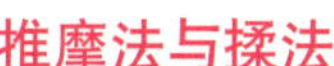

推摩法与揉法

患者取俯卧位，医者先在患者腰背部自上而下反复推摩，并以病变局部为重点，以产生温热感为宜。然后采用掌揉法，沿脊柱及其两侧自上而下反复揉按10分钟。

按压法

医者先在患者的病变部位反复揉动2分钟。然后用拇指沿患者脊柱的棘突及其两侧反复按压，手法由轻渐重，逐渐用力，持续7～8分钟。也可根据病情选用肘压法和颤压法。

扳法

在使用扳法前，医者先在患者病变局部施以揉、按等放松手法8～9分钟。然后使用扳法。如果病变发生在胸椎，医者一手按住患者病变部位，一手扳肩，左右交替进行。如果病变发生在腰骶部，可选用按腰扳腿法或后伸扳法。

踩揉法

医者先用揉法和擦法在患者病变局部按摩5～6分钟。然后让患者俯卧，医者两手抓住单杠或其他支撑物，用双脚在患者腰部反复踩揉，约5分钟。本法适用于体质强壮的患者，对矫正畸形效果较好。

2 点穴疗法

推震法：患者取坐位，医者立于患者一侧，用手掌推震患者颈项两侧及肩部，并配合颈部做左右旋转及后伸运动，以患者颈部有热感为宜。

按拿法：患者取俯卧位，医者立于患者一侧，用手掌在患者腰背部沿脊柱两侧从大椎穴到命门穴上下反复按摩，或配合使用震颤等手法，以疏通督脉及足太阳膀胱经。

点压法：患者取俯卧位，医者立于患者一侧，用拇指在患者脊柱两旁，从大椎穴点压到八髎穴，再向下点压两下肢至涌泉穴，反复6～10次。也可配合平推法。

3 手部按摩疗法

按摩部位：手部脑垂体、甲状腺、肾上腺、胰、生殖腺等反射区。（图2.217）

先用拇指揉按或用坚实物品顶压大拇指上的脑垂体反射区，再按摩甲状腺、肾上腺和胰反射区。按摩手法不宜过猛，时间不宜过长，每次8～10分钟为宜。可隔日1次。

刺激生殖腺反射区能够产生激素，具有预防和治疗关节炎的功效。可用拇指用力按压、揉摩生殖腺反射区，刺激可强一些，时间亦适当延长。

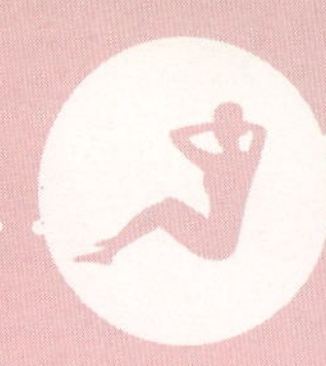

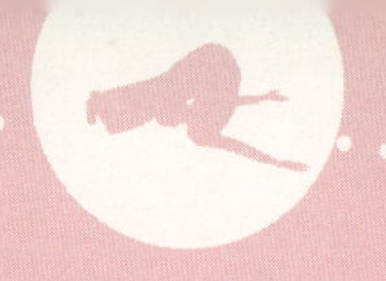

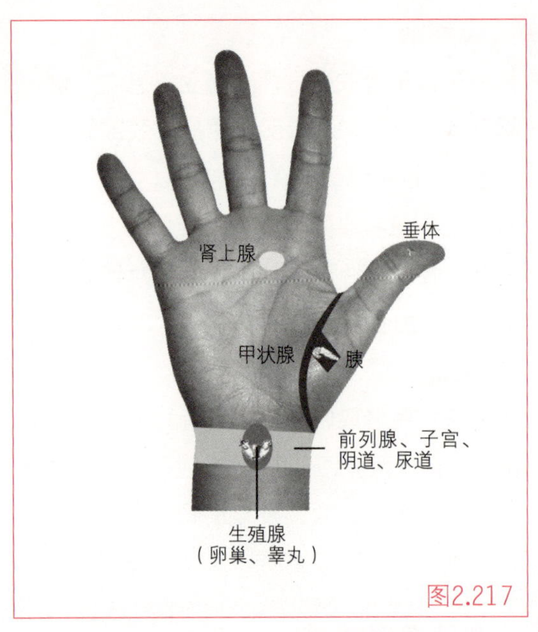

图2.217

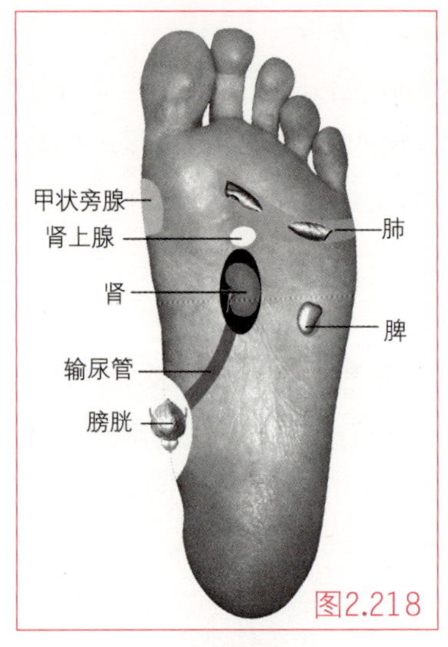

图2.218

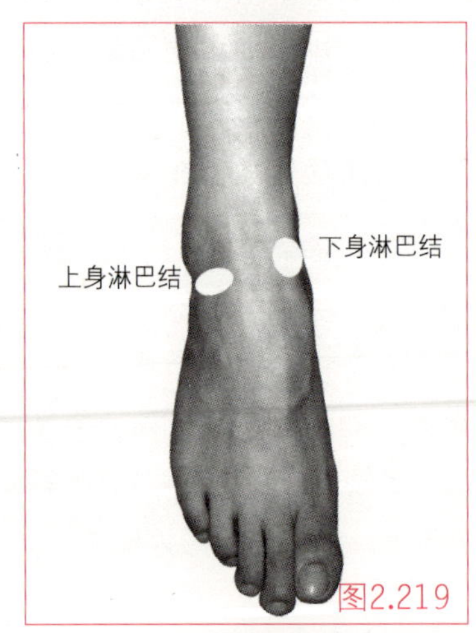

图2.219

4 足部按摩疗法

按摩部位：足部肾、输尿管、膀胱、肾上腺、甲状旁腺、脾、肺、上身淋巴结、下身淋巴结等反射区。（图2.218和图2.219）

先用单食指扣拳法在手部脾、肺反射区进行按摩，然后医者一手握患者足部，另一手半握拳，以食指的指间关节为着力点，用力按摩其他反射区10分钟。

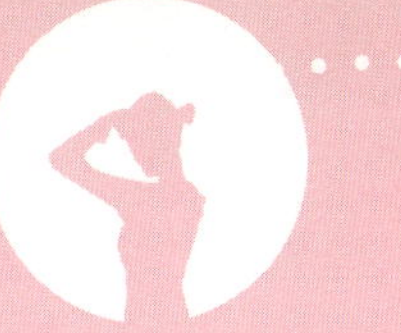

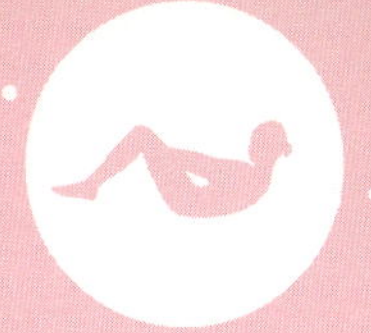

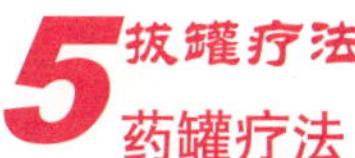

5 拔罐疗法

药罐疗法

取穴：阿是穴。

药物：川乌、草乌、全当归、白芷、桂皮各15克，红花10克，白酒500毫升。

先将以上药物加白酒浸泡24小时，过滤取汁，再倒入10瓶风油精，摇匀后装入500毫升输液瓶中密封备用。治疗时用中号玻璃罐头瓶代替传统火罐，让患者俯卧，以痛点为中心，用药汁涂擦直径约10厘米的圆面，并用闪火法拔罐，留罐10分钟。每天1次。

6 灸法

麦粒灸

取穴：阿是穴。

先将艾绒搓成麦粒大小，点燃烧旺后迅速按在患者阿是穴上，让其自灭。每次取3～5个穴位，每个部位反复灸5壮。隔日1次。

电热灸

取穴：肾腧穴、环跳穴、风市穴、血海穴、阿是穴、大杼穴。

首先接通电热灸器，将温度调至40°C左右。然后刺激上述穴位。每天1～2次，每次10分钟。

7 毫针疗法

体针

取穴：大椎穴、身柱穴、命门穴、肾腧穴、大肠腧穴、委中穴。

将以上穴位常规消毒后用毫针针刺，得气后根据病情虚实采用捻转或提插等补泻手法，留针10分钟。同时可配合艾条熏灸，每穴灸2分钟或更长时间。急性类风湿性关节炎患者可每天1次。

蜂针法

取穴：大杼穴、肾腧穴、气海穴、大肠腧穴、关元腧穴、小肠腧穴、膀胱腧穴。

首先做过敏试验，分别于上午和下午用一只蜜蜂蜇刺患者腰部，时间为10秒钟，1分钟后拔出。如果体温和血压无变化，则为阴性（否则需脱敏治疗）。然后用镊子夹住蜂头，使蜂腹末端接触患者皮肤，尾部钩针刺入病变局部，10分钟后拔出。每天1次。

磁圆针叩压法

取穴：腰阳关穴、腰夹脊穴、肾腧穴、命门穴、阿是穴。

用磁圆针反复叩击、按压上述穴位，每穴2～3分钟，然后沿脊柱两侧足太阳膀胱经叩击5～10次。也可配合毫针治疗。

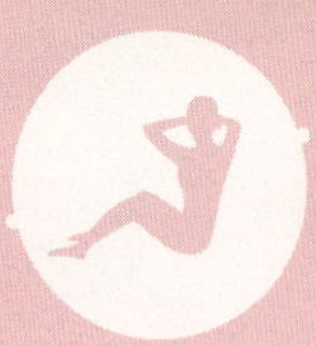

8 穴位注射疗法

取穴：委中穴。

将委中穴常规消毒后，注入药物混合液（100毫克维生素B_1和 0.25毫克维生素B_{12}），以穴位局部有酸、胀、痛等针感为宜。每天1次，10次为1疗程。

9 红外线照射疗法

用远红外线灯对治疗部位进行照射，距离以患者感到温热、舒适，皮肤出现桃红色均匀红斑为宜。每天1～2次，每次10～15分钟。

10 蜡疗法

浸蜡法

单纯发生在腰骶部的病变，均可采用蜡饼法和蜡袋法，如伴有四肢关节病变，可采用浸蜡法。首先将熔化至60～65°C的石蜡按刷蜡法在需要治疗的部位涂一层薄蜡，然后迅速将肢体浸入蜡液中，并立即取出，反复数次，使肢体上的石蜡厚度达1厘米，形成蜡套，并再次将肢体侵入蜡液中，治疗10分钟。

11 洗浴疗法

浴缸内放入热水，水温以能耐受为度。然后将全身浸入水中，并用两手按摩腰部及其他患病关节，每天2次，每次10分钟。有条件者可进行温泉浴，如能游泳，借助水的浮力作用对防治类风湿性关节炎效果更好。这是因为温水可减轻肌肉疼痛和痉挛，使皮肤血管先收缩后舒张，起到“血管体操”的作用。

12 药物贴敷疗法

处方一：香丹膏

药物：麻油240毫升，松香、黄丹各30克，制乳没药各9克，黄蜡7.5克，铜绿6克，轻粉3克。

先将麻油熬开后加入黄蜡，待其化开放入松香，再下黄丹。然后将其他药物研末加入，调成膏状。用时将膏薄摊于患处，外加绷带固定。每天1次，5～7天为1疗程。

处方二

药物：生川乌、生草乌、生南星、生半夏各等份。

将以上药物研末，加酒蜜调成糊状，贴敷患处，以纱布覆盖，并用胶布固定。适用于寒湿痹痛者。

13 药物熏洗疗法

处方一

药物：桑枝、松节、冬瓜皮各50克，苍术、藁本、海桐皮各25克，独活、秦艽各20克，防己、木通、细辛各15克。

将以上药物研末，加水煎煮，离火后趁热熏洗患处，待药汁稍凉后可用毛巾蘸药汁敷熨患处。每次10分钟。适用于湿重患者。

处方二

药物：陈艾50克，松节、小茴香各25克，千年健、川芎、官桂各20克，藁本15克，麻黄、丁香各10克。

将以上药物研末，用纱布包裹，加水煎煮，离火后趁热熏洗病变部位。每次10分钟。适用于寒重患者。

14 中药内服疗法

处方一：类风汤

药物：防己、茯苓、萆薢、泽泻、羌活、地龙、桂枝、乳香、全蝎、蜈蚣、延胡索、秦艽、乌梢蛇各等份。

操作：将以上药物加水煎煮，去渣取汁。

服法：每天1剂。

处方二：风湿酒

药物：红毛五加皮、陕茵陈、杜仲、续断、香橼各25克，牛膝、天麻、当归、防风、海桐皮各20克，羌活、独活、广木香、虎骨、木瓜、甘草、白花蛇亦可不用各15克，生地10克，白酒1500克。

操作：将以上药物加白酒浸泡2周。

服法：每天1～2次，每次最多饮30毫升。同时也可涂擦患处。

处方三：五加皮醪

药物：五加皮50克，糯米500克。

操作：将五加皮加水浸泡煎煮，每30分钟取煎液一次，共取两次。再将煎液与糯米共煮，作成糯米干饭，冷后再加适量酒曲拌匀，发酵成酒酿。

服法：每天适量，佐餐食用。也可用薏苡仁代替糯米。

15 运动疗法

对症运动功

此功可锻炼颈、脊柱、肩、肘、髋、膝等关节，以矫正畸形，改善关节功能。

扩胸展肢：站立，先两手抱于胸前，然后向两侧平伸，再还原。反复3～5次。

举肢过顶：站立，两手置于腹前，由两侧向上伸，至两掌心相对后还原，反复多次。

后仰伸展：两手抱于脑后，挺胸，头向后仰，两脚前后交叉，反复多次。

叉腰侧弯：两手叉腰站立，一腿向体侧伸出，腰部尽力侧弯，两侧交换，反复多次。

举肢后展：两脚前后站立，伸两上肢并尽力后展3～5次，还原，两脚前后交换，上肢同前，反复3～5次。

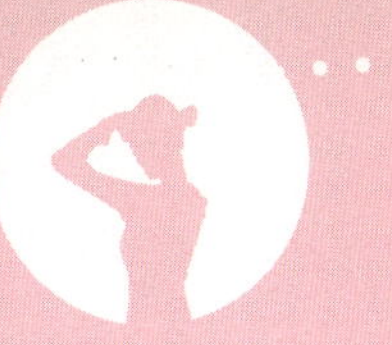

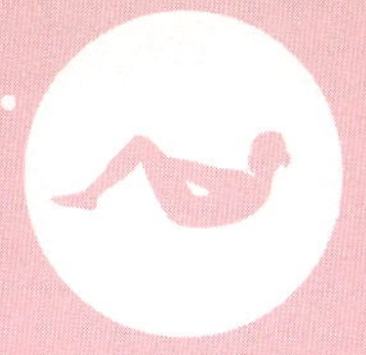

第4章
其他类型腰腿痛的调治方法

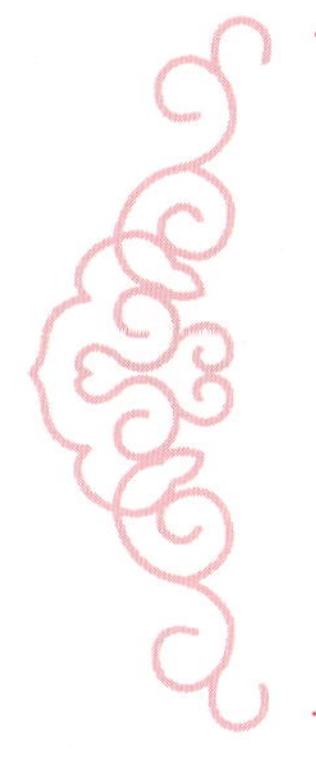

除前面所讲腰腿痛外，肾虚腰痛和妇科疾病引起的腰腿痛也较为常见，本章着重介绍这两种腰腿痛的调治方法。

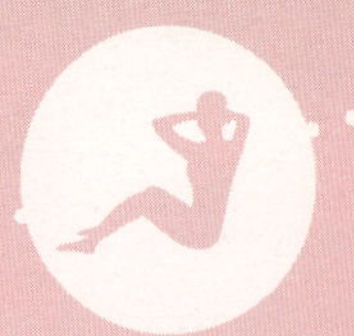

18 肾虚腰痛

中医认为腰为肾之府。肾主骨、生髓，肾精亏损，则腰脊失养，导致酸软无力，其痛绵绵。遇劳更甚，逸则减轻，喜按揉，拒暴力。

病因多为先天禀赋不足，后天劳累太过，或久病体虚，或年老体衰，或房事不节，导致肾精亏损，无以滋养腰脊而发生疼痛。一般来说，由肾虚所致腰痛无脊柱或腰背部软组织的原发性器质性病变，也无特征性的X线表现。检查时除部分患者腰背部肌肉酸软外，一般无特殊体征。

肾虚腰痛的主要表现

肾虚常分为肾阳虚与肾阴虚两种类型。

肾阳虚多因久病内伤所致，常见于年老体弱的患者。主要症状为：腰痛隐约缠绵，腰腿酸软无力，畏寒肢冷，腰部喜温喜按，面色晄白，精神不振，失眠健忘，少腹拘急，舌淡，脉滑而沉细。

肾阴虚多因热病之后耗伤肾阴所致。主要症状为：面色潮红，手足心热，口燥舌干，身体消瘦，腰膝酸软，舌红少苔，脉细弱而数。

检查时腰部无明显固定压痛点，且无明显运动功能障碍。本病日久，可出现身高降低或驼背。

肾虚腰痛的调治方法

1 推拿按摩疗法

肾虚腰痛的患者，无论肾阳虚还是肾阴虚，推拿治疗均有较好的疗效。一般手法宜轻，除在腰背部施术外，也可在头部和腹部同时施术，以调节全身生理功能，平衡阴阳。

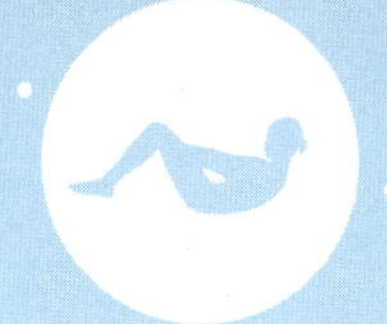

推摩法

患者取俯卧位，医者用手掌在患者腰背部自上而下反复推摩，以腰背部产生温热、舒适感为宜。约推摩10分钟。

揉法

医者用掌揉法在患者腰背部做环形揉动，用力宜轻，以患者感到舒适为宜，反复操作7～8分钟，然后改用散法按摩2分钟。

捏脊法

患者取俯卧位或坐位，暴露整个腰背部，医者先在患者腰背部施以揉法、擦法等放松手法7～8分钟。然后用两手拇指和食指将患者背部皮肤轻轻捏起，其余手指弯曲呈半握拳状，自骶尾部开始，沿脊柱边提捏边上推，直至大椎穴，反复提捏5次（图2.220～图2.222）。

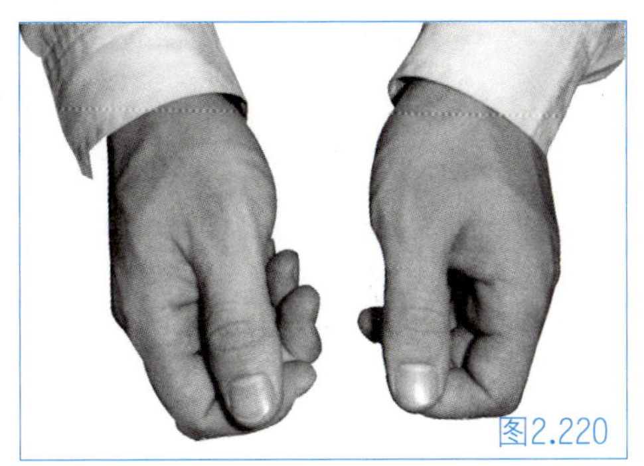

图2.220

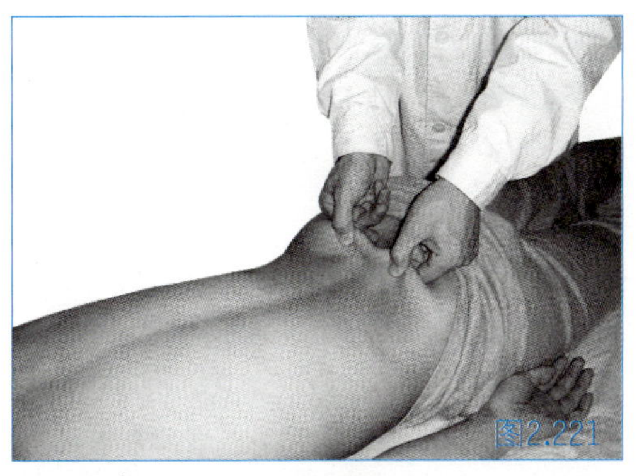

图2.221

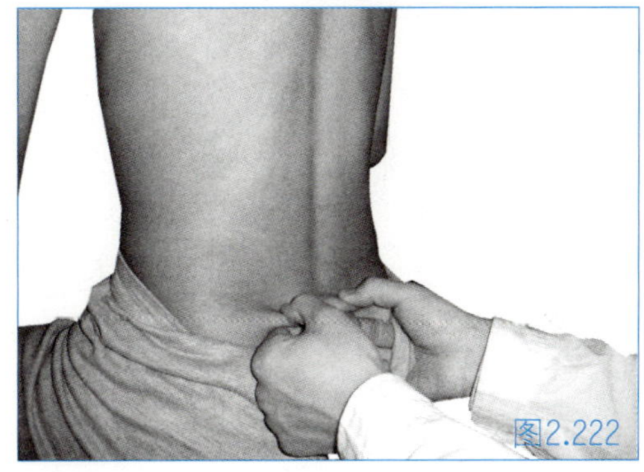

图2.222

指弹法

患者取俯卧位，医者两手自然伸直，十指分开，以两手小指尺侧着力，在患者腰背部自上而下反复弹打，手法轻快而有节奏，约7分钟（图2.223）。然后用拇指沿脊柱两侧棘突间自上而下反复按压4～5次，使腰背部肌肉放松。

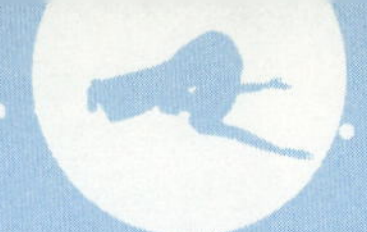

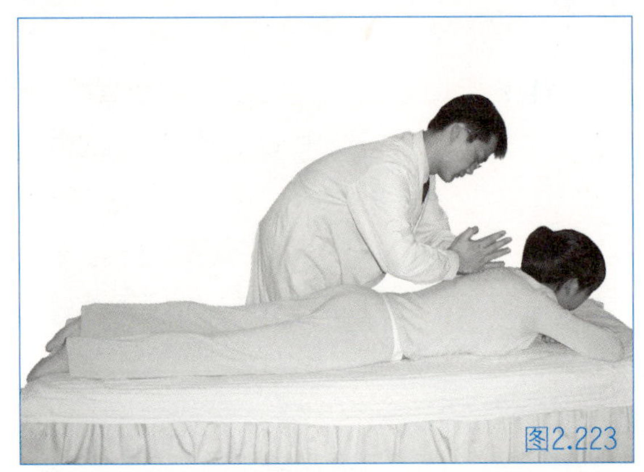
图2.223

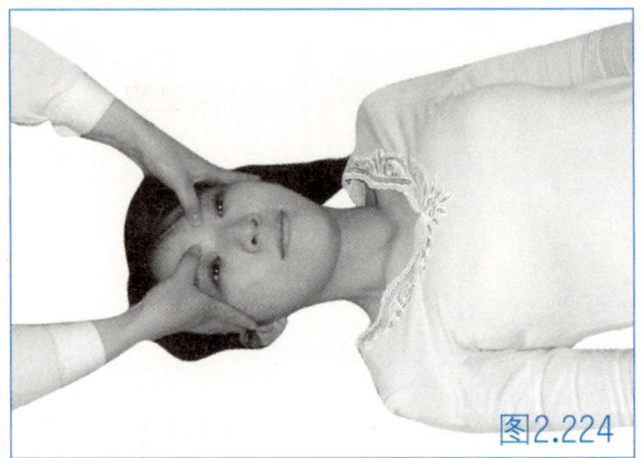
图2.224

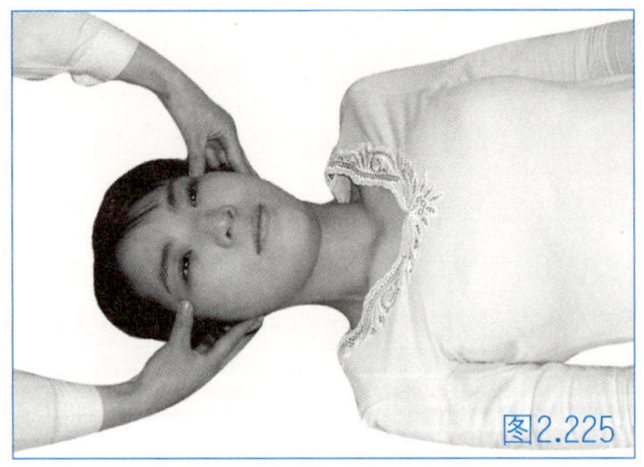
图2.225

头部推拿法

分抹法：医者用两手拇指从患者印堂穴开始，沿眉弓上缘分抹至两侧太阳穴（图2.224和图2.225）。也可将前额分三条线进行分抹，每线分抹5～6次。

抹眉弓法：医者用两手拇指从患者印堂穴开始，沿眉弓分别向外对揉攒竹穴、丝竹空穴、太阳穴。反复2～3次。

压三经法：医者用两手拇指从患者印堂穴开始，沿督脉向上压至百会穴，然后从两眉弓上的阳白穴开始向上压至与百会穴同水平的络却穴。并对百会穴、印堂穴、阳白穴加重刺激，反复3～4次。

抹擦法：医者用两手紧贴患者两颞部进行环形抹擦，并慢慢向外扩展，直到头顶（图2.226）。

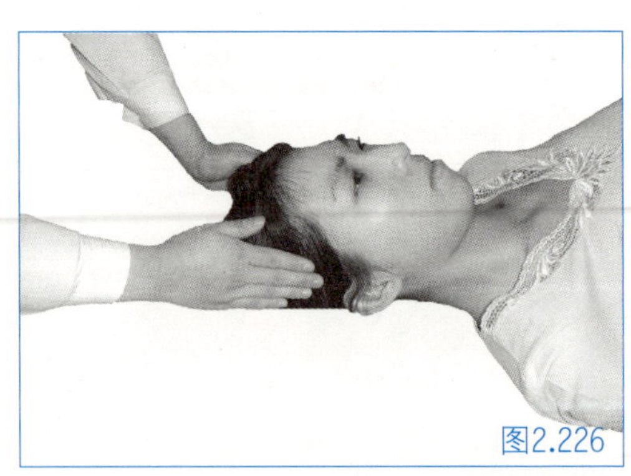
图2.226

指梳法：医者两手手指屈曲，以手指指端在患者头发内作快速而有节奏的梳抓（图2.227）。

上述手法做完后，再点压睛明穴、印堂穴、百会穴、风池穴和太阳穴，共10分钟。

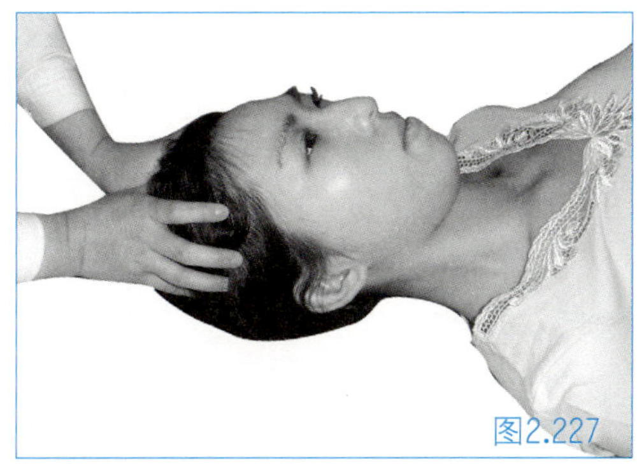

图2.227

腹部推拿法

旋摩法：医者两手全掌着力，从患者右下腹开始，沿升结肠、横结肠、降结肠的方向反复旋转运摩（图2.228）。手法轻快、柔和、深透。

掌托法：医者用右手掌根和大鱼际着力，沿旋摩法的路线，在患者腹部缓慢推动（图2.229）。手法略重。反复3～5次。

蝶转法：医者用右手全掌按住患者脐部，手掌不移动在原地反复作顺时针旋压，着力点为小鱼际、大鱼际和小指根，并以此顺序旋压，必要时左手可按于右手手背上辅助用力（图2.230）。

摩脾胃法：医者以两手掌着力，沿患者肋弓下缘由左而右旋转运摩（图2.231），反复20～30次。

分推法：医者用两手拇指着力，从患者剑突开始，向下、向两侧分推（图2.232），反复30～50次。

上述手法做完后，可点压神门穴、三阴交穴及足三里穴（图2.233～图2.238）。

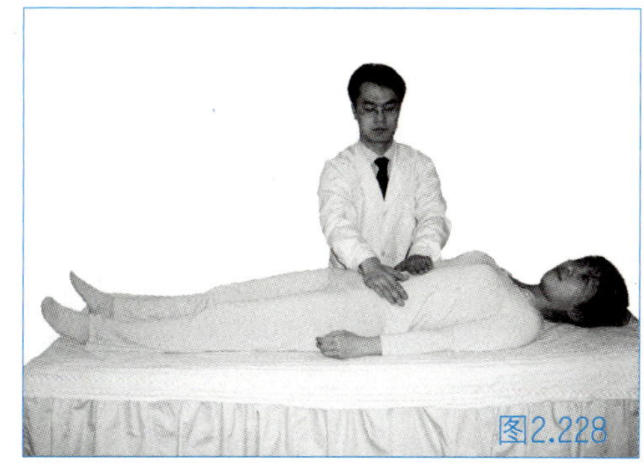

图2.228

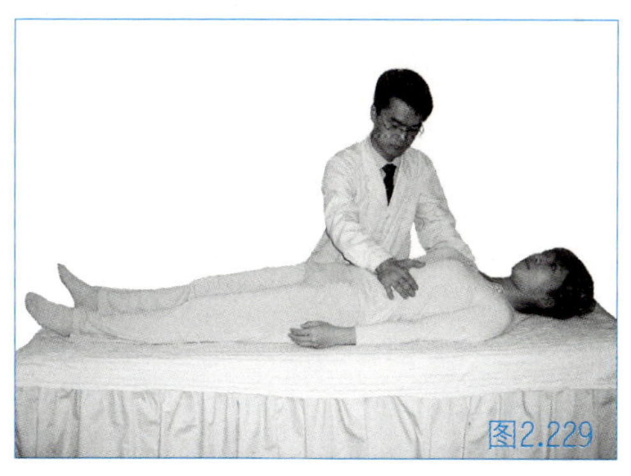

图2.229

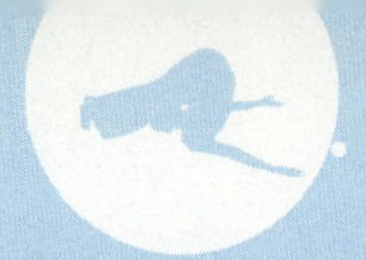

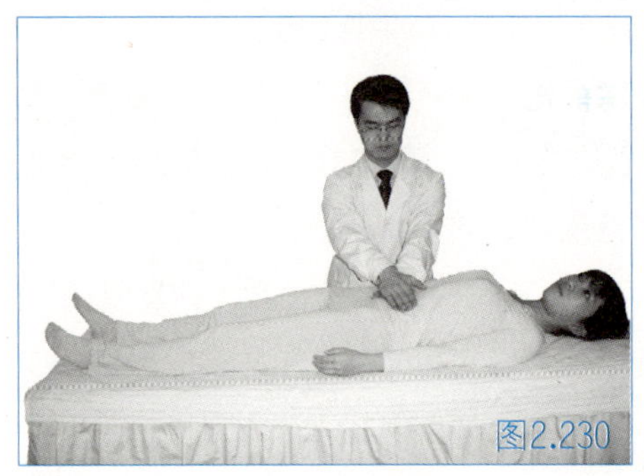

图2.230

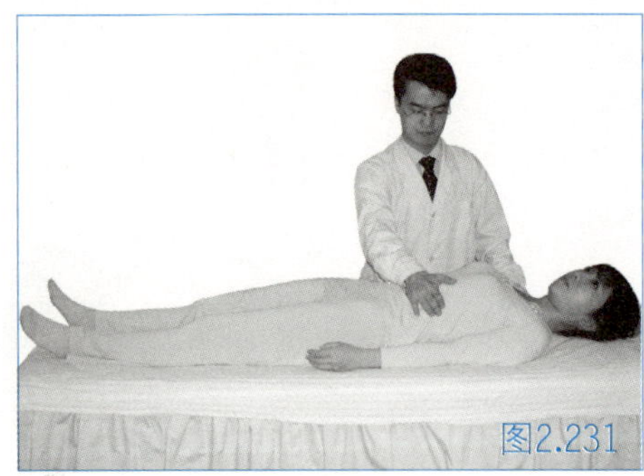

图2.231

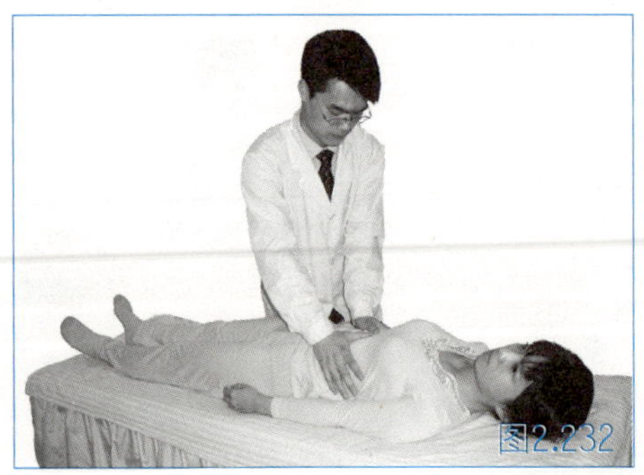

图2.232

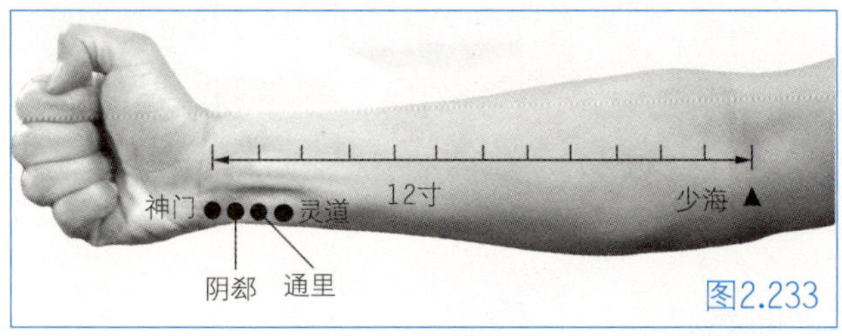

图2.233

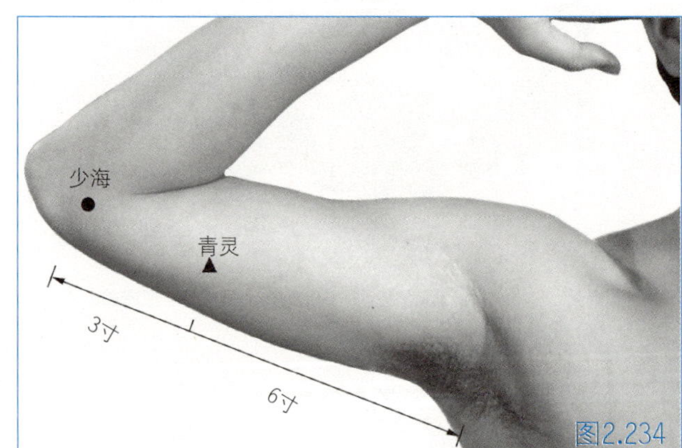

图2.234

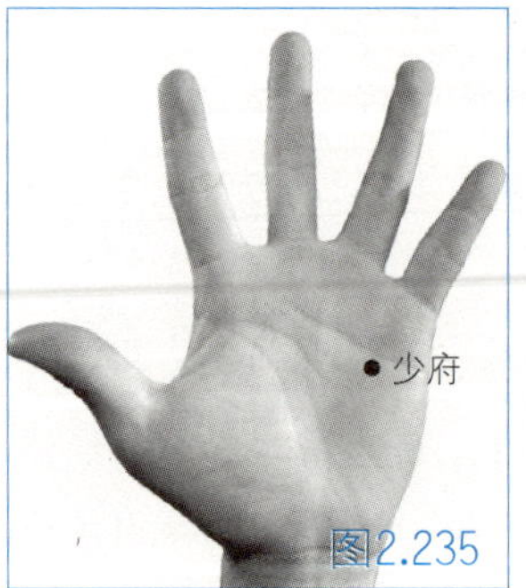

图2.235

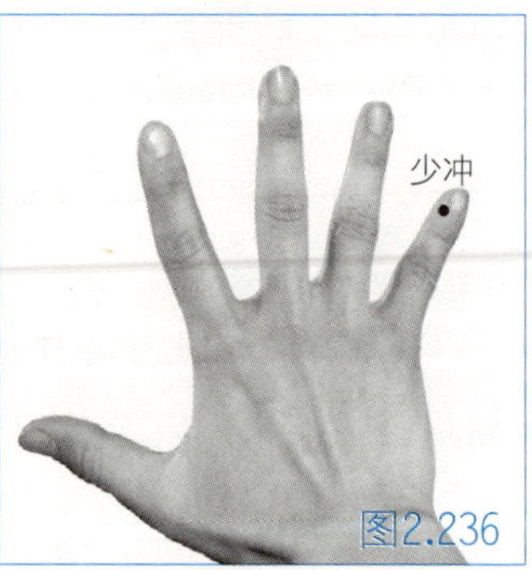

图2.236

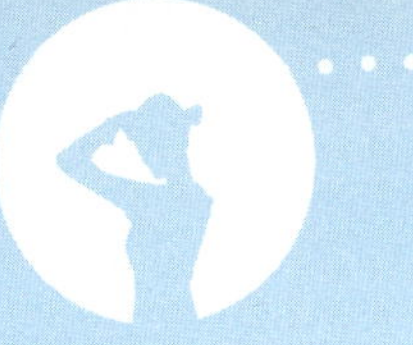

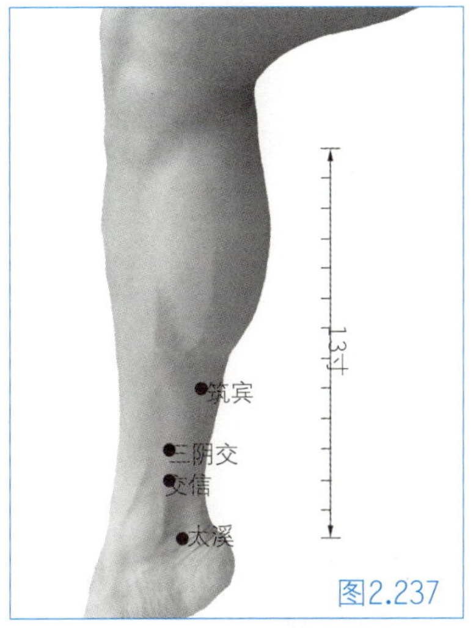

图2.237

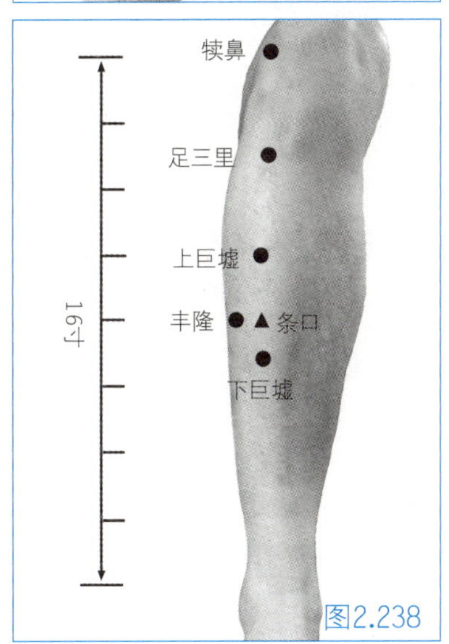

图2.238

2 指针疗法

指压部位：肾腧穴、命门穴、志室穴、殷门穴、阳陵泉穴。

医者用揉扪法在上述穴位施治，用力不宜过重，手法轻柔和缓，每次每穴2～3分钟。

3 手部按摩疗法

按摩部位：手部肾、肝、脾、脊柱（颈椎、胸椎、腰椎、骶骨、尾骨）反射区。（图2.239～2.241）

在手部肝、脾、肾反射区采用揉按或压按法，每个反射区各2分钟。在脊柱反射区采用推按法施治，约4分钟。

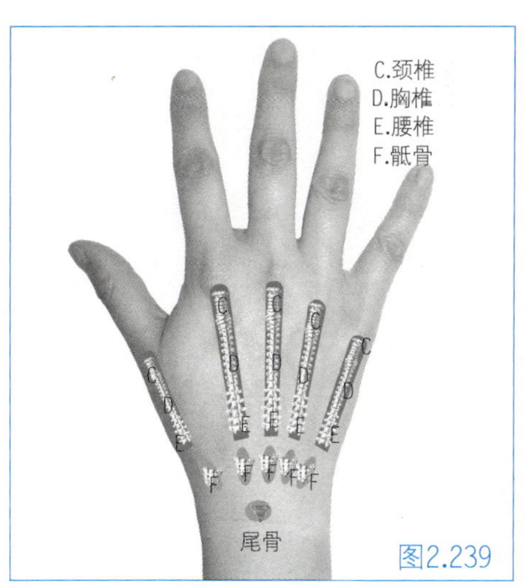

图2.239

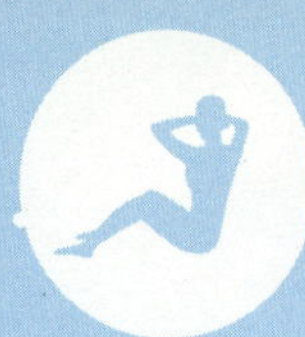

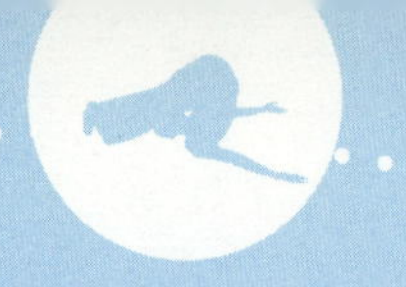

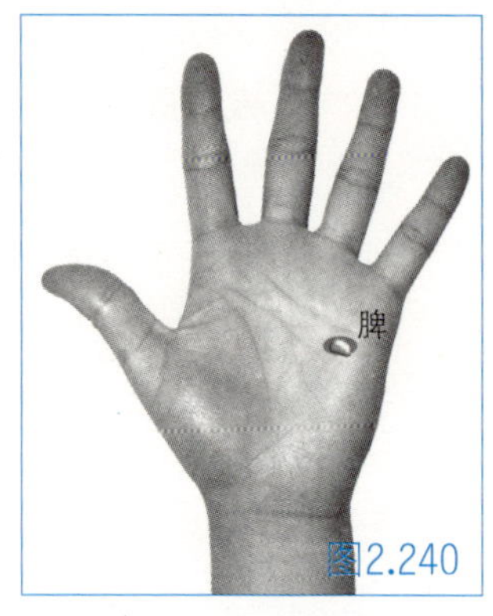

图2.240

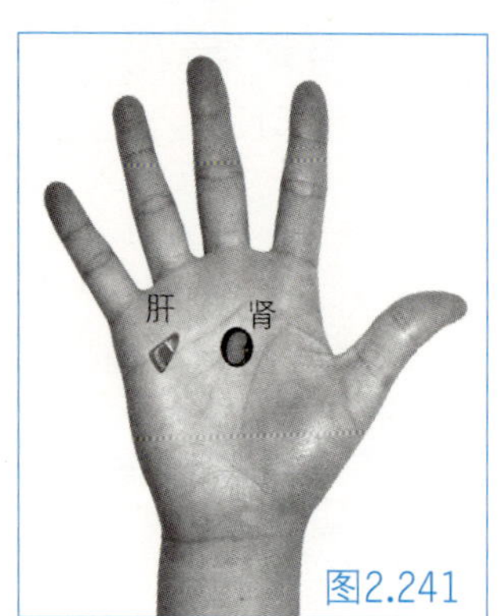

图2.241

4 足部按摩疗法

按摩部位：足部肾、输尿管、膀胱、肝、胆、胃、大肠、小肠、甲状旁腺等反射区。（图2.242）

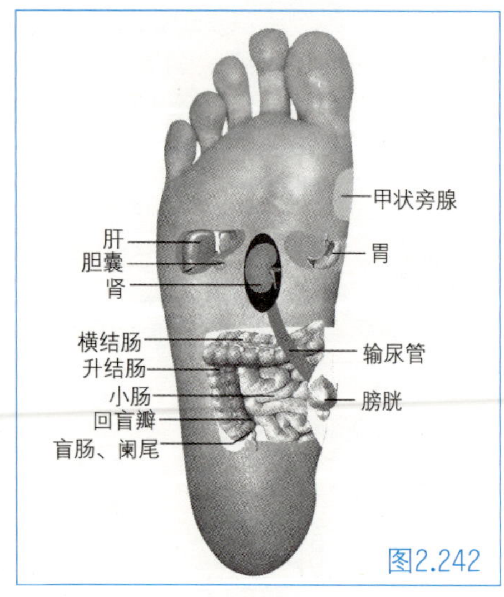

图2.242

在上述足部反射区采用食指扣拳法和推掌加压法，反复操作10分钟，以足底有温热、酸、胀感为宜。

5 耳穴贴压疗法

取耳穴：肾、肝、脾、胃、神门、腰椎、内分泌、睾丸（卵巢）。（图2.243）

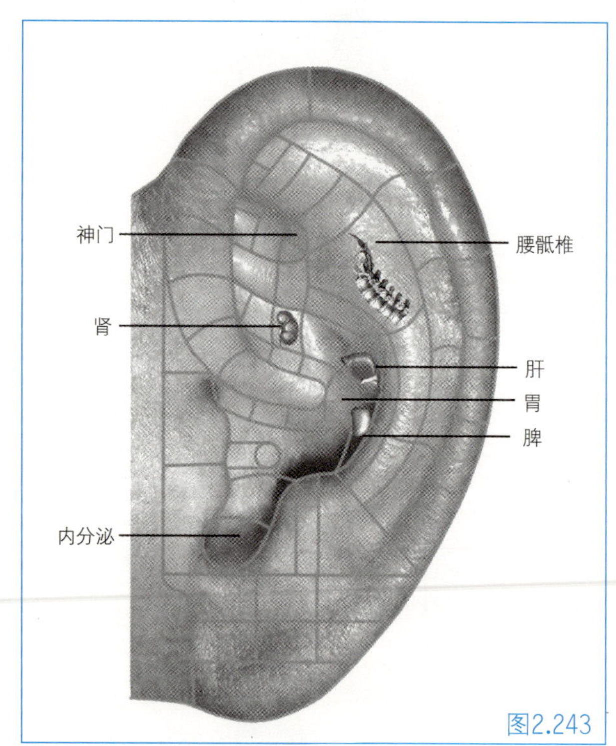

图2.243

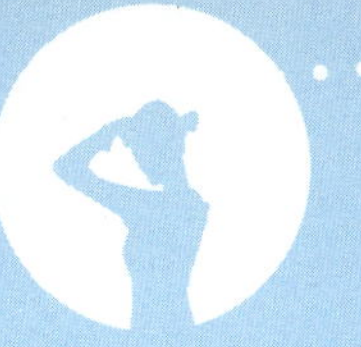

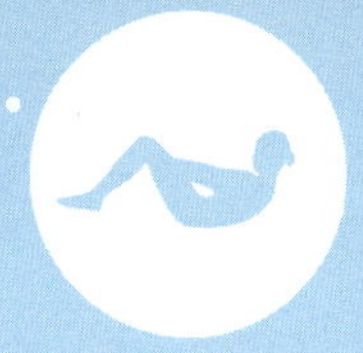

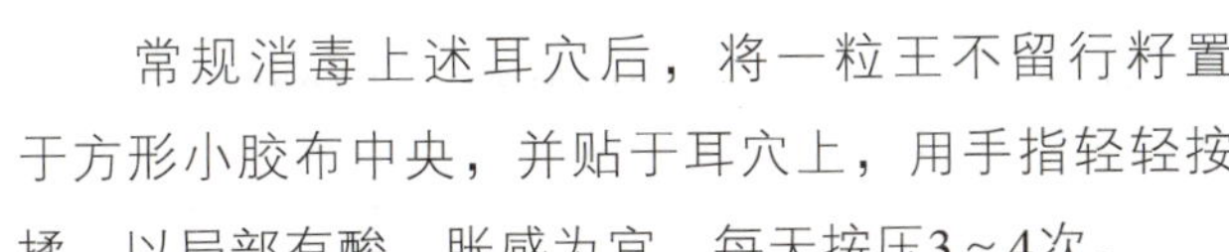

常规消毒上述耳穴后，将一粒王不留行籽置于方形小胶布中央，并贴于耳穴上，用手指轻轻按揉，以局部有酸、胀感为宜。每天按压3～4次。

6 喷酒按摩疗法

首先，在患者整个腰部连续喷酒，并用两手掌交替旋摩，手法由轻渐重。

其次，以两手拇指用力按揉肾腧穴、命门穴、膀胱腧穴。约5分钟。

最后，在患者两脚心连续喷酒，先用两手交替按揉、抓捏，用掌根搓涌泉穴，手法自然，由轻渐重，以有钝痛、热感向上传导为宜。约5分钟。

7 刮痧疗法

取穴：大椎穴、大杼穴、肾腧穴、关元穴、气海穴、足三里穴、三阴交穴、太溪穴、膏肓穴、神堂穴。

医者用泻法在患者的大椎穴、大杼穴、膏肓穴和神堂穴进行刮拭，以穴位局部皮肤出现紫红色斑点或斑块为宜。再配合刮拭其他穴位。每次10分钟。

8 灸法

艾炷隔姜灸

取穴：肾腧穴、命门穴、志室穴、中极穴、中脘穴、关元穴、足三里穴、太溪穴。

取厚约0.2厘米的鲜姜片，以针穿刺数孔，放于所选穴位上，上置艾炷。然后点燃施灸，若艾炷燃尽，可换一炷再灸，每穴灸3～5壮，每次10分钟。也可用艾炷附子灸或艾条灸。

9 橡胶锤疗法

弹打部位：督脉及脊柱两侧，肾腧穴、命门穴、志室穴、殷门穴、委中穴、承山穴、足三里穴、三阴交穴、太溪穴。

医者先用橡胶锤在患者督脉及脊柱两侧反复弹打，重点弹打腰部疼痛处，约6分钟。然后弹打肾腧穴、命门穴、志室穴、殷门穴、委中穴、承山穴、足三里穴、三阴交穴和太溪穴，弹打力量均匀而有节律，切忌用力过猛，约4分钟。

10 毫针疗法

肾阳虚取穴：主穴为肾腧穴、命门穴、志室穴、太溪穴。配穴为气海穴、委中穴。

肾阴虚取穴：主穴为肾腧穴、志室穴、腰阳关穴、昆仑穴。配穴为后溪穴、次髎穴。

将上述穴位常规消毒后，用1.5～2寸毫针针刺穴位，得气后留针10分钟。每天1次。阳虚型患者可加艾条熏灸。

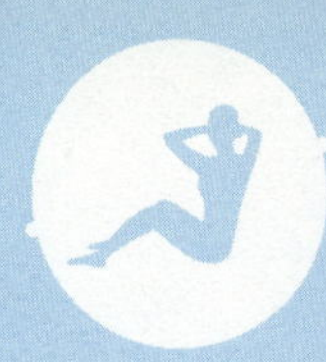

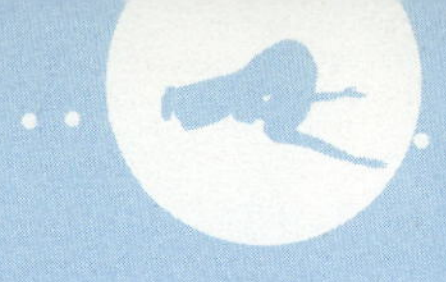

11 红外线照射疗法

首先暴露腰部，用远红外线灯对腰痛处进行照射，距离以患者感到温热、舒适且无灼痛为宜。每天1～2次，每次10～15分钟。

12 药物贴敷疗法

药物：热敷灵（市售）。

先用热水清洗腰部患处，然后以热敷灵外敷。

13 中药内服疗法

处方一：真武汤加味

服法：每天1剂，早晚各服1次。

处方二：金匮肾气丸

服法：每天2次，每次1～2丸。

处方三：壮腰健肾丸

服法：每天2次，每次1～2丸。

处方四

药物：枸杞子200克。

操作：将枸杞子剪碎，放入瓶内，加60度白酒300毫升，密封1周。

服法：每晚饮10～20毫升。

14 气功疗法

强壮功

姿势

常见的姿势有坐势、站势、自由势三种。

坐势：常见的有自然盘膝势、单盘势和双盘势。

站势：两脚分开与肩同宽，膝微屈，含胸拔背，头微前倾，闭目，沉肩垂肘，小臂微屈，拇指与其余手指分开如捏物状，置小腹前，或两手抬起如抱球状置于胸前。

自由势：姿势不固定，可根据自身情况选择，要利于呼吸和意守丹田，并能使全身放松，解除疲劳。

呼吸

分为自然呼吸、深长混合呼吸、逆呼吸三种，均以鼻呼吸，舌抵上腭。

自然呼吸：即不改变原来的呼吸方式，顺其自然。

深长混合呼吸：在自然呼吸的基础上，比平时呼吸深长、匀细。

逆呼吸：吸气时缩腹扩胸，呼气时收胸鼓腹。此呼吸法要逐步锻炼，不可勉强。

深长混合呼吸和逆呼吸不宜饭后练习，自然呼吸可随时练习。

意守

意守部位为丹田处，做似有似无的意守。

15 气功点穴疗法

患者取俯卧位，双臂弯曲平放于肩前，在胸腹部及双踝垫枕。医者侧立，先用手掌从患者大椎穴沿督脉向下运气按摩至命门穴，再沿足太阳膀胱经自上而下行运气震摩法6～12次。然后运气按揉第一至五腰椎，并沿小腿内侧足三阴经揉按至内踝，反复6～12次。

16 饮食疗法

食疗方一：枸杞羊肾粥

原料：鲜枸杞叶500克，羊肾1对，大米250克。

做法：将鲜枸杞叶和羊肾洗净，切碎，放入大米和适量水，以小火煨成粥。

食法：分顿食用。

食疗方二：羊脊粥

原料：羊脊骨1具（洗净，剁碎），肉苁蓉、菟丝子各30克，大米适量。

做法：将羊脊骨洗净，剁碎。肉苁蓉和菟丝子用纱布包裹，加水适量，共煮炖4小时。然后取汤适量，加大米煮粥食用。

食法：当粥食用。

功效：有益精气、强腰脊的功效。

食疗方三：杜仲爆羊腰

原料：杜仲15克，五味子60克，羊腰500克。

做法：将杜仲和五味子加水煎煮40分钟，去渣后继续加热，煮成稠汁备用。然后将羊腰洗净，切成小块腰花，先以备用药汁裹匀，再用热油爆炒至嫩熟，调以酱油、葱、姜等调料即可。

食法：佐餐食用。

功效：补肾强腰。

食疗方四：狗尾猪肾粥

原料：狗尾1条，猪肾1对，生姜60克。

做法：将以上原料同炖熟。

食法：饮汤吃肉，连服5次。

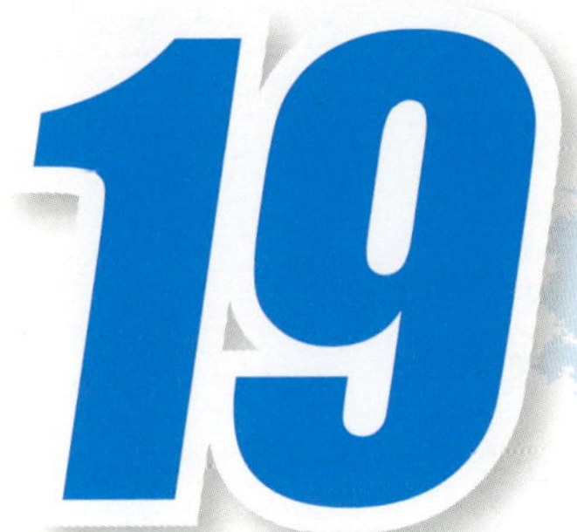

19 妇科疾病引起的腰腿痛

妇科疾病大多可引起腰背痛及下腹痛，但以带下病引起的腰背痛最为多见。由于带脉绕脐一周，如果带下病约束不利，带脉不固，可造成腰背痛、下腹痛或腰膝酸软无力。肝肾两亏、肝血不足、肝郁不达、冲任失调等因素均可引起湿浊或湿热下注而形成带下病。

此外，原发性痛经，除下腹部出现痉挛疼痛外，疼痛可向骶部、臀部及大腿内侧放射，也可产生下腰痛。妊娠后期腰部处于过伸位，下腰段负重增大，亦可造成腰痛。单侧附件炎或包块常出现同侧大腿前面的牵涉痛，双侧者可牵连腰部沿脊柱向背部延伸。子宫后倾可引起骶部和臀部疼痛，而少数子宫内膜异位症还可刺激闭孔神经或坐骨神经，引起躯干痛。

妇科疾病引起腰腿痛的主要表现

疼痛部位常在骶部及臀部（图2.244和图2.245），以两侧对称性疼痛多见，可能与月经周期、妊娠期有关，也可能出现周期性疼痛。

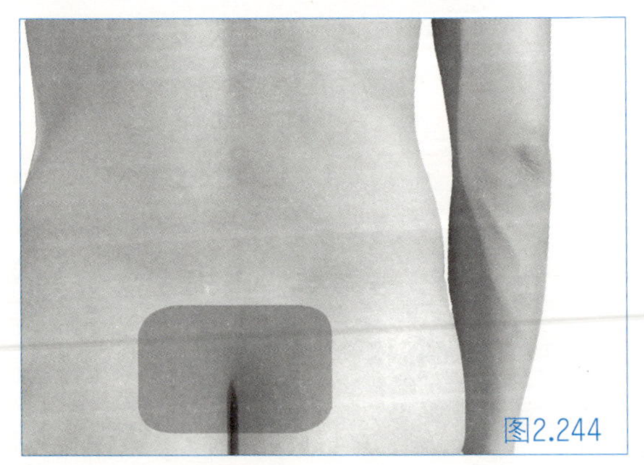
图2.244

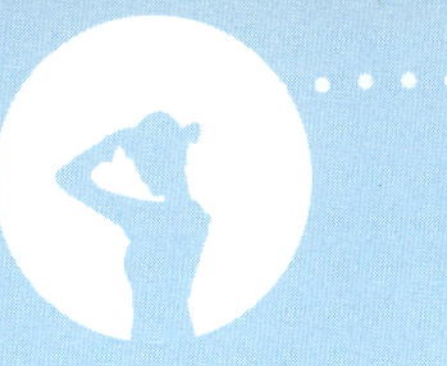

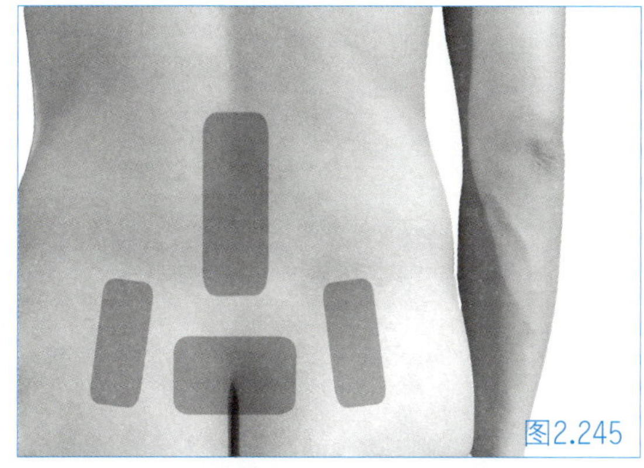
图2.245

妇科疾病引起腰背痛的调治方法

1 推拿按摩疗法

按压法

医者先用拇指在患者腰部疼痛处反复按压，约3分钟。然后用肘部按压3～5分钟，力量要和缓。最后用手掌在腰骶部以散法推摩，约2分钟。

捏脊法

患者取俯卧位，医者用两手轻捏患者骶尾部皮肤，并沿脊柱边提捏边上推，直至大椎穴为止，反复提捏5次。然后在脊柱两侧自上而下做环形揉动，约3分钟。最后以十指指尖反复叩击脊柱两侧，重点放在腰部，约3分钟。

擦法

患者取俯卧位，医者以手掌小鱼际着力，在患者腰部疼痛处反复滚动，约1分钟，可使局部肌肉放松。然后用推法在腰骶部自上而下反复推摩3分钟。

拳击法

医者先用拇指或掌根在患者腰骶部揉捻，以局部产生温热感为宜。然后手握空拳，腕部放松，以食指、中指、无名指和小指的第二指节背面着力，通过肘关节小幅度屈伸运动带动前臂轻轻叩击患者腰部，两手交替，上下进行（图2.246）。

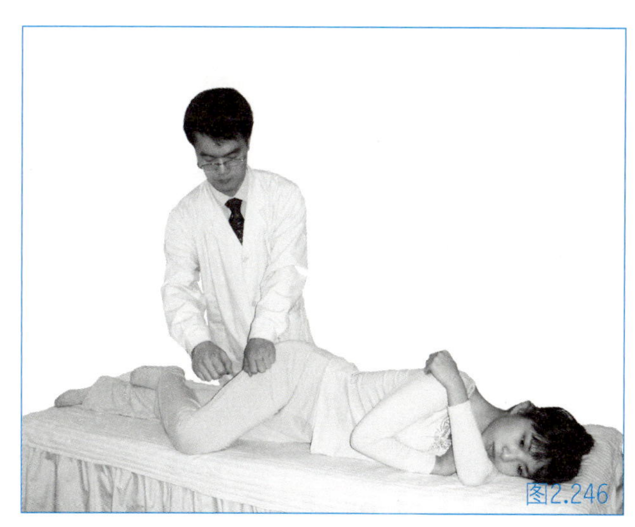
图2.246

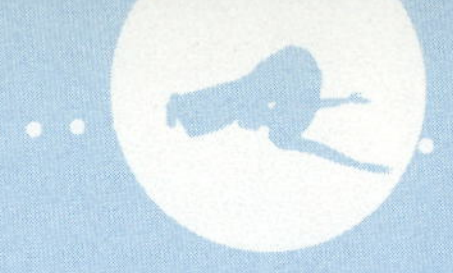

2 点穴疗法

取穴：八髎穴、肾腧穴。带下病加带脉、中脘穴、气海穴、三阴交穴；痛经加关元穴、气海穴、命门穴、三阴交穴。

用拇指在上述穴位进行点按，约2分钟。

3 手部按摩疗法

按摩部位：手部生殖腺 、脑垂体、脊柱等反射区。（图2.247和图2.248）

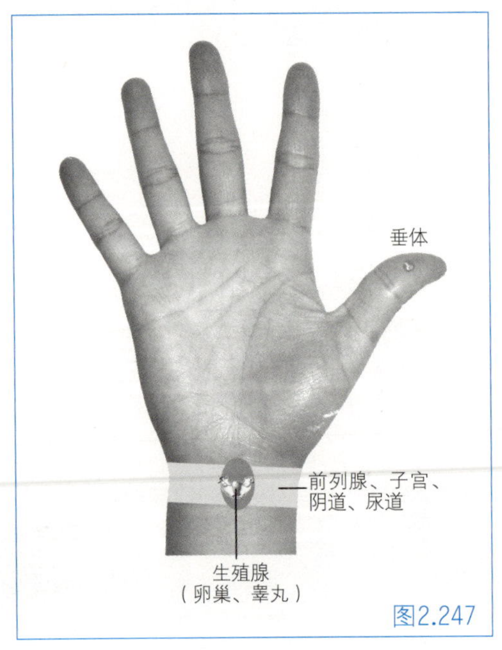

图2.247

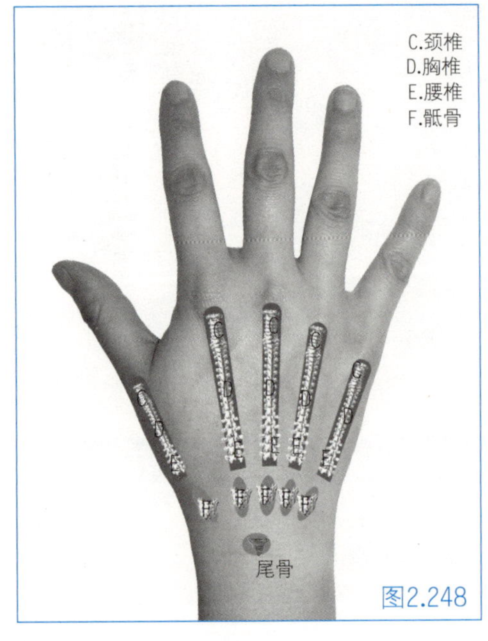

图2.248

首先按压大拇指，并给予强刺激，约3分钟。然后用按揉法按压其余反射区，重点按压生殖腺反射区，约5分钟。最后按压脊柱反射区，约2分钟。

4 足部按摩疗法

按摩部位一：痛经取足部肾、脑垂体、生殖腺、腹股沟、下腹部、腰椎等反射区。（图2.249和图2.250）

首先用食指的指间关节顶点在足部肾反射区进行

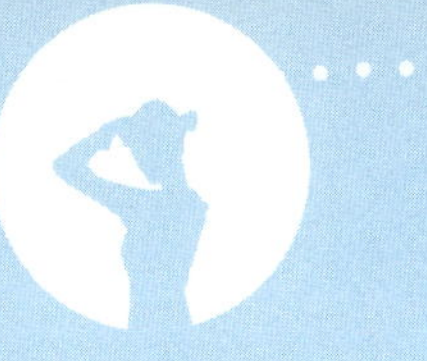

按压，再用拇指揉按脑垂体、腹股沟反射区，重点揉按腰椎、生殖腺和下腹部反射区。

按摩部位二：带下病取足部子宫、阴道、肾、脾、腰椎等反射区（图2.251和图2.252）。

医者一手握患者足部，另一手半握拳，食指弯曲，以食指的指间关节顶点施力，由脚趾向脚跟方向按压患者足部上述反射区，约10分钟。

按摩部位三：慢性盆腔炎取足部生殖腺、子宫、肾、下腹部、垂体、输尿管、膀胱、肾上腺、甲状腺、甲状旁腺等反射区（图2.253）。

医者一手握患者足部，另一手半握拳，以食指的指间关节顶点施力，在患者足部上述反射区用力按压，约10分钟。

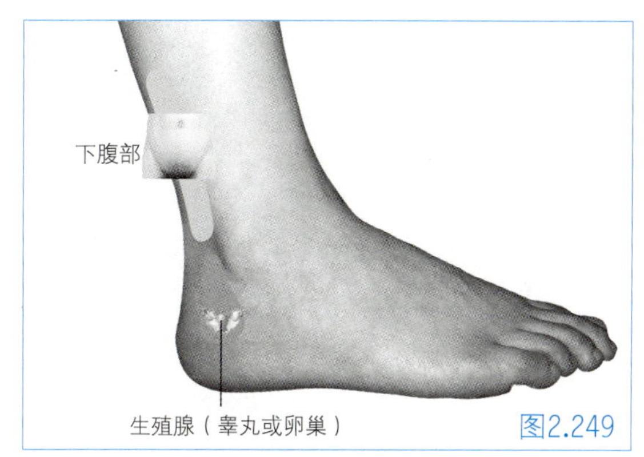

图2.249

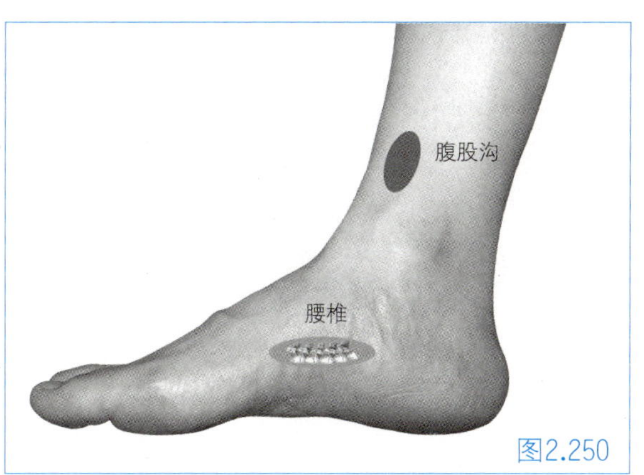

图2.250

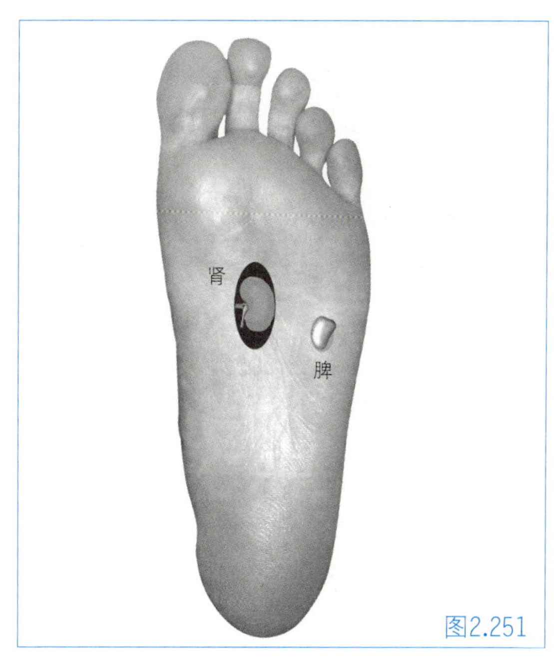

图2.251

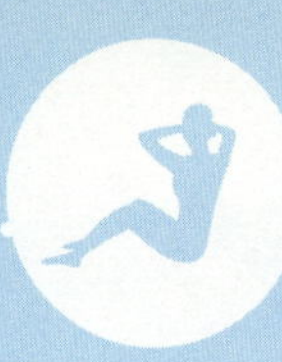

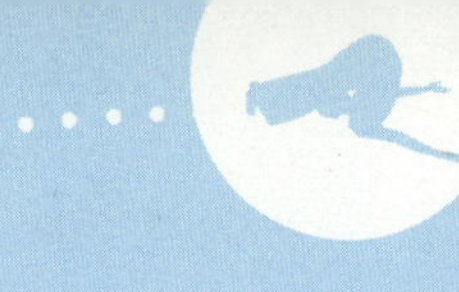

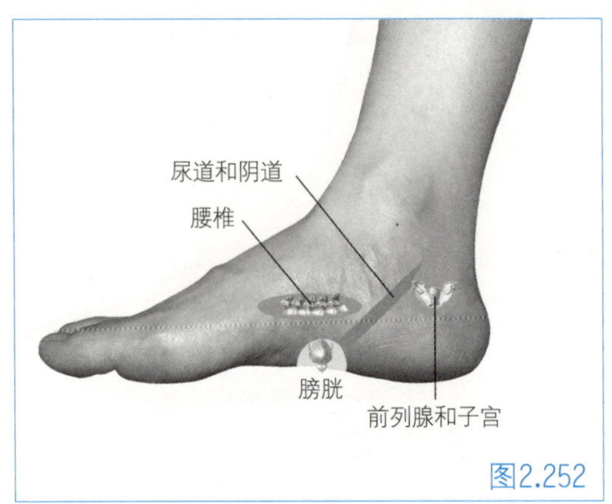

图2.252

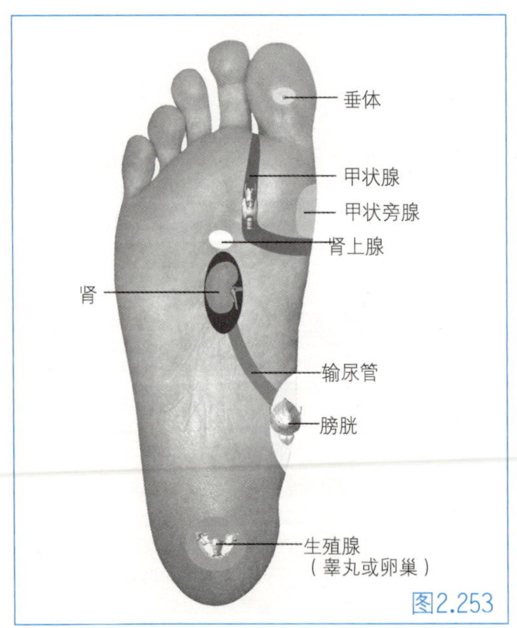

图2.253

5 耳穴贴压疗法

取耳穴：痛经取腰椎、子宫、肝、胆、肾、腹、内分泌、肾上腺、耳迷根等。带下病取脾、肾上腺、子宫、盆腔、三焦、卵巢、腰椎。（图2.254）

常规消毒上述耳穴后，将一粒王不留行籽置于方形小胶布中央，并贴于耳穴上，每天不定时按压，愈痛愈按。初次按压时往往疼痛较重，此时可停止按压，待疼痛缓解后，再行按压。

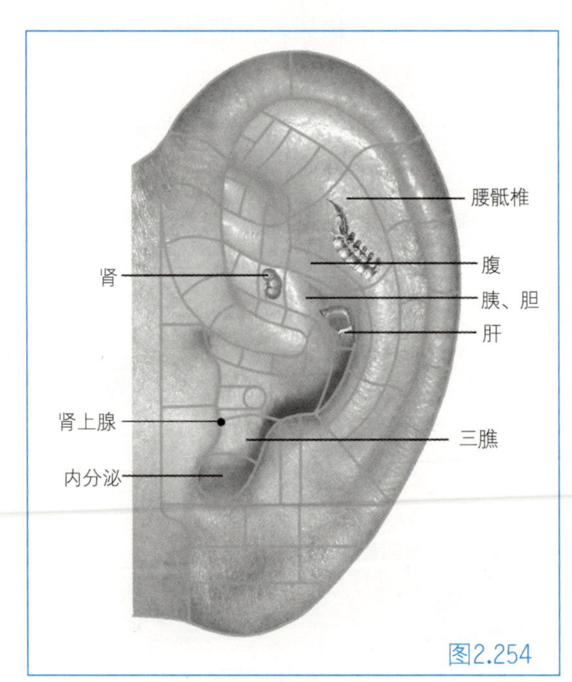

图2.254

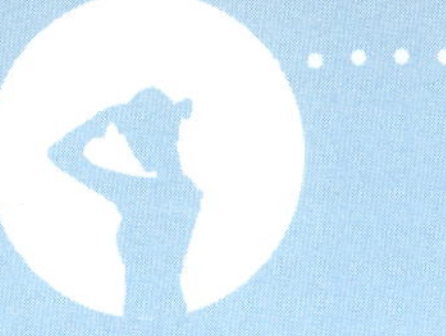

6 拔罐疗法

刺络拔罐法

取穴：主穴为十七椎下，腰眼穴。配穴为八髎穴周围之络脉。

将上述穴位常规消毒后，用三棱针迅速点刺。出针后立即用闪火法在点刺部位拔罐，留罐5～10分钟。起罐后用碘酒消毒针孔。3～5天1次。

7 刮痧疗法

取穴：主穴为大椎穴、大杼穴、膏肓穴、神堂穴。配穴为关元穴、三阴交穴、中极穴、地机穴、八髎穴、肾腧穴。

医者用刮痧板以泻法在患者主穴上刮拭，以穴位局部皮肤出现紫红色斑点或斑块为宜。然后刮拭配穴。根据病症的虚实，可每天或隔日刮拭1次。

8 灸法

艾条温和灸

取穴：中脘穴、气海穴、关元穴、中极穴、肾腧穴、次髎穴、三阴交穴。

将艾条点燃，对准上述穴位，在距离皮2～3厘米处熏灸，以局部有温热感而无灼痛为宜。每穴1～2分钟，至局部出现红斑为度。适用于虚证引起的腰痛。

9 毫针疗法

取穴：八髎穴、肾腧穴、大肠腧穴。带下病加带脉、白环腧穴、气海穴、三阴交穴。痛经加中极穴、命门穴、关元穴、地机穴、足三里穴、大赫穴。盆腔炎加关元穴、中极穴、气冲穴、三阴交穴。（图2.255和图2.256）

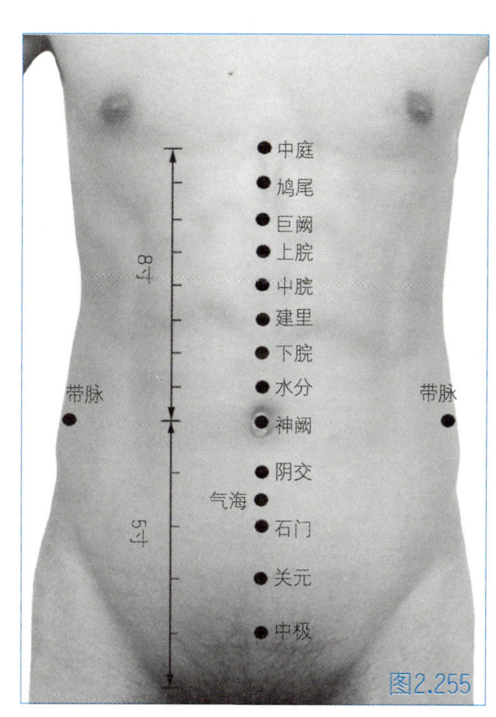

图2.255

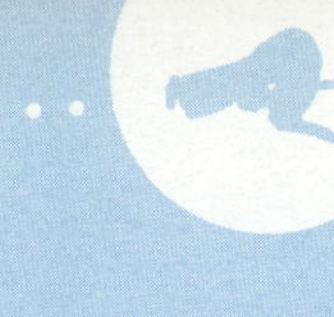

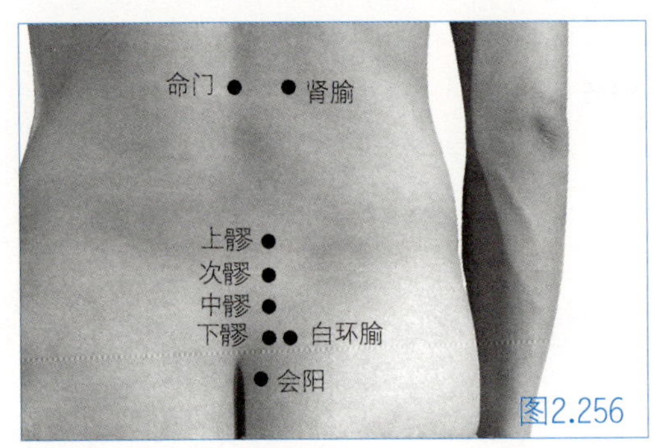

图2.256

将上述穴位常规消毒后，用1.5～2寸毫针针刺穴位，得气后留针10分钟。实证用泻法，虚证用补法。也可针刺后加艾灸。

10 药物贴敷疗法

处方一：痛经散

药物：丁香、肉桂、延胡索、木香各等份。

取穴：关元穴、三阴交穴。

将以上药物研末，外贴关元穴和三阴交穴。每天1次，每次10分钟。

处方二

药物：当归、延胡、红花、胡椒、蚕砂各等量。

将以上药物用醋炒制，再用纱布包裹，热敷患处。适用于痛经伴有经来不畅、夹有血块、乳房胀痛、腰痛患者。

处方三

药物：当归、桃仁、红花、桂枝各10克，白花蛇舌草40克，刘寄奴30克，败酱草20克，川芎6克，赤芍、山慈姑各15克。

将以上药物研末，放入布袋内，作成腰带，系于腰间。

处方四

药物：川椒、降香、大茴香各12克，乳香、没药各9克。

将以上药物研末，加面粉3勺，高粱酒少许，调成糊状，贴敷于腰部，上盖纱布，并用胶布固定。然后以热水袋温敷。每天2次，每次约10分钟。

处方五

药物：羌活、独活各30克，生川乌20克，千年健、白芷、艾叶、石菖蒲各15克，紫苏、花椒各10克。

将以上药物放入布袋内，蒸热后敷于下腹部。每天1次，每次10分钟。

11 中药内服疗法

处方一：完带汤加减

药物：白术、山药各30克，白芍15克，苍术、车前子各9克，党参6克，甘草3克，柴胡1.8克，黑芥

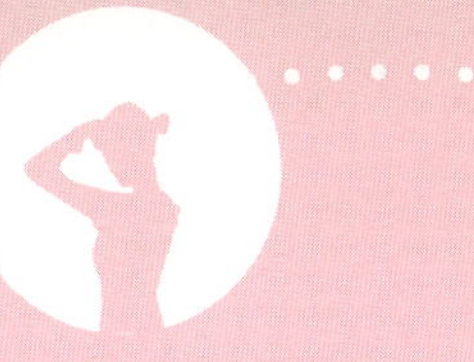

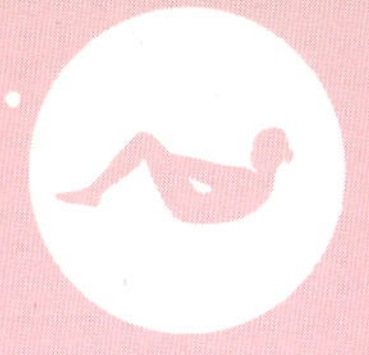

穗、陈皮各1.5克。

服法：每天1剂，早、晚各服1次。

适应证：适用于妇女带下病。

处方二：温经汤加减

药物：吴茱萸、当归、芍药、川芎、人参、生姜、麦冬、半夏、牡丹皮、阿胶、甘草、桂枝各适量。

服法：每天1剂，早、晚各服1次。

适应证：适用于虚证型痛经。

处方三：少腹逐瘀汤加减

药物：小茴香、干姜、延胡索、当归、没药、川芎、肉桂、赤芍、蒲黄、五灵脂各适量。

服法：每天1剂，早、晚各服1次。

适应证：适用于实证型痛经。

处方四

药物：地骨皮90克，萆薢、杜仲各50克，白酒1000克。

操作：将萆薢和杜仲炙后，再与地骨皮同捣碎，加白酒浸泡、密封。

服法：治疗时隔水煮1小时，放凉后即可服用。

适应证：适用于妇女带下病，腰背酸痛或小便频数。

处方五

药物：当归250克，白酒1000克。

操作：将当归切成薄片，浸泡于白酒中3～5天。

服法：每天3次，每次10～20毫升。

适应证：适用于痛经、腰痛、便秘等症。

12 运动疗法

（1）摩少腹：两手按于少腹部，然后同时向两侧转摩，直至腹股沟处，再从腹股沟处转摩到少腹部，共计20～30次。

（2）搓腰骶：先将两手搓热，再以热手搓腰部两侧各18次。然后用两手食指和中指揉尾骨处36次。

（3）和带脉：自然盘坐，两手相握，上身旋转，先自左而右转16次。再自右而左转16次。扩胸时吸气，缩胸时呼气。

（4）揉按大腿内侧20～30次。

（5）按压大巨穴（位于脐下2寸，前正中线旁开2寸处）、血海穴、三阴交穴各1分钟，每天早晚各1次。

13 气功疗法

内养功

姿势

采用坐、卧两势，或多卧少坐，或多坐少卧。

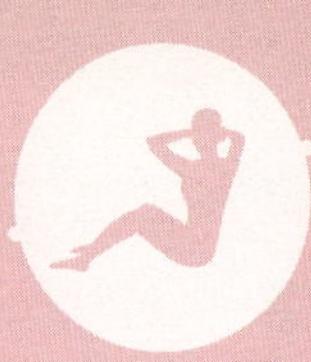

仰卧位：平躺于床上，头微前俯，躯干正直，两臂自然放松，十指松展，掌心向内，放于身侧，下肢自然伸直，脚跟靠拢，足尖自然分开，双目轻闭。

侧卧位：侧卧于床上。头微下俯，躯干正直，两臂自然放松，十指松展，掌心向内，放于身侧，下肢自然伸直，脚跟并拢，双目轻闭。

坐位：端坐于椅上，头微前俯，含胸拔背，松肩垂肘，掌心向下，轻放于两膝上，两脚前后平行分开，膝关节屈曲90°。

呼吸

第一种呼吸法：即吸气→屏气→呼气。吸气时舌抵上腭，同时默念暗示放松字句的第一个字；屏气时舌不动，默念暗示放松字句当中的所有字；呼气时舌落下，默念暗示放松字句的最后一个字。如此反复。

第二种呼吸法：即吸气→呼气→屏气。吸气时舌抵上腭，默念暗示放松字句的第一个字；呼气时舌落下，默念暗示放松字句的第二个字；屏气时舌不动，默念其余字。

意守

意守下丹田，即意守以气海穴为中心的小腹部，且小腹随呼吸而起落。

定部功法

腰痛导引法：取坐位，将两脚伸平，脚趾朝上，以两手手指抚摸两脚脚趾，每次10分钟。本法可治疗因慢性盆腔炎引起的腰痛。

14 饮食疗法

食疗方：醋蛋

原料：鸡蛋2个，黑豆60克，米酒125克。

做法：将鸡蛋与黑豆同煮，待鸡蛋熟后剥壳，放回锅内再煮。

食法：加米酒，吃蛋饮汤。

适应证：适用于痛经伴有乏力倦怠、面色苍白、腰腿酸痛者。

附录1 中医常用治疗方法

1 按摩疗法

按摩是一种物理治疗方法，属于中医外治法的范畴。它通过手法作用于人体体表的特定部位，达到治疗疾病的目的。

中医认为“痛则不通”。当人体气血运行无力时，按摩可以加速气血运行；当脉道不滑利、气血运行受阻时，按摩可以通调脉道、促进气血运行；当气血淤滞不行时，按摩可以活血化淤、恢复气血运行。总之，按摩可以通过行气血达到“通”的状态，起到治疗各种疼痛的作用。

按摩的手法操作要求做到持久、有力、柔和、均匀，以深透、得气为其目的。“持久”是指手法在操作中，能根据治疗的需要，持续一定的时间。“有力”是指手法必须具有一定的力量，施力的轻重应根据病变部位的深浅、病症的虚实及患者的体质强弱等情况而定。“柔和”是指手法动作轻柔缓和，要“轻而不浮，重而不滞”，用力不可生硬粗暴，手法的变换和衔接要自然而连贯。“均匀”是指手法动作要有节奏性，不能忽快忽慢，用力要平稳，不能忽轻忽重。“深透”是在前几种手法的基础上由表及里，由浅入深进行操作。“得气”是指手法作用于一定的体表部位和穴位所出现的酸、凉、麻、热、胀的感觉。总之，只有刚柔相济，力量与技巧相结合，才能达到治疗的目的。

按摩时可以自己操作，也可以请别人帮忙。下面介绍几种常用的按摩手法。

摆动类手法

擦法

擦法是用手背近尺侧部分或小指、无名指、中指的掌指关节突起部分着力于身体的某一部位，并通过腕关节的屈伸、外旋和前臂旋转的协调性做连续往返

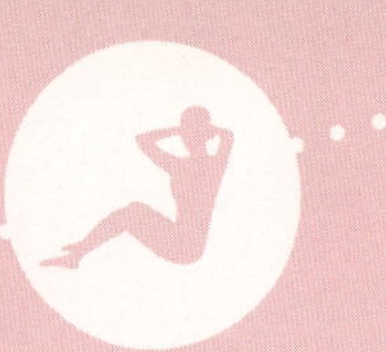

滚动，且以轻重交替、持续不断的力量作用于按摩部位（附图1.1～附图1.3）。

手法要领：滚动前将手腕和手指稍屈，手背内侧和小指着力于按摩部位，滚动时手背先平贴在按摩部位，手指略伸，然后将手收回呈半握拳状，完成一次滚动。操作时肩臂尽可能放松，肘关节微屈。在某一部位滚动时，小指的掌指关节固定不动，而变换部位时手法要流畅自然，滚动压力要持续，切不可跳跃、击打或摩擦。

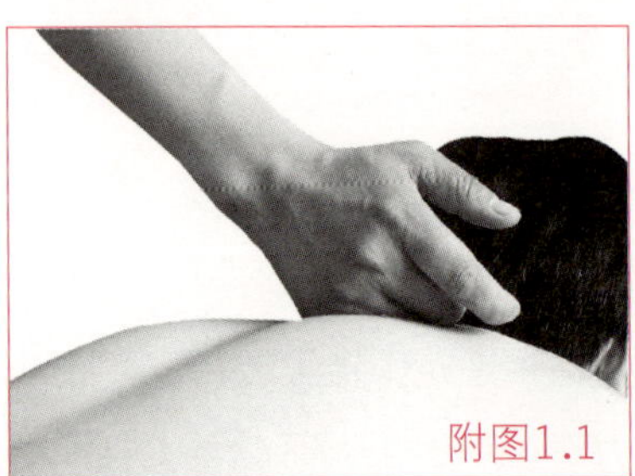
附图1.1

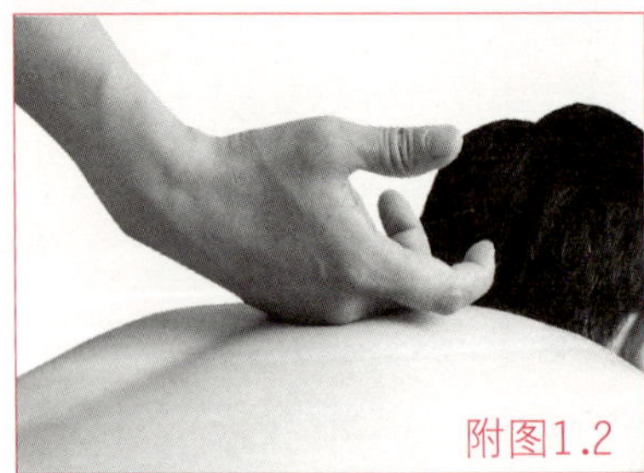
附图1.2

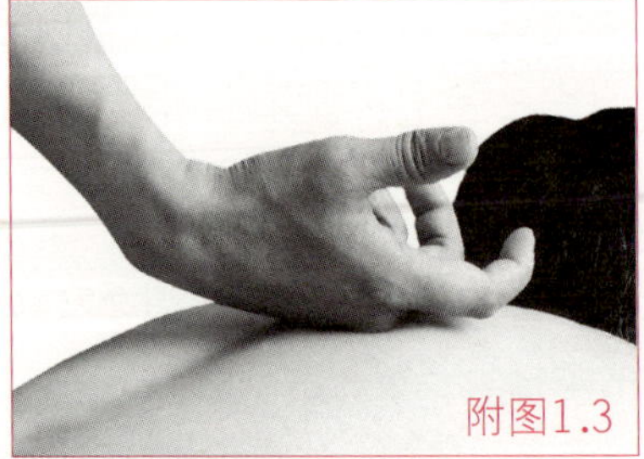
附图1.3

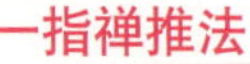

一指禅推法

一指禅推法是以拇指指端为着力点，用前臂带动拇指的掌指关节和指间关节（屈曲），以连续的振动力作用于治疗部位或穴位的一种手法。

手法要领：手握空拳，拇指盖住拳眼，用拇指指腹或指侧自然着力于身体一定的部位或穴位，腕部放松，沉肩坠肘、悬腕，以肘关节为支点，通过前臂的摆动带动腕关节和拇指关节做按压动作。肘部摆动时，手臂内侧低于外侧，以使力量持续作用于治疗部位。操作时手指的压力、动作频率和摆动幅度要均匀，动作要灵活。然后在稳定的基础上拇指指端做缓慢地直线往返移动，也就是我们常说的紧推慢移，但不可跳跃，动作频率以每分钟120～160次为宜（附图1.4～附图1.6）。

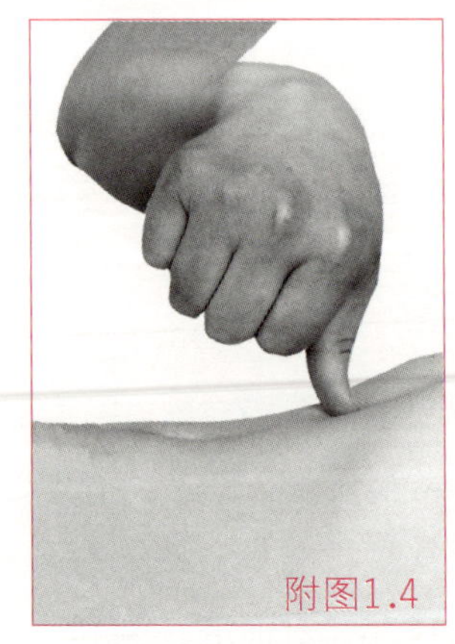
附图1.4

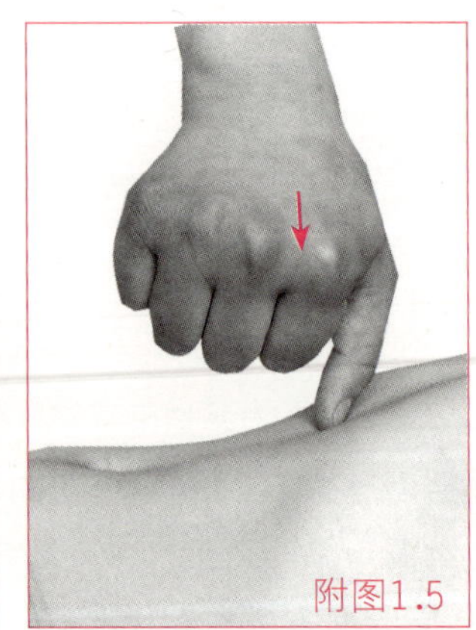
附图1.5

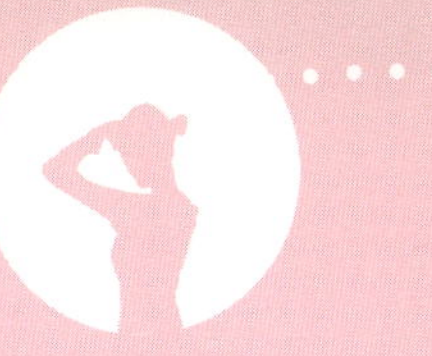
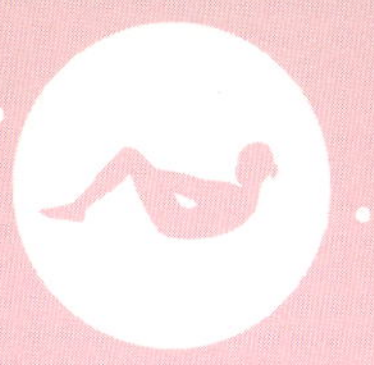

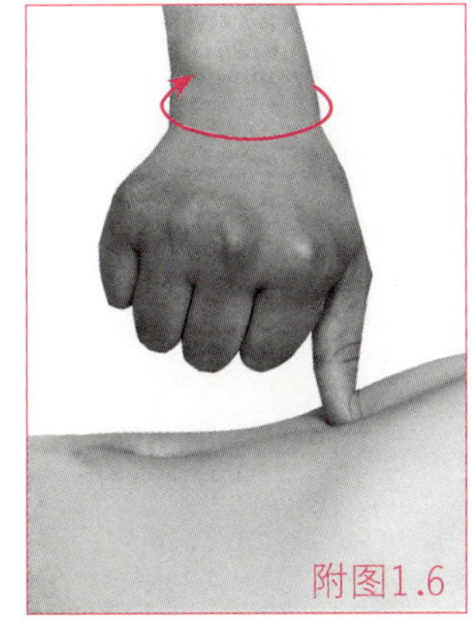
附图1.6

揉法

揉法是用手指、掌根或手掌鱼际着力于身体的一定部位或穴位，并带动该处皮下组织一起做环形或螺旋形揉动。

手法要领：手腕和手臂放松，手指或手掌着力于皮肤（不能离开皮肤），施术灵活自如、轻柔连贯（不能跳跃），力量由小渐大，收时再由大渐小。常用的揉法有指糅法（附图1.7）、掌揉法（附图1.8）、鱼际揉法（附图1.9）和肘尖揉法（附图1.10）四种。

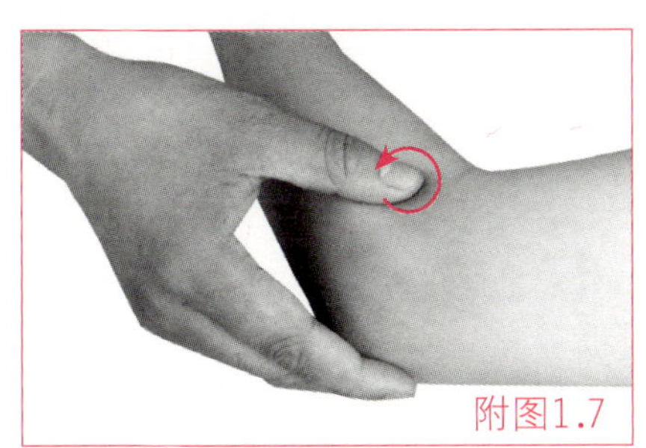
附图1.7

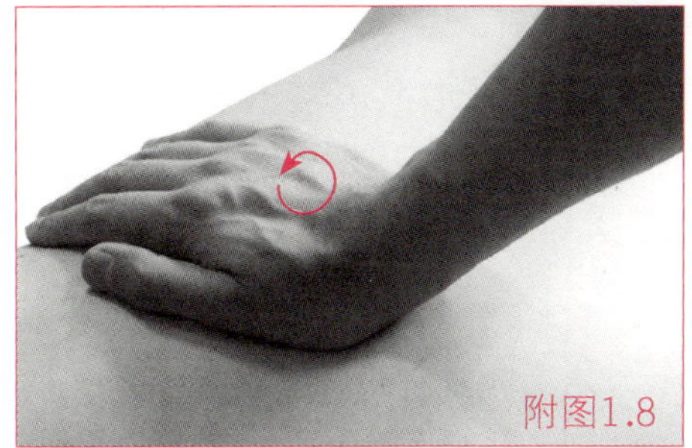
附图1.8

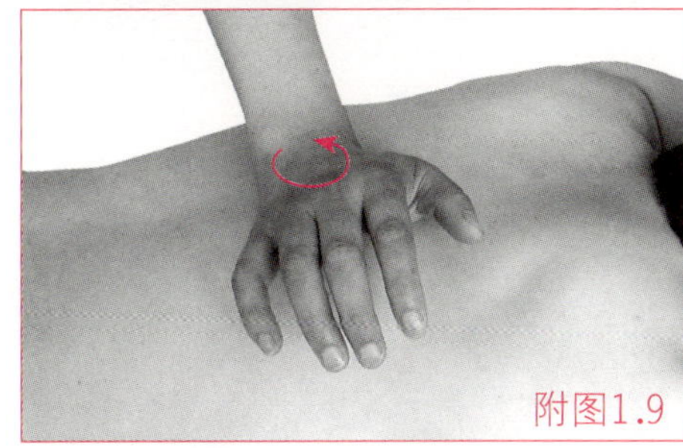
附图1.9

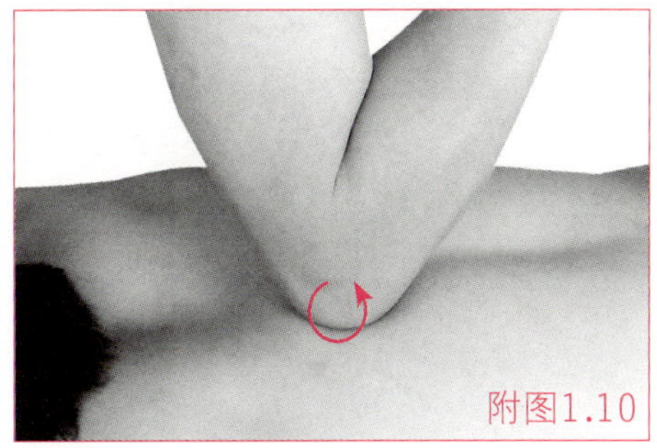
附图1.10

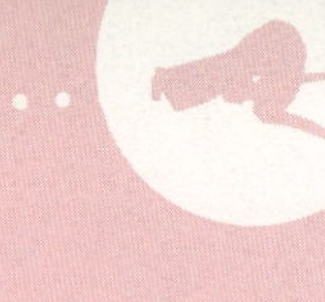

摩擦类手法

摩法

摩法是用手指或手掌在身体适当部位柔软而有节律地做直线或环形抚摩（附图1.11～附图1.14）。

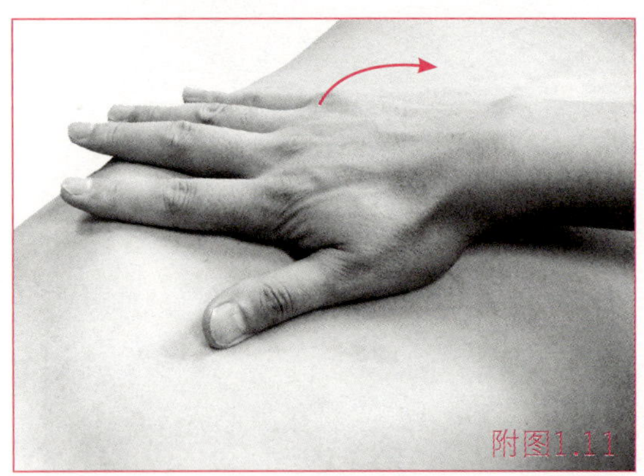
附图1.11

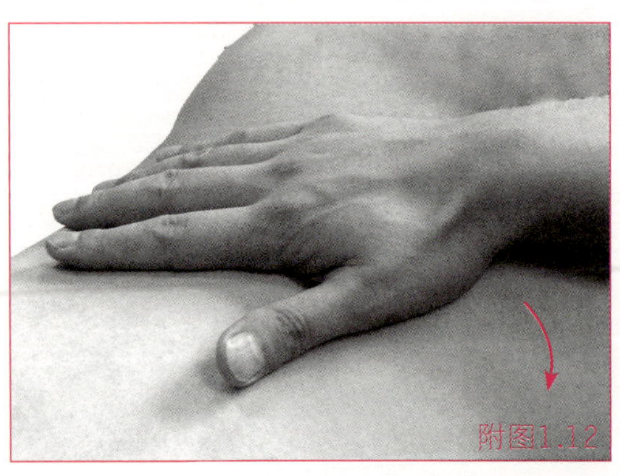
附图1.12

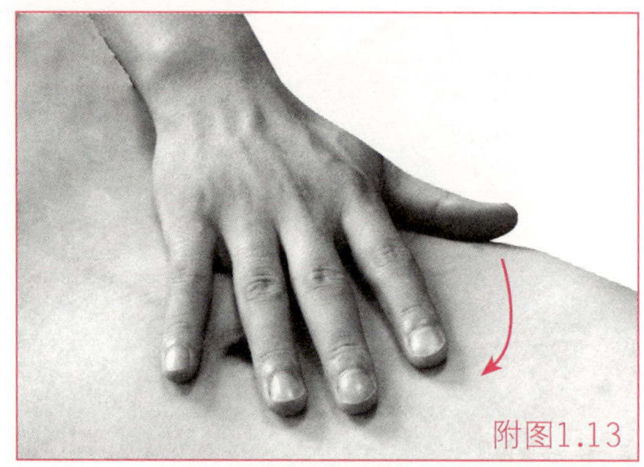
附图1.13

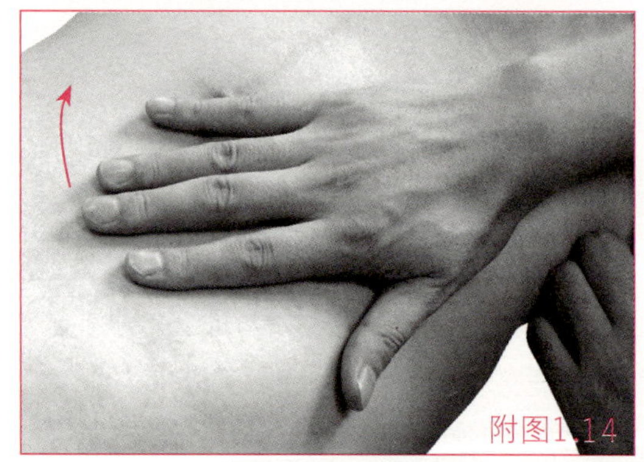
附图1.14

手法要领：肘关节微屈，悬腕，手腕放松，腕关节在肘的带动下持续、连贯而有节律地前移，动作不宜过急、过重。操作过程中不可推压。常用的摩法有指摩法和掌摩法两种。

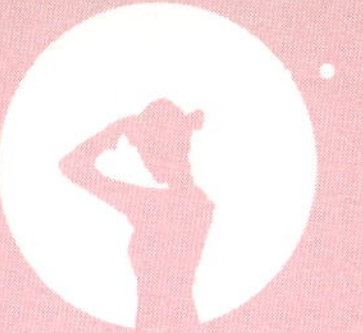
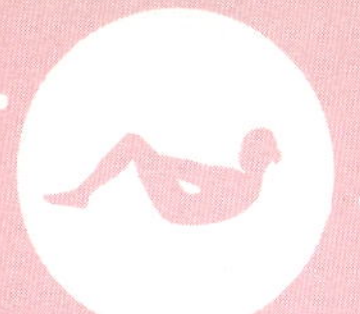

推法

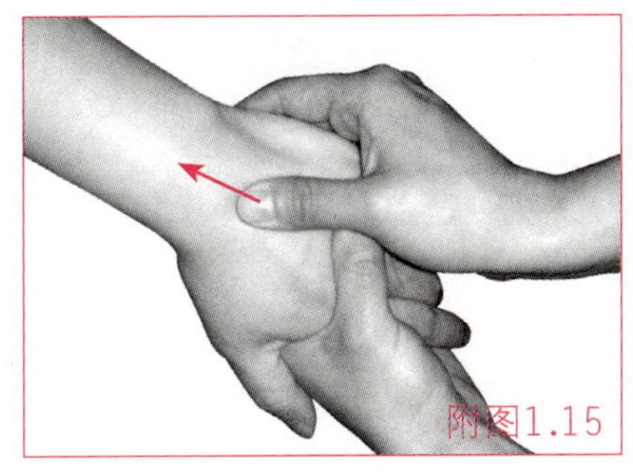
附图1.15

推法是用手指、手掌或肘部着力于一定的部位或穴位，做单方向的直线或弧线推动。

手法要领：将手指或手掌平贴于身体某一部位，沉肩坠肘，悬腕，上肢肌肉放松，将力贯于指腹或手掌，并有节奏地单方向直线推移。推动时力量要均匀，用手腕带动手指和手掌。常用的推法有拇指平推法（附图1.15）、掌平推法（附图1.16）、拳平推法和肘平推法四种。

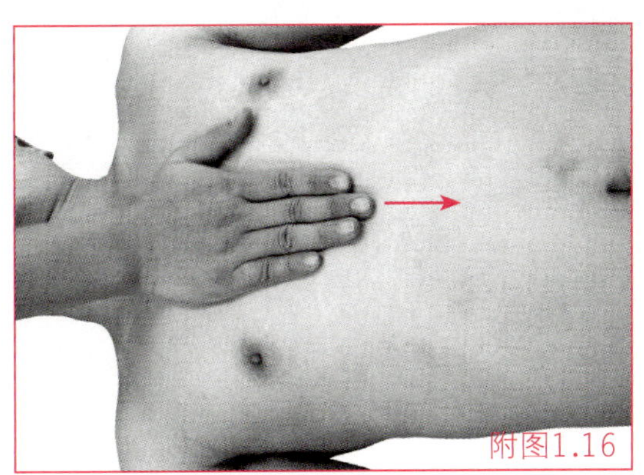
附图1.16

擦法

擦法是用手掌、鱼际等部位在皮肤上急速擦动。

手法要领：以单手或两手的手掌或鱼际贴抚于身体的某一部位，操作时沉肩屈肘，手腕放松，动作灵活，力量均匀而持续连贯，以皮肤擦红、擦热为宜。此法多用于皮肤表面。常用的擦法有掌擦法、大鱼际擦法和小鱼际擦法三种（附图1.17～附图1.19）。

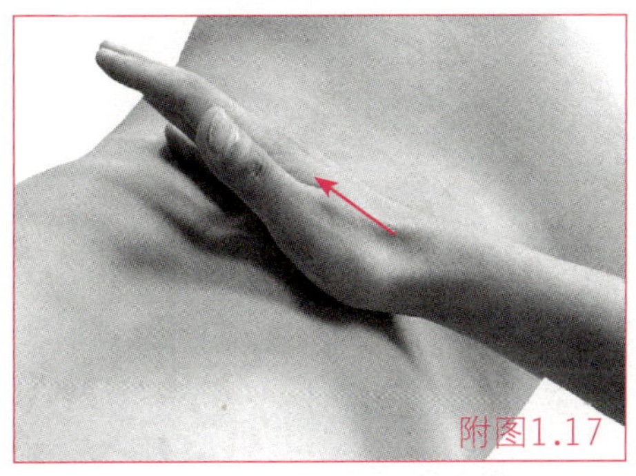
附图1.17

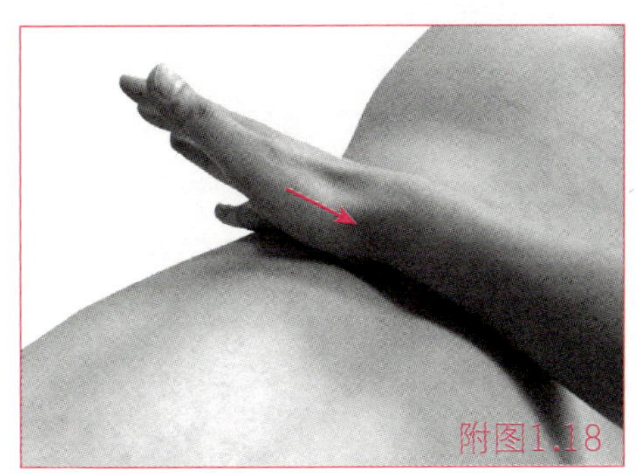
附图1.18

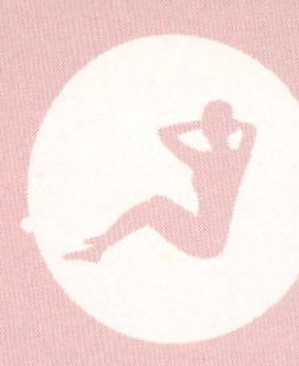

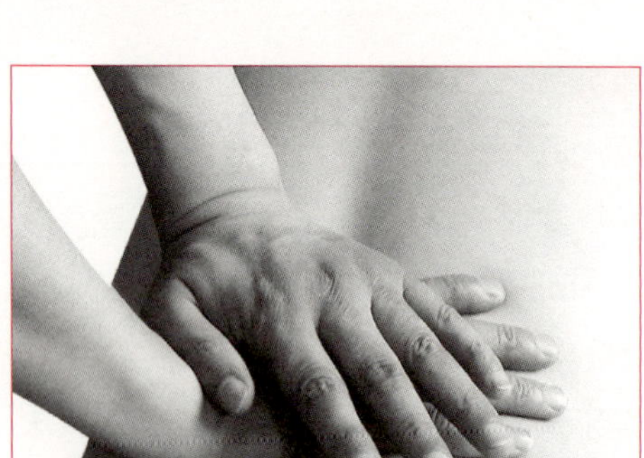
附图1.19

抹法

抹法是以单手、双手掌面或拇指指面紧贴皮肤，做上下、左右或弧形曲线的往返移动。

手法要领：用力要均匀柔和，动作平稳，不可忽轻忽重，不可用力按压。常用的抹法有掌抹法和指抹法两种。

搓法

搓法是用两手握住治疗部位，或用两手掌挟住治疗部位，并相对用力快速揉搓，同时上下移动（附图1.20）。

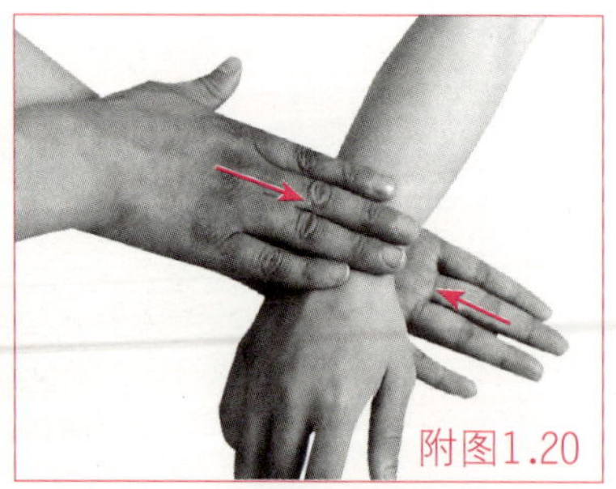
附图1.20

手法要领：两手要对称用力，操作时动作要协调、连贯，搓动的速度要稍快，上下往返移动的速度宜稍慢。

挤压类手法

按法

按法是用手指、手掌或肘部在身体的一定部位或穴位进行适度按压。

手法要领：按压时力量要由轻到重，动作柔和缓慢，压而不动，紧贴肌表，收时要由重到轻。常用的按法有指按法、掌按法和肘按法三种（附图1.21～附图1.24）。

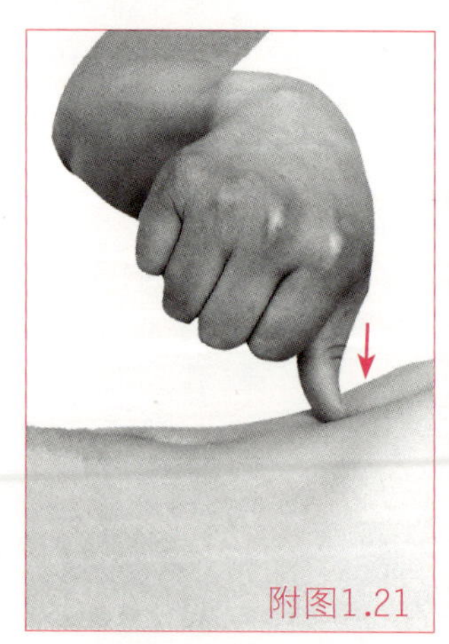
附图1.21

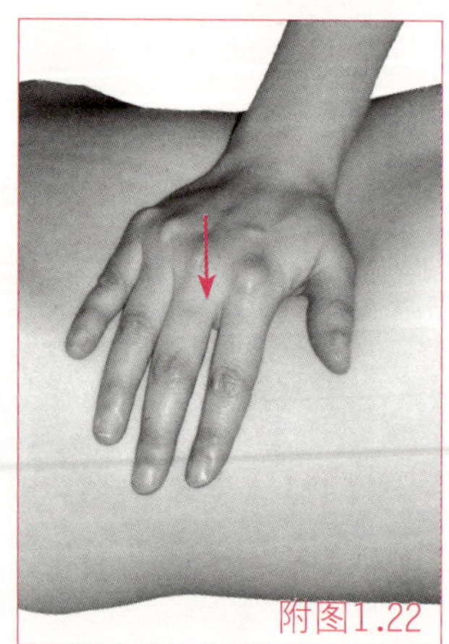
附图1.22

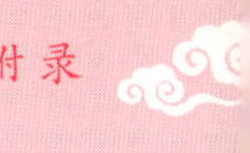

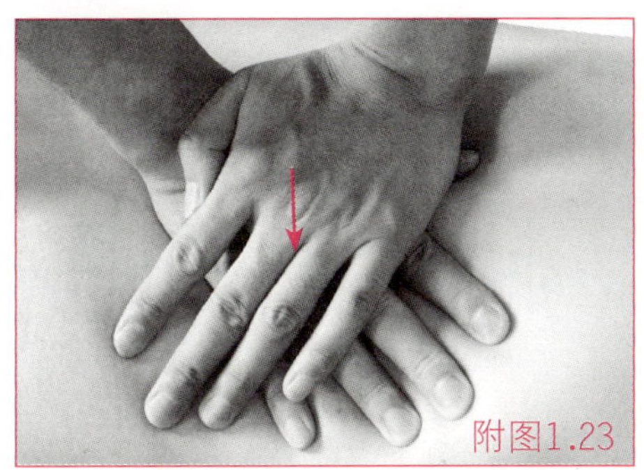
附图1.23

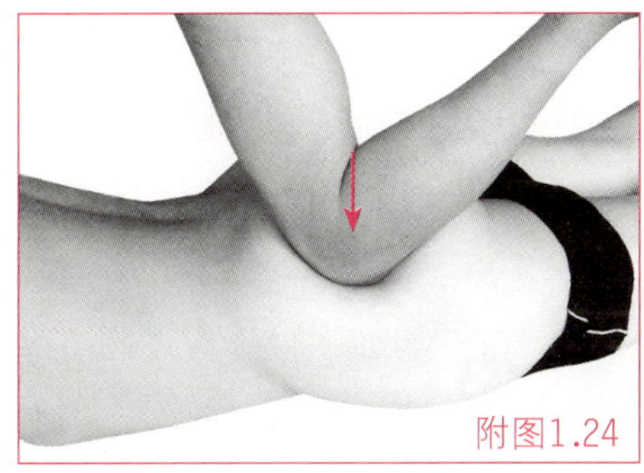
附图1.24

点法

点法是以手指指端或指间关节突起处着力于身体的一定部位或穴位，并进行点压。点压的方法有两种：一是压住不动，且力量由轻到重，保持0.5～2分钟，再由重到轻慢慢松开，这种方法叫做静指点法；二是弹指点法，即指端对准穴位点压下去，停留片刻，很快又弹起来，一般每秒钟点压2～3下。

手法要领：用拇指（附图1.25）、食指（附图1.26）、中指（附图1.27）指端或肘尖（附图1.28）点压在某一穴位或部位上，力贯于指端，并着力于皮肤和穴位，由轻到重、由表及里，持续一段时间。点压时力量不可过大、过猛，时间长短应根据患者的体质和病情而定。根据着力部位的不同常将点法分为指端点法和跪指点法两种。

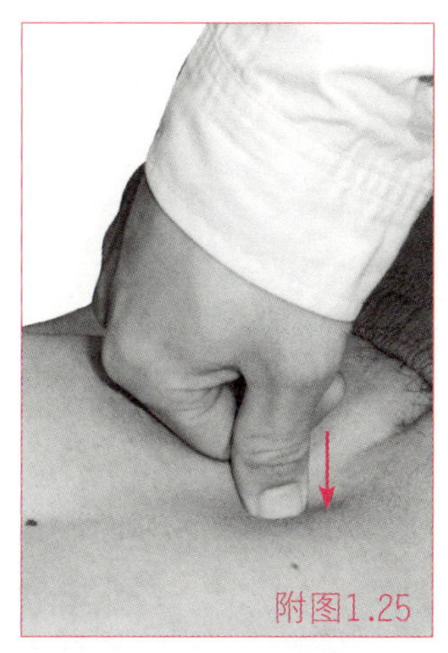
附图1.25

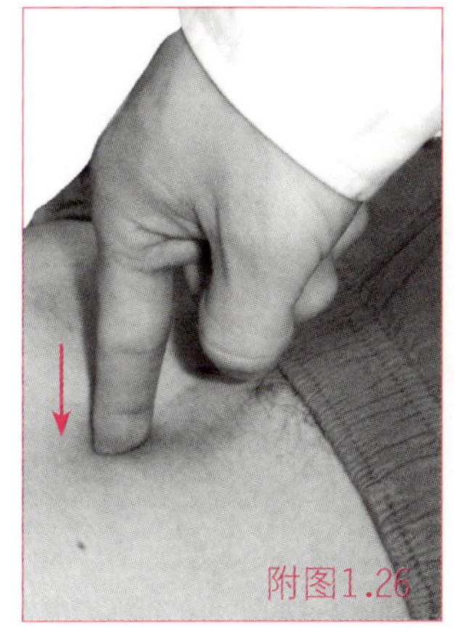
附图1.26

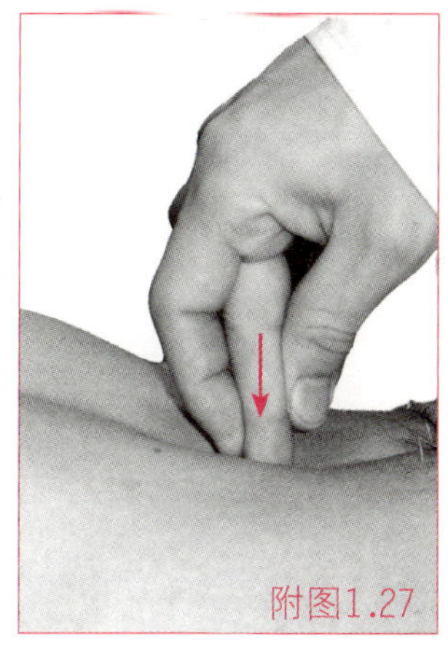
附图1.27

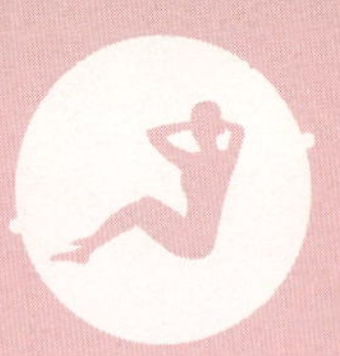

附图1.28

掐法

掐法是以拇指指端着力于身体一定的部位或穴位，然后垂直用力掐压（附图1.29和附图1.30）。

手法要领：发力于腕，运力于指，着力于甲，选穴准确，深浅适度。掐法结束时要逐渐松动，也可用揉法来缓解掐后的不适感。

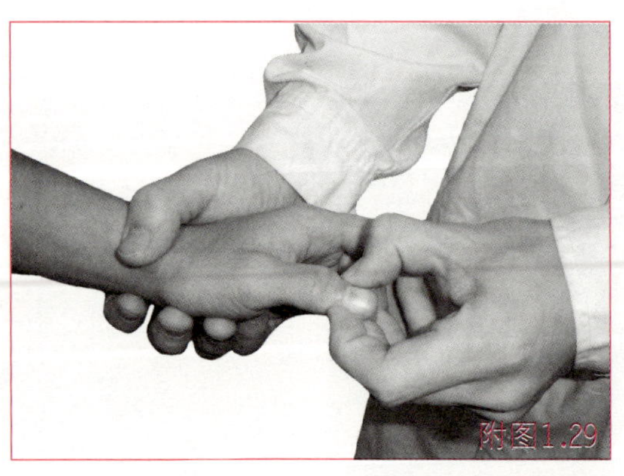

附图1.29

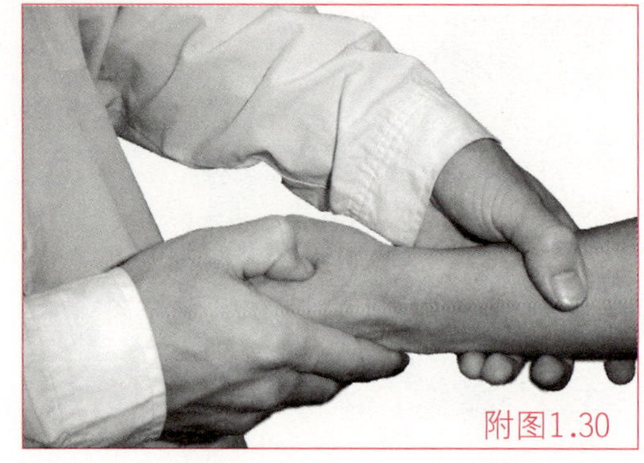

附图1.30

捏法

捏法是指以拇指和其他手指相对用力，将皮肤及少量皮下组织捏起，随即放松（附图1.31）。

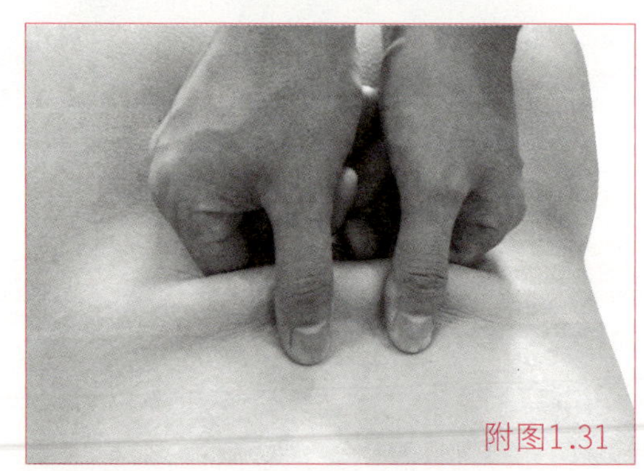

附图1.31

手法要领：着力均匀柔和，持续连贯，中途不可停顿，不可斜行，以防动伤别经。在头颈部操作时，一般不作捻转移动，仅提捏一些穴位。常用的捏法有

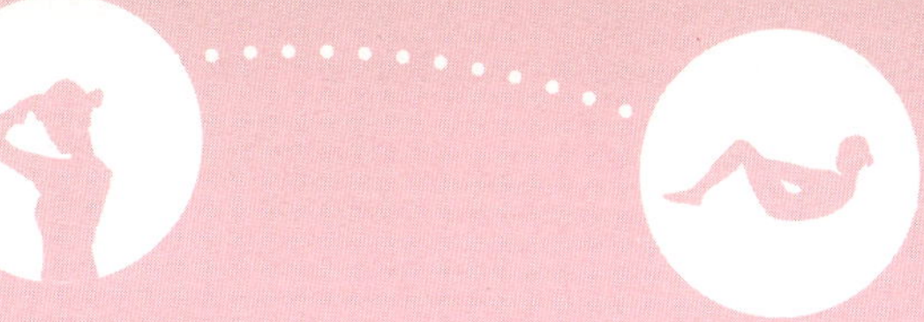

拇指、食指捏法和拇指、食指、中指捏法。适用于头颈、背腰及四肢，以小儿脊柱两侧为多。

拿法

拿法是以拇指和其余手指指腹相对用力，提捏或揉捏治疗部位的肌肤或肢体。

手法要领：以单手或两手的拇指与其余手指相对施力于身体的某一部位，做一紧一松的提拿动作。拿捏时手腕在肘关节的带动下灵活而有节奏地向前提拿、旋转（附图1.32）。力量适中，由轻渐重，不可拧挤或扭扯。常用的拿法有五指拿法、四指拿法、三指拿法和二指拿法四种。

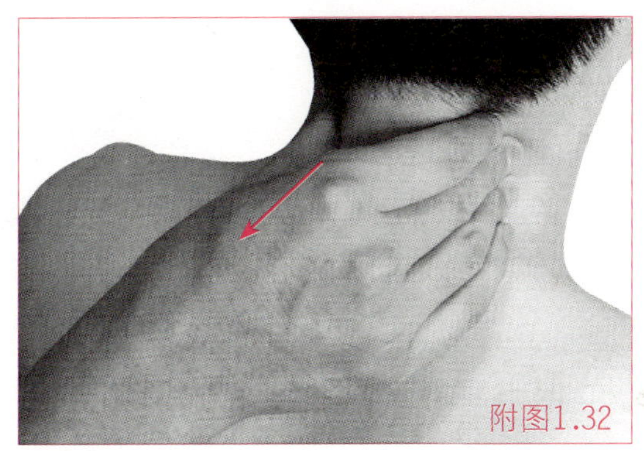
附图1.32

弹拨法

弹拨法是指力量集中于手指指端，并将着力的指端插入肌肉和筋膜的缝隙之间或肌肉的起止点处，由轻而重、由慢而快地弹拨，如弹琴拨弦，嗒嗒作响（附图1.33）。

手法要领：手法操作宜轻巧、灵活，弹拨后可用指腹或大鱼际在治疗部位予以揉摩来缓解弹拨引起的疼痛。但骨折、肿瘤及筋膜损伤者禁用。

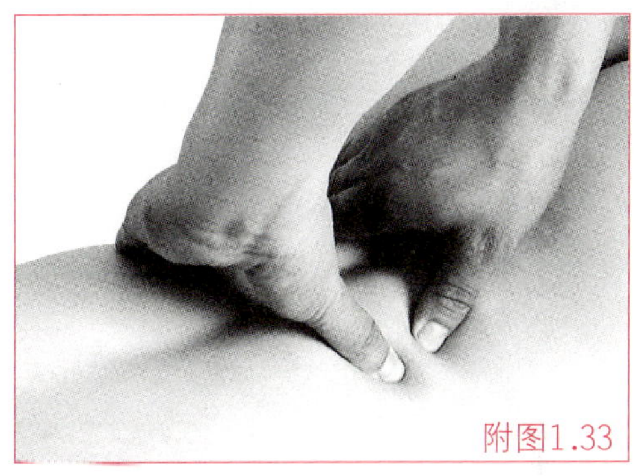
附图1.33

振动类手法

振法

振法是指手指或手掌着力于身体某一部位或穴位，做连续不断的快速震颤动作。

手法要领：主要依靠前臂和手部的肌肉持续发力，使力量集中于指端或手掌，形成振动力，并使按摩部位也随之发生震颤。常用的振法有指振法（附图1.34）和掌振法（附图1.35）两种。

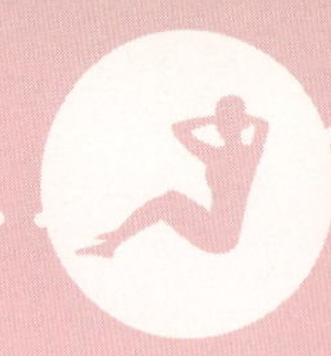

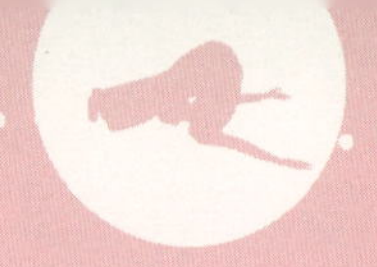

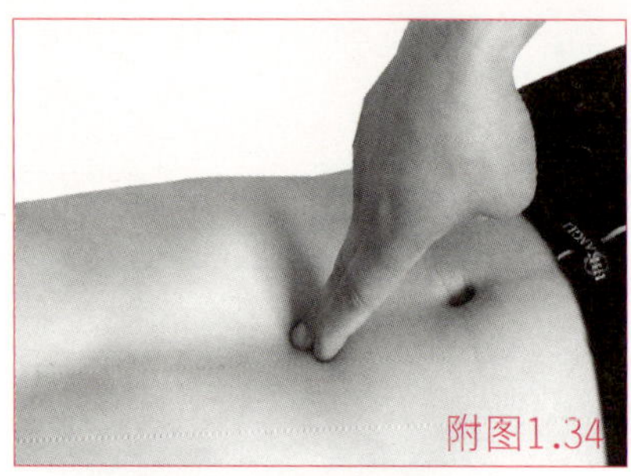

附图1.34

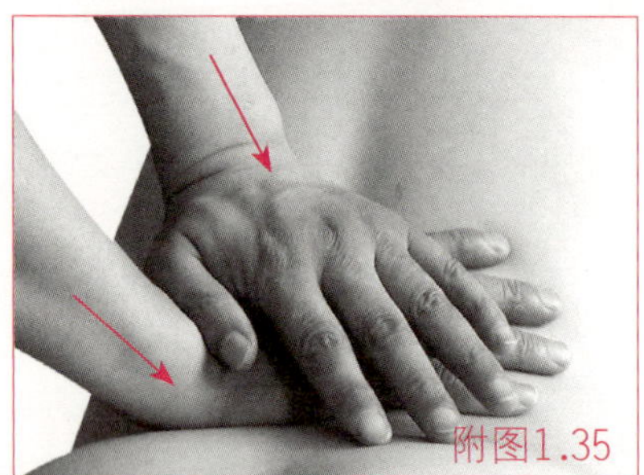

附图1.35

抖法

抖法是用单手或双手握住患肢远端，然后作连续、小幅度、频率较高地上下抖动（附图1.36）。

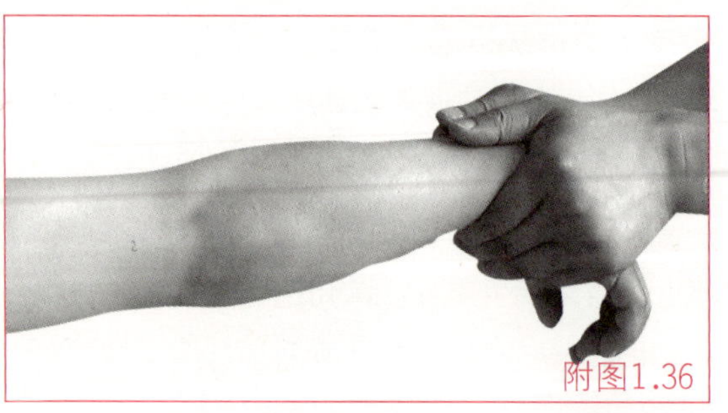

附图1.36

手法要领：抖动幅度要小，频率要快。根据不同的患部及施抖力量的强弱分为抖臂、抖腿、抖腕等。

叩击类手法

拍法

拍法是用虚掌轻轻拍打体表的方法。

手法要领：五指并拢，手掌微屈呈空心状，拍打时以手腕发力，着力轻巧而有弹性。

叩法

叩法是用手指、手掌或两拳等快速而有节奏地敲打、叩击体表。

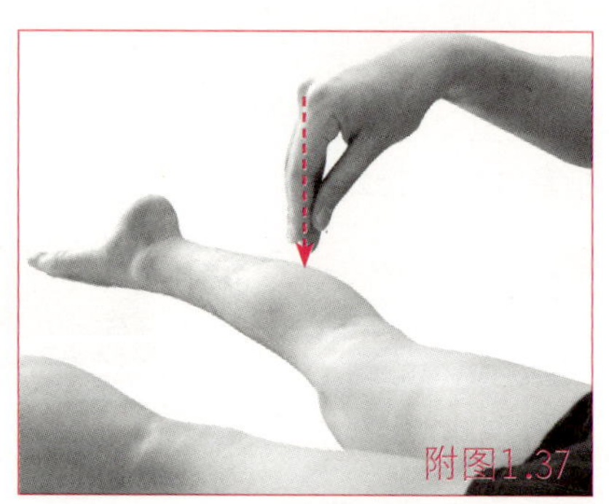

附图1.37

手法要领：动作轻快，富有节奏和弹性。常用的叩法有指叩法（附图1.37）、虚掌叩法和掌背叩法三种。

运动关节类手法

摇法

摇法是医者一手握持或挟住患者的关节近端，另一手握持关节远端，做和缓均匀的回旋转动。

手法要领：动作缓和，用力稳妥，忌用蛮力和

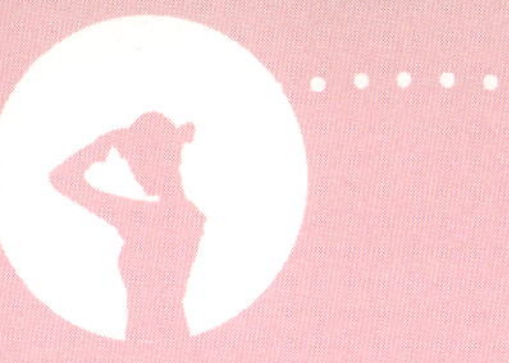

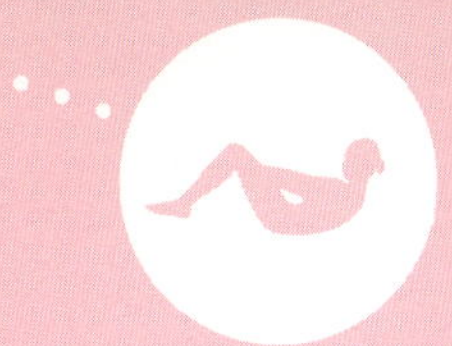

暴力。摇动方向和幅度应在各关节生理活动范围内进行，活动幅度一般由小渐大，速度由慢渐快。常用的摇法有颈部摇法、肩部摇法、肘部摇法、腕部摇法、髋部摇法、膝部摇法和踝部摇法等。

扳法

扳法是指医者用两手分别固定患者关节的近端、远端或肢体的一定部位，然后做相反方向的用力扳动。

手法要领：患者思想放松，肌肉松弛，不可对抗用力。医者动作轻巧准确，果断快速，用力稳实，两手配合协调，不可硬扳，更不能施以暴力。扳动幅度须因人、因部位而宜，不能超过各关节的生理活动范围。关节或脊柱强直、畸形，骨质疏松，年老体弱，久病体虚等病症需慎用扳法。常用的扳法有颈椎扳法、胸椎扳法、腰椎扳法、骶髂关节扳法和四肢关节扳法。

拔伸法

拔伸法是指医者以一手或两手固定患者肢体或关节的一端，牵拉另一端。

手法要领：用力要均匀持久，动作要缓和，忌用蛮力和暴力。拔伸的力量应视患者的年龄、体质、病情、施治部位及耐受程度等灵活掌握。关节强直或畸形、骨质疏松、肿瘤、结核等病症应慎用或禁用拔伸法。常用的拔伸法有颈椎拔伸法、肩关节拔伸法、腕关节拔伸法和指间关节拔伸法等。

除上述单式手法外，常用的按摩手法还有以下几种复式按摩手法。

按揉法：按法与揉法的结合。操作时用指腹、掌根或全掌由轻到重按压治疗部位，按到一定程度后做缓慢揉动。该法具有理气活血、舒筋定痛、消除疲劳、缓解肌肉痉挛、整复关节错位及调节内脏功能的功效。

点揉法：点法与揉法的结合。操作时用拇指、中指指端或拇指、食指、中指屈曲的背侧关节着力点压穴位或痛点，当点到一定程度后做缓慢揉动，或边点边揉。该法具有理气活血、祛湿散寒、疏风通络、消肿止痛、消除疲劳的功效。

推揉法：推法与揉法的结合。操作时用拇指、掌根或手掌一边做环形旋揉，一边做直线推进。该法具有理气活血、舒筋通络、缓解疲劳、消肿止痛的功效。

推摩法：推法与摩法的结合。操作时手指并拢或用手掌一边做有节律的环形摩动，一边沿直线推进。该法具有疏风散寒、理气和中、化淤散结、舒筋通络、缓解疲劳的功效。

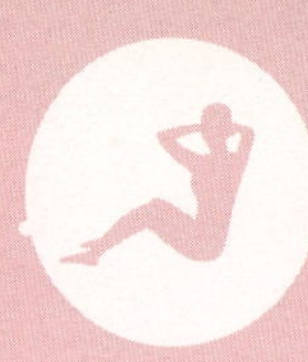

拿捏法：拿法与捏法的结合。操作时以拇指与其余手指相对用力挤捏并提拿治疗部位的皮肤和肌肉。该法具有行气活血、舒筋通络、醒脑开窍、缓解疲劳的功效。

搓擦法：搓法与擦法的结合。操作时多用手指指腹紧贴治疗部位的皮肤往返揉搓、摩擦，由轻到重，逐渐增加手法强度。该法具有调和气血、通经活络、健脑提神、解痉止痛的功效。

自我按摩的注意事项

（1）在按摩前，首先要对疾病有明确诊断，切不可盲目进行手法治疗。患有心、脑、肾及其他重要脏器的严重疾病者，癌症或有出血倾向者都禁作推拿。妇女在怀孕期、月经期，以及腹部和腰骶部不宜使用按摩手法。

（2）用力要适当，力量的大小应根据病情、患部肌肉的丰满程度而定。轻柔手法可以温经通络、活血化淤、消炎止痛，刺激性较强的手法可以解除肌肉痉挛，止痛效果较好。

（3）初次接受按摩者可能会出现局部疼痛或青紫块，休息2～3天后可自行消退。

（4）按摩次数可根据病情而定，一般每天1次，每次10分钟左右，5～7天为1疗程。

2 手部按摩疗法

手部按摩疗法是指通过手对手部一些固定的、与身体内外器官和组织有特异联系的穴位或反应区、（附图1.38～附图1.40）反应点施以特定手法的刺激，来调节相应的组织和器官，达到治疗或养生保健目的的一种疗法。

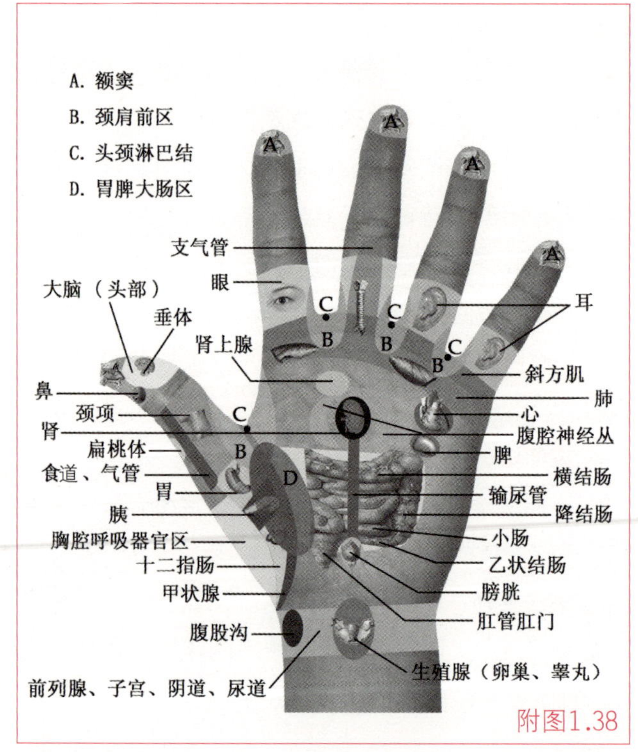

附图1.38

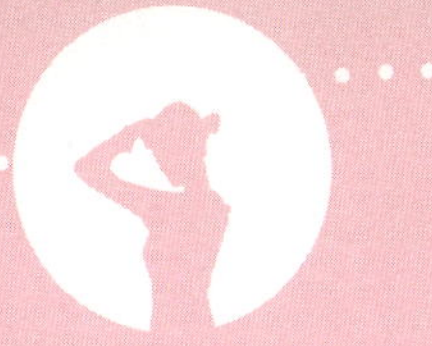

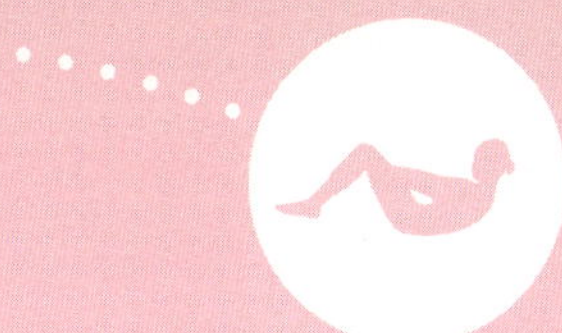

常用手部反射区及位置

大脑（头部）： 位于掌面拇指指腹。

额窦： 位于手掌五个手指尖。

小脑、脑干： 位于掌面，拇指指腹尺侧面。

垂体： 位于拇指指腹中心。

鼻： 位于拇指第二节桡侧，赤白肉际。

三叉神经： 位于掌面，拇指指腹尺侧缘的远端，小脑、脑干反射区的上方。

内耳迷路： 位于双手背侧，第三、四、五掌指关节之间，第三、四、五指根部。

喉、气管： 位于双手拇指近节指骨背侧中央。

舌： 位于双手拇指背侧，指间关节横纹的中央处。

扁桃体： 位于双手拇指近节背侧肌腱的两侧。

上、下颌： 位于双手拇指背侧，拇指指间关节横纹上下的带状区域，远端为上颌，近端为下颌。

胸、乳房： 位于手背第二、三、四掌骨的远端。

横膈膜： 位于双手背侧，横跨第二、三、四、五掌骨中部的带状区域。

颈项： 位于双手拇指近节掌侧和背侧。

斜方肌： 位于掌侧面，眼、耳反射区的下方，呈横带状区域。

眼： 位于双手掌和手背第二、三指指根部之间。

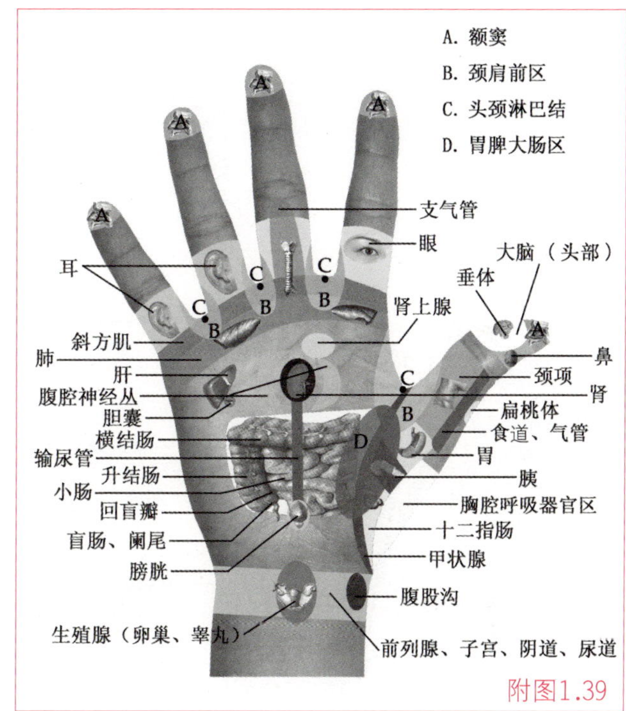

附图1.39

耳： 位于双手掌和手背第四、五指指根部之间。

甲状腺： 位于掌面，第一、二掌骨之间，由近心端弯向虎口方向，呈一弯带状区域。

甲状旁腺： 位于双手桡侧第一掌指关节背侧凹陷处。

肩关节： 位于小指掌指关节后的赤白肉际。

肘关节： 位于手背侧，第五掌骨体中部尺侧处。

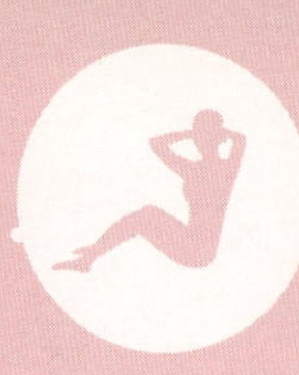

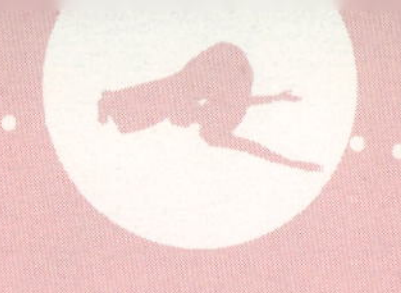

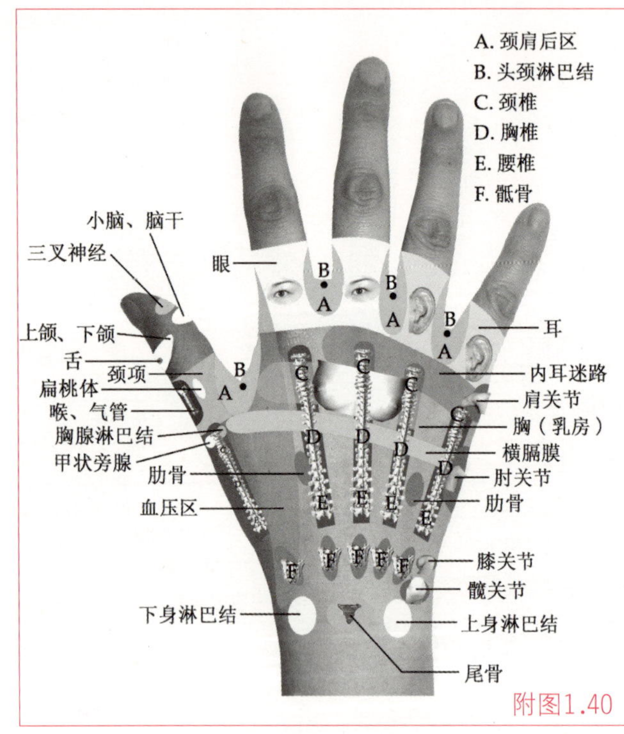

附图1.40

髋关节： 位于手背侧，尺骨和桡骨茎突骨面的周围。

膝关节： 位于第五掌骨近端尺侧缘与腕骨形成的凹陷中。

肺、支气管： 位于肺反射区在掌面，横跨第二、三、四、五掌骨，靠近掌指关节的带状区域；支气管反射区在中指第三近节指骨。

心： 位于左手尺侧，手掌及手背部第四五掌骨之间，掌骨远端处。

肝： 位于右手掌掌侧，第四、五掌骨体之间近掌骨头处。

胆囊： 位于右手掌侧，第四、五掌骨之间，肝反射区的腕侧下方。

肾上腺： 位于双手掌侧，第二、三掌骨体远端之间

肾： 位于掌面第三掌骨中点，即手心处，相当于劳宫穴的位置。

膀胱： 位于掌面大、小鱼际交接处的凹陷中。

输尿管： 位于掌面膀胱反射区和肾反射区之间的带状区域。

生殖腺（卵巢、睾丸）： 位于双手掌根，腕横纹的中部，相当于大陵穴处。

前列腺、子宫、阴道、尿道： 位于双手掌腕横纹上，生殖腺反射区的两侧的带状区域。

胰： 位于胃反射区和十二指肠反射区之间，第一掌骨体中部。

食道、气管： 位于双手拇指近节指骨桡侧赤白肉际处。

胃： 位于双手第一掌骨体远端。

十二指肠：位于掌面，第一掌骨体近端，胰腺反射区的下方。

小肠：位于双手掌中部凹陷中，各结肠反射区包围的部分。

大肠：位于双手掌侧，自右手掌尺侧起，沿第四、五掌骨间隙向手指方向上行，至第五掌骨体中段转向桡侧，平行通过第四、三、二掌骨体的中段，接左手第二、三、四掌骨体中段，转向手腕方向，沿第四、五掌骨间隙至腕掌关节止。

横结肠：位于右手掌侧，升结肠反射区上端与虎口之间的带状区域；在左手掌侧虎口与降结肠之间的带状区域。

升结肠：位于右手掌侧，第四、五掌骨之间上行至约与虎口水平的带状区域。

降结肠：位于左手掌侧，第四、五掌骨之间，虎口至钩骨之间的带状区域。

回盲瓣：位于右手掌侧，第四、五掌骨底与钩骨结合部近桡侧。

乙状结肠：位于左手掌侧，第五掌骨底与钩骨交接的腕掌关节处至第一、二掌骨结合部的带状区域。

盲肠、阑尾：位于右手掌侧，第四、五掌骨底与钩骨结合部近尺侧。

胃脾大肠区：位于双手掌面，第一、二掌骨之间的椭圆形区域。

脾：位于左手掌面，第四五掌骨远端之间。

腹腔神经丛：位于双手掌侧，第二、三和第三、四掌骨之间，肾反射区的两侧。

上身淋巴结：位于手背月骨、三角骨和尺骨交界处。

下身淋巴结：位于手背舟骨和桡骨交界处。

脊柱：位于手背侧第一、二、三、四、五掌骨体。

颈椎：位于手背部，各掌骨背侧远端1/5。

胸椎：位于手背部，各掌骨背侧中段2/5。

腰椎：位于手背部，各掌骨背侧近端2/5。

骶骨：位于手背部，各掌指关节结合部。

尾骨：位于手背部，腕背横纹处。

手部反射区按摩的时间与注意事项

（1）病情较轻患者每次双手治疗的时间为30～40分钟，重病患者根据病情适当缩短为10～20分钟。

（2）接受按摩后，患者要饮温开水300～500毫升，在半小时内饮完。严重者如肾病、水肿、心衰者，可根据病情适当减量。

（3）有外伤者，治疗时应避开伤处。

（4）此疗法宜在饭后1小时以后进行。

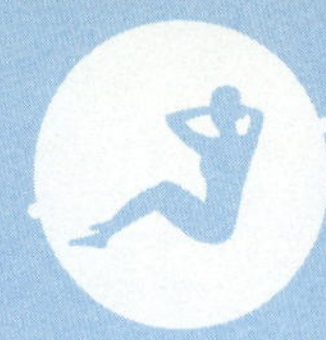

3 足部按摩疗法

足部按摩疗法是运用按摩手法刺激人体各脏腑器官在足部的相应反射区（附图1.41～附图1.43），调节人体各部分的功能，从而达到防病治病目的的一种治疗方法。

常用足部反射区及位置

肾：位于双脚脚掌第一跖骨与趾骨关节所形成的人字形交叉点稍外侧。

输尿管：位于双脚脚掌自肾反射区至膀胱反射区之间，呈弧线状的一个区域。

膀胱：位于内踝前下方，双脚脚掌内侧舟骨下方，拇展肌侧旁。

头部：位于双脚拇趾肉球全部。大脑右半球的反射区在左脚，大脑左半球的反射区在右脚。

甲状旁腺：位于双脚脚掌内缘第一跖趾关节前方凹陷处。

心：位于左脚脚掌第四跖骨与第五跖骨之间。

脾：位于左脚脚掌第四跖骨与第五跖骨之间，心反射区之后（向脚跟方向）两横指处。

胃：位于双脚脚掌第一跖趾关节后方（向脚跟方向），约一横指处。

胰：位于双脚脚掌内侧胃反射区与十二指肠反射区之间。

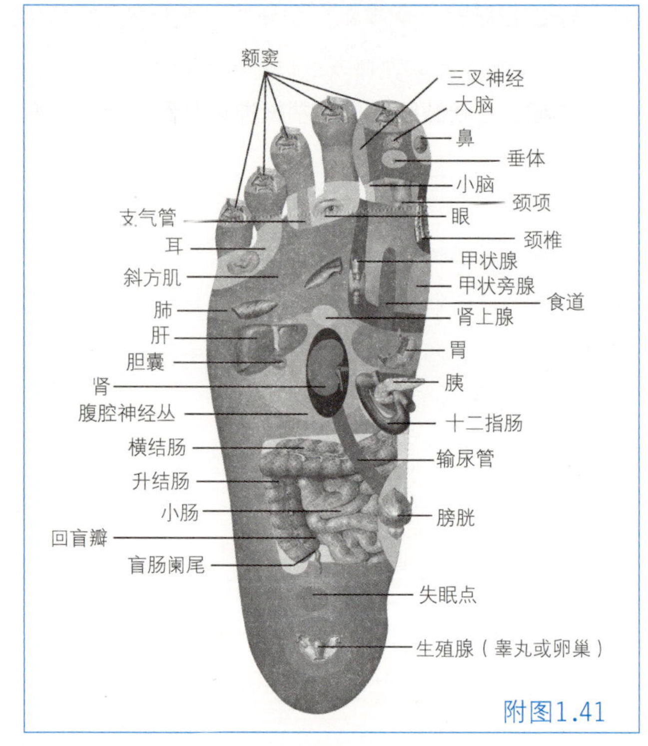

附图1.41

十二指肠：位于双脚脚掌第一跖骨与楔骨关节前方（向脚趾方向），胃及胰反射区的后方（向脚跟方向）。

小肠：位于双脚脚掌中部凹陷区域，被升结肠、横结肠、降结肠、乙状结肠及直肠等反射区所包围。

横结肠：位于双脚脚掌中间，横越脚掌呈横带状。

降结肠：位于左脚脚掌中部，沿骰骨外缘下行至跟骨外侧前缘，与脚外侧线平行，呈竖条状。

直肠及乙状结肠：位于左脚脚掌跟骨前缘，呈横带状。

肝：位于右脚脚掌第四跖骨与第五跖骨之间。

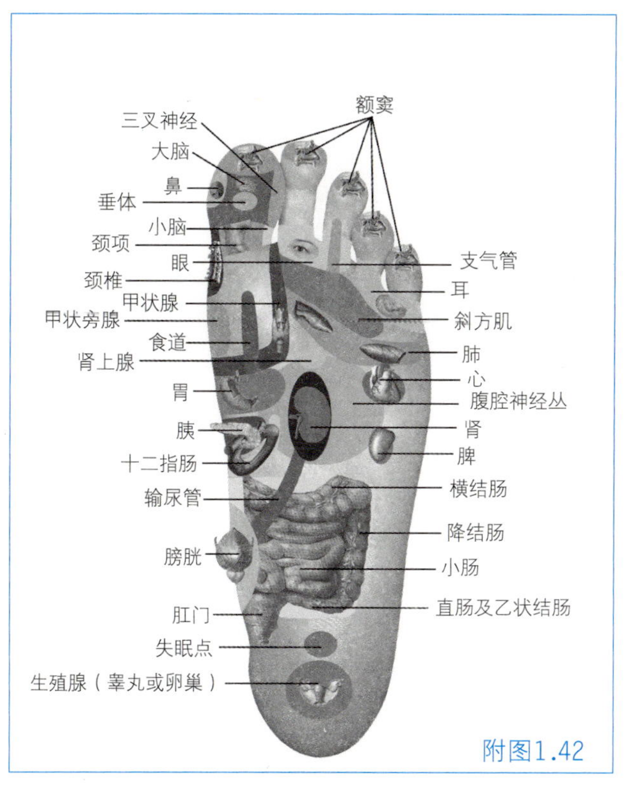

附图1.42

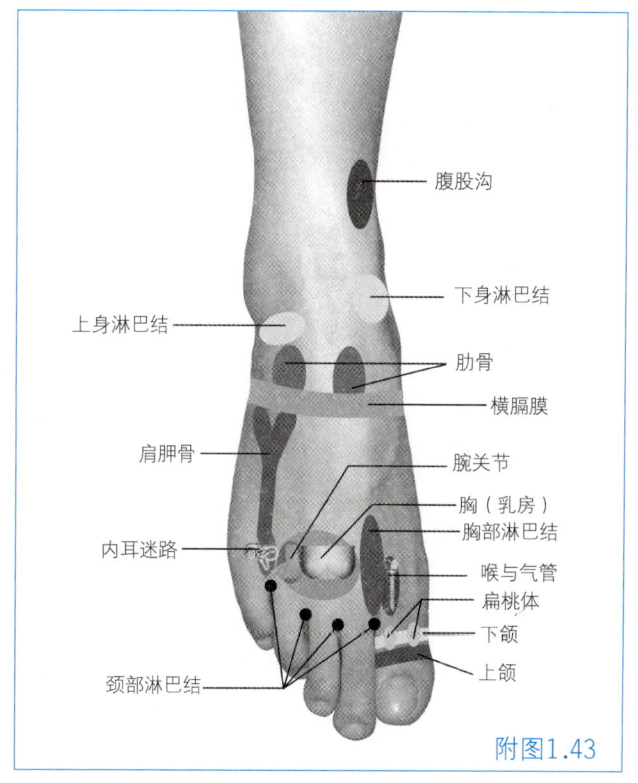

附图1.43

胆囊：位于右脚脚掌第三跖骨与第四跖骨之间，肝反射区之内。

升结肠：位于右脚脚掌小肠反射区外侧与脚外侧平行的带状区域。从跟骨前缘、骰骨外侧上行至第五跖骨底部。

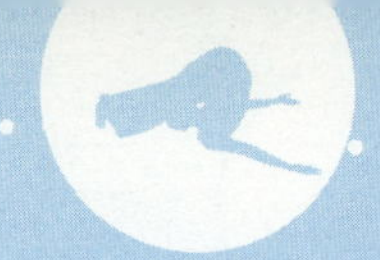

腹腔神经丛：位于双脚脚掌中心，分布在肾反射区与胃反射区附近。

胸：位于双脚脚背第二、三、四跖骨所形成的区域。

膈（横膈膜）：位于双脚脚背跖骨、楔骨、骰骨关节处，横跨脚背形成一带状区域。

上身淋巴结：位于双脚外侧脚踝骨前，由距骨、舟骨所构成的凹陷处。

下身淋巴结：位于双脚内侧脚踝骨前，由距骨、舟骨所构成的凹陷处。

足部按摩的常用手法

食指节压按法：一手持脚，以为另一手半握拳，食指弯曲，以食指的第一指间关节顶点为施力点（附图1.44）。

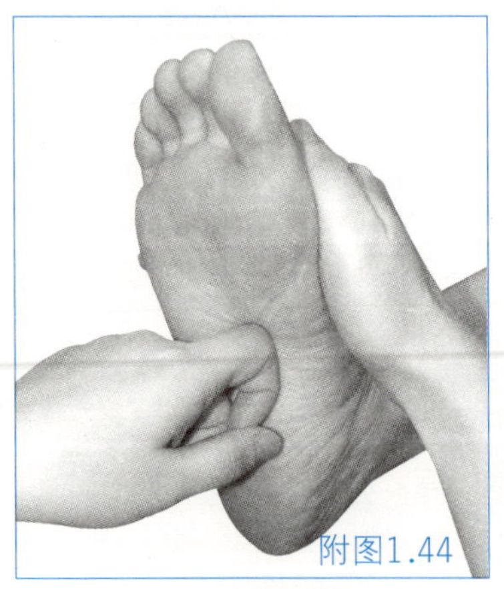

附图1.44

拇指端点按法：一手持脚，用另一手拇指指端施力按压。

拇指指腹按压法：一手握脚，以另一手的拇指指腹为施力点。此按压刺激较轻。

食指刮压法：以拇指固定脚部，食指弯曲呈镰刀状，以食指内侧缘施力进行刮压按摩（附图1.45）。

双指和拳法：一手持脚，另一手半握拳，食指和中指弯曲，以食指和中指的第一指间关节顶点施力按摩。

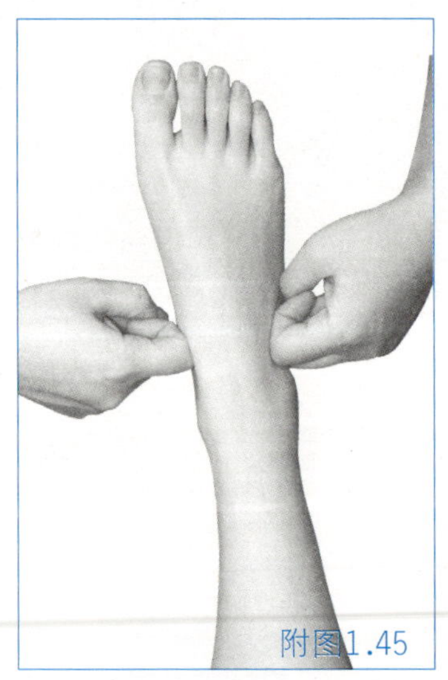

附图1.45

足部按摩的力度与方向

按摩时力度要均匀、适当，一般以患者有酸、

痛感且能耐受为度。应从远心端向近心端按摩，以利于静脉血液与淋巴液的回流。另外，定点按压也包括在定点前后左右作小范围的揉按，并不是完全固定不动，而且时间不宜太长，不要超过五分钟，可以间歇按压。

足部按摩的顺序

一般慢性病症宜采取全足按摩。先从左脚开始，按摩3遍肾→输尿管→膀胱三个反射区后，按脚底→脚内侧→脚外侧→脚背的顺序进行，结束时再将肾→输尿管→膀胱三个反射区按摩1遍。然后再按上述次序按摩右脚。按摩时，大的次序不能乱，可以有小的变动。急性病症大致按全足按摩的顺序进行，只是在重点反射区进行重手法按摩，以速见效。

足部按摩的时间

一般情况．每个反射区按摩2～3分钟即可，但急性病症要视患者的体质、病情的轻重而定，体质好，病情轻者按摩时间可适当延长。每次按摩时间为20～40分钟，每天可按摩1～2次。慢性病患者最好隔日1次或每周2次，并长期坚持。

按摩时间最好在饭后1小时，早、中、晚均可。经足部按摩病情好转后，还应坚持再做一段时间，以巩固疗效。

足部按摩的注意事项

（1）在足部按摩时，刺激强一点，痛感重一些，效果就好些。但对体弱的重病患者，以及有心脏病或对痛觉敏感者，应适当减轻按摩力度。如在按摩时发现患者出现脸色苍白、大汗、头晕、恶心等症状，应立即停止按摩，待患者平卧片刻，恢复正常后，再用轻刺激手法进行按摩。

（2）做完足部按摩后，患者应多喝温开水，以促进人体的新陈代谢。

（3）因足部按摩有促进血液循环的作用，所以对患有严重出血疾病及妇女月经期、妊娠期，均不宜采用本法治疗。

4 耳穴贴压疗法

由于耳穴贴压疗法具有适应证广、疗效好、简便易行、副作用少等优点，加之此疗法的操作者可以是患者本人，因此在众多疗法中使用较为普遍。

耳穴的探查方法

望诊法

望诊法就是直接通过肉眼或借助放大镜在自然光线下对耳郭从上到下，由内向外仔细查找相关的阳性反应物，如反射区的红晕、片状白色隆起或皮肤增厚等现象。

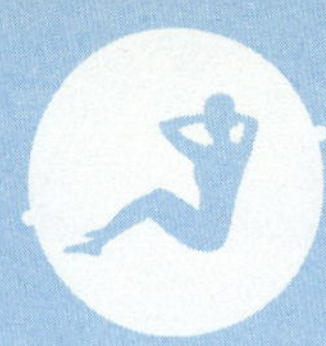
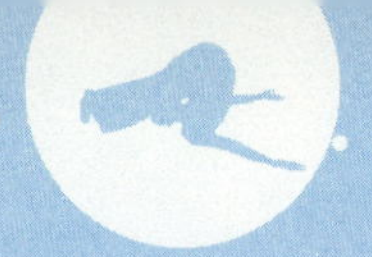

压痛法

压痛法是用专业探棒或圆头小棒（如火柴头），以均匀压力按压耳郭各穴（附图1.46和附图1.47），以查找最敏感的穴点。

耳穴的常见反应

耳郭是经络、神经汇集之处，因此在耳郭上给予不同刺激时，均能导致局部或全身出现不同反应，这些反应的产生常与患者经络感传的敏感性、机体的反应性有着密切关系，常见反应有以下几种：

耳部反应：多数患者在按压耳穴时有疼痛感，少数患者有酸、麻、胀、凉等感觉，数分钟后耳郭局部或整只耳郭逐渐充血发热，一般认为这是疗效较好的表现。

胃脘部反应：按压耳穴后，部分患者会感觉胃脘部有热感，倍感舒适。

全身反应：按压耳穴后，部分患者唾液分泌增多、胃肠蠕动增强，有饥饿感，少数患者有思睡之意。

常用的刺激方法

耳穴压丸法

耳穴压丸法是指在耳穴表面贴敷压丸，以替代埋针的一种简易疗法。该疗法安全无痛，副作用少，不易引起耳软骨骨膜炎，适合老年患者及幼儿怕痛的患

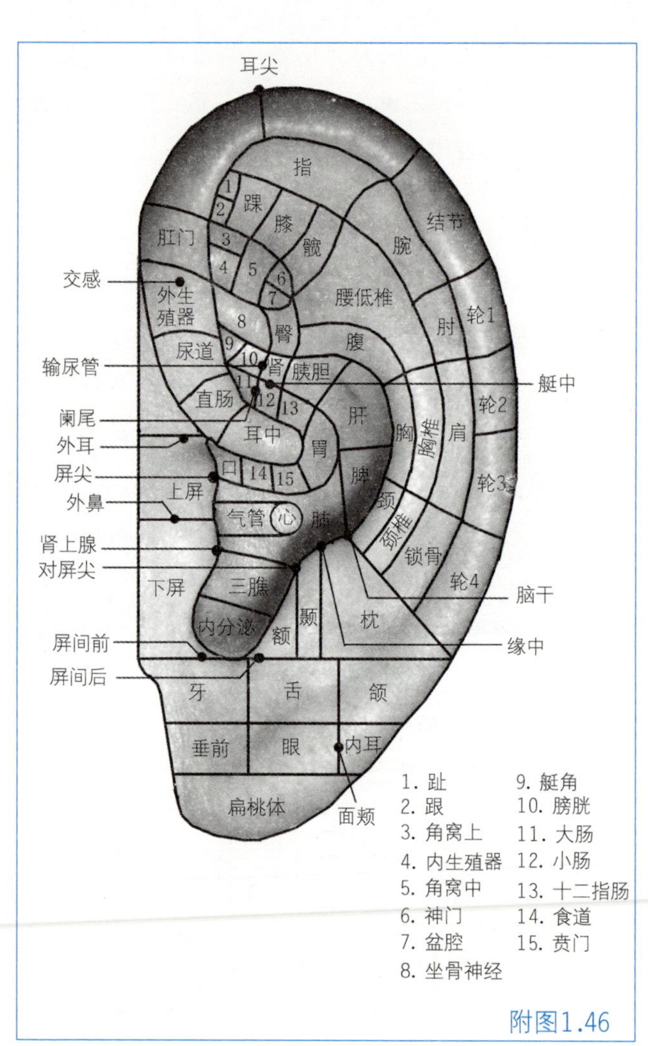

附图1.46

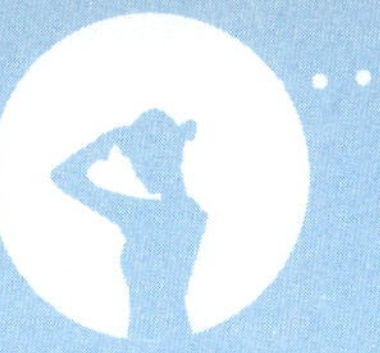

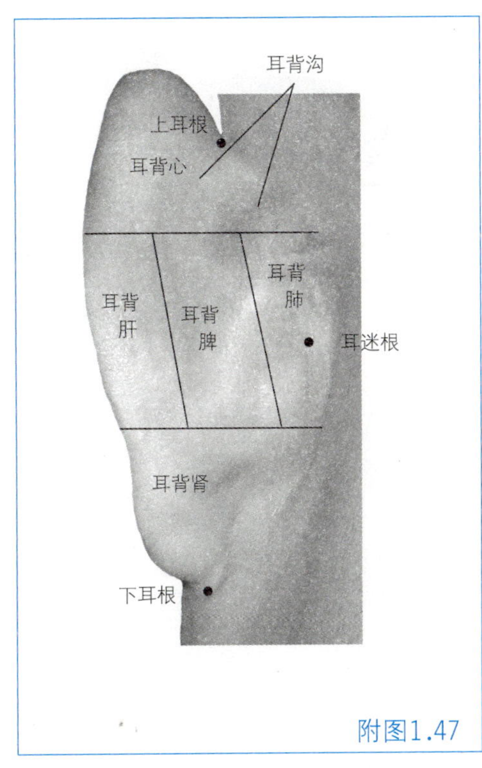

附图1.47

者。此法能起到持续刺激的作用，患者可以不定期在贴敷处按压，以加强刺激。

耳穴压丸时，选择直径1～1.5毫米黑色成熟的王不留行籽，用沸水烫洗2分钟，取出晒干，贮于瓶中备用。也可用半粒绿豆或韭菜籽。

耳穴压丸的步骤如下：

（1）探寻压痛点。选好穴位后，先用探棒（或火柴头）探寻所选穴位的敏感点（压痛点），然后用探棒轻轻按压此点，使之成为一个充血压痕，准备压丸。

（2）消毒贴敷压丸。先用75%的酒精棉球消毒耳郭，然后左手固定耳郭，右手将王不留行籽置于方形胶布上，对准敏感点压痕贴敷，并按压3分钟。

（3）按压方法。刺激强度依患者具体情况而定，儿童、年老体弱、神经衰弱的患者用轻刺激；急性疼痛、年轻体壮者宜强刺激，其他情况用中等刺激。按压时拇指和食指指腹相对按揉，使患者产生疼痛或酸胀感。

特别提醒：注意局部消毒和干燥，以免引起皮肤炎症。个别患者可能对胶布过敏，当局部出现红色粟粒样丘疹伴有痒感时，可改用耳穴按揉触压法。

耳穴按揉触压法

操作时先将手洗净，用拇指、食指按揉耳穴，以产生疼痛、发热感为宜。

此外，患者也可用圆头小棒，面对镜子，压按耳穴，尤其是疼痛敏感点，按压时一松一紧，强度适中，以患者能耐受为度，每穴按揉10～30次。

耳部贴压的注意事项

耳穴贴压疗法比较安全，一般没有禁忌症，但下列情况应予以注意。

（1）严重心脏病患者不宜采用强刺激。

（2）外耳有湿疹、溃疡、冻疮破溃时不宜用耳穴压丸法。

（3）妇女怀孕期间刺激手法要轻，尤其是在怀孕三个月以内及七个月以后。有习惯性流产的孕妇应忌用。

耳郭感染的防治

若耳穴按压过重，埋药时间太长，局部皮肤可有红肿、表皮破损、周围皮肤充血或伴有少量渗出液等现象。处理方法如下：

（1）局部涂擦2.5%碘酒，每天2次。

（2）用蜂蜜涂敷中药锡类散。

5 拔罐疗法

拔罐疗法又称“吸筒疗法”，古代称为“角法”，是以口径不同的瓷罐、玻璃罐或竹罐为工具（附图1.48和附图1.49），以热力排除罐内空气，造成负压，使之吸附于腧穴或应拔部位的体表，造成皮肤充血、淤血，产生刺激，以达到防治疾病的目的。

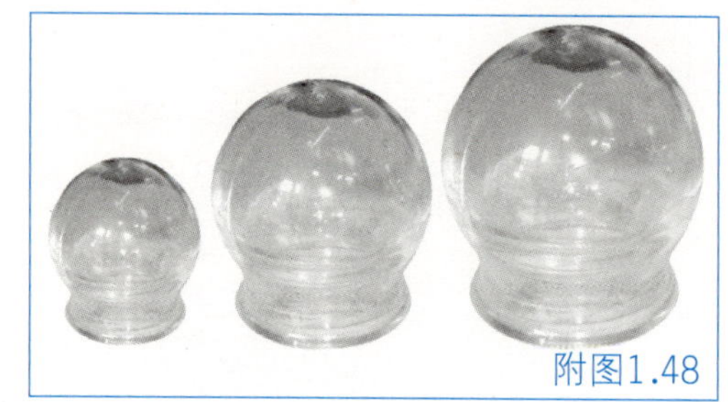
附图1.48

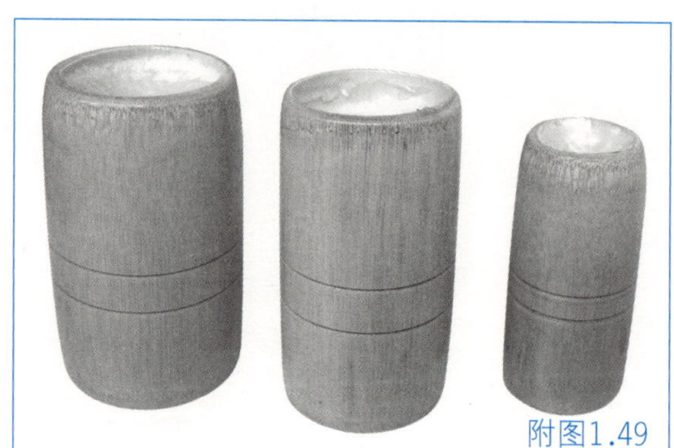
附图1.49

拔罐的方法

火罐法

利用燃烧时火的热力排出罐内空气，形成负压，将罐吸着在皮肤上，具体方法有以下几种：

（1）闪火法：是将长纸条或用镊子夹住一个酒精棉球，用火点燃后在罐内绕1～3圈，将火退出后迅速将罐扣在应拔部位。

（2）投火法：是将易燃纸条点燃后投入罐内，

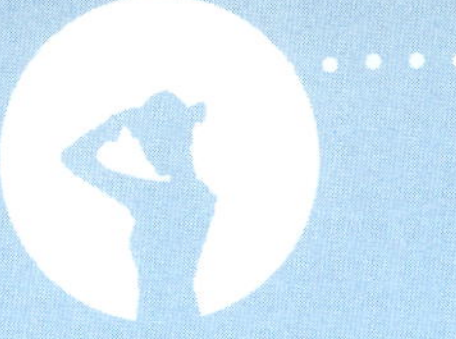

不等纸条烧完，迅即将罐扣在应拔部位。拔罐时应注意将纸条点燃的一端向上，以免烫伤皮肤。

（3）滴酒法：在罐内滴入1～3滴95%酒精或白酒，并沿罐内壁摇匀，然后用火点燃，迅速将罐扣在应拔部位。注意滴酒切勿过多。

（4）贴棉法：是将一块大小适宜的酒精棉贴在罐内壁下1/3处，用火将酒精棉点燃后，迅速扣在应拔部位。

（5）架火法：即将不易燃烧和传热的物体（如瓶盖等，直径要小于罐口)扣于应拔部位，然后将酒精棉球置于瓶盖内或滴入几滴95%的酒精，用火点燃后将罐迅速扣下。

水罐法

一般是先将若干个竹罐放在锅内，加水煮沸，然后用镊子将罐口朝下夹出，迅速用凉毛巾紧扪罐口，并立即将罐扣在应拔部位。若煮时放入适量的药物，即称为药罐。

抽气法

将青霉素、链霉素等药瓶磨制成的抽气罐紧扣在要拔罐的部位上(瓶底扣在所拔部位上)，然后用注射器从橡皮塞抽出瓶内空气，使之产生负压，即能吸住拔罐部位的皮肤。

以上各种方法一般留罐10分钟左右，待拔罐部位的皮肤充血或淤血时，将罐取下。

常用拔罐方式

留罐法

将火罐拔在一定部位后，留置10～15分钟。吸拔力强的应适当减少吸拔时间。

闪罐法

用闪火法将罐拔在施治部位后，立即取下，反复吸拔多次，直至皮肤潮红、充血（附图1.50）。此法的兴奋作用较为明显，适用于功能减退的虚弱病症。

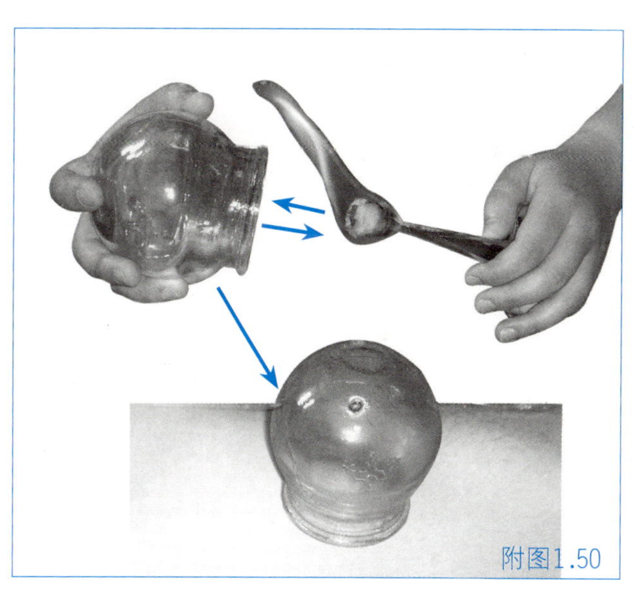

附图1.50

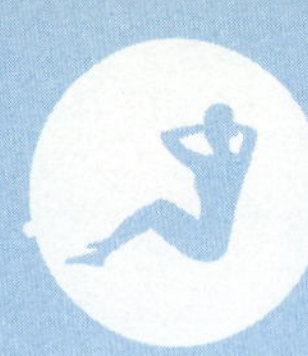

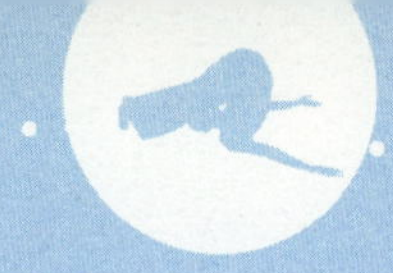

刺络拔罐法

先将选定穴位或部位消毒，然后用三棱针、粗毫针或皮肤针点刺，起针后再迅速将火罐用闪火法拔罩在点刺穴位或部位上，使之出血，留罐10～15分钟，最后起罐，并用消毒棉球或纱布擦净血迹。

拔罐的反应及处理方法

正常反应：拔罐时，患者局部有牵拉发胀感，或感到发热、发紧、凉气外出、温暖、舒适等均属正常现象。起罐后，治疗部位出现潮红或紫红色疹点等，也属拔罐疗法的治疗效应，一至数天后可自然恢复，不必处理。

异常反应：拔罐后如果患者感到异常紧痛，或有烧灼感，则应立即起罐，并检查皮肤有无烫伤。刺络拔罐后，如罐内有大量出血（超过治疗所需求的出血量），应立即起罐，用消毒棉球按压出血点，进行止血。

如果拔罐过程中患者出现头晕、心慌、恶心、面色苍白、出冷汗，甚至晕厥时，应立即起罐，并让患者平卧，取头低脚高位，或让患者静卧，饮适量温水。

拔罐的注意事项

（1）拔罐时应选择适当的体位和肌肉丰满的部位。骨骼凹凸不平或毛发较多处不宜施用。

（2）皮肤有过敏、溃疡、水肿及大血管分布处不宜拔罐。

（3）有自发性出血倾向者不宜拔罐。

（4）孕妇的腰骶部及腹部不宜拔罐。

（5）根据所拔部位的面积大小，选择大小合适的火罐。拔罐前患者应选择适当的体位，拔罐过程中不能移动体位，以免火罐脱落。

（6）拔罐时若因烫伤或留罐时间过长而引起皮肤起泡时，小泡无需处理，大泡可用消毒毫针将积液放出，涂以甲紫（龙胆紫）溶液，然后用消毒纱布包敷。

6 刮痧疗法

刮痧疗法是对患者颈项、脚背、两肘、两膝等部位的皮肤进行刮痕治病的方法。主要是通过刮痕刺激皮下毛细血管和神经末梢，使冲动传入中枢神经系统而产生兴奋，发挥其正常调节功能，并可因刺激使毛细血管扩张，加速血液循环。

刮痧的方法

患者取坐位或卧位，暴露刮痧部位。刮痧者将手洗净，先用75%的酒精将患者刮痧部位消毒，然后用事先消毒好的钱币或汤匙柄蘸香油少许，以一定的倾斜度从上到下、由内而外，匀力刮拭7～8次，以刮痧

部位皮肤出现紫红色刮痕为宜。如果患者刮痧部位出现紫红色刮痕，说明有“痧”。多数患者刮痧后立即感觉头脑清晰，精神爽快，病情随之得到好转。

刮痧的注意事项

（1）刮痧时应注意要取单一方向，不可来回乱刮。

（2）刮痧动作要柔和，用力要均匀，不宜太重、太快、太短。

（3）刮痧应在室内或避风的地方进行，以免着凉。

7 灸法

灸法是以艾绒为主要原料，点燃后在体表一定的部位(或穴位)进行熏、熨、烧、灼，给人体以温热刺激，从而达到温经通络、益气活血、防治疾病的一种外治法。施灸的原料多以艾为主，艾属菊科多年生草本植物，气味芳香，易燃，常用作灸料，具有温通经络、行气活血、祛湿散寒、消肿散结、回阳救逆的功效。将艾叶加工除去杂质后，即可成纯净细软的艾绒。临床上所用的艾条、艾炷都是用艾绒制成。

常用的灸法

艾炷灸

将纯净的艾绒放在掌心或平板上，捏搓成麦粒或莲子大小的圆锥形艾炷，放在穴位上点燃施灸，每燃完一炷称为一壮。艾炷灸又分为直接灸和间接灸两种。

直接灸：先在所取穴位上涂抹少量凡士林，以使艾炷便于黏附，然后将大小适宜的艾炷放在穴位上，点燃顶端，当艾炷燃至2/5、患者感觉微有灼痛时，即可用镊子将艾炷移走，换新艾炷再灸（附图1.51）。如此更换，直到规定壮数灸完为止。

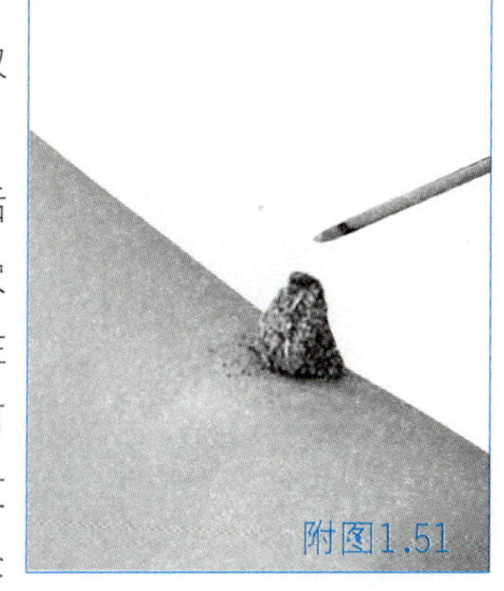

附图1.51

间接灸：是用药物将艾炷与施灸穴位的皮肤隔开来进行施灸的方法。常见的间接灸有如下几种：

隔姜灸：把鲜姜切成直径2～3厘米、厚约0.2厘米的薄片，中间用针穿刺数孔，放于穴位上，再将艾炷放在姜片上点燃施灸（附图1.52）。艾炷燃尽后，另换一炷继续灸，直到灸完规定的壮数，且以皮肤红润、不起泡为度。

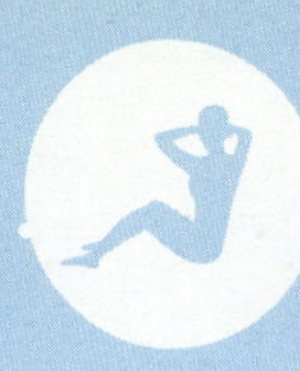
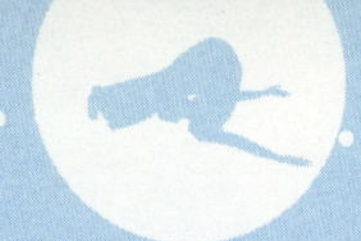

隔盐灸：先用纯净食盐填敷肚脐，再放上艾炷施灸。也可在食盐上先放置姜片，再置艾炷施灸，这样可避免食盐受火起爆，造成烫伤。灸至有痛感时换炷再灸，不拘壮数。本法多用于急性腹痛吐泻、四肢厥冷、虚脱等症。

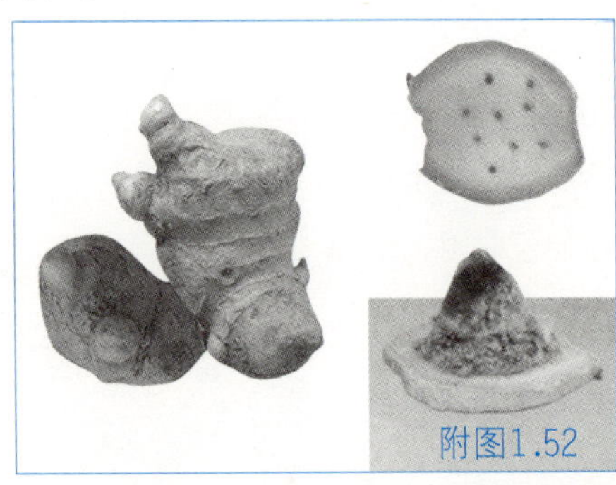
附图1.52

隔附子灸：用附子片作间隔，用法同隔姜灸。亦可用附子饼作间隔，即将附子研成粉末，用少许面粉和黄酒调和，作成0.2～0.3厘米的附子饼，用针穿刺数孔，放在所选穴位上，再放艾炷施灸。本法适用于阳虚患者。

艾条灸

艾条灸又称艾卷灸，常用的施灸方法有温和灸和雀啄灸。

温和灸：将艾条一端点燃，对准施灸部位，在距皮肤2～3厘米处进行施灸，以患者局部有温热感而无灼痛为宜（附图1.53）。一般每穴灸5～7分钟，至皮肤稍呈红晕为度。

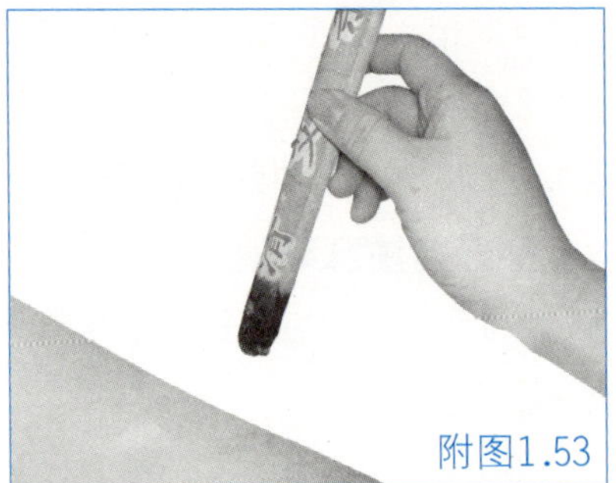
附图1.53

雀啄灸：将艾条一端点燃，施灸时，对准施灸部位，在距皮肤2～3厘米处像鸟雀啄食一样，一上一下活动施灸（附图1.54）。

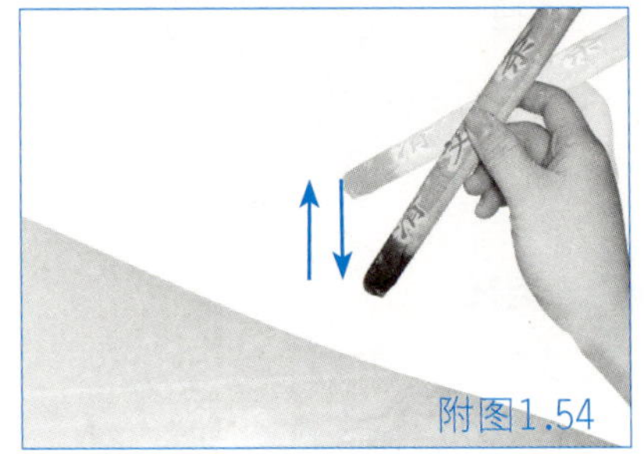
附图1.54

温灸器灸

温灸器是指用特制的灸器盛放点燃的艾绒，在穴位或指定部位上进行熨灸或熏灸的一种方法。临床上常用的有温筒灸（附图1.55）、温盒灸、温架灸等多种类型。其中温盒灸多用薄木板作成长宽各15～20厘米，高10～12厘米的无底无盖木盒（木框），在中间距底部约4厘米处安装铁纱网。然后将艾条剪成2～3个5～6厘米长的艾段，点燃后放在铁纱网上，并将灸盒放在应灸部位进行施灸，直至艾条燃完，局部皮肤红晕。此法适用于面积较大的部位。

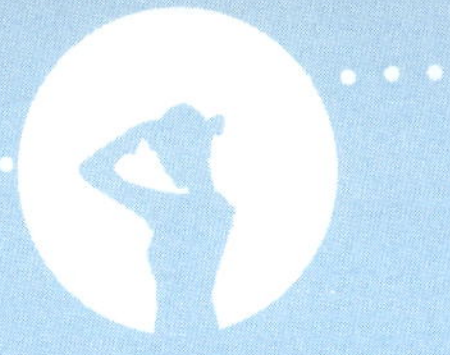

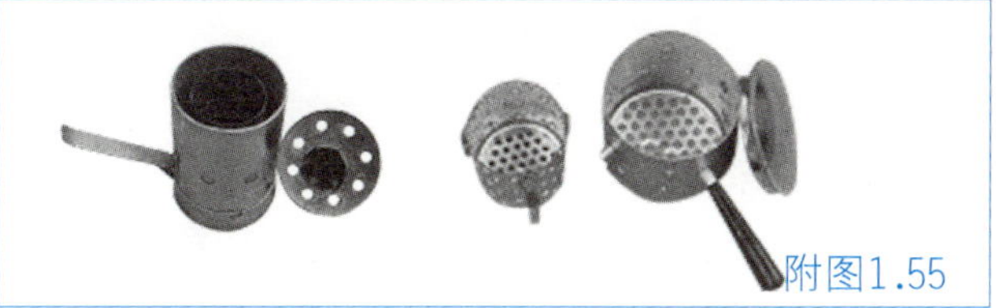
附图1.55

温针灸

温针灸是针刺与艾灸相结合的一种灸法。首先针刺穴位达一定深度，当有酸、麻、胀等得气感后，再将2厘米长的艾条插在针柄上点燃施灸（附图1.56），待艾条燃尽后，除去灰烬，将针取出。此法适用于既需要留针又适宜艾灸的病症。

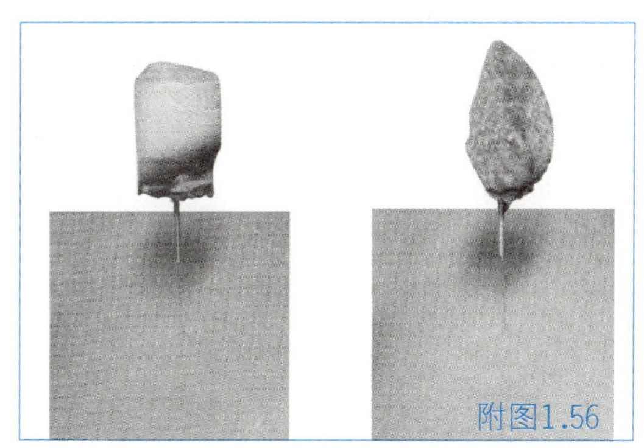
附图1.56

灯芯草灸

灯芯草灸又称“灯火灸”，是民间流传的一种操作简单、疗效较好的治疗方法。

取3～4寸长灯芯草，一端蘸以麻油或其他植物油（如豆油、花生油等），约浸1寸左右，点燃后，对准穴位快速接触、离开，当听到“叭”声，即为成功，如无响声，可重复1～2次。若灸后皮肤有点发黄或起小泡，说明恰到好处。

灸后的处理及禁忌证

灸后的处理

施灸后，若局部皮肤出现微红、灼热，均属正常现象，无需处理。如果施灸过量，时间过长，局部可出现小水泡，只要不擦破，即可自然吸收。若水泡较大，可用消毒毫针刺破水泡，放出积液，然后涂上甲紫（龙胆紫）溶液，并用消毒纱布包扎。

禁忌证

（1）凡有心烦口渴、恶热、舌红苔黄、脉数等阳热证患者不宜用灸法；舌红少苔、口干、脉细数的阴虚火旺患者亦应少灸或不灸。

（2）患者过饥、过饱、劳累及情绪不稳时不宜施灸。

（3）孕妇腹部及腰骶部不宜施灸。

8 橡胶锤疗法

橡胶锤疗法是在皮肤针疗法的基础上发展而来的。由于它适应证广、简便易学、安全可靠、无副作用，因而深受广大群众和医务人员的欢迎。

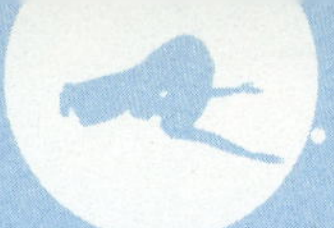

橡胶锤的构成及操作方法

橡胶锤的构成

橡胶锤由锤头和锤柄组成（附图1.57）。锤头用80°无毒橡胶制成，长5~6厘米，直径为2~2.5厘米。尖部呈圆锥形，长2~2.5厘米，直径为0.3厘米，锤的大头向上凸出0.5~0.7厘米，呈半球形，有的球面上还有梅花状乳头。锤柄长30~35厘米。锤头和锤柄应保持一定的硬度和弹性。

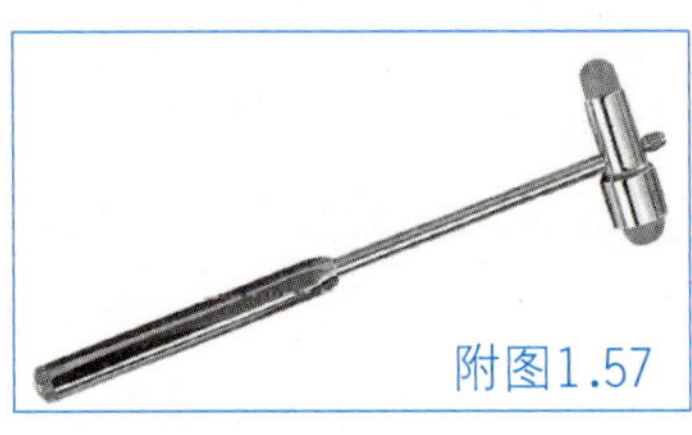
附图1.57

持锤姿势

持锤不能过松，也不能过紧。正确的持锤姿势有两种：

（1）以右手拇指和中指挟持锤柄，食指按住锤柄中段，无名指和小指将锤柄末端固定于手掌小鱼际处，锤柄尾端露出手掌1~1.5厘米。

（2）以右手拇指和食指扶持锤柄，拇指按于锤柄之上，中指、无名指和小指将锤柄末端固定于手掌小鱼际处，锤柄尾端露出手掌1~1.5厘米（附图1.58）。

弹打手法

持橡胶锤弹打时，右手以正确姿势握锤柄，然后找准穴位，用腕力进行弹打，要求锤头垂直于皮肤，不要斜向刨打。急起急落，快慢均匀而有节奏感，每分钟弹打120~180次。

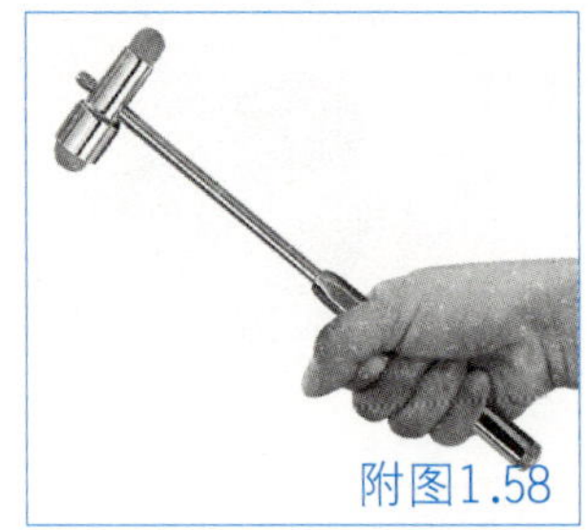
附图1.58

弹打反应

一般患者在弹打后局部有酸、麻、灼热或鼓胀感，有时也有轻度疼痛。如果某些部位刚开始弹打时感觉不明显，应继续弹打，只有出现上述反应时，疗效才好。

橡胶锤疗法禁忌证

橡胶锤疗法简单安全，一般没有绝对禁忌证，但遇到下列情况应禁用。

（1）有急性传染性疾病或炎症急性期的患者不宜单独使用此法。

（2）严重器质性疾病、贫血、心脏病及癌症晚期的患者不宜使用此法。

（3）弹打后容易出血的疾病，如血友病、血小板减少性紫癜、过敏性紫癜等应禁用。有内脏出血，如咯血、衄血、便血和外伤性大出血等应避免弹打出血部位，以防弹打震动后加重出血。

（4）女性怀孕期及有习惯性流产的孕妇应禁用。

（5）有皮肤病者应避免在患部弹打，以免扩散。

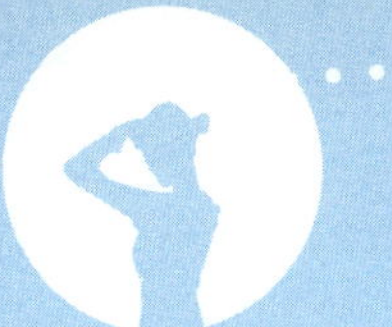

弹打注意事项

尽量使患者精神集中，全身肌肉放松，消除顾虑，心情舒畅。治疗前让患者排净大小便，暴露肌肤或只穿少量单衣。治疗时要灵活运用橡胶锤手法，做到全神贯注，手到眼到，眼到意到，手法轻重、快慢适宜。弹打后，多数患者会感到治疗部位有酸、麻、胀、热感，或有出凉气、抽动以及皮肤红润等现象，少数患者有皮下淤血、全身出汗或发热等反应。这些反应很快会自行恢复，皮下出血可在一周内慢慢消失。如弹打后个别患者症状加重，可继续弹打，一般2～3天后加重的症状会自行消失，病情也会随之好转。

9 皮肤针疗法

皮肤针疗法已有两千年的悠久历史，它具有治疗范围广、见效快、经济简便等优点，故深受广大群众欢迎。

皮肤针的操作方法

持针方法

一般以右手持针，用拇指和中指挟持针柄，食指按于针柄中段，无名指和小指将针柄末端固定于手掌小鱼际处，针柄尾端露出手掌1～1.5厘米（附图1.59）。持针时注意握针不能过松或过紧，过松会使针杆左右摆动，易造成出血；过紧会使腕关节肌肉紧张，影响灵活运动。

针刺手法

用皮肤针治疗时落针要稳、准，针尖与皮肤呈垂直接触。提针要快，发出短促清脆的“哒”声。要用腕部的弹力叩刺，且一定要弹刺，不能压刺或斜刺。

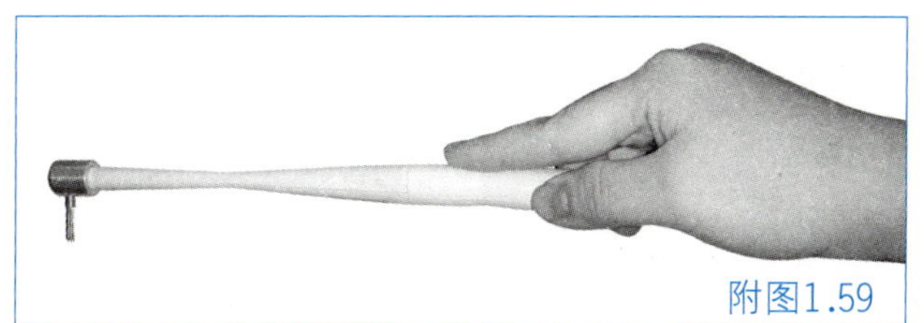

附图1.59

针刺的注意事项

（1）注意检查针具，若发现针尖有钩曲、缺损或参差不齐，须及时修理。

（2）叩刺时针尖必须垂直而下，避免斜刺或压刺。

（3）针具及叩刺部位应注意消毒，重刺出血后应再用酒精棉球擦拭，并保持局部清洁，防止感染。

（4）局部皮肤溃疡或破损时不宜使用皮肤针叩刺。

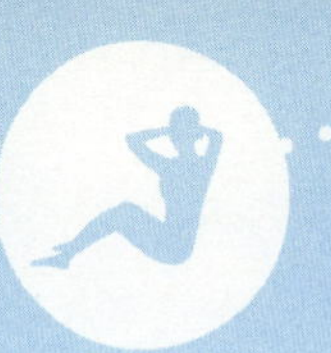

附录2 中医常用经脉

经络是人体内气血运行的通道，包括经脉和络脉。“经”，有路径的含义，是直行的主干；“络”，有网络的含义，为侧行的分支。现将常用的经脉介绍如下：

十二条正经的名称

十二经脉是经络系统的主体，故又称为“正经”。其名称由手足、阴阳、脏腑三部分组成。首先用手、足将十二经脉分成手六经和足六经；凡属脏并循行于肢体内侧的经脉为阴经，属腑并循行于肢体外侧的经脉为阳经。根据阴阳消长变化的规律，阴阳又划分为三阴三阳，三阴为太阴、少阴、厥阴；三阳为阳明、太阳、少阳。按照上述命名规律，十二经脉的名称分别为手太阴肺经、手阳明大肠经、足阳明胃经、足太阴脾经、手少阴心经、手太阳小肠经、足太阳膀胱经、足少阴肾经、手厥阴心包经、手少阳三焦经、足少阳胆经、足厥阴肝经。

十二条正经的循行与主治

手太阴肺经：本经从胸到手，首穴中府穴，末穴少商穴，单侧共11穴。主治肺、心、喉、眼、乳腺疾病以及手臂内侧前缘疼痛。

手阳明大肠经：本经从手到头面，首穴商阳穴，末穴迎香穴，单侧共20穴。主治头面、五官、大肠疾病以及本经循行部位的病症，如头痛、三叉神经痛、面瘫、牙痛、鼻塞、咽喉炎、甲状腺肿以及上肢疼痛、麻木、瘫痪等。

足阳明胃经：本经从头面走向下肢，首穴承泣穴，末穴厉兑穴，单侧共45穴。主治胃肠道、头面、五官疾病以及本经循行部位的病症，如胃炎、肠炎、

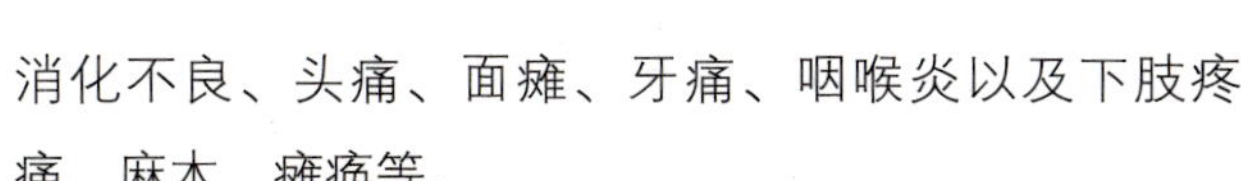

消化不良、头痛、面瘫、牙痛、咽喉炎以及下肢疼痛、麻木、瘫痪等。

足太阴脾经：本经从足到腹，首穴隐白穴，末穴大包穴，单侧共21穴。主治消化系统、泌尿系统疾病以及腧穴所处局部的病症，如消化不良、痢疾、肠炎、尿潴留、遗尿、崩漏、便血等。

手少阴心经：本经从胸到手，首穴极泉穴，末穴少冲穴，单侧共9穴。主治心血管、神经、精神疾病以及腧穴所在局部的病症，如心动过速或过缓、心绞痛、失眠、癫痫、癔症以及手臂内侧后缘疼痛。

手太阳小肠经：本经从手到头，首穴少泽穴，末穴听宫穴，单侧共19穴。主治头、颈、肩胛、背部疼痛，眼、耳及其他本经循行部位的病症。

足太阳膀胱经：本经从头面走向下肢，首穴睛明穴，末穴至阴穴，单侧共67穴。主治眼、头、颈、背、腰骶部以及下肢疾病，痔疮、脱肛等病症。“背腧穴”主治各有关内脏及与脏腑功能有关的组织器官病症。

足少阴肾经：本经从足到腹，首穴涌泉穴，末穴腧府穴，单侧共27穴。主治泌尿系统、生殖系统的病症，如遗精、阳痿、早泄、水肿、尿潴留、遗尿、失眠、耳鸣、耳聋、眩晕、腰痛等。

手厥阴心包经：本经从胸到手，首穴天池穴，末穴中冲穴，单侧共9穴。主治心血管和神经系统疾病，如心绞痛、心律不齐、昏迷等，还可治疗胃痛、呕吐、膈肌痉挛等病症。

手少阳三焦经：本经从手到头，首穴关冲穴，末穴丝竹空穴，单侧共23穴。主治耳、侧头部、眼、咽喉部疾病，如耳鸣、耳聋、中耳炎、结膜炎、近视、咽喉炎，还可治疗发热和肩臂外侧疼痛。

足少阳胆经：本经从头到足，首穴童子髎穴，末穴足窍阴穴，单侧共44穴。主治头、身侧面的病症以及肝胆疾病，如偏头痛、耳鸣、耳聋、胁肋部和下肢外侧的病症，以及肝炎、胆囊炎等。

足厥阴肝经：本经从足到腹，首穴大敦穴，末穴期门穴，单侧共14穴。主治头部、肝胆及下腹部病症，如头痛、面瘫、胆管感染、慢性肝炎、痛经、睾丸炎等。

任脉、督脉

督脉：为阳脉之海。主要功能是统摄全身阳气及维系人身之气。十二经脉中的手三阳与足三阳均会于督脉，故督脉有调整和振奋全身阳气的重要作用。

任脉：为阴脉之海。三阴经脉、阴维脉与冲脉均会于任脉，故有总调人身阴经经气的功能。

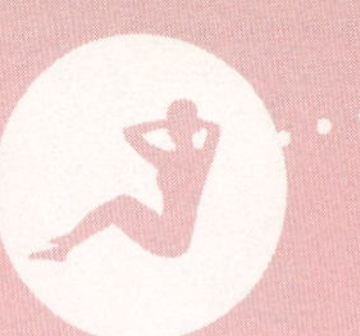

附录3 人体常用穴位

在人体的十二条正经和任脉、督脉两条经脉上分布着很多穴位，这些穴位是体表与脏腑相联系的特殊区域，也是推拿、针灸施术的部位，对不同部位的腧穴施用不同的手法，能够抗御疾病、平衡阴阳。

1 常用穴位的定位方法

骨度分寸定位法：是指以骨节为标志，将两骨节之间的长度折量为一定的分寸，用以确定腧穴位置的方法。不论男女老少、高矮胖瘦，均可按一定的骨度分寸在其自身测量。

体表解剖标志定位法：是以人体解剖学的各种体表标志为依据来确定腧穴位置的方法，又称自然标志定位法。人体体表解剖标志可分为固定标志和活动标志两种。其中固定标志指各部位由骨节、肌肉所形成的突起、凹陷及五官轮廓、发际、指（趾）甲、乳头、肚脐等，是在自然姿势下可见的标志。活动标志指各部的关节、肌肉、肌腱和皮肤随着活动而出现的空隙、凹陷、皱纹、尖端等，是在活动姿势下才会出现的标志。

手指同身寸定位法：是指依据患者本人手指为尺寸折量标准来量取腧穴的定位方法。常用的手指同身寸定位法有三种：

（1）拇指同身寸：以患者拇指的指间关节的宽度作为1寸。

（2）中指同身寸：中指屈曲时，以中节桡侧两端纹头之间的距离作为1寸。

（3）横指同身寸：让患者将食指、中指、无名指及小指并拢，以中指中节横纹处为标准，其四指的宽度作为3寸。

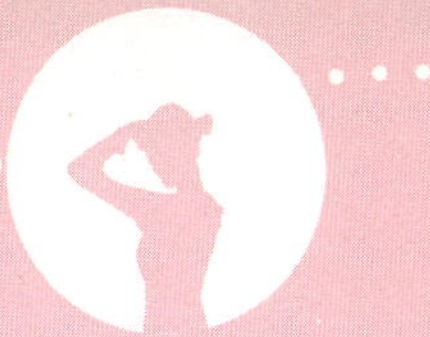

2 常用穴位的具体定位

头颈部常用穴位

百会穴

督脉穴。

定位：后发际正中直上7寸，或于头部中线与两耳尖连线的交点处取穴。

上星穴

督脉穴。

定位：囟会穴前1寸，或前发际正中直上1寸。

神庭穴

督脉穴。

定位：前发际正中上0.5寸。

印堂穴

督脉穴。

定位：在额部，两眉头的中间。

素髎穴

督脉穴。

定位：鼻尖的正中央。

人中穴（水沟穴）

督脉穴。

定位：人中沟上1/3与下2/3交点处。

承浆穴

任脉穴。

定位：颏唇沟的正中凹陷处。

夹承浆

经外奇穴。

定位：在承浆穴外侧1寸的凹陷处，即下颌骨颏孔处。

头维穴

胃经穴。

定位：在头侧部，额角发际上0.5寸，头正中线旁4.5寸。

阳白穴

胆经穴。

定位：目正视，瞳孔直上，眉上1寸处。

睛明穴

膀胱经穴。

定位：目内眦的上方约0.1寸，靠近眼眶骨内缘处。

攒竹穴

膀胱经穴。

定位：目内眦直上眉头凹陷中。

鱼腰穴

经外奇穴。

定位：目正视，瞳孔直上，眉毛中点处。

丝竹空穴

三膲经穴。

定位：眉梢凹陷处。

太阳穴

经外奇穴。

定位：在颞部，眉梢与目外眦的中点，向后约一横指凹陷处。

承泣穴

胃经穴。

定位：目正视前方，瞳孔直下，在眶下缘与眼球之间取穴。

四白穴

胃经穴。

定位：目正视前方，瞳孔直下，眶下孔凹陷处。

球后穴

经外奇穴。

定位：眼眶下缘外1/4与内3/4交界处。

迎香穴

大肠经穴。

定位：鼻翼外缘中点旁开约0.5寸，鼻唇沟中。

巨髎穴

胃经穴。

定位：目正视，瞳孔直下，平鼻翼下缘处，鼻唇沟外侧。

率谷穴

胆经穴。

定位：在耳尖直上，入发际1.5寸处。

耳门穴

三焦经穴。

定位：耳屏上切迹前方，下颌骨髁状突后缘，张口呈凹陷处。

翳风穴

三焦经穴。

定位：耳垂后方，下颌角与乳突前下方之间的凹陷中。

听宫穴

小肠经穴。

定位：耳屏前，下颌骨髁状突的后方，张口凹陷处取穴。

上关穴

胆经穴。

定位：在耳前，下关直下，颧弓的上缘凹陷处。

下关穴

胃经穴。

定位：耳屏前，下颌骨髁状突前方，颧弓与下颌切迹所形成的凹陷中。

颊车穴

胃经穴。

定位：下颌角前上方约1横指，按之凹陷处，即咬紧牙关时咬肌的隆起处。

听会穴

胆经穴。

定位：耳屏间切迹前方，下颌骨髁状突的后缘，张口有凹陷处取穴。

风池穴

胆经穴。

定位：胸锁乳突肌与斜方肌上端之间的凹陷中，平风府穴。

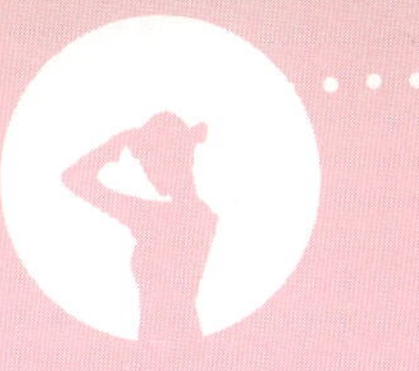
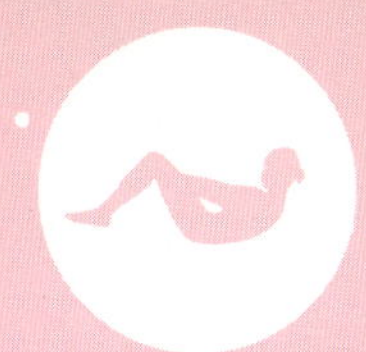

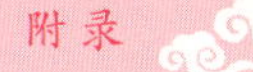

风府穴

督脉穴。

定位：正坐，头微前倾，后发际正中直上1寸凹陷中。

天柱穴

膀胱经穴。

定位：斜方肌外缘凹陷中，约后发际正中直上0.5寸，旁开1.3寸。

廉泉穴

任脉穴。

定位：微仰头，喉结上方，舌骨体上缘中点凹陷处。

天鼎穴

大肠经穴。

定位：胸锁乳突肌后缘，扶突穴直下1寸。

脑空穴

胆经穴。

定位：头后部，枕外隆凸的上缘外侧，头正中线旁开2.25寸。

风门穴

膀胱经穴。

定位：第二胸椎棘突下，旁开1.5寸。

大迎穴

胃经穴。

定位：下颌角前下方约1.3寸，咬肌附着部的前缘，闭口鼓气时，下颌角前下方出现一沟形的凹陷中取穴。

角孙穴

三焦经穴。

定位：折耳郭向前在耳尖直上入发际处。

肩和上肢部常用穴位

肩井穴

胆经穴。

定位：肩上，大椎穴与肩峰连线的中点处。

秉风穴

小肠经穴。

定位：肩胛骨冈上窝中央，天宗穴直上，举臂有凹陷处。

肩髃穴

大肠经穴。

定位：锁骨肩峰下缘，肩峰与肱骨大结节之间。上臂平举或外展时，肩部出现两个凹陷，前方的凹陷即为本穴。

肩髎穴

三焦经穴。

定位：肩峰后下方，上臂外展时肩后凹陷处，肩髎穴后约1寸。

臂臑穴

大肠经穴。

定位：在曲池穴与肩髃穴连线上，曲池穴上7寸，三角肌止点处。

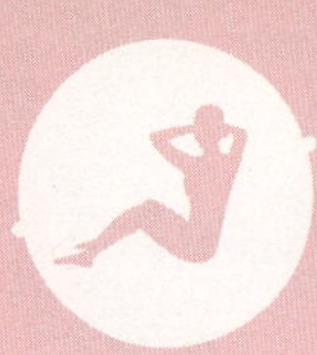

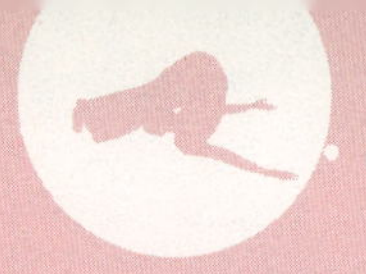

肩贞穴

小肠经穴。

定位：在肩关节后下方，臂内收时，腋后纹头上1寸。

曲池穴

大肠经穴。

定位：曲肘成直角，肘横纹外侧端与肱骨外上髁连线中点。

尺泽穴

肺经穴。

定位：肘横纹中，肱二头肌腱桡侧凹陷处。

少海穴

心经穴。

定位：屈肘，肘横纹内侧端与肱骨内上髁连线的中点。

手三里穴

大肠经穴。

定位：肘横纹下2寸，阳溪穴与曲池穴的连线上。

内关穴

心包经穴。

定位：腕横纹上2寸，掌长肌腱与桡侧腕屈肌腱之间。

外关穴

三焦经穴。

定位：腕背横纹上2寸，桡骨、尺骨正中间。

阳池穴

三焦经穴。

定位：腕背横纹中，指总伸肌腱的尺侧缘凹陷处。

通里穴

心经穴。

定位：仰掌，腕横纹上1寸，尺侧腕屈肌腱的桡侧缘。

神门穴

心经穴。

定位：在腕横纹尺侧端，尺侧腕屈肌腱桡侧凹陷处。

列缺穴

肺经穴。

定位：桡骨茎突上方，腕横纹上1.5寸，肱桡肌与拇长展肌腱之间。

太渊穴

肺经穴。

定位：腕掌侧横纹桡侧，桡动脉的桡侧凹陷中。

阳溪穴

大肠经穴。

定位：在腕背横纹桡侧，手拇指向上翘起时，拇长、短伸肌腱之间的凹陷中。

阳谷穴

小肠经穴。

定位：在腕背横纹尺侧端凹陷处，赤白肉际上。

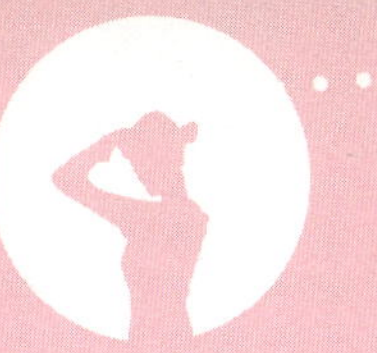
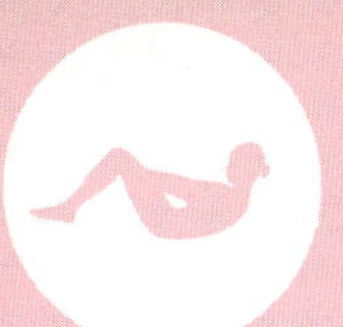

腕骨穴

小肠经穴。

定位：第五掌骨基底与三角骨之间的凹陷处，赤白肉际处。

鱼际穴

肺经穴。

定位：约第一掌骨中点桡侧，赤白肉际处。

合谷穴

大肠经穴。

定位：手背第一、二掌骨之间，近第二掌骨桡侧中点处。

劳宫穴

心包经穴。

定位：掌心横纹中，第二、三掌骨之间，握拳屈指时中指尖处。

二间穴

大肠经穴。

定位：微握拳，在第二掌指关节前，桡侧凹陷处。

三间穴

大肠经穴。

定位：微握拳，在第二掌指关节后，桡侧凹陷处。

后溪穴

小肠经穴。

定位：微握拳，第五掌指关节尺侧后方，赤白肉际凹陷中，掌横纹尽处取穴。

中渚穴

三膲经穴。

定位：手背第四、五掌骨小头后缘之间凹陷中，液门穴后1寸。

躯干部常用穴位

膻中穴

任脉穴。

定位：前正中线上，平第四肋间隙，两乳头连线与前正中线交点处。

期门穴

肝经穴。

定位：乳头直下，第六肋间隙中，前正中线旁开4寸。

日月穴

胆经穴。

定位：乳头直下，第七肋间隙，前正中线旁开4寸。

章门穴

肝经穴。

定位: 在第十一肋游离端下方。

中府穴

肺经穴。

定位：在胸前壁外上方，前正中线旁开6寸，平第一肋间隙（接近喙突处）。

巨阙穴

任脉穴。

定位：前正中线上，脐上6寸，或胸剑联合下2寸。

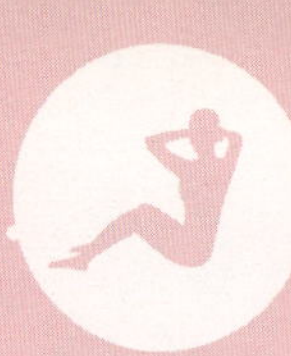

上脘穴

任脉穴。

定位: 前正中线上, 脐上5寸。

中脘穴

任脉穴。

定位: 前正中线上，脐上4寸，或脐与胸剑联合连线中点处。

下脘穴

任脉穴。

定位: 前正中线上, 脐上2寸。

神阙穴（脐中）

任脉穴。

定位: 肚脐正中。

气海穴

任脉穴。

定位: 前正中线上, 脐下1.5寸。

关元穴

任脉穴。

定位: 前正中线上, 脐下3寸。

中极穴

任脉穴。

定位: 前正中线上, 脐下4寸。

幽门穴

肾经穴。

定位: 脐上6寸，前正中线旁开0.5寸。

天枢穴

胃经穴。

定位: 脐中旁开2寸。

肩外腧

小肠经穴。

定位: 第一胸椎棘突下，旁开3寸。

肺腧

膀胱经穴。

定位: 第三胸椎棘突下，旁开1.5寸。

肝腧

膀胱经穴。

定位: 第九胸椎棘突下，旁开1.5寸。

胆腧

膀胱经穴。

定位: 第十胸椎棘突下，旁开1.5寸。

脾腧

膀胱经穴。

定位: 第十一胸椎棘突下，旁开1.5寸。

胃腧

膀胱经穴。

定位: 第十二胸椎棘突下，旁开1.5寸。

膏肓腧

肾经穴。

定位: 脐旁0.5寸。

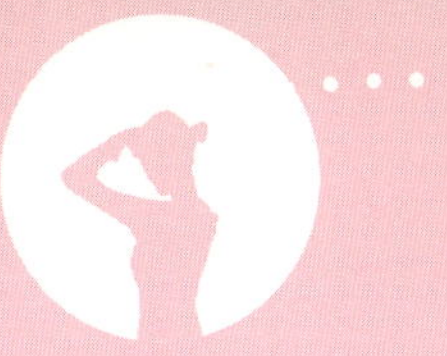
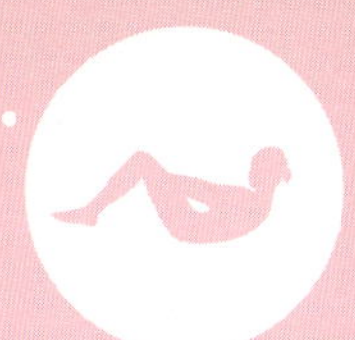

肾腧

膀胱经穴。

定位：第二腰椎棘突下，旁开1.5寸。

大肠腧

膀胱经穴。

定位：第四腰椎棘突下，旁开1.5寸。

腰眼穴

经外奇穴。

定位：第四腰椎棘突下旁开3.5寸凹陷处。

关元腧

膀胱经穴。

定位：第五腰椎棘突下，旁开1.5寸。

小肠腧

膀胱经穴。

定位：第一骶椎棘突下，骶正中嵴旁1.5寸，平第一骶后孔。

上髎穴

膀胱经穴。

定位：髂后上棘与后正中线之间，适对第一骶后孔处。

次髎穴

膀胱经穴。

定位：第二骶后孔凹陷中，约髂后上棘下与后正中线之间。

中髎穴

膀胱经穴。

定位：次髎下内方，适对第三骶后孔处。

下髎穴

膀胱经穴。

定位：中髎下内方，适对第四骶后孔处。

长强穴

督脉穴。

定位：跪伏或胸膝位，在尾骨端下，尾骨端与肛门连线的中点处。

大横穴

脾经穴。

定位：肚脐旁开4寸。

璇玑穴

任脉穴。

定位：前正中线上，胸骨柄中央处。

天宗穴

小肠经穴。

定位：肩胛部，冈下窝中央凹陷处，约为肩胛冈下缘与肩胛下角之间的上1/3折点处取穴。

下肢常用穴位

环跳穴

胆经穴。

定位：侧卧屈股，股骨大转子最高点与骶骨裂孔连线上，外1/3与内2/3的交点处。

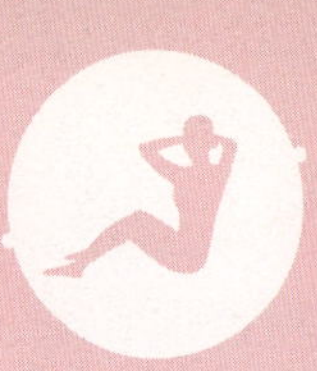

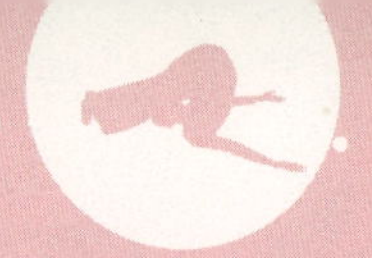

风市穴

胆经穴。

定位：腘横纹上7寸，在大腿外侧的中线上。简便取穴法：垂手直立时，中指尖下是穴位。

足五里穴

肝经穴。

定位：气冲穴直下3寸，大腿根部，耻骨结节下方。

髀关穴

胃经穴。

定位：髂前上棘与髌骨底外侧端的连线上，平臀横纹处，屈髋时平会阴穴，居缝匠肌外侧凹陷处。

曲泉穴

肝经穴。

定位：屈膝，在膝关节内侧横纹头上方，半腱肌、半膜肌止端的前缘凹陷处。

气冲穴

胃经穴。

定位：腹股沟稍上方，脐下5寸，前正中线旁开2寸。

膝眼穴

经外奇穴。

定位：屈膝，髌韧带两侧凹陷处，内侧位内膝眼，外侧为外膝眼。

血海穴

脾经穴。

定位：屈膝髌骨内上缘上2寸，股四头肌内侧头的隆起处。

阳陵泉穴

胆经穴。

定位：腓骨小头前下方凹陷处。

阑尾

经外奇穴。

定位：小腿前侧上部，犊鼻穴下5寸、足三里穴下2寸胫骨前缘旁开一横指压痛点处。

阴陵泉穴

脾经穴。

定位：胫骨内侧髁下方凹陷处。

胆囊

经外奇穴。

定位：在小腿外侧上部，腓骨小头前下方凹陷，阳陵泉穴下2寸处。

足三里穴

胃经穴。

定位：犊鼻（髌韧带外侧凹陷）下3寸，胫骨前嵴外侧一横指。

上巨虚穴

胃经穴。

定位：犊鼻（髌韧带外侧凹陷）下6寸，距胫骨前嵴外侧一横指。

下巨虚穴

胃经穴。

定位：犊鼻（髌韧带外侧凹陷）下9寸，距胫骨前嵴外侧一横指。

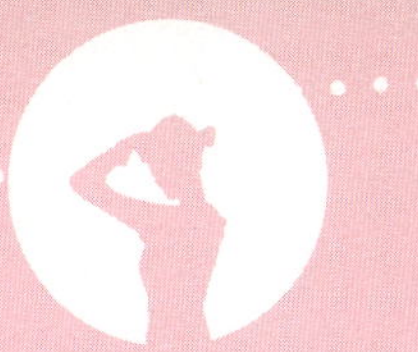
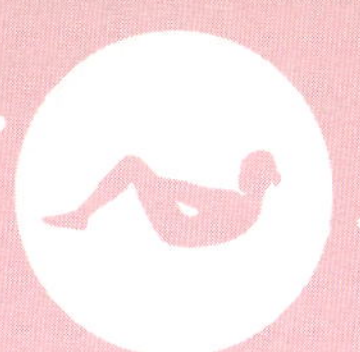

委中穴

膀胱经穴。

定位： 腘窝横纹中点，股二头肌肌腱与半腱肌肌腱中间。

承山穴

膀胱经穴。

定位： 委中穴与昆仑穴之间，伸直小腿或足跟上提时腓肠肌肌腹下出现尖角凹陷处。

丰隆穴

胃经穴。

定位： 外踝尖上8寸，条口穴外1寸，胫骨前嵴外侧二横指。

悬钟穴（绝骨穴）

胆经穴。

定位： 外踝高点上3寸，腓骨前缘。

三阴交穴

脾经穴。

定位： 内踝尖上3寸，胫骨内侧面的后缘。

解溪穴

定位： 足背踝关节横纹中点，为拇长伸肌腱和趾长伸肌腱之间。

太溪穴

肾经穴。

定位： 内踝高点与跟腱后缘之间连线中点凹陷处，平内踝尖。

昆仑穴

膀胱经穴。

定位： 跟腱与外踝尖之间凹陷处，平外踝中点取穴。

丘墟穴

胆经穴。

定位： 足外踝前下方，趾长伸肌腱外侧凹陷中。

冲阳穴

胃经穴。

定位： 足背最高处，拇长伸肌腱与趾长伸肌腱之间，足背动脉搏动处。

太冲穴

肝经穴。

定位： 足背第一、二跖骨结合部前的凹陷处。

行间穴

肝经穴。

定位： 在足背第一、二趾间，趾蹼缘的后方赤白肉际处。

内庭穴

胃经穴。

定位： 在足背第二、三趾间，趾蹼后方赤白肉际处。

大敦穴

肝经穴。

定位： 足大趾外侧甲根角旁约0.1寸。

委阳穴

膀胱经穴。

定位： 位于腘窝横纹外端，股二头肌腱内侧。

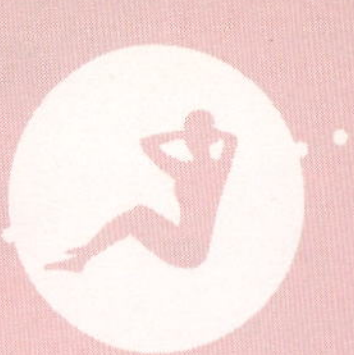

附录4 腰腿痛患者的功能锻炼

功能锻炼又称练功疗法，是通过肢体自主运动来达到治疗和预防某些疾病的一种方法。临床实践证明，功能锻炼对于治疗软组织损伤有良好的疗效，能够推动气血、舒通经络，调节整个机体的功能，加速去淤生新，促进肢体肿胀的吸收，并可防止肌肉萎缩和关节僵硬，有利于肢体的功能恢复。功能锻炼不仅仅是一种辅助疗法，而且是软组织损伤中一种不可缺少的治疗措施。

功能锻炼的方法

1 腰部前屈后伸法

站立，两足微开，两手叉腰，做前屈、后伸活动（附图4.1和附图4.2），幅度由小到大，活动时腰肌要放松。

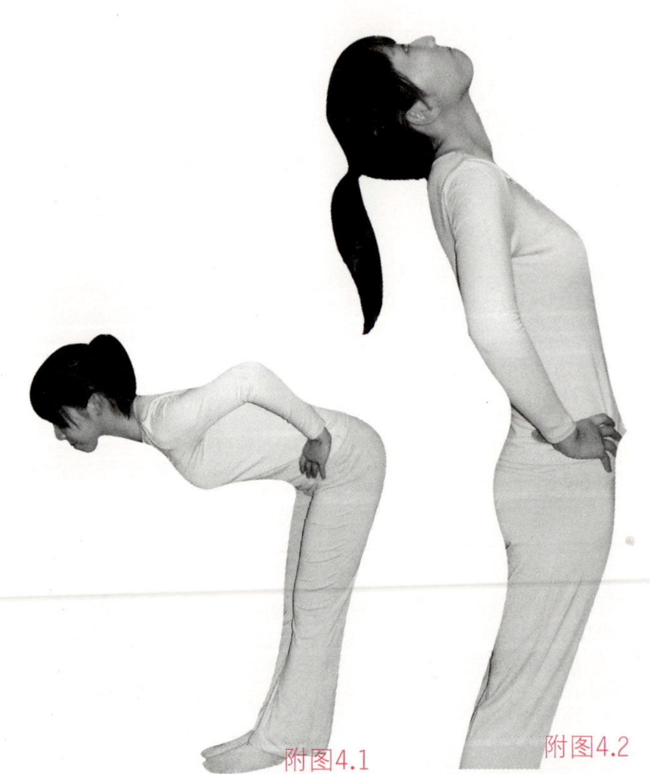

附图4.1　附图4.2

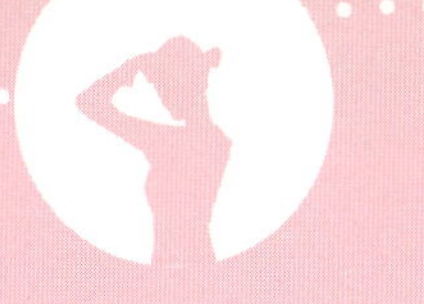

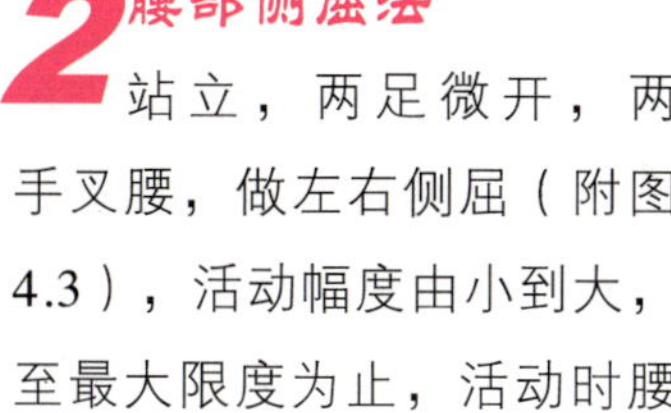

2 腰部侧屈法

站立，两足微开，两手叉腰，做左右侧屈（附图4.3），活动幅度由小到大，至最大限度为止，活动时腰肌放松。

以上两种方法合在一起也称为风摆荷叶势。

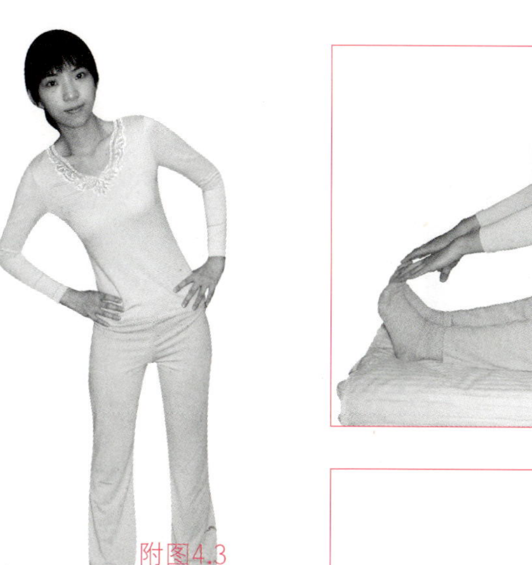

附图4.3

3 腰部回旋法

腰部回旋法又称“浪里荡舟势”。两足分开略宽于肩，两手叉腰。做腰部环转运动，先向左环转1圈，再向右环转1圈，范围由小到大，速度由慢到快。

4 仰卧起坐法

仰卧起坐法又称“两手攀足势”。取仰卧位，两手向上并逐渐坐起，然后两手向前触摸脚尖，反复练习7～8次（附图4.4）。

5 背肌练习法

背肌练习法又称“鲤鱼打挺势”。取俯卧位，两腿伸直，两手贴在身侧，同时抬头后伸，双下肢直腿后伸，使腰部尽量后伸（附图4.5）。

附图4.4

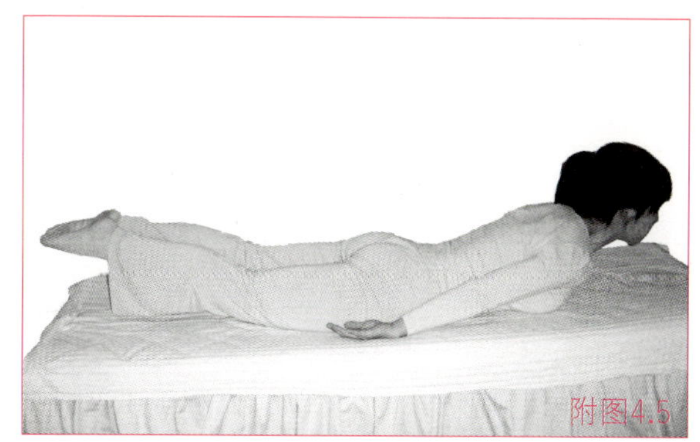

附图4.5

6 摇椅活动法

取仰卧位，屈髋屈膝，两臂环抱双腿，先练习髋部屈伸活动，屈的限度以两侧大腿前面完全贴胸壁为宜，伸的限度以髋部伸直为标准，最后抱住双腿使背部作摇椅式活动（附图4.6）。

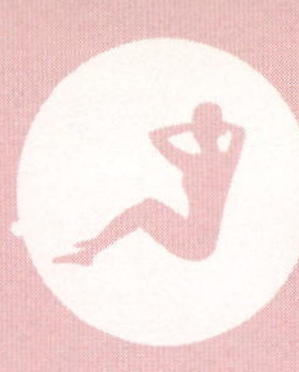

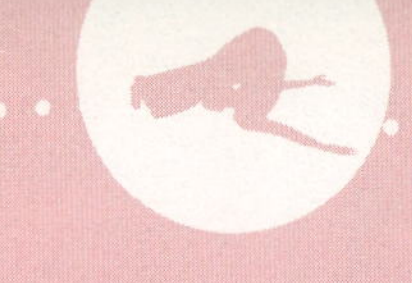

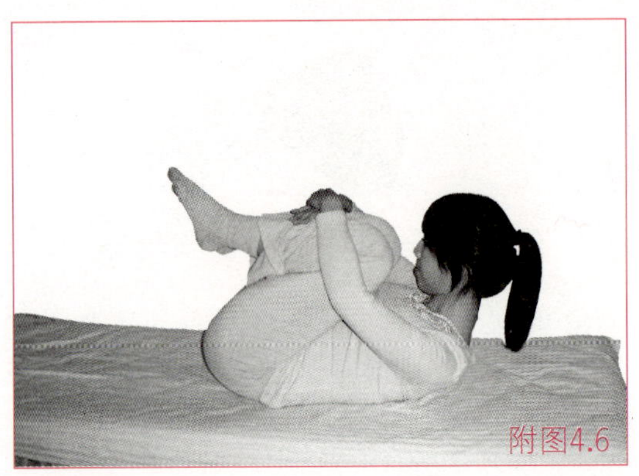

附图4.6

7 蹬空练习法

蹬空练习法又称“蹬空增力势”。取仰卧位，先做踝关节屈伸活动，然后屈膝、屈髋，并用力向斜上方做蹬足动作（附图4.7）。

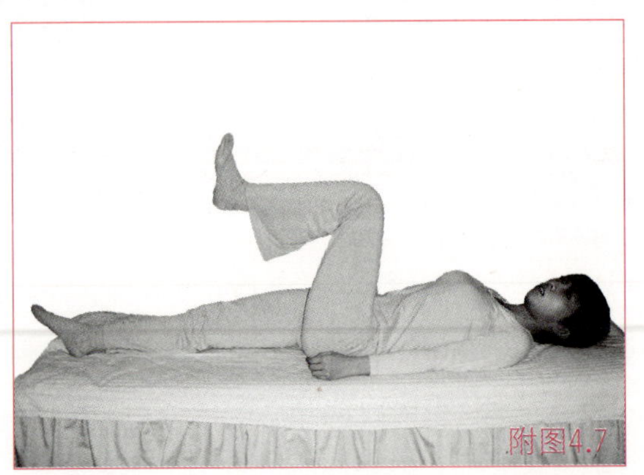

附图4.7

8 直腿抬高法

直腿抬高法又称“坠举千斤势”。取仰卧位，两腿伸直，伤肢作直腿抬高动作（附图4.8），反复操作，也可在踝部加500～1000克重物进行练习。

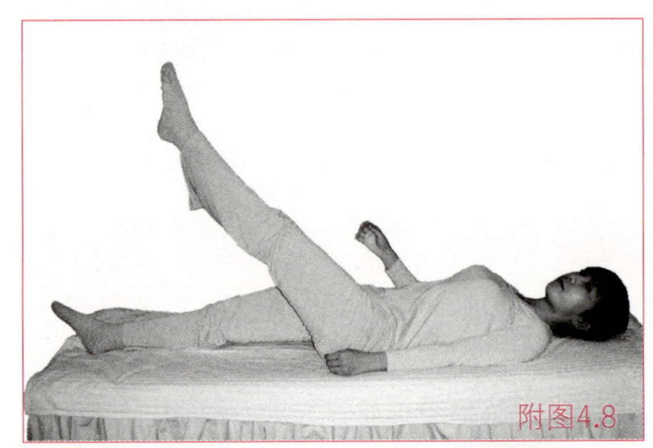

附图4.8

9 旋转摇膝法

旋转摇膝法又称“白鹤摇膝势”。取站立位，两膝并拢半屈曲，两手扶在双膝上，作膝部环转动作（附图4.9）。

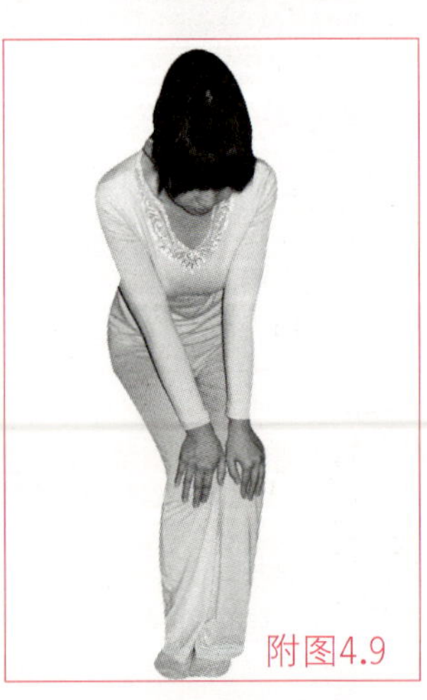

附图4.9

附录5 腰腿痛的预防

腰腿痛的患者经过治疗，临床症状消除后，要防止腰腿痛的复发。

首先应加强锻炼。可根据个人具体情况，采取体育锻炼、气功、自我按摩、腰腿肌的功能锻炼等方法。使腰腿部肌肉、韧带、筋膜等组织耐力加强，关节活动灵活，从而达到减少运动中扭伤的目的。

腰腿部疾病多与长期的姿势不良有关，因此，纠正日常生活中的不良姿势是很重要的。站立和行走时应使身体处于直立位，行走时身体重心应随下肢前移，挺胸收腹。而且腰腿痛患者最好不穿高跟鞋。

坐位时，座椅应选择适当高度。一般来说，椅子的高度应比小腿高度稍低。也就是说，坐着时膝关节的高度要稍高于髋关节的高度。同时避免歪斜坐位。

卧位时，最好采用仰卧位，因仰卧时腰椎所受压力最小。腰腿痛的患者以睡木板床为宜，过软的床不利于腰肌放松。

此外，劳动时动作应尽量协调一致，搬重物时不要突然用力。从事弯腰工作者要多做伸腰活动，休息时多做体操，以免腰骶部的肌肉劳损。

从腰腿痛的病因来看，除了各种原因的急慢性扭挫伤外，多数患者的发病与寒冷、潮湿有关。因此，避免寒冷、潮湿等刺激因素，对预防腰腿痛的发生极为重要。

在人体的十二条正经和任脉、督脉两条经脉上分布着很多穴位，这些穴位是经络气血会合、输注的部位，同时也是推拿、针灸施术的部位，不同部位的腧穴施用不同的手法，可以激发人体的正气，使之能够抗御疾病、平衡阴阳。